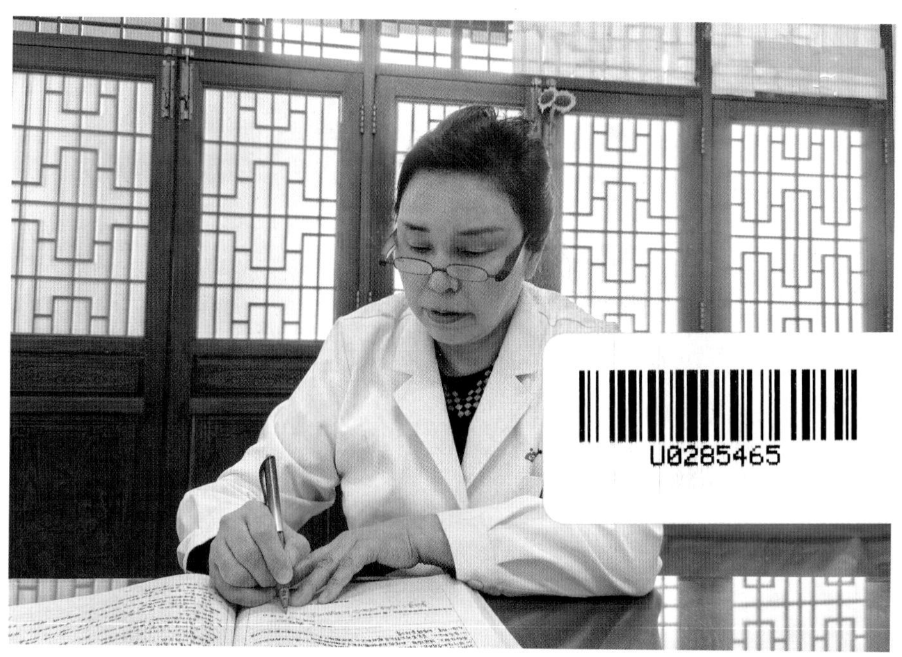

李凤仙主任医师批阅弟子跟师医案

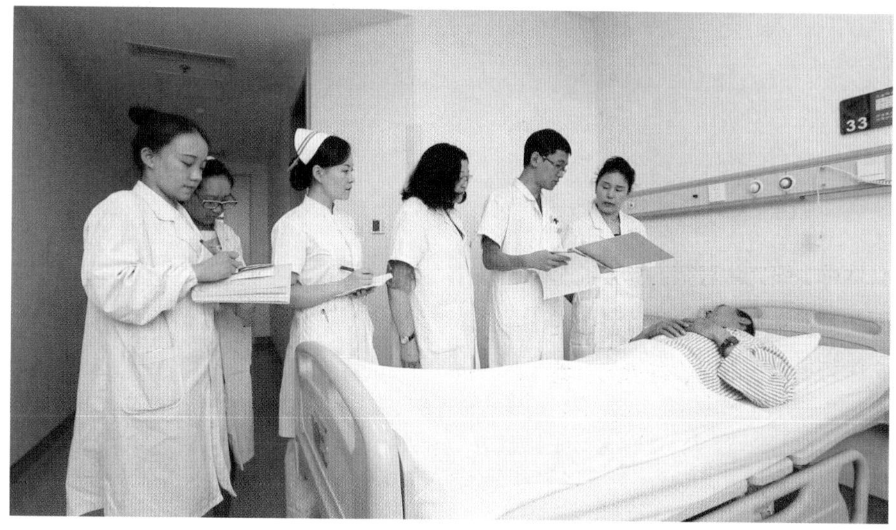

李凤仙主任医师教学查房

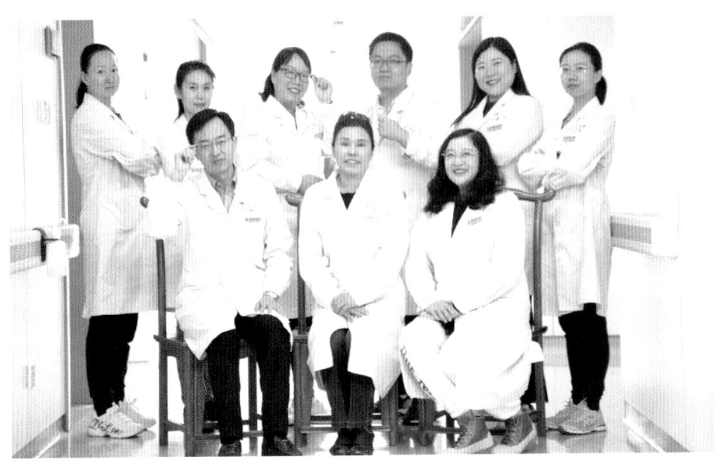

李凤仙名中医工作室合影（2019年）

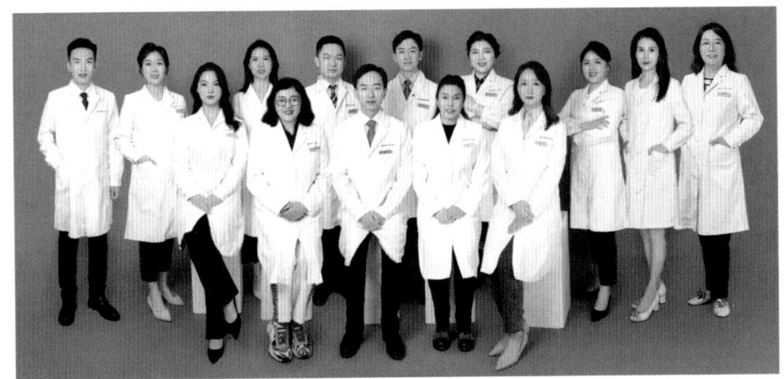

不断发展壮大的山西省中医院皮肤科医师团队

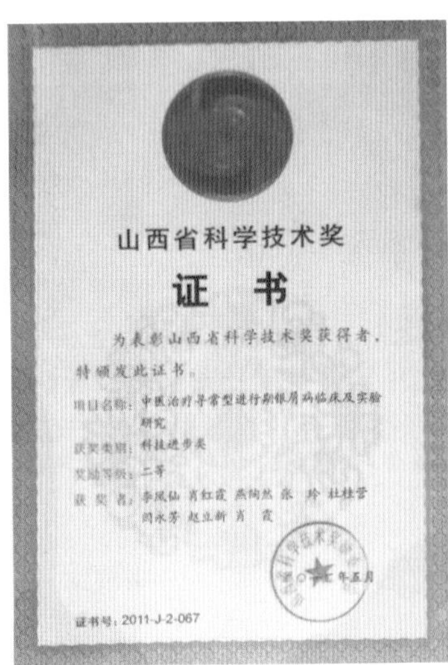

山西省科学技术奖

证 书

为表彰山西省科学技术奖获得者，

特颁发此证书。

项目名称：中医治疗寻常型进行期银屑病临床及实验研究

获奖类别：科技进步类

奖励等级：二等

获 奖 者：李凤仙 肖红霞 燕陶然 张 玲 杜桂营 闫永芳 赵立新 肖 霞

证书号：2011-J-2-067

山西省科技进步二等奖

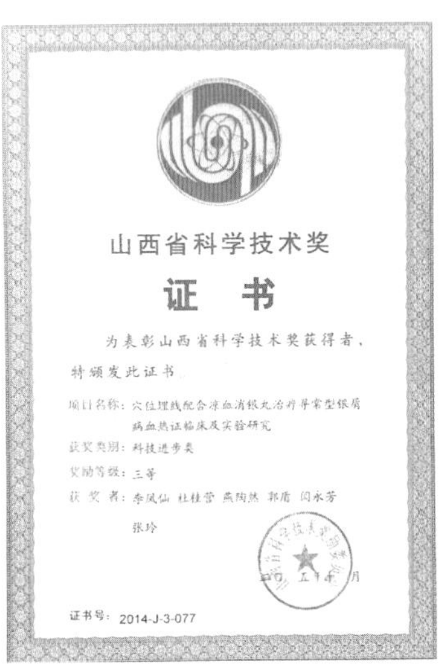

山西省科学技术奖

证 书

为表彰山西省科学技术奖获得者，

特颁发此证书。

项目名称：穴位埋线配合凉血消银丸治疗寻常型银屑病血热证临床及实验研究

获奖类别：科技进步类

奖励等级：三等

获 奖 者：李凤仙 杜桂营 燕陶然 郭盾 闫永芳 张玲

证书号：2014-J-3-077

山西省科技进步三等奖

名老中医临证医案精粹【皮肤科卷】

李凤仙皮肤科临证实录

王建青◎主审

李凤仙　杜桂营◎主编

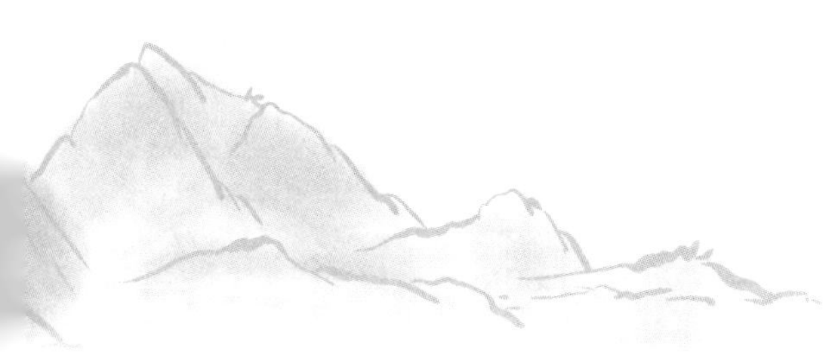

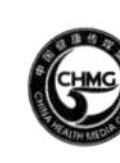

中国健康传媒集团
中国医药科技出版社

内 容 提 要

李凤仙主任医师为山西省名中医、优秀专家，研究生导师，山西省首届老中医药专家学术经验指导老师，山西省中医院皮肤科原主任，从事皮肤科临床诊疗工作40余年，擅长治疗银屑病、急慢性荨麻疹、过敏性紫癜、白癜风、扁平苔藓、变应性血管炎、白塞综合征，以及各种过敏性疾病，临证经验丰富，诊疗效果显著。本书全面系统地整理了李凤仙主任医师临床诊疗中的经验，归纳总结其学术思想，可供中医皮肤科临床医生、医学生及相关科室医务工作人员参阅。

图书在版编目（CIP）数据

李凤仙皮肤科临证实录 / 李凤仙，杜桂营主编. 北京：中国医药科技出版社，2024. 12. --（名老中医临证医案精粹）. -- ISBN 978-7-5214-5133-7

Ⅰ. R275

中国国家版本馆CIP数据核字第202488XL61号

美术编辑 陈君杞
责任编辑 樊 莹
版式设计 友全图文

出版 **中国健康传媒集团** | 中国医药科技出版社
地址 北京市海淀区文慧园北路甲22号
邮编 100082
电话 发行：010-62227427 邮购：010-62236938
网址 www.cmstp.com
规格 710×1000mm 1/16
印张 25 3/4
字数 476千字
版次 2024年12月第1版
印次 2024年12月第1次印刷
印刷 河北环京美印刷有限公司
经销 全国各地新华书店
书号 ISBN 978-7-5214-5133-7
定价 59.00元

获取新书信息、投稿、为图书纠错，请扫码联系我们。

编委会

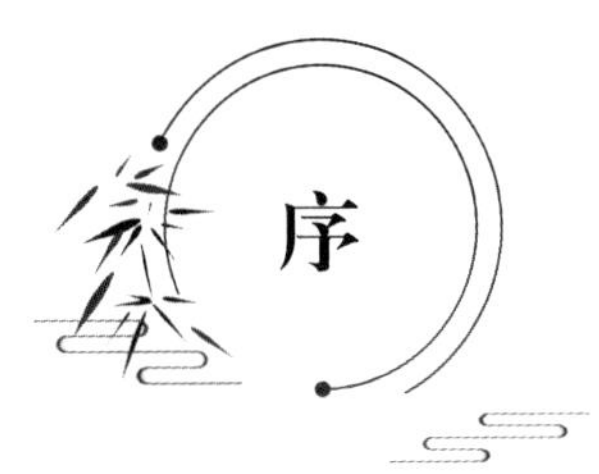

序

李凤仙主任医师是山西省名中医、二级教授，原山西省中医院皮肤科主任，在山西省中医院皮肤科发展进程中具有重要的作用。从我院皮肤科单独成科到发展壮大，均离不开李凤仙主任医师的辛苦付出和开拓进取，她为我院皮肤学科的发展做出了突出贡献。

李凤仙1978年毕业于北京中医学院（现北京中医药大学），她勤奋好学，博采众方，灵活创新，德才兼备，在皮肤病中西医诊治及皮肤美容方面有很深的造诣，一直走在山西中医皮肤疾病治疗及美容的前沿，造福三晋百姓。

本书凝结了李凤仙主任医师中西医结合诊治皮肤疾病的经验，由李凤仙名医工作室团队倾情编撰，全面总结了李凤仙主任医师的学术思想，真实记录了李凤仙主任医师的临证经验，充分体现了其宜中则中、宜西则西、宜结合则结合的临床特色，值得大家品阅学习，领悟其学术思想，继承其临证经验，弘扬老一辈中医人的敬业精神。

谨此为序。

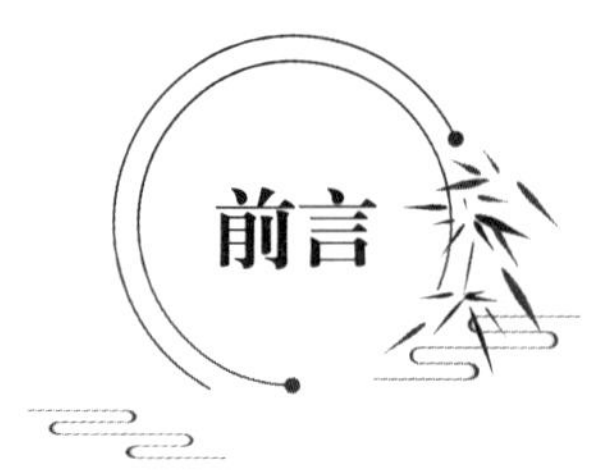

前言

随着现代社会的发展和人们生活节奏的加快，皮肤健康与美容问题日益受到人们的重视。中医作为中国传统医学的重要组成部分，在皮肤疾病的预防、治疗、康复，以及皮肤美容方面独具特色。

李凤仙教授为山西省名中医、二级教授，山西省中医院皮肤科原主任，现名誉主任，从事中医皮肤科临床工作40余年，诊治患者数十万人次，善于创新，把中医内治与外治相结合、中医辨证和西医辨病相结合、中医辨证论治与西医对症治疗相结合、现代医学技术与中医外治相结合，积累了丰富的临床经验，临床疗效显著，得到广大患者的赞誉。

本书旨在全面系统地总结、传承李凤仙教授的学术思想和临床经验，以期为临床医生、医学生，以及对中医皮肤学感兴趣的读者提供参考，为推动中医皮肤学科的发展贡献一份力量。

感谢山西省中医院各位领导的大力支持，感谢李凤仙（山西省）省级名中医工作室团队，以及李凤仙教授的学生为本书的出版做出的贡献。

由于编者水平有限，书中难免有疏漏和不足之处，敬请广大读者不吝赐教，以便我们不断改进和完善。

编　者

2024年11月

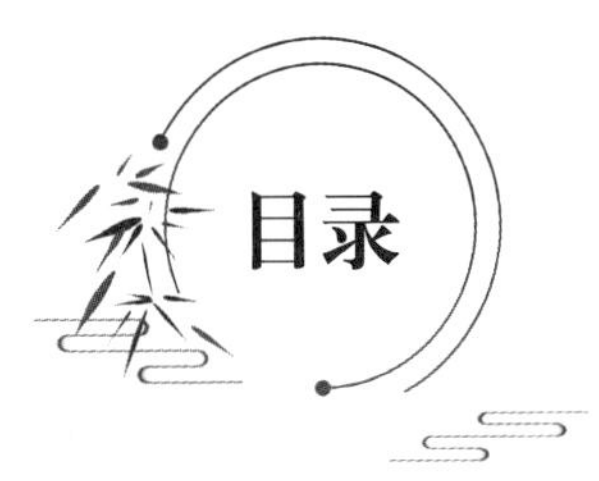

目录

上篇　理论篇

下篇　临证医案

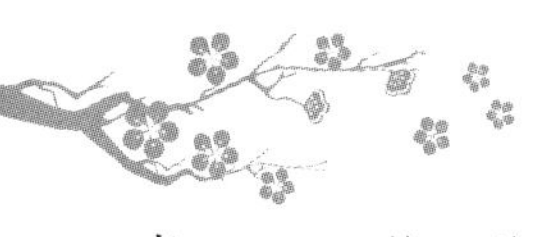

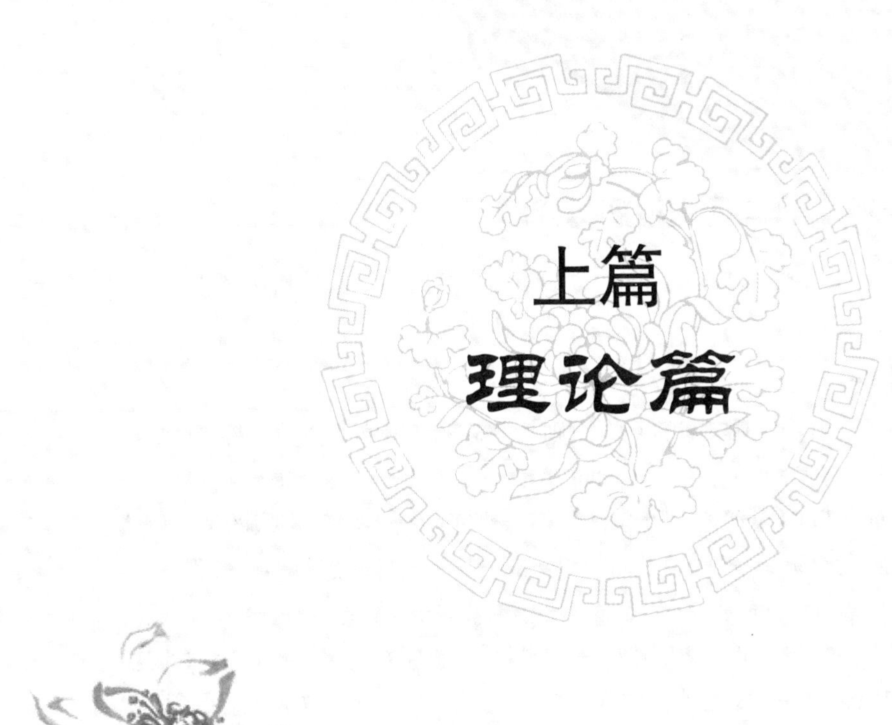

上篇

理论篇

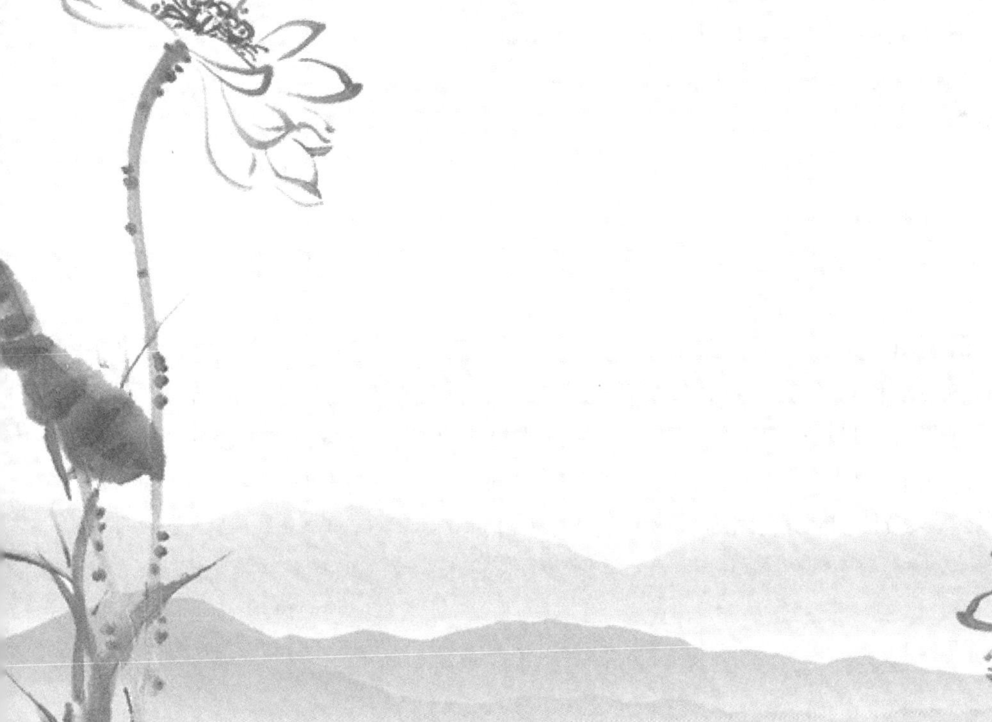

第一章 总　论

一、中医辨证与西医辨病相结合

中医学与西医学各具有一整套完整的基础理论体系及临床诊断和治疗体系。

（一）中医辨证

“辨证”是中医认识疾病的基本原则，是施治疾病的理论依据，是理法方药的关键准绳。辨证是通过“望、闻、问、切”四诊合参所得到的资料，包括症状和体征，以中医理论加以综合分析、研究归纳，明确疾病的发病因素、病变部位、疾病性质、发展变化、预后转归。因此，辨证是对疾病过程中一定阶段的病因、病性、病位、病势、病机的概括，把不同的症状分为不同的证，每个证有相应的脉象、舌象和相似症状。“证”与西医学的综合征相似，是某种病因造成机体在某阶段生理、病理改变的结果，相当于西医学对某疾病的病因及病理机制的概括。中医皮肤病辨证除辨症状、辨病因、辨病位、辨病性外，还要辨皮疹、辨自觉症状。

1.辨症状

症状是疾病的异常表现，通过望诊、问诊所得到的资料，和体格检查所得到的体征进行分析、归纳。如：遇冷后皮肤起瘾疹，此起彼伏，反复发作，瘙痒、恶风；皮肤划痕征为阳性反应；舌质淡红，舌苔薄白，脉浮紧，可辨证为荨麻疹之风寒束表，肺卫失宣证。

2.辨病因

病因是致使该疾病发生、发展的主要因素，同时也体现了该病的特征性原因。辨病因指的是探寻疾病发生、发展的因素，即依据疾病的临床表现，推断疾病发病的原因。如：炎炎夏日，皮肤突发针头大小的鲜红色小丘疹，烦渴、燥热、多汗，推断病因为暑热外袭肌肤（红痱）。

3. 辨病位

病位是指病变的部位，病变可在脏在腑、在表在里、在经在络。辨病位是依据临床症状判断疾病所在部位。如：四肢伸侧皮肤起皮疹，瘙痒不适，口苦咽干，焦虑不安，心烦易怒，胸胁胀痛，诊断为顽癣（神经性皮炎），辨证为肝郁胆热证，症状在皮肤，病位在里，在肝胆。

4. 辨病性

病性是指疾病某阶段病变的性质，决定着病证的属性，其主要性质不外寒、热、虚、实四种。病性并非一成不变，虚实可相互转化，寒热亦可相互转化。辨病性是根据症状辨别疾病在某阶段的寒热虚实。如：四肢末梢阵发性苍白、紫绀，遇寒冷加重，形寒肢冷，辨证为阳虚寒盛证（雷诺氏病），病性属于虚证、寒证。又如：皮肤鲜红色风团块，遇热暴发，刺痒难忍，遇冷消退，恶热汗出，辨证为血热内盛，风热外感（胆碱能性荨麻疹），病性属热证、属实证。

5. 辨皮疹

皮疹是皮肤病在体表的表现，是诊断皮肤病最重要的指征，是通过视觉或触觉可检查出的呈现在皮肤或黏膜上的病变，某些特征性皮损甚至是确诊某种皮肤病的重要依据。因此，中医皮肤病辨证除辨症状、辨舌脉外，辨皮疹尤为重要。常见皮疹有丘疹、斑疹、斑块、风团、结节、水疱、脓疱、囊肿、浸渍、糜烂、溃疡、萎缩、瘢痕、鳞屑、苔藓变等。辨皮疹是通过视觉观察皮疹的颜色、形态、大小、部位、面积，通过触觉检查皮疹质地、深浅、软硬、弹性、温度等，以辨别病因、病性、病位、疾病的发展及预后转归。如：皮疹走窜不定多为风邪；皮疹干燥脱屑多为燥邪；皮疹呈水疱、糜烂多为湿邪；皮疹鲜红多为热证、实证；皮疹紫暗多为寒证、虚证；皮疹在上半身、在外侧，病位多在表；皮疹在下半身、在内侧，病位多在里；皮疹色泽鲜亮富有弹性，预后较好；皮疹色暗欠光泽，质地坚实，预后较差。如：肩背肿物，色泽鲜红，灼热疼痛，质地富有弹性，诊断为搭背疮，辨证为火毒外感（毛囊炎），病因为火邪，病性属实，病位在表，预后较好。又如：90岁老人鼻部肿物，呈菜花状，色泽晦暗，质地坚如磐石，形寒肢冷，喜热恶寒，腰膝酸软，诊断为翻花疮，辨证为肝肾亏损，血瘀痰结（鳞状上皮细胞癌），病因为内寒，病性属虚证，病位在里，预后较差。

6. 辨自觉症状

自觉症状是由于疾病的损害造成患者的异常自我感觉。常见的自觉症状

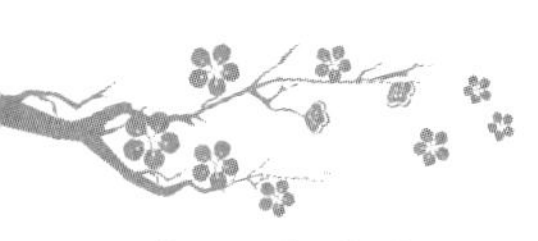

有瘙痒、疼痛、灼热、麻木、憋胀、恶寒、恶热、干燥、潮湿、酸困、口干、蚁行感等。辨自觉症状要以全身症状、皮肤症状、舌象脉象为依据，从而辨别病因、病性、病位，然后再依法论治。如：皮肤突然剧烈瘙痒，影响睡眠，起纺锤样红色风团，恶热，遇热加重，口干口苦，便秘尿黄，舌质红，舌苔黄，脉浮数，诊断为水疥（丘疹性荨麻疹），辨证为风热外感，病因为风热，病性为热、为实，病位在表。又如：下肢疼痛，憋胀，酸困，恶寒，肢冷，起红斑结节，舌质紫暗，脉沉细，诊断为瓜藤缠（结节性红斑），辨证为肾阳亏损，血瘀阻络，引发疼痛憋胀的病因为内寒，病性为虚证，病位在里、在肾。

中医对疾病诊断治疗着重于辨证。辨证是中医学的精髓，所谓“证同治亦同，证异治亦异”是辨证论治的实质。

（二）西医辨病

西医学的“辨病”就是诊断疾病，是通过患者的主诉、现病史、个人史、既往史、家族史，以及体格检查、实验室检查、组织病理学检查等手段，对疾病做出诊断。检查是西医学辨病的重要手段。

1.肉眼检查

自然光线下，在保护患者隐私的情况下，进行有目的地的检查发病部位、皮损的种类，通过观察其原发性损害和继发性损害的形态、大小、颜色、数目、分布部位，皮疹表面形态变化及性质，发现有价值的线索。如：皮疹呈褐色扁平状，孤立散在性，为扁平疣；皮疹呈红色线状，略隆起皮面，多为匐行疹；皮疹呈环状，多为环状肉芽肿或体癣。

2.物理检查

（1）触诊：用手触摸皮疹，感觉其坚实度、弹性、深浅度、温度、浸润性、萎缩性等情况。

（2）皮肤划痕实验：如用钝器在患者的前臂内侧划动，划动后出现风团为人工荨麻疹；在有色素斑的皮肤上划动后出现风团为色素性荨麻疹。

（3）刮鳞屑检查：用钝器轻刮皮损处鳞屑，鳞屑为糠状皮屑，多见于花斑癣和单纯糠疹；刮除皮屑后出现薄膜现象，刮除薄膜后有出血点为银屑病。

（4）玻片压疹法：将玻片压在皮疹上，如果红斑消退，多为炎症性红斑、毛细血管扩张或血管瘤；压之不褪色，多为色素沉着和瘀斑；压之皮疹呈现苹果酱色，多为寻常性狼疮。

（5）棘细胞松解检查法：用手轻压疱顶，水疱逐渐向周围正常皮肤扩展，面积变大；水疱已经溃破者，提拉溃烂边缘表皮，可使糜烂面扩大到正常皮肤；或者在外观正常皮肤上稍用力推，可出现水疱和表皮脱离。

（6）滤过紫外线检查：有助于头癣、花斑癣、红癣、白癜风的诊断。

3.实验室检查

（1）真菌检查：分直接镜检和真菌培养，有助于头癣、体癣、花斑癣、甲癣、手足真菌病的诊断。

（2）衣原体及支原体检查：用于非淋病性尿道炎的诊断。

（3）病毒检查：醋酸白试验、细胞学检查用于尖锐湿疣的诊断；HIV检测用于艾滋病的诊断。

（4）细胞学检查：通过外周血或骨髓涂片，在显微镜下查找狼疮细胞，有助于红斑狼疮诊断。

（5）血清免疫学检查：如常用的抗核抗体（ANA）、抗双链DNA抗体检测对诊断系统性红斑狼疮有着重要价值。

（6）皮肤组织病理学检查：通过手术切除和环钻法，取皮肤活体组织，进行电子显微镜检查和免疫荧光试验，对临床许多难以确诊的皮肤疾病，做出明确诊断。

检查是西医学辨病，做出最后诊断的重要方法，也是对疾病认识的过程。

中医辨证和西医辨病同样都是对疾病分析研究的过程，但中医学与西医学是两个完全不同的理论体系，中医讲究宏观和整体观，西医研究具体和微观，因此，既不能用中医拼套西医，也不能用西医解释中医，在临床上，可使用中医理论进行辨证，确定理法方药，同时结合西医学检查手段明确诊断，进行对症治疗，把中医学的宏观与西医学的微观结合，把中医学的辨证与西医学的辨病结合，把中医学的对证治疗与西医学的对症治疗相结合，发扬中医学的辨证优势，注重西医学辨病精髓，使辨证论治与对症治疗有机结合，起到更好的疗效。

二、中医辨证论治与西医对症治疗相结合

（一）中医辨证论治

中医学的“辨证论治”是运用中医基础理论分析四诊获得的资料，明确疾病的病因、病性、病位，再根据辨证的结果，确立相应的施治原则、治疗方法，以及遣方用药。

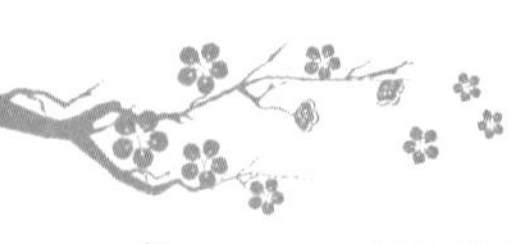

辨证是分析症状和体征、认识疾病、确定证型的过程。证是论治的依据。论治即施治，根据辨证结果建立施治方法，然后遣方用药。辨证方法包括病因辨证、八纲辨证、脏腑辨证、卫气营血辨证、三焦辨证、六经辨证等多种形式，需要综合应用，优势互补。

论治是审明病因、病性、病位，在辨清证候基础上拟定治疗方法，法随证立，方从法出。中医论治皮肤病常用汗法、清法、下法、和法、温法、补法、消法。

1.汗法

又称解表法，有辛温解表法和辛凉解表法之别。通过开泄腠理，调和营卫，宣发肺气，发汗祛邪，达到施治疾病之目的。汗法即宣通疏泄之意，包括发汗治疗法，但绝不可拘泥于发汗药，疏风散寒、解肌透疹、疏风清热、辛凉解表、宣肺止咳、疏风止痒等均为汗法。汗法常用于荨麻疹、麻疹、水痘、玫瑰糠疹、急性进行期银屑病、颜面再发性皮炎、血管神经性水肿等病的治疗。如：皮肤遇冷起风团，瘙痒，恶寒头痛，脉浮紧，诊断为寒冷性荨麻疹，辨为风寒束表证，治以发汗解表，疏散风寒，方选麻黄汤加减。又如：躯干起玫瑰红色斑片，长轴与皮纹一致，上有细碎糠屑，脉浮缓，诊断为玫瑰糠疹，辨为风热袭肤证，治以疏风清热，辛凉解表，方选银翘散加减。汗法在皮肤病施治领域应用非常广泛。

2.清法

清法是运用寒凉药物通过清热解毒、凉血泻火、清热利湿等，以清除机体热邪的治疗方法。清热法包括清实热和清虚热，适用于热证、火证、血热证、虚热证。常用于过敏性紫癜、接触性皮炎、日光性皮炎、多形红斑、毛囊炎、痈、丹毒、痤疮、湿疹、银屑病、掌跖脓疱病、连续性肢端皮炎、白塞综合征等的治疗。如：面部皮肤鲜红斑块，肿胀、灼热、疼痛、发热头痛，诊断为颜面丹毒，辨为血热毒燔证，治以凉血解毒，方选黄连解毒汤。又如：眼睛肿痛，口舌及外阴溃烂，骨蒸劳热，腰酸背困，诊断为白塞综合征，辨为阴虚肾亏证，治以清虚热，滋肾阴，方选大补阴丸。清法是中医治疗皮肤病的重要手段。

3.下法

又称泻下法。通过荡涤胃肠、通泻宿便的方法达到通便、下积、泻实、逐水之目的，以消除体内燥屎、积滞、实热、水饮等症。下法有寒下、温下、润下、逐水等不同，在皮肤病中主要应用于兼症的治疗。在主证确立后，合并阳明腑实、燥屎内结，可选用大承气汤加减；合并脾约证之大便秘结，可选麻仁滋脾丸加减；合并肾虚便秘，可选济川煎加减；合并积食内停之心下痞满，可选开胸顺气丸加减。下法在皮肤病中虽然应用于兼症和并病，但同样是不可或缺的重要治疗手段。

4.和法

又称和解法、调和法。既不着重驱邪，又不着重扶正，而是重在调和。调和阴阳失调、脏腑不谐、表里失和，祛除半表半里之邪，使机体正气恢复，邪气祛除。“调和”的概念和内涵比较广泛，《广温疫论》曰：“寒热并用之谓和，补泻合剂之谓和，表里双解之谓和，平其亢厉之谓和。”凡寒热往来、肝胃不和、气血失和、营卫不和、表里同病等，均可用和解法施治。在皮肤疾病中，常用于荨麻疹、神经性皮炎、结节性红斑、血管炎、慢性湿疹、黄褐斑、黑变病、硬皮病等的治疗。如：皮肤起风团块，瘙痒，恶风，脉浮缓，诊断为荨麻疹，辨为营卫不和，外感风邪证，治以调和营卫，疏散风邪，方选桂枝汤加减。又如：面部对称性褐色斑片，心烦欲哭，胸胁胀满，不思饮食，脉弦，诊断为黄褐斑，辨为肝郁气滞，肝胃不和证，治以疏肝解郁，调和脾胃，方选柴胡疏肝散加减。和法是皮肤病施治中必不可缺少的方法之一。

5.温法

亦称祛寒法、温阳法，通过温里散寒、扶阳驱寒、温经除寒、温阳通络、回阳救逆等方法，使寒气消、阳气复、气血和、经络通、血脉畅。适用于寒邪直中或阳虚寒盛导致的疾病。在皮肤病中，多用于雷诺氏病、结节性红斑、硬红斑、变应性血管炎、硬皮病、寒冷性多形红斑、关节型银屑等表现为阳虚寒盛者。如：下肢红斑结节疼痛不适，遇冷加重，腰腿发凉，形寒肢冷，诊断为结节性血管炎，辨为阳虚寒盛，血瘀阻络证，治以温阳散寒，活血通络，方选当归四逆汤加减。温法是施治寒证性皮肤病的重要手段。

6.消法

消法是通过消散、消导、散结等方法，使疾病达到消减、消除的效果。消法包括消食导滞、活血化瘀、软坚散结、理气行气、化痰除湿等方法。适用于气滞血瘀、癥瘕积聚、瘰病痰核、水湿内停、饮食积滞、痰饮不化等病症。在皮肤病中，用于扁平疣、寻常疣、跖疣、瘢痕疙瘩、红斑狼疮、硬皮病、成人硬肿病、肉芽肿、囊肿性痤疮、鼻赘、斑块型银屑病、结节性痒疹、皮肤淀粉样变等病的施治。如：手足多处黄色坚实性皮疹，部分融合成质地坚硬性斑块，舌苔厚腻，脉滑，诊断为寻常疣，辨为痰湿积滞证，治以化痰软坚，方选

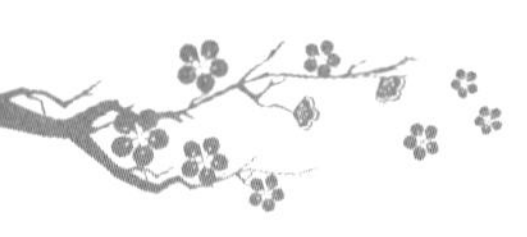

小金丹加减。消法被广泛应用于多种皮肤病的施治，对辨证论治皮肤疾病尤为重要。

7.补法

是通过补益滋养人体的气血阴阳，使机体正气恢复，邪气消退。虚证有气虚、血虚、阴虚、阳虚、气血双虚、阴阳双亏、脏腑虚损等不同，故补法有补气、补血、滋阴、壮阳、气血双补、阴阳并补；此外还有补肺、补心、补肝、益肾、补脾等。补法一般在正衰无邪情况下使用，皮肤病中的系统性红斑狼疮、皮肌炎、副银屑病、紫癜性肾炎、变应性血管炎、天疱疮、硬皮病、干燥综合征、关节型银屑病等病，反复发作迁延日久，大多气血亏虚、脾虚胃弱、肝肾不足，需要滋补法以恢复正气。

汗法、清法、下法、和法、温法、消法、补法不但可以应用于皮肤疾病的辨证内治，也可应用于皮肤疾病的辨证外治。外治可使药物直达病所，直接作用于病变部位，与内服药物双管齐下，收效更佳。如：双下肢起红斑结节，形寒肢冷，脉沉迟，辨为阳虚寒凝，血瘀阻络证，用“温法”温通阳气，“消法”活血通络，选炮姜、艾叶、桂枝、当归、桃仁、路路通等药物水煎熏蒸外治，同时内服温阳活血药物，常常功效加倍。又如：青春期面部油腻，起鲜红色炎性丘疹，辨为热毒湿盛证，用“清”法清热解毒燥湿，选金银花、蒲公英、大黄、枯矾水煎溻敷，同时清热解毒，凉血燥湿药物内服，面部皮疹很快得以控制。辨证外治也是中医施治皮肤病的一个重要手段。

临证中，疾病常变化多端、复杂纷乱，常虚实夹杂、寒热并存，需要数法配合并用，才能更好的达到施治的效果。

（二）西医对症治疗

西医学的“对症治疗”首先辨病要准，也就是诊断正确，诊断是对症治疗的依据。通过询问病史、了解病情、体格检查、实验室检查、组织病理学检查、免疫荧光检查、过敏原检查等现代科技手段，辨清疾病、明确诊断，然后抓住主要矛盾对症治疗。如：变态反应性疾病以抗变态反应为主；感染性疾病以抗感染为治；多病共存，病情复杂者，应抓住当前危害性最大的共病对症治疗。又如：湿疹合并感染，应首先控制感染，因感染容易加重湿疹。对症治疗分外治、内治、物理疗法等。

1.外治

通过外用方法，使药物直接作用于病变部位。

（1）外用药剂型：包括溶液、浴液、粉剂、洗剂、油剂、软膏剂、硬膏剂、气雾剂、凝胶。根据病变部位皮疹形态特点选择外用药物的剂型。

（2）外用药物药理性能：清洁剂、消毒剂、收敛剂、止汗剂、止痒剂、麻醉剂、抗细菌剂、抗真菌剂、抗病毒剂、杀虫剂、脱色剂、增色剂、非甾体抗炎剂、甾体抗炎剂、腐蚀剂、角质溶解剂等。根据不同病因选择应用。

2.内治

即系统治疗。常用的药物有抗组胺药物、糖皮质激素、抗生素、抗真菌药物、维A酸类药物、氨苯砜、免疫增强剂、免疫抑制剂，以及性激素类药物等。

3.物理疗法

利用某些器械设备达到治疗某些皮肤病的目的，如电疗法、超声疗法、光疗法、光动力疗法、磁场疗法、水疗法、冷冻疗法、激光疗法、强脉冲光疗法、放射线疗法等。

（三）中西医结合治疗

中医学最重要的特点是整体观，是用宏观思维模式进行医疗活动，其认为人与自然之间、脏与腑之间、脏与脏之间、体表与脏腑之间，是相互对立、相互依存、相互影响的，是一个密不可分的矛盾统一体。运用古代哲学思想，通过辨证方法来了解机体与疾病过程的生理动态和病理变化，并形成一整套理论体系和辨证论治原则。

西医学的理论基础是通过解剖、组织、生化、病理等方法来了解人体、认识疾病，并借助于现代检查手段对疾病做出明确诊断后，对症治疗。

中医学和西医学各有所长、各有特色，应取其精华，做到中西医结合服务于广大患者。

中西医结合首先要系统地学习和掌握中医、西医两种理论知识，应用现代科学手段明确诊断，进行对症治疗，然后再运用中医的理论辨证论治。在疾病的不同阶段分别使用或结合运用。

整体治疗遵循“急则治其标，缓则治其本”的原则。疾病平缓阶段，且西医暂无特效方法，则以单纯中医辨证论治为主；亚急性阶段，中西医结合共同控制疾病；病情急性发作，来势凶猛，则以西医西药抢救治疗为先。例如湿疹，单纯中医辨证施治，根据证型选用风热、湿热、脾湿、血燥，以清热、利湿、健脾、润燥等法施治就可以收到良好效果。例如进性期重度斑块型银屑

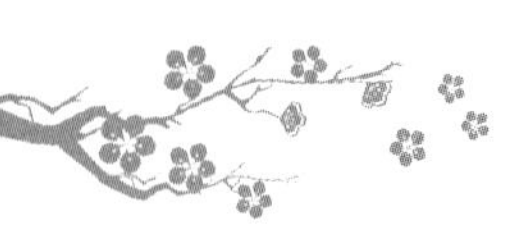

病，若单纯中医治疗，则疗程较长，需要6个月以上；若单纯西医疗法也需长期治疗；但是，临床中在中医辨证论治基础上，同时结合现代医学的生物制剂治疗，则有的患者最短1个月皮疹完全消退，极大缩短了疗程，既减轻了患者痛苦，又减轻了患者经济负担。例如重症多形红斑，高热不退，黏膜损害严重，病情进展快速，严重者可引发黏膜粘连，发展成全眼球炎，此时应以西医的糖皮质激素治疗为主，待病情缓解后行中医辨证论治。中西医结合各展所长，可更好地服务于广大患者。

第二章 辨证论治

第一节　皮肤病症状辨证

一、自觉症状辨证

皮肤的自觉症状即患者的主观感觉，又称主观症状。主观症状与皮肤病的严重程度及患者的个体差异有关系，常见的自觉症状有痒感、蚁行感、痛感、麻木感等。

1.痒感与蚁行感的辨证施治

痒感是许多皮肤疾病最常见的自觉症状，蚁行感是痒感的轻症。痒感和蚁行感的发生均是由于表皮真皮交界处游离的神经末梢神经网受到某些物质刺激，通过传入神经和传出神经的反射，与大脑皮层发生联系而产生的感觉。

刺激使神经末梢发生冲动而引发瘙痒感的因素有外因、内因和精神因素。

（1）外因：常见的有自然界过度干燥、寒冷、炎热、潮湿、暴晒、机械刺激、过食辛辣、饮酒等因素。

（2）内因：常见的是各种不同皮肤疾病在病理变化过程中释放的组胺、缓激肽、蛋白酶、白三烯、前列腺素等炎性介质，刺激末梢神经感受器产生神经冲动。系统性疾病，如肝胆疾病、糖尿病、甲亢、肾功能不全、霍奇金病、内脏肿瘤等的病理产物可刺激皮肤末梢神经感受器发生皮肤瘙痒。

（3）精神因素：精神刺激可使皮肤中的神经末梢释放P物质和其他神经肽，P物质与肥大细胞结合，使之脱颗粒，释放组胺，引发皮肤瘙痒。引发瘙痒的皮肤疾病多种多样，如水痘、扁平疣、脂溢性皮炎、毛囊炎、脓疱疮、手足癣、股癣、体癣、湿疹、银屑病、丘疹性荨麻疹、荨麻疹、接触性皮炎、扁

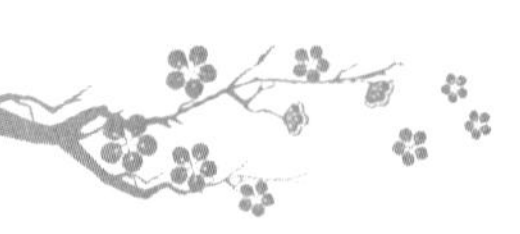

平苔藓、天疱疮、皮肤淀粉样变、药疹、毛发红糠疹、蕈样肉芽肿、肥大细胞增多症等。痒感与疾病的严重程度和个体的敏感性有很大关系，轻度瘙痒仅有蚂蚁爬行感、局部轻度瘙痒、阵发性瘙痒等；严重瘙痒有全身瘙痒、持续性瘙痒、奇痒难忍等不同。中医对痒感的认识不仅局限于“风邪”和“诸痛痒疮皆属于心”的理论，外因之风寒暑湿燥火、七情内伤、外感虫毒均可造成痒感的发生。

中医辨证治疗瘙痒必须根据病史，皮疹的颜色、形态、部位，全身症状，舌苔，脉象进行辨证施治。

（1）风热痒：多为感受风热之邪所引起。皮疹呈淡红色，此起彼伏，反复发作，多见于头面、上肢及躯干部位，舌质淡红、脉浮。玫瑰糠疹、颜面再发性皮炎、脂溢性皮炎、猩红热、荨麻疹、丘疹性荨麻疹、自敏性皮炎等疾病属风热者，常选桑叶、浮萍、薄荷、牛蒡子、蝉蜕、连翘、芦根、金银花等清热疏风止痒。

（2）风寒痒：常由感受风寒之邪诱发。皮疹呈苍白色或同皮肤颜色，受凉加剧，恶寒无汗，舌质淡红，脉浮紧。荨麻疹、老年性皮肤瘙痒症、慢性湿疹、静脉曲张性湿疹等疾病属风寒者，常选威灵仙、桑寄生、海风藤、续断、麻黄、桂枝、干姜皮等祛风散寒止痒。

（3）暑热痒：长夏感受暑热之邪所引发。皮疹鲜红肿胀、密集成片、糜烂渗液，舌质鲜红，脉数。白痱、红痱、夏季皮炎、日晒伤、多形性日光疹、毛囊炎、急性湿疹等疾病属暑热者，常选广藿香、佩兰、金银花、连翘、青蒿、薏苡仁、赤小豆、滑石、青黛、白鲜皮、苦参等清暑化湿止痒。

（4）湿热痒：感受外界湿热或内湿郁久化热所致。皮疹鲜红肿胀糜烂渗液，或水疱、大疱等。急性湿疹、慢性湿疹、大疱性类天疱疮、疱疹样皮炎、天疱疮、手足真菌病、接触性皮炎、汗疱疹、腺性唇炎等疾病属湿热者，选白鲜皮、地肤子、苦参、蛇床子、茵陈、土茯苓、苍术、黄柏、瓦楞子、鸭跖草、猫爪草等清热燥湿止痒。

（5）燥邪痒：感受自然界燥邪，或机体血虚精亏，肌肤失养所致。主要表现为皮肤干燥，脱屑，皮疹角化肥厚皲裂。老年性皮肤瘙痒症、乏脂性湿疹、特应性皮炎、慢性湿疹、神经性皮炎、掌跖角皮症、皮肤淀粉样变、更年期掌跖角化症等疾病属燥者，常选当归、白芍、熟地黄、麦冬、沙参、地龙、乌梢蛇、僵蚕、全蝎、火麻仁、女贞子、墨旱莲、桑椹、刺蒺藜等养血滋阴止痒。

（6）火毒痒：感受火热毒邪，或素体毒热炽盛所致。皮疹鲜红肿胀灼热，遇热奇痒，恶热喜冷，舌质鲜红，脉数。胆碱能性荨麻疹、过敏性皮炎、急性药疹、猩红热、水痘、脓疱疮、掌跖脓疱病、连续性肢端皮炎等疾病属火毒者，常选生石膏、知母、天竺黄、大青叶、板蓝根、山栀子、黄连、金银花、连翘、蔓荆子、六月雪等清热解毒止痒止痒。

（7）血热痒：外感热邪，热入血分所致。皮疹弥漫性潮红肿胀，或出血斑点。如过敏性紫癜、红皮病、中毒性红斑、多形红斑、急性进行期银屑病、药物性皮炎、急性发热性嗜中热性皮病、急性湿疹、日光性皮炎等属血热者，常选水牛角、牡丹皮、生地黄、羚羊角、玳瑁、赤芍、桑叶、天麻、薄荷、牛蒡子等凉血疏风止痒。

（8）寒湿痒：感受外界寒湿之邪，或素体脾肾两亏，湿由内生。皮疹呈现大疱、水疱、糜烂，渗液清稀，形寒肢冷，神疲乏力。如天疱疮、类天疱疮、湿疹、坠积性皮炎、寒冷性荨麻疹等疾病属寒湿者，常选人参、白术、茯苓、芡实、肉桂、独活、桑寄生、炮姜、麻黄、制附子等散寒止痒。

（9）肝郁痒：肝郁气滞，气郁生风，风邪犯肤，皮肤瘙痒，反复搔抓，致使皮肤粗糙肥厚，犹如皮革，在焦虑紧张、心烦意乱、失眠多梦时瘙痒加剧。神经性皮炎、皮肤淀粉样变、皮肤瘙痒症、结节性痒疹等疾病属肝郁者，常选柴胡、郁金、当归、龙胆、川楝子、当归、全蝎、天麻、僵蚕、蝉蜕等解郁止痒。

（10）虫毒痒：外界虫毒邪气导致体内湿热郁积而成。疥疮、虱病、酒糟鼻、猪囊虫病、螨皮炎、匐行疹等疾病属虫毒者，常选使君子、槟榔、硫黄、大黄、百部、楮桃叶等外洗杀虫止痒。

2.疼痛的辨证施治

疼痛的产生是由于伤害刺激作用于皮肤的伤害感受器引起的主观感觉。伤害感受器是脊髓背根神经节末梢和三叉神经节中初级感觉神经元的游离神经末梢，广泛分布于皮肤、肌肉、关节和内脏器官之间形成的。任何性质、形式刺激即可兴奋伤害感受器引起疼痛。外源性伤害，如外伤、电击、机械、温度、化学等；内源性伤害，如病毒感染、细菌感染、癌症病理产物等。当机体受到伤害刺激时，皮肤组织释放引起疼痛感物质，如H^+、K^+、5-羟色胺、缓激肽、P物质、白三烯、血栓素、血小板激活因子等，当这些疼痛物质达到一定浓度，则引发疼痛。疼痛感与瘙痒感由共同神经通路传导，均由传入神经和传出神经的反射，与大脑皮层发生反应而产生的。疼痛有快痛与慢痛之分，快痛是一种尖锐的刺痛，消失快，定位清。慢痛多为钝痛，定位不明确，持续时

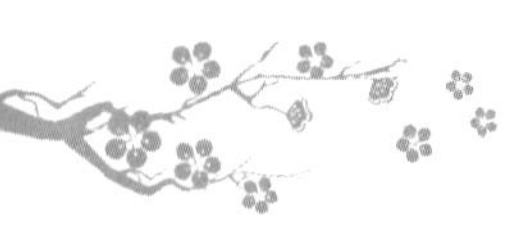

间长，难以忍受。中医学认为疼痛有寒、热、虚、实之分。

（1）毒热痛：常由毒热外感诱发，皮疹红肿、热痛、化脓。毛囊炎、丹毒、痈、带状疱疹等疾病属毒热者，常选大青叶、板蓝根、金银花、连翘、野菊花、赤芍、紫花地丁等清热解毒止痛。

（2）气滞痛：肝郁气滞、气郁阻络，痛无定处，时轻时重，与情绪有关，焦虑紧张时加重。带状疱疹后遗神经痛属气滞者，常选柴胡、橘络、郁金、川芎、枳壳、厚朴、当归、延胡索、川楝子等疏肝理气止痛。

（3）寒凝痛：寒邪外感，或阳虚寒生，寒邪凝滞、脉络不通所致。皮疹呈暗紫色，遇冷加重。变应性血管炎、结节性红斑、硬红斑、网状青斑、雷诺氏病属寒凝者，常选制附子、细辛、桂枝、炮姜、鹿角胶、黄芪、乌梢蛇、蜈蚣、全蝎、地龙等温通散寒止痛。

（4）血瘀痛：血瘀阻络，不通则痛。皮损呈暗红色结节，或紫红色斑块，如硬红斑、结节性红斑、脂膜炎、血栓性静脉炎、变应性血管炎等疾病属血瘀者，常选三棱、莪术、路路通、王不留行、当归、红花、益母草、丹参、橘核、荔枝核等活血软坚止痛。

（5）气虚痛：气虚无力推动血液运行，血行不畅则痛，常伴神疲乏力，少气懒言。老年人带状疱疹后遗神经痛、变应性血管炎、结节性血管炎等疾病属气虚者，常选太子参、黄芪、西洋参、白术、茯苓、山药、莲子肉、当归等益气补中止痛。

3.麻木的辨证施治

麻木是皮肤感觉神经减退或丧失，引起的主观感觉异常，自觉身体某部位或皮肤局部发麻、发木或感觉丧失，属于浅表感觉神经功能障碍。多由局部机械刺激、供血不足、代谢障碍、中毒、细菌感染、病毒感染等因素引发。常见疾病有皮神经炎、股外侧皮神经炎、血栓性静脉炎、皮肌炎、脂膜炎、溃疡、脉管炎、压疮、雷诺氏病、带状疱疹后遗症，糖尿病、格林巴利综合症、颈椎病、腰椎病等。中医学认为“麻”为血运不畅，“木”为气滞不通，血瘀气滞、寒凝血瘀、血虚气弱均可造成局部肌肤失养而麻木不仁。

（1）气虚麻木：局部麻木，肌肉萎缩，或局部溃烂肌肉不长，面色萎黄，神疲乏力。常选黄芪、党参、白术、茯苓、莲子肉、山药、白扁豆、当归、丹参、川芎、鸡血藤等药物补中益气，活血通络。

（2）血瘀寒凝麻木：局部发凉，紫暗瘀斑，麻木不仁，遇寒加重，形寒肢冷，恶寒无汗。常选炮姜、制附子、桂枝、麻黄、黄芪、肉桂、乌梢蛇、红花、桃仁、刘寄奴、三七等药物温经散寒，活血通络。

（3）气血不足麻木：麻木不仁，面色无华，倦怠乏力。常选黄芪、人参、当归、阿胶、紫河车、白术、熟地黄、益母草、红景天、路路通、王不留行等药物益气养血，活血通络。

二、他觉症状辨证

他觉症状即皮肤客观症状，通过肉眼检查、触摸检查所掌握的皮肤损害，也称为皮疹。在皮肤疾病中，皮肤损害多种多样，一般分为两大类，即原发性损害和继发性损害。原发性损害是由原发病因造成皮肤组织病理变化所产生的皮肤形态颜色的改变，而且尚未发生自然演变或没有受到人为因素的影响，不同的皮肤疾病有着不同的原发皮疹的表现，这对皮肤病的诊断和鉴别诊断有着重要的意义。常见的原发损害有：丘疹、斑疹、水疱、大疱、脓疱、风团、结节、囊肿等。继发性损害是由原发损害演变而来，多由于治疗不当、人为搔抓、机械损伤等引起。常见的继发损害有糜烂、皲裂、苔藓样变、溃疡、鳞屑、瘢痕、萎缩、抓痕等。

他觉症状辨证论治是根据皮疹颜色、形态、质地、部位、光泽等并结合舌脉及全身症状进行辨证施治。

（1）丘疹的辨证施治：丘疹为可触摸到的高出皮面的局限性突起，直径＜1cm，多由表皮及真皮内细胞局限性增生或代谢产物堆积而成。丘疹扩大融合成扁平状隆起，称为斑块；丘疹上发生水疱，称为丘疱疹；丘疹上发生脓疱，称为脓疱疹；斑疹上发生丘疹，称为斑丘疹。常见疾病有水痘、传染性软疣、痤疮、扁平疣、寻常疣、银屑病、扁平苔藓、脓疱疮、皮肤淀粉样变、结节性痒疹等。丘疹中医称为“发疹”，丘疹颜色淡红，多为风热，选桑叶、薄荷、蔓荆子等药物疏散风热；丘疹色泽鲜红，多为热入血分，选牡丹皮、紫草、生地黄等药物清营凉血；丘疹色红，顶尖有水疱，为湿热，选黄柏、苍术、土茯苓、茵陈等药物清热利湿；丘疹呈猩红色、顶尖有脓疱，为火毒热炽，选金银花、紫花地丁、重楼等药物清热解毒；丘疹紫暗多为血瘀气滞，选当归、莪术、赤芍等药物活血化瘀；丘疹质地坚实，表面粗糙不平，多为痰湿积聚，选海蛤壳、浙贝母、夏枯草、海藻、瓦楞子、生龙骨等药物除痰软坚。

（2）斑疹及斑片的辨证施治：斑疹既不高出皮面，也不凹陷于皮面，只有颜色改变，直径＜1cm；斑疹不断扩大成片，直径＞1cm，叫做斑片。多种皮

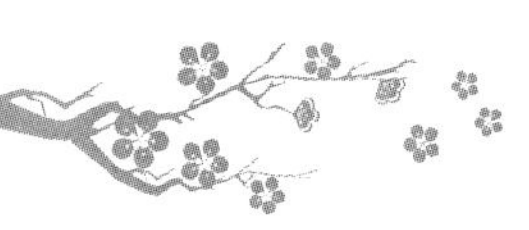

肤疾病均可造成斑疹及斑片的发生，不同皮肤病可引发不同颜色的斑疹和斑片。如猩红热、麻疹、过敏性紫癜、丹毒等疾病为红色斑疹及斑片；黄褐斑、黑变病、太田痣、炎症色素沉着等为灰褐色或黄褐色斑疹及斑片；白癜风为色素脱失性白斑；汗斑、单纯糠疹为淡白色色素减退斑；斑秃为秃发性肤色斑片。斑疹及斑片颜色淡红，多为卫分风热，选金银花、连翘、牛蒡子、薄荷等药物清热疏风；斑疹及斑片颜色鲜红色泽明亮，多为热入血分，选水牛角、生地黄、牡丹皮、白茅根、紫草等药物清营凉血；斑疹及斑片色泽晦暗无光，多为气血不足，肝肾亏损，选黄芪、党参、白术、当归、女贞子、山茱萸等药物补益气血、滋补肝肾；斑疹及斑片色泽紫暗，多为气滞血瘀，选水蛭、地龙、莪术、红花、川芎、香附等药物活血理气；色素减退斑（单纯糠疹）常由脾虚疳积诱发，选鸡内金、神曲、槟榔、砂仁等药物健脾化积；色素脱失斑（白癜风）常由气血不足、肝肾亏虚、血瘀阻络等原因诱发，可分别选用当归补血汤、一贯煎、血府逐瘀汤加减治疗；色素沉着斑（如黄褐斑、黑变病）常有肝郁气滞、气血虚损、肝肾不足等不同，可分别选用柴胡疏肝散、十全大补丸、六味地黄丸加减应用；脱发性斑片（斑秃），当以养血补肾治之，常用四物汤、左归丸等。

（3）水疱、大疱的辨证施治：水疱为局限性高出皮面的含有炎性液体的突出性损害。直径＜1cm为水疱，直径＞1cm为大疱。疱的形态各异，有圆形、椭圆形、不规则形；有单房性和多房性；疱壁可紧张可松弛；疱的周围可有或无红晕。常见疾病有白痱、大疱性鱼鳞病、单纯疱疹、带状疱疹、水痘、天疱疮、类天疱疮、疱疹样皮炎、多形红斑、湿疹、丘疹性荨麻疹、手足真菌病等。中医学认为，水疱均由湿邪所致，有湿热、风湿及寒湿的不同。若水疱疱液黄稠黏腻，疱壁紧张，疱周围有红晕，或在红斑上起水疱，多为湿热，选黄柏、苍术、马齿苋、茵陈、土茯苓等药物清热燥湿；若水疱此起彼伏，游走不定，则多为湿邪夹风，选威灵仙、羌活、独活、桑寄生、续断等药物祛风除湿；如水疱疱液清稀、疱壁松弛，则多为脾虚寒湿，选白术、茯苓、猪苓、薏苡仁、干姜皮、制附子等药物健脾运湿、温阳化湿。

（4）脓疱的辨证施治：脓疱为局限性高出于皮面、内含脓汁的隆起性损害，分有菌性脓疱和无菌性脓疱。有菌性脓疱常见于脓疱疮、深脓疱疮、甲沟炎、毛囊炎、穿掘性毛囊炎、蜂窝织炎、痈、疖、须疮等疾病。无菌性脓疱常见于角质下脓疱病、脓疱性银屑病、掌跖脓疱病、连续性肢端皮炎、脓疱性细菌疹等疾病。中医学认为，脓疱有寒热虚实之分，脓疱红肿热痛、疱汁黄稠、疱壁紧张，为火毒炽盛，选金银花、蒲公英、紫花地丁、野菊花等药物清热解毒；若脓疱漫肿无痛、疱液清稀、疱壁松弛，为正虚邪毒，选黄芪、当归、金银花、连翘等药物扶正祛邪。

（5）风团的辨证施治：风团为高出皮面水肿性损害，为局部毛细血管扩张，血浆外渗而形成的皮肤组织水肿，一般在24小时内消退，不留痕迹，形状无规则，颜色有苍白、粉红、鲜红、暗红的不同。中医称为“风瘾”，因其此起彼伏，变化多端，中医学认为此为风邪所致，如风团苍白，受凉加重，为风寒束表，选麻黄、桂枝、紫苏叶、荆芥等药物疏散风寒；若风团苍白，面色无华，为血虚风邪，选黄芪、当归、白芍、生地黄、荆芥、刺蒺藜等药物养血息风；如风团淡红，为风热外感，选薄荷、牛蒡子、蝉蜕、蔓荆子等药物清热疏风；若风团鲜红，遇热加重，为血热风邪，选牡丹皮、赤芍、生地黄、桑叶、浮萍、知母等药物凉血疏风；若风团紫暗，恶寒，多为阳虚寒凝，选制附子、麻黄、桂枝、炮姜、细辛、藁本等药物温阳散寒。

（6）结节的辨证施治：结节为可见到的、触摸到的、大小不等的、形状各异的、颜色不同的、略高出皮面的局限性损害。多由炎症性疾病、或恶性浸润、或代谢产物淤积、或异物反应而引发。结节可分炎症性结节和非炎症性结节。炎症性结节可随着原发疾病治愈自然消退和吸收，如结节性红斑、硬红斑、颜面粟粒样狼疮、梅毒疹、急性发热性嗜中性热性皮病、环形肉芽肿、异物性肉芽肿等；非炎症性结节不易吸收和消退，如结节性黄色瘤、脂肪瘤、基底细胞癌、恶性黑色素瘤、蕈样肉芽肿、皮内痣、交界痣等。中医学认为，结节多与痰积血瘀有关，结节颜色呈黄色或肤色、质地柔软，多痰湿郁积，选半夏、夏枯草、猫爪草、山慈菇、黄药子等药物除痰散结；若结节紫暗、质地坚实，多为气滞血瘀，选土鳖虫、水蛭、乳香、没药等药物活血化瘀、软坚散结。

（7）囊肿的辨证施治：囊肿的发生多与皮脂腺潴留、汗腺阻塞有关，形成外观呈圆形或椭圆形肿物，触诊有囊性感，常见疾病有皮脂腺囊肿、汗腺囊肿、多发性脂囊瘤等病，中医学认为，系痰聚血瘀所致，选当归、姜黄、浙贝母、海蛤壳等药物活血软坚。

（8）糜烂的辨证施治：糜烂多由水疱、脓疱、丘疹、结节等，经搔抓后，表皮破损，显露出真皮浅层湿润面而成。其表面渗出物有浆液、脓液、血液等不同成分，愈后不留瘢痕。中医学认为，糜烂渗出均由湿邪所致。糜烂面潮红，渗出物黄稠，为湿热，选黄连、黄柏、龙胆、煅石膏等药物清热燥湿；糜烂面

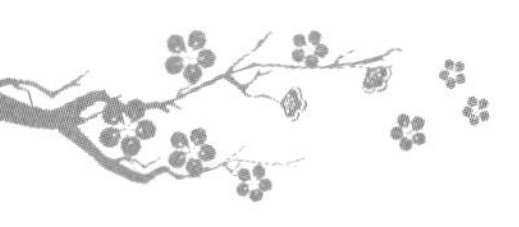

暗红，渗出物清稀，为寒湿，选白术、茯苓、桂枝、炮姜等药物温中祛湿。

（9）溃疡的辨证施治：溃疡为皮肤及皮下组织遭到破坏形成的缺损，愈后常留有瘢痕。多由外伤、冻伤、烧伤、局部细菌感染、变态反应性疾病、自身免疫性疾病、静脉曲张等因素所致。常见疾病有深脓疱疮、蜂窝织炎、痈、皮肤结核、静脉曲张性溃疡、结节性多动脉炎、白塞综合征、阿弗他口炎、变应性血管炎、冻疮、压疮、肿瘤溃破等疾病。溃疡部位红肿热痛，渗出物为脓液，为血热毒燔，选大青叶、板蓝根、玄参、野菊花、天葵子、赤芍等药物清热解毒、凉血清营；溃疡面潮红，渗出物黄稠，为湿热，选土茯苓、黄柏、马齿苋、败酱草等药物清热燥湿；溃疡面肉芽苍白，分泌物清稀，为中气虚弱，选黄芪、人参、白术、茯苓等药物健脾益气生肌；溃疡面色灰暗无光泽，肉芽塌陷，为气血双亏，选人参、黄芪、当归、血竭、阿胶等药物补气、生血、长肌。

（10）皲裂的辨证施治：皲裂由气候干燥、机械刺激、局部慢性炎症等因素，造成皮肤保湿因子缺失，引发皮肤干燥肥厚，失去弹性，沿皮肤纹理发生深浅不一、长短不同的裂隙。裂隙深达真皮可引发出血和疼痛。手掌、足跖、口角、肛门等为常见发病部位，也可见于四肢及躯干。常见于乏脂性湿疹、毛发红糠疹、鱼鳞病、可变性红斑角化症、掌跖角皮病，更年期掌跖角皮症等疾病。中医学认为，皲裂均由燥邪所致，有外燥与内燥之分。外燥为秋冬季节气候干燥，燥邪侵袭肌肤，耗伤津液所致；内燥为机体津液、精血减少，不能滋养肌肤而发病。若秋冬肌肤干燥、脱糠屑、细小皲裂、手足角化增厚，口干、唇干、咽干，为燥邪外感，肺胃津伤，选沙参、麦冬、玄参、玉竹、天花粉等药物滋养肺胃；若一年四季肌肤均干燥，手掌、足底角化肥厚皲裂，奇痒难忍，面色无华，为血虚风邪，选当归、何首乌、熟地黄、地龙、乌梢蛇等药物养血息风；若腰膝酸痛，骨蒸劳热，为肾精亏虚，选黄精、熟地黄、墨旱莲、女贞子等药物滋补肾精。

（11）瘢痕的辨证施治：瘢痕为真皮及皮下组织受损伤后、修复过程中由新生的结缔组织代替所形成的瘢痕，多发生在溃疡、外伤、烧伤、穿掘性毛囊炎、深脓疱疮等疾病愈后。瘢痕肥厚坚实，突出皮面，为增殖性瘢痕；瘢痕表面凹陷柔软，为萎缩性瘢痕。增殖性瘢痕多为血瘀痰积，选莪术、三棱、血竭、半夏、天南星、海蛤壳等药物化瘀软坚。萎缩性瘢痕多为气血不足，选黄芪、人参、当归、丹参、白术、茯苓等药物益气养血。

（12）苔藓样变的辨证施治：苔藓样变是由于长期搔抓、摩擦、机械刺激，致使角质形成细胞及角质层过度增生引起的皮沟加深、皮嵴隆起、表面粗糙、硬如皮革的局限性皮肤斑块样结构，多见于慢性湿疹、神经性皮炎、皮肤瘙痒症等疾病。皮损肥厚，色淡红，多为风热，选蝉蜕、薄荷、浮萍、刺蒺藜等药物疏风清热；若皮损干燥肥厚，为血虚风邪，选当归、白芍、生地黄、荆芥、蔓荆子等药物养血祛风；若皮损肥厚如皮革，色暗，为血瘀气滞，选丹参、莪术、桃仁、香附、青皮等药物活血理气。

（13）鳞屑的辨证施治：鳞屑为脱落的角质细胞，某些炎症性皮肤病致使表皮细胞更新过快，堆积于皮肤而形成。常见于银屑病、脂溢性皮炎、剥脱性皮炎、汗疱疹等疾病。若鳞屑黏腻湿润，多为湿热，选苦参、地肤子、白鲜皮、黄柏等药物清热利湿；若鳞屑白如糠、肌肤甲错，为血虚风燥，选天麻、僵蚕、蝉蜕、刺蒺藜、火麻仁、当归、生地黄等药物养血息风。

（14）皮肤萎缩的辨证施治：病理性皮肤萎缩是皮肤退行性病变，多由炎症、外伤所致，造成表皮、真皮、皮下组织减少，表现为皮肤变薄、凹陷、表面光滑、皮纹消失，可见到皮下血管。老年性皮肤萎缩是一种生理性老化表现，只是表皮层次减少，皮肤薄而干燥、弹性差而松弛，仍可保持正常皮肤纹理。病理性皮肤萎缩常见于盘状红斑狼疮、硬皮病、皮肌炎、脂膜炎、硬红斑、进行性特发性皮肤萎缩、皮肤异色症、硬化萎缩性苔藓、蕈样肉芽肿、外伤等疾病。中医学称萎缩为“萎症”，多与气血不足，脾肾亏虚有关。若皮肤萎缩干燥，肤色无华，为气血虚弱，选黄芪、人参、当归、生地黄、白芍、阿胶、龙眼肉、白术、茯苓等药物滋补气血；若皮肤萎缩伴腰膝酸困，头昏目眩，为肝肾精亏，选菟丝子、枸杞子、熟地黄、山茱萸、山药、鹿角胶、龟甲胶、牛膝、白扁豆等药物补益肝肾、强健肌肉。

第二节　皮肤病病因辨证

皮肤作为人体皮表，乃人体与外界直接接触的场所，肺外合皮毛，容易被风、寒、暑、湿、燥、火六淫之邪所侵袭。《外科房玄》记载：“天地有六淫之气，乃风寒暑湿燥火！人感受之则营气不从，逆于肉理，变生痈肿疔疖。”当人体正气不足的时候，六淫之邪，方可侵袭。若六淫之邪过盛，超过人体正常抗病能力，也可以直中人体而发为疾病。皮肤科的辨病辨证中，六淫

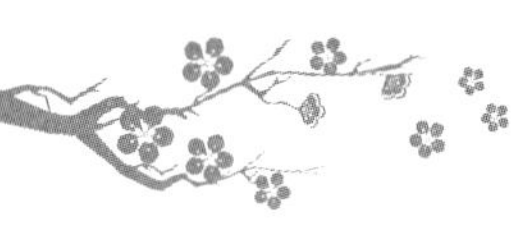

之邪，往往有一定的季节性，故而，临床常因时因地辨证。如春秋季节多燥多风，冬季多寒邪，夏季多暑湿多火。从地域上来说，北方多燥、多风、多寒，南方多湿、多热、多火，当然，这只是看病的大方向，可资参考。临床时，还应结合实际情况，结合不同人的体质，具体问题具体分析。

1.风邪辨证

风为阳邪，易袭阳位，其性轻扬开泄，往往发生于头面后背手足的阳经之处。风性善行而数变，故发病往往十分迅速，多为阳证。如颈部的痈肿，头面部丹毒，如瘾疹色淡红，遇风发作，伴有剧烈瘙痒，数分钟或者数小时后皮疹消退，一如常人。风性主动，且风邪致病的特点是肿而宣浮，患者的皮肤颜色淡红或不变。风性主动，痛无定处，走窜不定，变化多端。常伴有恶风、头痛等全身症状。风为百病之长，风邪常见于皮肤科的许多疾病之中。风邪致病总的特点是：病情变化多端，常伴有瘙痒，脉浮数，舌质一般无明显的变化。

2.寒邪辨证

寒邪具有收引凝滞，寒甚则痛的特点。因此，寒邪侵袭人体，常致使局部气血凝滞，血脉运行不畅，从而出现疼痛。常见疾病有冻疮、脱疽、流痰等。寒为阴邪，易袭阳位，其性趋下，故寒邪致病，常为阴证，患者常觉得下肢寒冷，尤其是筋骨关节等部位。皮损表现为：颜色青紫而黯，不红不热，常为硬肿，肿势一般比较散漫。疼痛表现为：痛处固定，得温则减，化脓常常比较迟缓。伴随恶寒，四肢不温，小便清长等全身症状。

3.暑邪辨证

夏季多暑热，而且常夹有湿邪。暑热外受，蕴蒸肌肤，患者表现为汗流浃背或者汗出不畅，湿邪暑温逗留于肌肤而发为疖，甚至发展为暑湿流注。脾胃喜燥而恶湿，故湿邪易困顿脾胃，使患者出现纳差痞满等症状。暑为阳邪，其性炎热，所谓热微则痒，热胜则痛，热盛则腐。不同的热势会在患者身上表现为瘙痒或疼痛或者破溃等表现，其证多为阳证。患者皮损表现为鲜红肿胀灼热，渗液、糜烂、流脓，或微痒或痛剧，遇冷则减等特点。暑性升散，常耗气伤津，甚至扰乱神明，患者表现为口渴，喜饮水，胸闷，神疲，懒言，少气，乏力等症状。

4.湿邪辨证

患有湿邪病者，常有冒雨涉水或者久居潮湿之地的病史。湿性重浊趋下，易袭阴位，因此，湿邪致病常在身体的下部。如湿热流注于下肢和二阴，可发臁疮、脱疽、下肢丹毒及痈脓等疾病。若湿热下注于膀胱，则可见尿频、尿急、尿痛、尿血等症状，即淋证。湿为阴邪，易伤阳气，阻遏气机，所以湿邪侵袭皮肤常郁而不散，进而气血相搏发为水疱、脓疱、血疱、渗液等皮肤损害。湿邪致病，易兼他邪，常与风寒暑热等兼夹为患，湿性黏滞，所以致病常缠绵反复，病情重着难去。总而言之，湿邪的皮肤损害常是局部肿胀，起水泡，糜烂，渗液，瘙痒，并且时常有纳呆，胸闷，腹胀，大便溏泄，四肢沉重，困倦，头重如裹，舌苔厚腻，脉濡缓等全身症状。

5.燥邪辨证

秋季多有燥邪，多干涩，易伤津液。常见于久旱无雨，风热邪盛。中医谓之为温燥，易使皮肤干燥皲裂脱屑，进而使得皮肤的卫外屏障功能受损，邪气趁机而入，发为疾病。总体来说，燥邪为病，在皮肤表现为局部或全身干燥，枯槁，皲裂，脱屑，以及口干唇燥，咽喉干燥或疼痛等全身症状。

6.火邪辨证

火为热邪，热为火之轻，火为热之重。二者仅轻重程度的不同，故临床常合称为火热之邪。火为阳邪，其性炎上。火热之邪导致的皮肤疾病常发生在头面部，如痤疮、颜面疔痈、有头疽、颜面丹毒等。火邪易扰心神，易生风动血，常热入营血使患者出现神昏谵语，抽搐等症状。火邪为阳邪，其病多为阳证。致病特点为发病迅速，来势猛急，皮肤鲜红灼热疼痛，肿势常皮薄光亮，疼痛剧烈，易脓、易溃、易敛。若入营血，则会有吐血、衄血、发斑、瘀点等皮肤损害，临床上常伴有口渴，喜饮，小便短赤，大便干结等症状。

第三节　八纲辨证在皮肤病中的应用

八纲，即阴阳、表里、寒热、虚实。八纲辨证是中医辨证最基本的方法，是其他辨证方法的基础。通过四诊所得的资料，根据人体正气的盈亏、病邪的盛衰、病位的深浅等情况综合分析而归纳为八种证候，此即八纲辨证。从类别讲，有阴证、阳证。从性质讲，有寒证、热证。从邪正对比讲，有虚证、实证。从病位讲，有表证、里证。八纲辨证是皮肤病辨证的总纲。

1.辨表里

总体来说，侵犯体表而病位浅的为表证，侵犯脏腑而病位深的为里证。

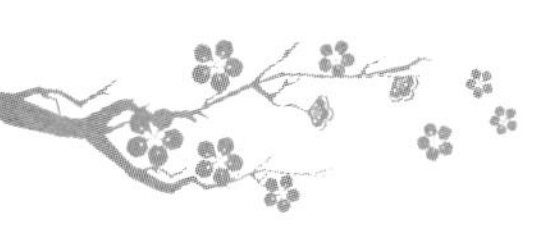

表证可以是外感疾病初起，也可以是六淫外袭机体引起的具有表证特征的皮肤病，如起病急、病程短、病位浅。从皮肤病来说，往往有感冒的病史，临床表现为恶风畏寒，发热无汗或者有汗，头身酸痛，舌苔薄白，脉浮，常见的如寒性荨麻疹或热性荨麻疹、玫瑰糠疹、单纯疱疹等疾病。里证可因表证未解，内传入里侵犯脏腑而成，也可因外邪直接侵犯脏腑而发病。例如，皮肤的痈疖等疾病，没有及时医治而内传，热入营血而引发脓毒血症等。里证的全身症状常有烘热口渴，神昏谵语，小便短赤，大便干结，舌红苔黄，脉洪数等。

2. 辨寒热

总体来说，寒证为感受寒邪或者机体功能减退。热证为感受热邪或机体功能亢进。临床中，寒证患者常表现为恶寒喜温热，面色苍白，手足厥冷，口淡不渴，大便溏薄，小便清长，舌苔白滑，脉沉迟。皮损常色淡白或青紫，皮温偏低或有寒性疼痛，得温则减，冬季多发等特点。常见疾病有冻疮、寒冷性荨麻疹等。

临床热证常见症状有：发热喜寒凉，口渴喜冷饮，面红目赤，小便短赤，大便秘结，严重者表现为心烦，神昏，谵妄，舌苔红，苔黄腻或黄燥，脉洪数或滑数。皮损颜色鲜红，灼热肿痛或血疱，脓疱，瘀点，瘀斑。常见疾病有热性荨麻疹、单纯疱疹、带状疱疹、掌跖脓疱病、银屑病急性发作期、中毒性红斑等。值得注意的是，临床上部分急性皮肤病虽都辨证为热证，但有不同的病情阶段。此时，应结合卫气营血辨证以提高疗效。

3. 辨虚实

虚实指的是正气强弱与病邪盛衰的状况。《黄帝内经》云："邪气盛则实，精气夺则虚"。一般而言，久病正气受损，常为虚证。新病邪气亢盛，正气尚足，常常为实证。但临床上也有虚实相互夹杂的病症，因而辨证需要切合实际，不可把二者对立而截然分开。若有虚实夹杂之情况，常应辨别虚实之主次，从而针对性地遣方用药。

虚证在临床上有阴虚、阳虚、气虚、血虚的不同，其症状往往各有特点。总体来说，虚证常见症状有精神萎靡，面色皖白，四肢不温，少气懒言，神疲乏力或五心烦热，形体消瘦，口干舌燥，烘热汗出或大便溏泄，小便频数短涩，舌质淡，无苔，脉常软弱细微无力。皮肤病中虚证多为慢性病的后期或系统性皮肤病。其病势缓慢，病程长久，皮损常肥厚粗糙，多为苔藓样变，色素沉着或减退，萎缩，皲裂，鳞屑等。如特发性皮肤萎缩、硬皮病、红斑狼疮、银屑病慢性期、扁平苔藓等。

实证有气滞、血瘀、痰饮、虫积等不同。临床表现各有不同，总体来说，常见症状有呼吸气粗，精神烦躁不安，胸胁、腹部满胀不舒，疼痛拒按，大便干，小便不通或者淋漓不尽，舌苔厚腻，脉实而有力。常见皮肤病有丹毒、痈等的湿热证，也有表现为疼痛、水疱、血疱、脓疱、硬块的，如结节性红斑、带状疱疹、银屑病血热证、掌跖脓疱病等。

4.辨阴阳

阴阳乃八纲之总纲，辨病首辨阴阳。一般情况下，在辨清疾病的表里、寒热、虚实后，心中应该清楚其属于阴证或阳证两类或者半阴半阳证。表实热属阳，而里虚寒属阴。《疡医大全》记载："凡诊视痈疽，施治，必须先审阴阳，乃为医道之纲领。阴阳无谬，治焉有差！医道虽繁，而可以一言蔽之者，曰阴阳而已。"由之可见，中医外科辨证，特别是痈疽等的辨证，阴阳有非常重要的指导作用。

（1）阴证：病势缓，可恶寒，无热，四肢厥冷，少气懒言，肢体沉重，神疲懒言，少气乏力，小便淡，大便清稀，甚则下利清谷，爪甲色白，面白少华，舌质淡，脉沉微。皮损症状为皮色不变或色白或紫暗，肿块平塌、弥漫，质地硬或者软如棉，触之冷，病位一般比较深，成脓者则脓液质地稀薄。常见疾病如结核性皮肤溃疡、脉管炎。

（2）阳证：病情常来势凶猛，患者自觉恶热不恶寒，心烦气躁，声高气粗，面色红赤，双目发热，口渴喜冷饮，甚者神昏谵语，迫血妄行。小便短赤，大便干结，舌质红绛，脉洪数滑而有力。皮损表现为色泽鲜红，肿势隆起突出，局限，触之发热、发烫，有水疱、脓疱、渗液等。病位常常比较浅，成脓者脓液稠厚，疼痛剧烈，气味腥臭难闻，常见疾病有小腿丹毒、疮痈肿毒早期。

第四节　卫气营血辨证在皮肤病中的应用

卫气营血辨证是外感温热病的辨证总纲，对温热之邪侵入人体，由浅入深的不同病理阶段的证候特点及治疗原则有非常经典的总结。卫气营血辨证在皮肤病的诊疗中，特别是严重的热性皮肤病诊疗中有极高的实用价值，如红斑性皮肤病伴发热等全身症状明显的皮肤病等。

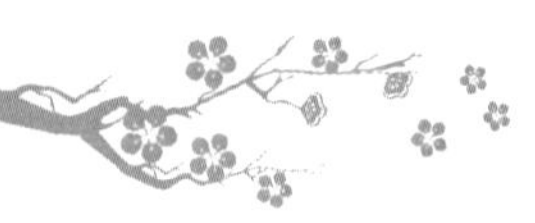

1.辨卫分证

卫分证常因风热外袭皮肤而成，患者发热，微恶风寒或者微痒，常有头痛，鼻塞，喷嚏，咳喘，口渴等症状，舌边尖红，苔薄白或薄黄，脉浮数。皮损表现为风团、丘疹、淡红色斑。常见疾病有风疹、水痘、玫瑰糠疹、过敏性皮炎、手足口病、荨麻疹等。卫分证宜辛凉疏风，清热，常选用桑菊饮、银翘散等方剂。卫分证时间较短，若及时控制，则很快痊愈；若治疗不及时，则可转为气分证。

2.辨气分证

温热之邪，卫分证不解，邪气内传入里或直入气分而成气分证。此时，正盛邪实，阳热亢盛，所以患者表现为高热，不恶寒反恶热，口渴，心烦，多汗，尿赤，大便干结，舌红苔黄，脉数；或伴咳喘黄痰，日晡潮热，胸胁苦满，口苦咽干，腹满胀痛等。皮损多为红肿斑片，灼热或痛，红色风团，丘疹，水疱或脓疱，渗液，糜烂，结痂等，常见病如多形红斑、系统性红斑狼疮，或许多皮肤病急性期，如药疹、日光性皮炎、接触性皮炎、湿疹、脓疱疮等。气分证常需清热解毒，清热泻火，清热利湿等，常用方剂有白虎汤、竹叶石膏汤等。

3.辨营分证

营分证多为气分证未解，正气虚而津液匮乏之际，邪毒传变入里，毒热入营，心神被扰而致。患者表现为身高热不退，夜甚，口不渴，烦躁不安，不寐，甚至神昏谵语，舌质红绛，脉数。皮损常见鲜红色斑片、斑丘疹、鳞屑或见于水疱或大疱，表皮松解，皮损广泛。常见于大疱性皮肤病，如类天疱疮、天疱疮等疾病。重症皮肤病亦可表现为营分证，如药毒、脓疱型银屑病、多形红斑、皮肌炎等疾病。《外感温热篇》云："入营犹可透热转气"。因此，营分证当清营透热，清热养阴，常用方剂清营汤等加减。

4.辨血分证

血分证为营分之热不解，温热之邪深入血分，血热炽盛而出现迫血妄行，耗伤阴血，生风动风等病情危重的情况。可见高热夜甚，烦躁不安，甚至出现狂躁，谵妄，吐血，衄血，便血等出血症状，舌质红绛或者绛紫，脉滑数；或兼有抽搐，五心烦热，口干咽燥等症状。皮损常表现为鲜红色或紫红色的斑疹、紫癜、血疱等。常见疾病有疔疮走黄、银屑病、红皮病、过敏性紫癜、重症药毒、重症多形红斑、系统性红斑狼疮等。血分证如叶天士所言："入血就恐耗血动血，直须凉血散血"，故应清热解毒，凉血散瘀，方选犀角地黄汤加减。

第五节　三焦辨证在皮肤病中的应用

三焦辨证出自《温病条辨》，为清代温病学家吴鞠通所创。吴氏在诊治温热病过程中结合张仲景的六经辨证和叶天士的卫气营血辨证，把温热病的发生发展、变化规律、传变特点，进行分析总结，创立了三焦辨证。治疗大法：治上焦如羽，非轻不举；治中焦如衡，非平不安；治下焦如权，非重不沉。三焦最早见于《黄帝内经》，详尽论述了三焦位置、形态、功能、病理变化等。膈肌以上为上焦，包括手太阴肺经、手少阴心经和手厥阴心包经；脘腹为中焦，包括足太阴脾经、足阳明胃经和手阳明大肠经；下腹为下焦，包括足厥阴肝经、足少阴肾经。《灵枢·营卫生会》曰："上焦如雾，中焦如沤，下焦如渎"，生动地阐述了三焦的生理功能。

三焦辨证在阐述三焦所属的脏腑病理变化及证候表现时，也标志着温热病发展过程的不同阶段。上焦证候为温热病的初期，邪从口鼻而入，病在心肺。中焦证候为温热病的中期阶段，由上焦顺传中焦，或正亏邪盛直中中焦，病在脾胃大肠。下焦证候为温热病的后期阶段，由中焦顺传下焦，或正虚邪实直中下焦，病在肝肾。

临床中，许多皮肤疾病常由温热外感、暑湿外感、湿热内郁、火热炽盛等温热之邪，造成三焦宣降失调，上下不畅，由内发于肌肤而为皮肤疾患。因此，三焦辨证理论在皮肤临床诊治中同样被广泛应用。

1.上焦风热

主要为手太阴肺经病变。风热之邪从口鼻或皮毛而入，鼻窍通于肺，肺主皮毛，卫气统领肺脏与皮毛，外邪袭肺，卫气郁阻，肺卫不宣，而见发热，头痛，汗出，恶风，口渴，咳嗽，气喘，脉浮数。部分皮肤疾病常由风热之邪外袭肌肤而致，呈现上焦风热证候。皮疹主要表现为淡红色、鲜红色，突然发生，此起彼伏，常发生于头面及上半身。常见疾病有玫瑰糠疹、荨麻疹、猩红热、风疹、麻疹、病毒疹、水痘、手足口病、复发性单纯疱疹、药物性皮炎、过敏性皮炎、银屑病、颜面再发性皮炎等。宜选用银翘散、消风散等方剂加减治疗，选用金银花、连翘、薄荷、木蝴蝶、桑白皮、枇杷叶、淡竹叶、荆芥穗、防风、牛蒡子、芦根、蝉蜕、霜桑叶、浮萍、六月雪、蔓荆子等药物辛凉

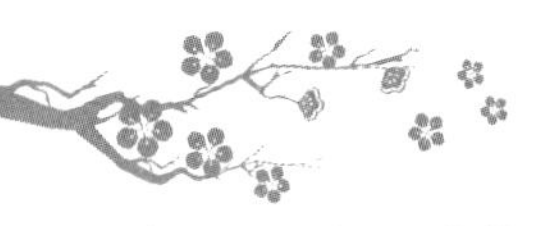

解表，清热疏风。

2.上焦燥热

温热邪气侵袭入肺，邪从燥化，或燥邪外感入肺，燥邪伤精耗液，出现手太阴肺经津伤证，而见口干咽燥，唇干舌焦，口渴欲饮，腹满便秘等。皮肤疾病上焦津伤证除上述症状外，还表现为肌肤甲错，脱糠皮屑，手足干燥皲裂，毛发枯燥，皮肤粗糙肥厚状如皮革，皮肤瘙痒等症状。常见疾病有乏脂性湿疹、特应性皮炎、掌跖角皮症、慢性湿疹、皮肤瘙痒症、神经性皮炎、干燥综合征、毛发红糠疹、石棉糠疹、脂溢性皮炎、单纯糠疹等。治疗宜选用清燥救肺汤、沙参麦冬汤、增液汤等方剂加减，选用麦冬、沙参、玄参、胡麻仁、白芍、玉竹、天花粉、生地黄、桑叶、薄荷、白扁豆、柏子仁、苦杏仁等药物润燥、养阴、清热、疏风。

3.上焦毒热

外感温热毒邪，热毒充斥手太阴肺经及手少阴心经，而见发热，恶热，头痛，头面猩红肿胀，咽喉疼痛，烦躁不安，痄腮红肿（大头瘟），舌质红，脉数实。上焦毒热常见皮肤疾病有颜面丹毒、腮腺炎、毛囊炎、穿掘性毛囊炎、马拉色菌毛囊炎、疖肿、痤疮、须疮、激素依赖性皮炎、玫瑰痤疮、带状疱疹、颜面粟粒样狼疮疹、多形日光皮炎等。治疗宜选用普济消毒饮、五味消毒饮等方剂加减，选用黄芩、黄连、山栀子、金银花、连翘、大青叶、板蓝根、重楼、锦灯笼、牡丹皮、升麻、马勃、天葵子、龙葵、玄参等药物清热解毒，泻火清心。

4.上焦湿热

为湿热邪气侵犯上焦，病在手太阴肺经及皮毛，症见发热，恶寒，或午后发热，头重如裹，肢体沉重，胸闷痞满，舌质红，苔白腻，脉濡。皮肤疾病上焦湿热证除上述症状外，还表现为皮肤肿胀，水疱，大疱，糜烂渗液。常见皮肤疾病有耳道湿疹、接触性皮炎、腺性唇炎、日光性皮炎、血管性水肿、天疱疮、类天疱疮、急性湿疹、丘疹性荨麻疹、颜面再发性皮炎等。治疗宜选用甘露消毒丹、三仁汤等方剂加减，选用薏苡仁、滑石、广藿香、佩兰、茵陈、赤茯苓、猪苓、白蔻仁、黄芩、黄柏、苍术、厚朴、荷叶、木通、土茯苓等药物清热燥湿，芳香化浊。

5.中焦实热

温热之邪由上焦传入，或温热直中中焦而致，主要为足阳明胃经病变，邪入阳明经多从热化燥，形成里热证，或燥实证，而见身热气粗，语声重浊、面红耳赤、口干口渴，喜冷饮，不恶寒但恶热，大便燥结，小便黄赤，脉洪大。许多皮肤疾病同样表现为阳明气分热盛，除上述症状外，见皮疹鲜红，恶热喜凉，遇热加重，如胆碱能性荨麻疹、热性荨麻疹、红皮病、红痱、夏季皮炎、日光性皮炎、日晒伤、Sweet综合征、多形红斑、丹毒、痈等。治疗宜选用白虎汤、黄连解毒汤、调胃承气汤等方剂加减。选用生石膏、知母、寒水石、天竺黄、黄芩、黄连、黄柏、栀子、莲子心、竹叶、大黄、芒硝、玉竹、天花粉等药物清气泻热，通便下火。

6. 中焦湿热

温热邪气由上焦传入，或温热直中中焦而致。邪热入里，郁久从热化湿，主要为足太阴脾经病变，温热邪气侵袭足太阴脾经容易湿化，形成足太阴湿热证，症见胸脘痞满，泛恶欲吐，身热不扬，大便溏泻或不爽，肢体困重，舌苔黄厚腻，脉濡数。皮肤疾病表现为中焦湿热时，除上述症状外，皮疹的主要表现是水疱，大疱，皮肤漫肿，溃疡，糜烂，渗出，渗出液黄稠黏腻。常见疾病有湿疹、天疱疮、类天疱疮、疱疹样皮炎、股癣、手足真菌病、掌跖脓疱病、传染性软疣、传染性湿疹样皮炎、自身敏感性皮炎、接触性皮炎、静脉曲张性湿疹、深脓疱疮等。治疗宜选用二妙散、三仁汤、藿朴夏苓汤等方剂加减，选用苍术、黄柏、薏苡仁、广藿香、佩兰、滑石、厚朴、茯苓、连翘、黄连、山栀子、石菖蒲、清半夏、竹茹等药物清热利湿，芳香化浊。

7. 下焦阴虚

温热之邪由中焦传入下焦，或正虚邪实直中下焦，主要为足少阴肾经和足厥阴肝经病变。邪热滞久不去，耗精伤阴，水不涵木，肝风内动，而见身热颧红，五心烦热，骨蒸劳热，口干咽燥、手足蠕动，神疲乏力，舌质红绛，舌苔少，脉虚无力。皮肤疾病表现为下焦阴虚证的有白塞综合征、变应性血管炎、硬化萎缩性苔藓、银屑病、皮肤淀粉样变、黑变病、黄褐斑、硬红斑、结节性红斑、多形红斑等。治疗宜选用大补阴丸、青蒿鳖甲汤、三甲复脉汤等方剂加减，选用青蒿、知母、生地黄、鳖甲、牡丹皮、巨胜子、麦冬、龟甲、阿胶、白芍、鸡子黄等药物补肾益肝，滋阴清热。

8. 下焦湿热

温热邪气蕴结下焦，膀胱气化失职，小便不利，尿涩，尿痛，尿频，大便溏泄，或大便秘结，舌苔黄腻，脉濡数。皮肤疾病下焦湿热证除上述症状

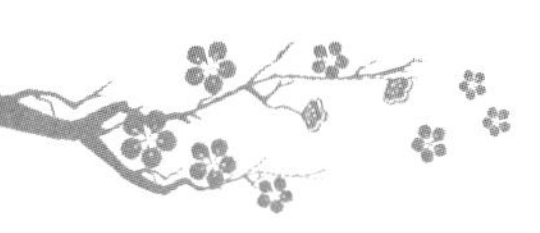

外，主要是外阴肛门及下肢皮肤表现为糜烂、渗液、水疱、溃疡、肿胀。如肛周脓肿、肛周湿疹、肛门溃疡、外阴白塞综合征、女阴炎、外阴湿疹、阴囊湿疹、股癣、红癣、间擦疹、静脉曲张性湿疹、臁疮、疥疮、脚真菌病、尿布皮炎、外阴及肛门尖锐湿疣、包皮龟头炎、生殖器疱疹、扁平湿疣、掌跖脓疱病、脂膜炎等疾病。治疗宜选用四妙散、八正散、白头翁汤等方剂加减，选用苍术、黄柏、车前草、泽泻、瞿麦、萹蓄、滑石、泽泻、白头翁、秦皮、山栀子、甘草梢、竹叶、大黄、黄芩、黄连、赤茯苓等药物清热利湿。

第六节　脏腑辨证在皮肤病中的应用

皮肤通过经络与脏腑相连，所以无论是生理还是病理上，皮肤与脏腑都密切相关。外邪可以袭击体表，进而通过经络传入脏腑而致病，内脏之病亦可循经表现于体表皮肤。正所谓有诸内必形于外，因而，脏腑辨证是皮肤科辨证方法中的重要一环，也是临床最常用的辨证方法。脏腑辨证事实上是利用四诊合参及八纲辨证的原则，结合脏腑经络理论而辨别病变脏腑及其证候，与前面所述的辨证方法密切相关。

1.心与小肠辨证

《黄帝内经》云："心者，君主之官也，神明出焉""诸痛痒疮，皆属于心"。心主神志，五行属火，所以临床中许多火热毒热证，多与心火有关，特别是皮肤科的疮疡。症见心烦口渴，烦躁不眠，面红目赤，以及口舌糜烂，咽喉肿痛，小便炽热，舌质红，脉数，且皮损表现鲜红，面积大，局部红肿热痛或化脓出血，甚至神昏谵妄，高热不退，病势急，病情重者，当辨证为心火炽盛。心与小肠相表里，心有热而下移小肠，可见小便频数短涩，滴沥刺痛。

2.肺与大肠辨证

肺主一身之气，合皮毛，因此，肺气虚，卫外不固，营卫不和，腠理疏松，可见自汗畏风，易受外邪之气而发病。皮损表现为风团瘙痒，常见于过敏性疾病，如荨麻疹、湿疹等。肺朝百脉，主宣发肃降，将气血津液输布全身。若肺气血虚，则皮肤干燥皲裂，毛发枯槁，伴口干舌燥，咽喉肿痛，皮肤脱屑。肺为华盖，为娇脏，开窍于鼻，因此，肺经的湿热常循经表现于鼻面部，如痤疮、玫瑰痤疮、单纯疱疹等。肺与大肠相表里，肠腑湿热，则大便干兼有肺热症状。

3.肝与胆辨证

“诸风掉眩，皆属于肝”，肝血不足则血虚生风，肝阳上亢，肝风内动，风动则痒，所以瘙痒性皮肤病多与肝风有关，治疗应疏肝、清热、止痒。肝藏血，肝主筋，其华在爪，开窍于目，因此，若肝血不足，失于濡养，则爪甲变形、龟裂，失去光泽，面目色素沉着，肢体麻木，双目干涩，治疗宜养肝血，补肝阴。肝主疏泄，肝气瘀滞，气滞血瘀，在皮肤可表现为苔藓样变，肌肤甲错，干燥，脱屑，或色素沉着，色素减退等，治疗宜疏肝理气活血。肝胆湿热外发于皮肤，则可见于胁肋部、头两侧、外阴等肝经循经部位出现红斑丘疱疹、水疱、血疱、瘙痒疼痛等，治疗宜清肝胆湿热。

4.脾与胃辨证

脾主运化，主肌肉四肢，“诸湿肿满，皆属于脾”。脾失健运，湿郁化热，湿热外泛皮肤，可见丘疱疹、水疱、渗出、糜烂、结痂。脾虚生痰浊，痰瘀互结，发于肌肤，可见皮肤结节囊肿、痰核。脾胃功能差，气血化生乏源，肌肤失去荣养，可见皮肤角化、萎缩，肢体软，乏力，肌肉肿胀。脾开窍于口，脾胃湿浊，外泛口周，可发生口周皮炎、唇炎、单纯疱疹等。脾经湿热证，治疗宜健脾清热。足阳明胃经多气、多血，上行于面部。若胃热亢盛，循经上行，气血壅滞，可见颜面皮炎、痤疮、玫瑰痤疮、单纯疱疹等。若胃阴不足，可见干燥脱屑、瘙痒、皲裂等，如红皮病、药疹、系统性红斑狼疮等。

5.肾与膀胱辨证

肾藏精，乃先天之本，肾之阴阳为人体之元阴、元阳，对维护人体之阴阳平衡有着重要作用。若其平衡失常，可导致红斑狼疮、皮肌炎、硬皮病等自身免疫性结缔组织病。阴血不足可发生毛发改变及色素异常，如白发、脱发、黄褐斑、黑变病、白癜风等病。肾主水，主生殖，开窍于二阴，与泌尿生殖关系密切。性病淫毒易耗伤肾阴，致火毒变生，蚀灼阴茎，或溃腐成脓，或反复发作疱疹。

脏腑之间是相互联系和相互影响的，在许多疾病中，其脏腑病理变化，往往是数脏、数腑同病。面部、鼻部的皮肤病，如痤疮、玫瑰痤疮、单纯疱疹，与肺胃蕴热、胃肠湿热等有关；系统性红斑狼疮后期可出现脾肾阳虚的症状；黄褐斑与肝、脾、肾三脏关系密切。

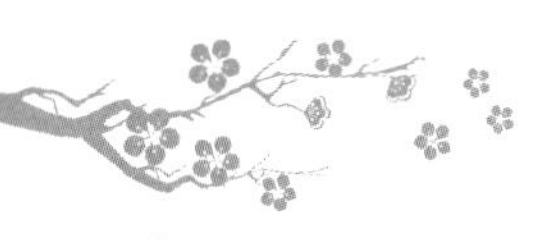

第七节　气血津液辨证在皮肤病中的应用

气血津液是构成人体结构的可感知的实物基础，是五脏六腑、四肢百骸、五官七窍、神识智慧功能活动动力的根本，气血津液的生成有赖于脏腑的正常生理功能，二者在生理上相互依存，病理上相互影响。皮肤犹如体表藩篱，为五脏所主。肺合皮，其华在毛；心开窍于舌，其华在面；脾主肌肉、四肢，其华在唇；肝合筋，其华在爪；肾荣齿，其华在发。五脏所主，均由相应之脏功能活动所产生的气血津液通过经络输布于全身肌肉、皮肤、口舌、毛发、爪甲所呈现，五脏病变可影响气血津液的生成和输布，引发皮肤、口舌、毛发、爪甲的病变。运用气血津液辨证，观察皮肤病皮疹的变化，可诊察气血津液变化对皮肤的影响，以确定立法方药，进行诊治。气血津液辨证对皮肤病的诊治有着重要意义。

1.气病辨证

气主要指人体气机，气对人体有防御、推动、固摄、温煦、气化、营养的作用。如果气的功能发生异常，就会出现气虚、气滞、气逆、气脱、气陷等。气病在皮肤疾病常表现如下：

（1）卫气虚：卫气运行于脉外，有保卫肌表、抵御外邪、荣养腠理、开合毛孔的作用。《灵枢·本藏》曰："卫气者，所以温分肉、充皮肤、肥腠理、司开合也。"若卫气虚，腠理疏松，外围不固，外邪入侵而得病。常表现为恶风、汗出、身起风团块，头面部起皮疹浮肿，皮肤瘙痒，遇风加重。常见疾病有荨麻疹、颜面再发性皮炎、血管神经性水肿、皮肤瘙痒症、过敏性皮炎等。治疗宜益气固表、疏风止痒，方选玉屏风散、桂枝汤等加减，常用药物有黄芪、白术、防风、荆芥、藁本、桂枝、威灵仙、薄荷、羌活、蔓荆子、甘草、生姜等。

（2）心气虚："诸痛痒疮，皆属于心"，心主神明，在液为汗。心气虚在皮肤病表现为皮肤瘙痒、起皮疹、动辄汗出不止、手足心多汗、心悸怔忡、失眠多梦、气短。常见疾病有皮肤瘙痒症、多汗症、神经性皮炎、痒疹、慢性湿疹等。治疗宜益气养心，方选生脉散、柏子养心丸等加减，常用药物有黄芪、太子参、麦冬、龙眼肉、五味子、浮小麦、煅牡蛎、柏子仁、远志、当归、茯神、刺蒺藜、防风、荆芥、蝉蜕等。

（3）脾气虚：脾主运化水湿及水谷精微。脾气虚弱，水湿内停，外泛肌肤，则皮肤水肿、起水疱、溃烂渗液；脾虚水谷不运，肌肉失养，肌肉萎缩、肿胀疼痛、发硬，腹胀便溏，神疲乏力等。常见疾病有急性湿疹、慢性湿疹、天疱疮、臁疮、特发性皮肤萎缩、面瘫、面偏侧萎缩、皮肌炎、硬皮病、疱疹样皮炎等。治疗宜益气补中、健脾祛湿，方选补中益气汤、参苓白术散等加减，常用药物有太子参、党参、白术、茯苓、芡实、白扁豆、山药、莲子肉、薏苡仁、砂仁、白鲜皮、地肤子、苦参、诃子、赤石脂、禹余粮等。

（4）肾气虚：肾气为先天之气，是气之根本，其华在发，肾气虚则毛发失养而枯槁脱落；黑为肾之色，肾气虚则肌肤失容，皮肤黑暗或起黑褐色斑片；肾气亏虚，日久及阳，肾阳虚衰，阳虚寒凝，血瘀阻络，皮疹暗红、紫红色斑块结节，下肢肿胀、溃烂长久不愈，肌肤发凉，形寒肢冷，腰膝酸困。常见疾病有结节性红斑、硬红斑、脂膜炎、变应性血管炎、雷诺氏病、脱发、普秃、黑变病、黄褐斑、黑棘皮病、关节性银屑病、白塞综合征、连续性肢端皮炎等。方选金匮肾气丸、右归饮加减，常用药物有山药、山茱萸、枸杞子、杜仲、菟丝子、淫羊藿、桑椹、肉桂、制附子、生地黄、牛膝、当归、赤芍、牡丹皮、茯苓、泽泻等。

（5）气陷证：由气虚发展而来，久病耗伤或素体虚弱，致使脾气虚损，清阳不升，中气下陷，升举无力，气机趋下，发生内脏下垂。皮肤表现为疮面塌陷、坏疽、肌无力、皮肤萎缩、皮肤松弛、神疲乏力、大便溏泄、气短懒言等。常见疾病有臁疮、压疮、气性坏疽、静脉淤积性溃疡、结核下疳、皮肌炎、眼睑松弛症、虫蚀状皮肤萎缩、特发性皮肤萎缩、继发性皮肤萎缩、面部偏侧萎缩、慢性萎缩性肢端皮炎、进行性肌营养不良、萎缩性硬皮病等。方选补中益气汤加减，常用药物有太子参、黄芪、当归、升麻、枳壳、白术、茯苓、白扁豆、怀山药、莲子肉、甘草、芡实、陈皮、柴胡等。

（6）气滞证：气机阻滞，气机不畅，血滞郁塞，积于皮肤而发病，皮疹表现为面部或身体起褐色斑片、皮肤起皮疹瘙痒、情绪波动时加重、心烦意乱、胸胁胀痛、脘腹痞满、太息嗳气等。常见皮肤疾病有黄褐斑、黑变病、神经性皮炎、皮肤瘙痒症、结节性痒疹、银屑病等。方选柴胡疏肝散、逍遥丸等加减。常用药物有当归、柴胡、郁金、川芎、枳壳、厚朴、香附、赤芍、丹参、青皮、白鲜皮、白蒺藜、薄荷、白僵蚕等。

2. 血病辨证

血行脉中，灌注全身，具有荣养滋润皮肤的作用。血虚失荣、血瘀不畅、

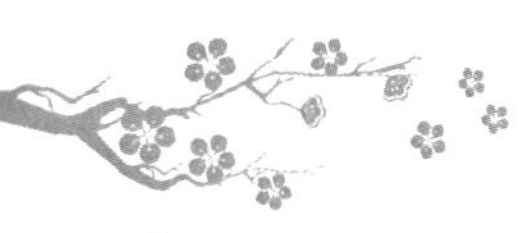

血热妄行、血寒凝滞等均可造成皮肤疾患，常见皮肤疾病有血虚、血瘀、血热、血寒等证型。

（1）血虚证：血虚不润，肌肤失养，常表现为肌肤甲错、脱糠屑，毛发枯燥脱落，爪甲变薄欠光泽，手足皮肤角化肥厚皲裂，面色无华，头晕眼花。常见皮肤疾病有毛发红糠疹、干燥性湿疹、银屑病静止期、脱发、干性脂溢性皮炎、皮肤瘙痒症、甲营养不良、更年期掌跖角化症、鱼鳞病等。方选当归饮子加减，常用药物有当归、白芍、赤芍、生地黄、阿胶、黄芪、丹参、川芎、黑芝麻、核桃仁、鸡子黄、何首乌、防风、荆芥、白蒺藜、僵蚕等。

（2）血瘀证：血液运行不畅，淤积于皮下，常见症状有皮下暗红色出血点、出血斑，血疱，皮下瘀斑，疼痛性紫红色结节，色素沉着斑，面色晦暗，口唇紫绀等。常见疾病有坠积性皮炎、血栓性静脉炎、过敏性紫癜、结节性血管炎、变应性血管炎、硬皮病、盘状红斑狼疮、黑棘皮病、黑变病、血瘀性银屑病、带状疱疹后遗症、寻常疣、胼胝等。方选补阳还五汤、血府逐瘀汤等加减。常用药物有黄芪、当归、赤芍、丹参、红景天、地龙、延胡索、柴胡、红花、桃仁、香附、鬼箭羽、石见穿、茜草、紫草等。

（3）血热证：外感热邪入血，或内热炽盛入血，血不循经，妄行脉外。在皮肤的表现有：鲜红色出血斑点、血疱，或鲜红色丘疹、斑丘疹，风团，结节等，皮疹发展迅速，由初期点滴状迅速发展成大片状，甚至弥漫全身，皮疹灼热，面赤心烦，口渴喜饮。常见疾病有银屑病进行期、红皮病、夏季皮炎、多形红斑、胆碱能性荨麻疹、过敏性皮炎、激素依赖性皮炎、药物性皮炎、猩红热、带状疱疹等。方选清营汤、犀角大青汤等加减。常用药物有水牛角、牡丹皮、玄参、生地黄、金银花、大青叶、升麻、赤芍、连翘、黄芩、黄柏、栀子、竹叶、薄荷等。

（4）血寒证：外感寒邪入血，或阴寒内生入血，血液凝滞，血行不畅，称为血寒证。在皮肤常表现为皮肤青紫、紫暗斑块、溃烂、坏死，风团，肿胀，水疱，形寒肢冷等。常见疾病有冻疮、寒冷性荨麻疹、寒冷性脂膜炎、寒冷性多形红斑、冷球蛋白血症、冷超敏性皮肤病、雷诺病、肢端紫绀症、网状青斑性血管炎、硬皮病、紫癜等。方选当归四逆汤、当归羊肉汤加减。常用药物有当归、桂枝、炮姜、羊肉、大葱、细辛、赤芍、通草、路路通、艾叶、黄芪、党参、米酒等。

3.津液辨证

津液是人体一切水分总称，清稀者为津，稠浊者为液。脾胃腐熟水谷物质，再由三焦化生而成具有濡润滋养的物质。其运行脉中成为血液组成成分，运行脉外的组织间隙为津液。津液虚损易造成津伤液亏性皮肤病。津液运行不畅、积聚，易造成痰湿性皮肤病。

（1）津液亏虚证：多由感受燥热邪气，或大汗、吐泻、失血，或素体阴虚而造成。肌肤津液亏虚，皮肤、毛发、口鼻、咽、唇失养，表现为皮肤干燥、脱屑、瘙痒，手足掌侧角化皲裂，毛发枯燥脱落、干瘪失弹性，爪甲枯槁，口干唇燥，咽干鼻燥，少汗无汗，渴欲饮水，大便秘结等。常见皮肤疾病有乏脂性湿疹、掌跖角皮症、鱼鳞病、皮肤瘙痒症、干性脂溢性皮炎、毛周角化症、小棘苔藓、角化性手足真菌病、慢性苔藓样糠疹、皮肤淀粉样变、硬化萎缩性苔藓、银屑病静止期等。方选玉女煎、沙参麦冬汤等加减。常用药物有沙参、麦冬、石斛、玉竹、天花粉、生地黄、玄参、知母、石膏、山药、白扁豆、五味子、百合、白芍、女贞子、墨旱莲、桑椹、刺蒺藜、防风、蝉蜕等。

（2）痰湿证：津液不能输布，聚集成湿，发于皮肤表现为皮肤起水疱、糜烂渗液、溃疡。津液凝久成痰，发于皮肤，表现为赘生物。常见疾病有急性湿疹、慢性湿疹、大疱性类天疱疮、臁疮、静脉曲张性湿疹、成人硬肿病、掌跖脓疱病、皮赘、寻常疣、扁平疣、皮肤结核等。方选海藻玉壶汤、陈夏六君子丸等加减。常用药物有海藻、浙贝母、陈皮、昆布、半夏、青皮、当归、赤芍、川芎、白术、茯苓、薏苡仁、夏枯草、白鲜皮、地肤子、苦参、煅龙骨等。

第八节　经络辨证在皮肤病中的应用

经络是经脉和络脉的总称。经脉是经络系统的主干，沟通联络机体内外上下，循行部位较深。络脉是经脉的分支，较经脉细小，纵横交错遍布全身，循行部位深浅均有。络脉包括浮络和孙络。浮络及孙络循行于人体浅表部位，起着沟通经脉，输达肌表的作用。经络是人体的重要组成部分。

经络的生理功能有联络作用，是五脏六腑、形体、五官、七窍、四肢、百骸、筋脉、肌肉、腠理、毛发相互联系的桥梁，脏与腑之间、脏与脏之间、脏腑与体表之间、脏腑与官窍之间、经络之间，均由经络沟通紧密联系在一起。经络有感应和传递信息的作用，当内脏有病，通过经络传导到体表，体表受到刺激时，刺激就会沿经络传入，引起相关脏腑的变化反应。经络有运行营

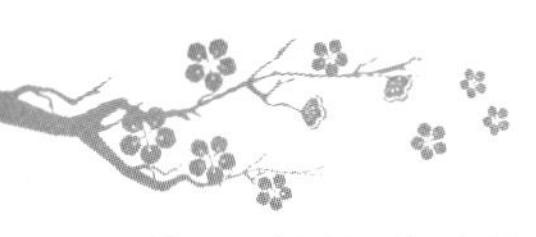

养物质滋养全身的作用，是运行气血津液布达全身各处的通道，把脾胃收纳水谷精微生成的气血津液，首先运行于手太阴肺经，后交于手阳明大肠经，再交于足阳明胃经、足太阴脾经，继交于手少阴心经、手太阳小肠经、足太阳膀胱经、足少阴肾经、手厥阴心包经、手少阳三焦经、足少阳胆经、足厥阴肝经，再上注于手太阴肺经，周而复始灌注输布气血到五脏六腑、形体官窍、肌肤毛发，使其发挥各自功能。经络有调和机体阴阳平衡的作用，使人体复杂的生理功能相互协调，维持阴阳动态平衡。

经络遍布全身各处，外络肌肤，内连脏腑，所以当人体患病时，经络也是病邪传播的途径，外邪从皮毛或口鼻而入，首先通过经络内传脏腑；如果脏腑发生病变，也可循经络反映于体表部位；经络也是脏与脏之间、脏与腑之间疾病相互传播、传变的途径和通道。

经络辨证是以经络学说为理论依据，根据经络循行部位，对患者的症状和体征进行分析归纳，判断疾病属何脏何腑。如乳头属肝经，乳头湿疹为足厥阴肝经湿热；口周属胃经，口周皮炎为足阳明胃经实热；唇部属脾经，唇炎多与足太阴脾经积热有关；背部带状疱疹多与足太阳膀胱经感受毒热有关；前额属胃经，前额疼痛属足阳明胃经郁热；头部双侧属胆经，偏头痛多为胆经风热等。经络学说及经络辨证对临床辨证用药、辨证针灸、推拿按摩、气功疏导等有着理论指导作用，是中医理论不可分割的一部分。

经络辨证在皮肤疾病中被广泛应用。浮络和孙络分布全身皮肤，又通过经脉内联脏腑，脏腑疾病通过经络外达肌肤；皮肤疾病通过经络内传脏腑；局部皮肤病发展到全身多处，也是由于经络的通道作用。手三阴经从胸沿上肢内侧走向手掌达指末端，凡皮肤疾病发生在手掌、上肢内侧及上胸部位，均与手太阴肺经、手少阴心经、手厥阴心包经有关，常见疾病有掌跖脓疱病、带状扁平苔藓、脓疱性细菌疹、手部湿疹、掌跖角皮症、连续性肢端皮炎等。手三阳经从手指末端沿上肢伸侧走向头面部，凡面部、上肢外侧、手背部皮肤疾患，与手阳明大肠经、手太阳小肠、手少阳三焦有关，常见疾病有手部湿疹、神经性皮炎、带状疱疹、斑块型皮肤淀粉样变、面部痤疮、玫瑰痤疮、颜面丹毒、颜面粟粒样狼疮疹等。足三阳从头行于足，足阳明胃经起于鼻旁，沿胸腹及下肢前侧达足第二脚趾末端；足太阳膀胱经起于目内眦，上头沿背及下肢后侧到足小趾外侧；足少阳胆经从目内眦上头绕耳后沿侧胸及下肢外侧，行止足第四趾外侧；凡足三阳经循行部位的皮肤疾病均与此三经络有关，常见疾病有皮肌炎、外耳道湿疹、耳带状疱疹、Ramsy-Hunt综合征（亨特综合征）、带状疱疹、银屑病、红皮病、湿疹、皮肤淀粉样变、复发性毛囊炎、穿掘性毛囊炎等。足三阴经从足趾末端沿下肢内侧行于胸腹，凡下肢内侧、外阴、胸腹皮肤疾病均与足太阴脾经、足少阴肾经、足厥阴肝经有关，常见疾病有结节性红斑、硬红斑、脂膜炎、变应性血管炎、肛周湿疹、外阴湿疹、臁疮、外阴硬化性萎缩性苔藓、外阴白塞综合征等。

皮肤病的经络辨证是根据皮疹分布的部位，结合经络循行部位，判断疾病属何脏何腑，进行辨证用药，或在辨证基础上加入引经药、或辨证选穴针刺、拔罐、刺络、穴位埋线等手段进行治疗，经络辨证在皮肤病治疗中有着重要作用。

第九节　六经辨证在皮肤病中的应用

六经是太阳经、阳明经、少阳经、少阴经、太阴经、厥阴经的总称。经络网络全身，根源于脏腑，既可运行脏腑所产生的气血津液滋养机体，又是脏腑经络疾病传变的途径。伤寒论的六经是脏腑经络功能活动的正常表现，六经病是脏腑经络的病理变化表现，六经辨证是将外感疾病演变过程中所表现的各种症状进行分析、综合、归纳、判断疾病在何脏何腑、寒热虚实、正邪消长，进行立法处方。

六经辨证不仅应用于外感疾病，也可应用于内伤杂病。皮肤疾病是外感、内伤通过经络的外在表现，六经辨证被广泛应用于皮肤疾病的辨证施治。

（一）太阳病证

太阳病证是外感疾病的初期表现。太阳经包括手太阳小肠经和足太阳膀胱经。太阳为六经之首，统摄营卫，主一身之表，犹如机体藩篱防护于外，外邪侵袭首当其冲。感邪之后，机体的正气盛衰不同，邪气强弱不同，可表现为太阳伤寒和太阳中风的不同。正虚邪实进一步入里，发展为太阳腑证，分为太阳蓄水证和太阳蓄血证。

1.太阳经证

（1）太阳伤寒证：太阳经感受寒邪，卫阳闭遏，营阴阻滞，正盛邪实，正邪交争，以脉浮、头项强痛而恶寒为特征，为麻黄汤证。在皮肤主要表现为风团块，皮肤瘙痒，受冷诱发，恶寒无汗，项背强几几。常见疾病有寒冷性荨麻疹、血管神经性水肿、皮肤瘙痒症等。治宜疏风散寒，方选麻黄汤、桂枝麻黄

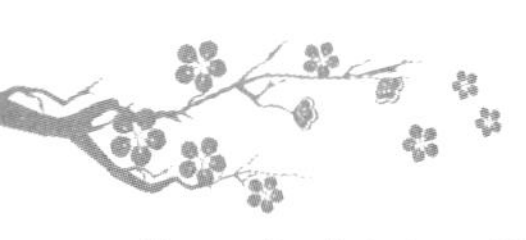

各半汤、葛根汤等加减，常用药物有麻黄、桂枝、葛根、苦杏仁、甘草、生姜、薄荷、防风、荆芥、羌活、藁本、秦艽等。

（2）太阳外寒里热证：寒邪不解，入里化热，形成外寒里热证。以发热恶寒，身疼痛，不汗出而烦躁为主要症状。在皮肤表现为受冷起风团、皮肤瘙痒，同时伴口苦、咽干、烦躁，治宜外散风寒，内清郁热，方选大青龙汤加减，常用药物有石膏、麻黄、桂枝、苦杏仁、薄荷、芦根、甘草、生姜、大枣。

（3）太阳外寒血热证：外寒不解，入里化热，热入营血，形成外寒血热证。症见皮疹鲜红灼热，同时伴有恶寒无汗表证。常见疾病有麻疹、猩红热、手足口病、柯萨奇病毒疹、红皮病、急性发热性嗜中性皮病、银屑病进行期等。这些疾病急性发作初期常伴有恶寒、头痛、身痛等表证，应在清热凉营基础上加解表散寒的麻黄汤或葛根汤，表里同治。

（4）太阳中风证：太阳经感受风邪，风性开泄，腠理疏松，营阴失守，卫气不固，营卫失和。皮肤表现为此起彼伏风团块，瘙痒，漏汗不止，恶风，遇风加重。常见疾病有慢性荨麻疹、皮肤瘙痒症、多汗症、更年期多汗症、汗疱疹、寒冷性多形红斑、冻疮、雷诺病等。治宜调和营卫，温通祛风，方选桂枝汤、桂枝加附子汤等加减，常用药物有桂枝、白芍、甘草、附子、大枣、生姜、防风、荆芥、白鲜皮、海风藤、细辛、威灵仙等。

2.太阳腑证

（1）太阳蓄水证：太阳表邪未解，随经入腑，与水互结，下焦气化失常，小便不利，水湿停留，为膀胱蓄水证，五苓散解表利水主之。五苓散加减变化可应用于治疗水湿泛滥肌肤，症见皮肤水肿、风团、水疱、糜烂渗出，恶风头痛、肢体酸困等。常见疾病有湿疹、血管神经性水肿、荨麻疹、天疱疮、疱疹样皮炎、坠积性皮炎、唇炎、银屑病等。常用药物有猪苓、泽泻、白术、茯苓、桂枝、滑石、茵陈、冬瓜皮、萆薢、白鲜皮、陈皮等。

（2）太阳蓄血证：太阳表邪不解，郁久化热，随经深入下焦，血热相结于下，少腹急结而痛，为膀胱蓄血证，桃核承气汤活血化瘀，通下郁热主之。桃核承气汤加减变化可应用于皮肤疾病的皮下瘀血、瘀斑，症见结节红斑、紫褐斑块、色素沉着斑等。常见疾病有结节性红斑、变应性血管炎、硬红斑、脂膜炎、瘢痕疙瘩、斑块状银屑病、色素性紫癜皮炎、黑棘皮病、黑变病等。治宜活血化瘀，通下郁热，方选桃核承气汤、抵当丸等加减，常用药物有桃仁、水蛭、大黄、芒硝、甘草、三棱、莪术、当归、鬼箭羽、郁金、石见穿、鸡血藤、姜黄等。

（二）阳明病证

阳明经包括手阳明大肠经和足阳明胃经。阳明病是外感病邪入里，内传阳明经，正盛邪实，相互交争，阳热亢盛。阳明经为六经之阳，病邪入里最易化热，为阳亢邪热炽盛阶段，属于里热实证，分阳明经证与阳明腑证。

1. 阳明经证

（1）阳明气分热盛证：外感寒邪入里化热，热邪炽盛，以大热、大汗、大渴、脉洪大为特征，白虎汤清热泻火主之。白虎汤加减可治疗皮疹猩红肿胀，灼热疼痛，或奇痒难忍，恶热喜凉，遇热加重，口干喜饮、烦躁不安。常见疾病有日光性皮炎、夏季皮炎、胆碱能性荨麻疹、猩红热、过敏性皮炎、丹毒、蜂窝织炎等，常用药物有生石膏、知母、甘草、粳米、寒水石、天竺黄、竹叶、玄参、生地黄、金银花、大青叶、连翘、西洋参等。

（2）阳明气津两伤证：阳明气分实热炽盛，热邪耗气伤津，气亏则虚羸、胃津不足则胃气上逆，主要以身热多汗、口干喜饮、气逆欲呕、神疲乏力、虚烦不眠为主要症状。气津两伤多见于感受暑热所引发的皮肤病，如夏季皮炎、多形性日光疹、植物日光性皮炎、暑热外感等。另外，像白塞综合征、多形性红斑、急性发热性嗜中性皮病、唇炎、阿弗他口腔溃疡、口腔扁平苔藓、丘疹性荨麻疹、红斑狼疮、皮肌炎、银屑病等，也常有气津两亏的表现，治宜益气生津，方选竹叶石膏汤加减，常用药物有竹叶、石膏、麦冬、人参、甘草、粳米、半夏、天花粉、知母、玉竹、沙参等。

2. 阳明腑证

邪热内炽阳明，与肠中糟粕搏结形成燥屎，影响腑气升降，腹满硬痛，大便燥结不通，以“痞满燥实坚”为特点，伴日晡潮热，手足汗出，治疗选用大承气汤攻下实热，荡除燥结；或热邪伤气耗津，致使脾虚津少，大便秘结引发脾约证，治疗选用麻子仁丸润肠缓通。毒热性或血热性皮肤疾病常伴有阳明腑实证和脾约证，如带状疱疹、毛囊炎、痤疮、玫瑰痤疮、丹毒、银屑病进行期、红皮病、热性荨麻疹、蜂窝织炎等，因热毒炽盛，燥屎内结，应在辨证论治基础上泻热通便或润肠通便，方选大承气汤、小承气汤、调胃承气汤、麻子仁丸等加减，常用药物有大黄、芒硝、枳实、厚朴、甘草、麻仁、白芍、苦杏仁、火麻仁、赤芍、牡丹皮、黄芩、栀子等。大承气汤内服可泻火通便、行痞消满；外用可消肿止痛、软坚散结，可做局部湿敷，或研细末油调外涂，对丹毒、毛囊炎、带状疱疹、蜂窝织炎等有一定的消肿止痛作用。

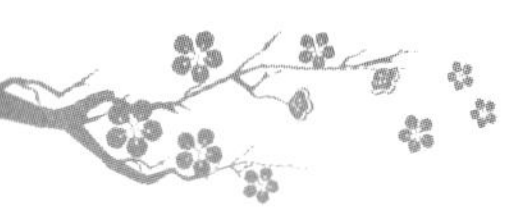

3.阳明湿热证

阳明病应大汗出，其热得以外散，阳明病若无汗，热邪内郁，与湿蒸腾，化为湿热，为阳明湿热。以身发黄，小便不利，渴欲饮水为临床特点，茵陈蒿汤或栀子柏皮汤主之。若内有湿热，外兼表邪，麻黄连翘赤小豆汤主之。阳明湿热在皮肤科疾病中最常见，表现为水疱、脓疱、水肿、溃烂、渗出、渗液黄稠黏腻、外阴及肛门溃疡、口舌生疮等。常见疾病有湿疹、大疱性类天疱疮、掌跖脓疱病、脓疱疮、接触性皮炎、肛周湿疹、外阴湿疹、丘疹性荨麻疹、阿弗他口炎、银屑病等，方选茵陈蒿汤、栀子柏皮汤、麻黄连翘赤小豆汤等加减清热利湿，常用药物有茵陈、栀子、黄柏、大黄、麻黄、连翘、赤小豆、苦杏仁、梓白皮、白鲜皮、地肤子、苦参、滑石、茯苓、苍术、薏苡仁、广藿香等。

（三）少阳病证

少阳经包括手少阳三焦经和足少阳胆经。少阳病是邪犯少阳，郁于机体的表里之间，半表半里，正邪相争，枢机不利，气机不畅。临床症状特点为口苦、咽干、目眩、寒热往来、胸胁苦满、默默不欲饮食、心烦喜呕。少阳病证，邪气不实，正气稍虚，泻则伤正，补则留邪，可用小柴胡汤和解少阳。皮肤疾病反复发作，缠绵难愈，患者常常因疾病而焦虑，加重少阳机枢不利，肝郁气滞的程度。例如，黄褐斑、痤疮、皮肤瘙痒症、斑秃、神经性皮炎、银屑病、带状疱疹、白癜风等疾病，患者常心烦欲哭，胸胁胀满，皮疹在心情不舒时加重等。治宜疏肝解郁，调和气机，方选小柴胡汤加减，常用药物有柴胡、黄芩、郁金、西洋参、半夏、厚朴、枳壳、青皮、香附、甘草等。

（四）太阴病证

太阴经包括手太阴肺经和足太阴脾经，六经病证的太阴病主要指足太阴脾经病变。太阴为三阴之首，外邪入三阴，先犯太阴，正虚邪实，邪从寒化，损伤脾阳，太阴病证以脾阳虚弱，寒湿内生，腹满而吐，食不下，自利益甚，时腹自痛为临床表现。治疗方选理中丸。理中丸可用于脾胃虚寒引发的皮肤疾患，皮疹主要表现为水疱、水肿、糜烂、渗液清稀，伴腹胀便溏、神疲乏力等。常见疾病有天疱疮、大疱性类天疱疮、湿疹、皮肌炎、硬皮病、血管炎等，治宜温中散寒，健脾燥湿，方选理中丸、桂枝人参汤加减。常用药物有人参、白术、干姜、甘草、桂枝、茯苓、芡实、山药、白扁豆、莲子肉、陈皮、苍术等。

（五）少阴病证

少阴经包括手少阴心经和足少阴肾经。心主火，肾主水，少阴经为水火寄寓处，肾水上奉于心，心火下蛰于肾，水火相济，心肾相交，彼此制约。病邪入侵少阴，因致病因素不同，和机体素质不同有寒化和热化不同。

1.少阴寒化证

（1）少阴心肾阳虚证：素体心肾阳虚，病邪入侵，从阴化寒，阴寒内盛。以恶寒无汗，四肢厥冷，下利清谷，身疲倦怠，精神萎靡为主要症状。方选四逆汤。少阴寒化证在皮肤疾病中主要表现为手足逆冷，皮肤紫绀，暗红色斑块，受冷皮肤水肿、风团等。常见疾病有雷诺氏病、寒冷性多形红斑、寒冷性脂膜炎、冻伤、寒冷性荨麻疹、网状青斑等。治宜温阳散寒，方选四逆汤、人参四逆汤加减。常用药物有制附子、干姜、甘草、人参、炮姜、桂枝、肉桂、当归、地龙、细辛、黄芪、乌梢蛇等。

（2）少阴阳虚水泛证：肾阳虚弱，化气行水乏力，水势泛滥，水气凌心，上犯清阳，心下悸动，头眩，身瞤动，振振欲擗地。方选真武汤。真武汤温阳化气行水，可治疗阳虚寒湿内盛所致的天疱疮、大疱性类天疱疮、湿疹、静脉曲张性湿疹、皮肌炎、臁疮等疾病。常用药物有制附子、肉桂、白术、茯苓、猪苓、白芍、生姜皮、冬瓜皮、干姜皮、五加皮、白鲜皮、甘草等。

（3）少阴兼太阳病证：少阴心肾阳虚，外感寒邪，形成太阳少阴两感证。方选麻黄附子细辛汤表里双解治之。麻黄附子细辛汤可治疗阳虚外感寒邪或阳虚寒凝所致的寒冷性荨麻疹、寒冷性雷诺病、寒冷性多形红斑、血管炎、脉管炎等。常用药物有制附子、麻黄、细辛、通草、生姜、大枣、当归、赤芍、川芎、黄芪、路路通、王不留行、海风藤等。

2.少阴热化证

肾阴不足，阴虚火旺，邪入少阴，从阳化热，形成少阴热化证。肾水亏于下，心火亢于上，水火不济，心肾不交，以心中烦，不得卧为主要表现，黄连阿胶汤育阴清热主之。黄连阿胶汤既可治疗津液亏少，肌肤失养，皮肤干燥脱屑，肥厚角化性皮肤病，如皮肤瘙痒症、掌跖角皮症、乏脂性湿疹，静止期银屑病等；也可治疗阴虚火旺，虚热泛肤，皮疹潮红肿胀瘙痒，或口舌生疮，外阴溃烂等，如颜面再发性皮炎、激素依赖性皮炎、过敏性皮炎、白塞综合征、阿弗他口炎、扁平苔藓等；还可治疗神经性皮炎、结节性痒疹、荨麻疹、月经疹、进行期银屑病等皮肤病伴焦虑不安、失眠多梦。

（六）厥阴病证

厥阴经包括手厥阴心包经和足厥阴肝经。病邪入侵厥阴，肝失调达，心

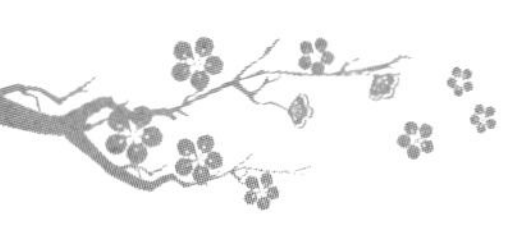

包也受影响，临床表现较为复杂。

1.厥阴寒热错杂证

病邪入厥阴，肝寒于下，心火上炎，形成上热下寒的寒热错杂证。以消渴，气上撞心，心中疼热，饥不欲食，食则吐蛔，呕吐，下利为主要症状，乌梅丸寒热并用主之。乌梅丸加减可用于治疗寒热错杂性荨麻疹、蛔虫过敏性荨麻疹、皮肤瘙痒症、糠秕孢子菌毛囊炎、腹型过敏性紫癜等疾病。

2.厥阴气郁证

邪入厥阴枢机不畅，肝失疏泄，气郁不舒，胸胁满闷，手足不温，形成厥阴气郁证。以四逆，其人或咳，或悸，或小便不利，或腹中痛，或下利重者为特征，四逆散疏肝解郁主之。四逆散加减可用于治疗银屑病、神经性皮炎、结节性痒疹、荨麻疹、白癜风、斑秃等皮肤病伴肝气不舒者。

3.厥阴血虚寒厥证

肝经血虚，复感寒邪，气血运行不畅，经脉失荣，为血虚寒凝证。以手足厥寒，脉细欲绝为特征，当归四逆汤养血通脉，温经散寒主之。当归四逆汤加减可用于治疗血虚寒凝皮肤病，如寒冷性荨麻疹、变应性血管炎、结节性红斑、老年皮肤瘙痒症、冻疮、寒冷性多形红斑等。

第十节　皮肤病辨证外治

局部外治是皮肤疾病治疗的重要手段之一，可使药物直达病所，充分发挥疗效，具有作用迅速、运用方便、操作简单、便于观察的特点。

一、外治的注意事项

1.注意有无过敏现象发生

皮肤病患者的皮肤较为敏感，外治时应先小面积、低浓度试用，无过敏现象发生方可大面积应用。

2.根据病情缓急用药

急性期皮肤较为敏感，应使用缓和无刺激的药物，避免刺激皮肤加重病情；慢性期可适当加量缩短疗程。

3.根据年龄用药

婴幼儿、儿童、老年人的皮肤较薄，应选用低浓度、温和的药物外治。

4.根据部位用药

颜面部、外阴、四肢屈侧的皮肤比较敏感，药物吸收较快，外治时应先从低浓度开始，根据情况酌情增加浓度。

5.根据药物毒性用药

无毒性药物可较大面积、较长时间使用，直至病愈；毒副作用大的药物，在必需使用的情况下，应小面积、短时间应用，一旦出现副作用应立即停用。

二、外治药物分型

1.清热解毒药

主要用于治疗红、肿、热、痛性皮肤疾病，如丹毒、毛囊炎、穿掘性毛囊炎、淋巴管炎、疖、痈、蜂窝织炎、痤疮、玫瑰痤疮、马拉色菌毛囊炎、脓疱疮等。常用药物有芫花、金银花、蒲公英、龙葵、天竺黄、水牛角、黄芩、大黄、栀子、芒硝、生石膏、青黛、芙蓉叶、仙人掌、蟾酥、重楼等。

2.清热疏风止痒药

主要用于治疗表现为淡红色或鲜红色皮疹，瘙痒剧烈，遇热加剧的疾病，如胆碱能性荨麻疹、丘疹性荨麻疹、过敏性皮炎、多形红斑、日光性皮炎、颜面再发性皮炎、激素依赖性皮炎、急性发热性嗜中性皮病、热性荨麻疹等。常用药物有六月雪、蔓荆子、薄荷、蝉蜕、桑叶、浮萍、木蝴蝶、菊花、牛蒡子、芦根、葛根、僵蚕、升麻、芫荽、甘草等。

3.疏风散寒止痒药

主要用于治疗表现为色淡白或同肤色皮疹，瘙痒严重，遇凉加剧的疾病，如寒冷性荨麻疹、皮肤瘙痒症、结节性痒疹等。常用药物有羌活、威灵仙、防风、荆芥、伸筋草、秦艽、苍耳子、藁本、生姜皮、海风藤、老鹳草、楮桃叶、独活等。

4.清热燥湿止痒药

主要用于表现为糜烂渗出，糜烂面潮红，渗液黄稠，或泛发水疱大疱，瘙痒难耐的疾病，如急慢性湿疹、接触性皮炎、手足真菌病、掌跖脓疱病、大疱性类天疱疮等。常用药物有枯矾、花蕊石、煅石膏、石榴皮、马齿苋、黄柏、龙胆、苦参、黄芩、黄连、蛇床子、地肤子、苍术、茵陈、土茯苓等。

5.润燥生津止痒药

主要适用于：皮疹粗糙肥厚，皮嵴隆起，皮纹加深；或掌跖皮肤干燥角化皲裂犹如皮革，瘙痒不止。如神经性皮炎、乏脂性湿疹、特应性皮炎、慢性

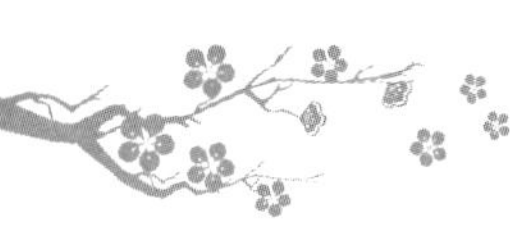

湿疹、更年期掌跖角皮症、可变性红斑角化病、毛发红糠疹等。多选用植物籽类、仁类药物，籽和仁具有滋润皮肤软化厚皮作用。常用药物有：火麻仁、黑芝麻、桃仁、核桃仁、苦杏仁、巨胜子、桑椹、蛇床子、地肤子、全瓜蒌、沙参、天花粉、车前子、五倍子等。

6.活血散结通络药

主要用于治疗血瘀气滞，脉络阻塞性皮肤病，如结节性红斑、硬红斑、脂膜炎、变应性血管炎、网状青斑血管炎、瘢痕疙瘩等。常用药物有苏木、赤芍、鬼箭羽、三棱、莪术、乳香、没药、桃仁、当归、鸡血藤、丝瓜络、姜黄、刘寄奴、路路通等。

7.散寒通阳温经药

主要用于治疗阳虚寒凝，血瘀郁阻性皮肤病，如雷诺氏病、冻伤性红斑、皮肤结核、结节性红斑、血管炎、硬红斑、脂膜炎等。常用药物有制附子、肉桂、炮姜、大葱、艾叶、桂枝、细辛、黄芪、锁阳、吴茱萸、花椒、桑寄生等。

8.收敛祛湿止痒药

主要用于治疗表现为皮疹反复发作形成溃烂面，糜烂渗出，长久不愈的疾病，如慢性湿疹、坠积性皮炎、天疱疮、唇炎、口周皮炎、臁疮、深脓疱疮等。常用药物有诃子、禹余粮、赤石脂、珍珠母、凤凰衣、炉甘石、滑石、儿茶、海蛤壳、煅龙骨、煅牡蛎、海螵蛸、花蕊石、煅瓦楞子、白矾等。

9.生肌敛疮药

主要用于治疗表现为溃疡经久不愈的疾病，如压疮、臁疮、变应性血管炎、阿弗他口炎、白塞综合征、坠积性皮炎等。常用药物有象皮、血竭、乳香、没药、血余炭、白及、黄芪、三七、珍珠母、花蕊石、凤凰衣、钟乳石等。

10.杀虫燥湿止痒药

主要用于治疗寄生虫、真菌感染引起的皮肤病，如疥疮、阴虱、头虱、头癣、手足真菌病等。常用药物有硫黄、大枫子、百部、牵牛子、雷丸、皂角、苦杏仁、鹤虱、苦楝皮、川椒、土槿皮、槟榔、土大黄等。

11.增色祛白药

主要用于治疗色素缺失或色素减退性皮肤病，如白癜风、单纯糠疹、外阴白斑、继发性白斑等。常用药物有红花、补骨脂、骨碎补、菟丝子、白芷、羌活、独活、乌梅、五倍子、当归、川芎、甘草、露蜂房等。

12.美白退斑药

主要用于治疗色素沉重性皮肤病，如黄褐斑、黑变病、固定型药疹、炎症后色沉、假性黑棘皮病等。常用药物有桃花、杏花、玫瑰花、珍珠母、桔梗、山楂、白附子、益母草、白及、白蔹、白术、白牵牛子、白菊花、桃仁、绿豆等。

13.生发药

主要用于表现为脱发、眉毛脱落、胡须脱落等的疾病，如斑秃、普秃、脂溢性脱发等。常用药物有何首乌、侧柏叶、生姜、朝天椒、松针、桑叶、浮萍、菟丝子、女贞子、墨旱莲、桑椹、桑白皮、芝麻叶、巨胜子等。

14.除脂止痒药

主要用于治疗皮脂分泌旺盛引发的皮肤病，如脂溢性皮炎、皮脂溢出、痤疮、玫瑰痤疮等。常用药物有白鲜皮、苦参、透骨草、皂角、侧柏叶、蛇床子、明矾、地肤子、威灵仙、黄柏、龙胆、瓦楞子、五倍子、苍耳子等。

15.腐蚀软坚药

主要用于治疗皮疹坚实，高出皮面的增殖性皮肤病，如寻常疣、扁平疣、皮赘、尖锐湿疣、胼胝、鸡眼等。腐蚀软坚药可腐蚀皮肤，引起溃烂，应用时要保护周围皮肤。首次低浓度少量，根据情况酌情增加，有过敏者禁用。常用药物有鸦胆子、硫黄、雄黄、白矾、斑蝥、青核桃皮、水晶膏、卤砂等。

三、外治剂型

1.水剂

用中草药煎煮成水，或免煎中药颗粒加水冲化而成。使用方法有湿敷、熏洗、坐浴、外擦、浸泡等。

（1）湿敷：有清热解毒，燥湿收敛，消炎消肿，收缩血管，减少渗出，干燥疮面，加速愈合的作用。适用于治疗丹毒、毛囊炎、穿掘性毛囊炎、脓疱疮、急性湿疹、接触性皮炎、手脚真菌病等皮肤病急性期红肿热痛、糜烂渗液。加活血通络药，可活血化瘀，适用于治疗结节性红斑、硬红斑、成人硬肿病等。

使用方法：用4～8层纱布，叠成与皮损面积一致的大小，浸入药汁中，让纱布充分浸透药汁，捞出轻挤以不滴水为度，覆盖在皮损上约10分钟左右，取下纱布再蘸药水外敷，如此重复40～60分钟，每日2～3次，糜烂渗出者可持续2小时以上。

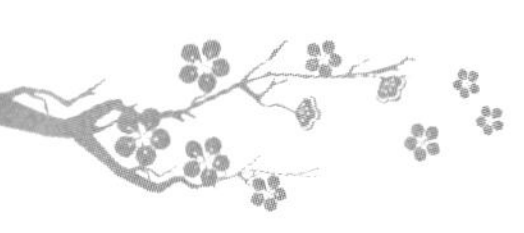

（2）熏洗：适用于全身性皮肤病，如银屑病、结节性痒疹、泛发性扁平苔藓、疥疮、荨麻疹等。

使用方法：将药水倒入浴盆中，盆中放一小凳，患者坐于盆中，用毛毯将患者自颈部与浴盆一起包裹，借药的热气熏蒸皮肤，待药液温度下降至不烫手为度，取出小凳，进行全身泡洗。

（3）坐浴：适用于肛周、外阴皮肤病，如肛周湿疹、肛门溃疡、肛周脓肿、阴囊湿疹、女阴湿疹、肛周外阴硬化萎缩性苔藓等。

使用方法：将药水倒于盆中，以蹲姿将肛门或外阴置于盆中心上方，以药气熏蒸于肛门及外阴，待药温下降后，坐于盆中浸泡30～60分钟。

（4）外擦：用纱布蘸药水涂擦患处，既可全身外擦，也可局部外擦。常用于荨麻疹、丘疹性荨麻疹、慢性湿疹、疥疮、银屑病、脂溢性皮炎、痤疮、酒糟鼻等疾病。

（5）浸泡：多用于手足皮肤病，如掌跖角皮症、掌跖脓疱病、乏脂性湿疹、可变性红斑角化症、跖疣、寻常疣、扁平疣、手足多汗症等。

使用方法：将药水置于盆中，待水温适合时，将手足的病灶置于药水中浸泡40～60分钟，每日1～2次。

2.油剂

以火麻油、胡麻油、芝麻油、花生油、蛋黄油等为基质，根据病情选用中草药研细末过细筛后，加入植物油中，拌均匀后外用。油剂有滋润皮肤、保护疮面、生肌收敛、软化痂皮的作用，适用于渗出糜烂及浅性溃疡、深性溃疡，如臁疮、急性湿疹、脓疱疮、糜烂性手足真菌病、接触性皮炎、大疱性类天疱疮等。

3.醋剂

以食用醋为基质，根据病性不同加入不同的中药细末或中药免煎颗粒研细末；或中药水剂加入食用醋，进行外用。醋有活血化瘀、软坚散结、消炎止痛、抑制真菌的作用，可用于治疗手足真菌病、甲真菌病、毛囊炎、丹毒、痈等疾病。治疗甲真菌病时，在药粉中加少量食用醋，搅拌成糊状，将病甲尽可能削薄，病甲周围皮肤粘贴胶布保护正常皮肤，然后将醋糊涂抹于病甲上，封包1夜，每晚1次，连续3～6个月以上。

4.酊剂

以低浓度乙醇为基质，根据不同疾病加入不同的中药，取其药液，叫做酊剂。酊剂外用具有杀菌消炎、活血通络、溶解角质、杀虫止痒的作用。加入祛风止痒药，可用于治疗角化肥厚性皮肤病，如神经性皮炎、结节性痒疹、皮肤淀粉样变等；加入清热解毒药，可用于治疗炎症性皮肤病，如毛囊炎、痤疮、玫瑰痤疮等；加入生发药，可用于治疗斑秃、普秃等；加入活血增色药，可用于治疗白癜风。

5.软膏剂

以猪油、牛油、凡士林、羊毛脂为基质，加入适用的中药细粉，做成软膏。功效为软化角质、润泽皮肤、活血软坚，主要用于粗糙肥厚性皮肤病，如掌跖角化症、干燥性湿疹、慢性湿疹、硬化萎缩性苔藓、毛发红糠疹等疾病的治疗。

6.硬膏剂

硬膏是根据病情，选用不同功效的中药，浸泡于植物油中1周后，以小火熬至药材黑枯，捞出药材，过滤药油，再置于火上熬至药油成滴水如珠，离火加入樟丹，待其将凝固时做成棒状，使用时加热融化，摊在纱布上，贴于患处，隔日1次。硬膏有活血消肿、拔毒生肌、软坚散结的作用，常用于治疗疖肿、淋巴结核、跌打损伤、结节性红斑、瘢痕疙瘩等疾病。

7.散剂

根据不同疾病选用不同药物，将一种或多种中药研细末过细筛，称为散剂。

（1）糜烂渗出性皮肤病，可直接撒疮面上，或用植物油搅拌涂抹疮面，具有燥湿收敛、杀菌消炎、促进疮面愈合的作用。

（2）窦道、臁疮、溃疡、压疮、深脓疱疮等疾病，用油纱条蘸药粉外用，具有引流通畅、消炎祛腐、生肌敛疮的作用。

（3）炎症性皮肤病，如丹毒、蜂窝织炎等，用醋调外涂，有清热解毒、活血消肿的作用。

（4）黄褐斑、黑变病、炎症后色沉等色素性皮肤病，用淘米水、酸奶、牛奶、蜂蜜、鸡蛋清调后外用，具有养颜美白、除皱润肤的作用。

（5）白癜风、斑秃等疾病，用生姜蘸药粉外擦，具有补肾生发，滋肾增黑的功效。生姜具有局部刺激作用，可加速黑色素生成和毛发生长。

（6）寻常疣、皮赘、扁平疣、尖锐湿疣、胼胝、鸡眼等疾病，用水或油调后点涂于皮疹上，等发泡后冲洗掉。需要注意的是，结痂脱落后未愈方可再涂，切勿外用于正常皮肤。

（李凤仙）

下篇

临证医案

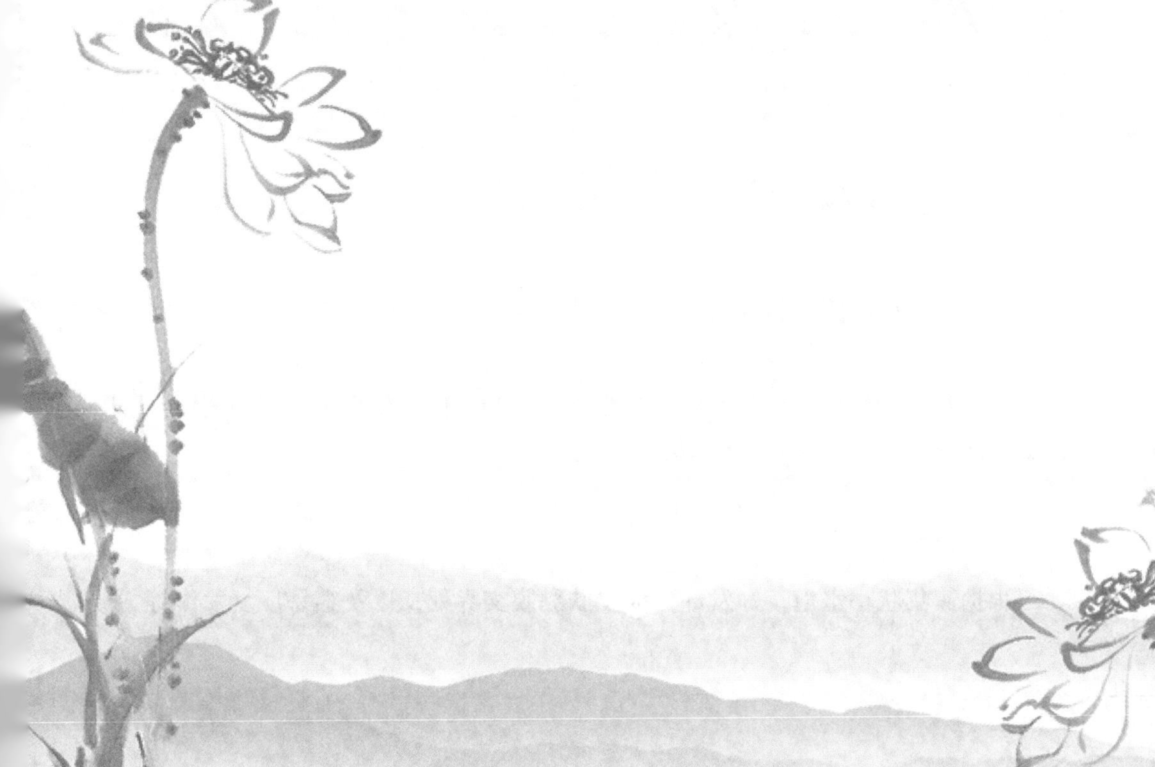

第三章
病毒性皮肤病

第一节　单纯疱疹

单纯疱疹是感染单纯疱疹病毒所致，以簇集状水疱为特征，可伴有瘙痒、灼热感、疼痛感，可自行恢复，但易复发的皮肤疾病。可归属于中医“热疮”的范围。

一、病因病机

西医学认为，单纯疱疹病毒是本病的致病因素，分为Ⅰ型和Ⅱ型两种。易复发。感冒、劳累、日晒、月经等是常见的诱发因素。

中医学认为，本病或因风热之毒袭于肺、胃二经，肺胃蕴热循经夺窍而发；或因肝胆湿热下注阴部而发病；或疾病迁延复发，热邪耗伤津液，阴虚内热所致。

二、临床表现

（1）本病可发于任何年龄的人群。

（2）好发于皮肤黏膜交界处，如唇缘、鼻旁、外阴。

（3）皮损为单发或簇集状的小水疱，周围有红晕，多数为1群，少数有2～3群，初起为透明疱液，2～3天后疱液变混浊，破后糜烂结痂，逐渐痂脱而愈。部分可伴有灼热感、瘙痒感、疼痛感。

三、诊断依据

根据簇集状小水疱，好发部位为皮肤黏膜交界处，以及容易反复发作等临床表现可诊断。

诊断单纯疱疹，在皮损处刮片行细胞学检查，可见到核内嗜酸性包涵体及多核巨细胞；用PCR及免疫荧光法分别检测疱液中HSV-DNA和病毒抗原，有助于明确诊断。

四、鉴别诊断

1.带状疱疹 由水痘～带状疱疹病毒感染所致，皮疹特点为单侧发病且按神经节段分布，由簇集性的小疱疹组成，不过中线，且多伴有疼痛感。以发病部位神经痛明显为鉴别要点。

2.脓疱疮（黄水疮） 好发于儿童。通过接触传染的浅表皮肤疾病，由金黄色葡萄球菌感染所致，皮损为水疱、脓疱，易破溃结脓痂。以较厚的灰黄色脓痂、有传染性为鉴别要点。

3.手足口病 好发于5岁以下的儿童，柯萨奇病毒A16型为最常见的致病微生物，具有传染性。以手部、足部及口腔等部位出现小疱疹甚至小溃疡，伴有口唇疼痛、不欲饮食、低热等症状为鉴别要点。

五、西医治疗方法

1.系统药物治疗 口服阿昔洛韦片或盐酸伐昔洛韦分散片等核苷类药物抗病毒治疗，感染严重时酌情选用静脉输注。

2.外用药物治疗 1%喷昔洛韦乳膏、3%阿昔洛韦软膏或炉甘石洗剂；继发细菌感染时选用新霉素软膏或莫匹罗星软膏等。渗出明显者，可用康复新液局部湿敷。

本病目前尚无根治方案，临床治疗以缩短病程，减少继发病变及复发为目标。

六、中医治疗方案

（一）辨证论治

1.肺胃风热证

【症状】疱疹以面部多发。常见口唇、双颊、鼻旁等部位潮红、有簇集成群水疱，自觉有刺痒感、灼热感，伴口苦口渴、小便黄、大便干结。舌红，苔

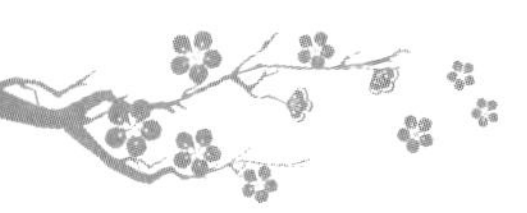

薄黄，脉滑数。

【治法】清热疏风解毒。

【常用方剂】银翘散加减。

【常用药物】白蒺藜、地肤子、白鲜皮、金银花、生地黄、连翘、知母、荆芥、桑叶、防风、徐长卿、牛蒡子、黄芩、薄荷、黄柏、苦参、天麻、蝉蜕、浮萍、炒莱菔子、鸡内金。

2. 下焦湿热证

【症状】疱疹以外阴、臀部、肛周多见，水疱易破溃糜烂，结黄痂，痒痛灼热，大便秘结，小便黄赤，时有发热。舌红，苔黄腻，脉滑数。

【治法】清热利湿。

【常用方剂】湿热汤加减。

【常用药物】龙胆、土茯苓、广藿香、黄芩、茵陈、甘草、金银花、连翘、木通、青黛、生地黄、贯众、滑石、炒麦芽、焦神曲、大青叶。

3. 阴虚内热证

【症状】疾病日久，皮肤黏膜交界处发红，红斑上有簇集水疱，反复发作，肌肤干燥，口苦咽干喜饮，午后五心烦热，夜间汗出。舌红，苔薄，脉细数。

【治法】滋阴清火。

【常用方剂】二至丸合黄连解毒汤加减。

【常用药物】女贞子、墨旱莲、灵芝、酒黄精、知母、黄柏、胡黄连、栀子、木贼、板蓝根、炒麦芽、炒鸡内金、醋鳖甲。

（二）随症加减

1. 伤津口渴　加知母、生地黄、石斛、天冬、麦冬、天花粉。

2. 心烦影响睡眠　加栀子、合欢皮、郁金、竹叶。

3. 小便黄　加栀子、灯心草、竹叶、甘草。

4. 尿赤、尿频　加车前子、滑石、栀子、萹蓄。

5. 水疱糜烂　加茵陈、蒲公英、紫花地丁、土茯苓、野菊花、萹蓄。

6. 目涩　加杭白菊、谷精草、枸杞子、夏枯草、决明子。

7. 眠差　加首乌藤、合欢皮。

8. 潮热盗汗　加知母、煅牡蛎。

（三）中成药治疗

清热祛风颗粒（山西省中医院院内制剂）、牛黄清火胶囊（山西省中医院院内制剂）、金蝉止痒胶囊等。

（四）其他治疗

（1）复方多黏菌素B软膏、红霉素软膏：外涂，用于合并细菌感染者。

（2）如意金黄散、六神丸：水调外涂，清热解毒收敛疮面。

（3）康复新液：湿敷促进破溃面愈合。

七、病案实录

病案一：单纯疱疹（肺胃风热证）

刘某，女，52岁。2018年12月28日初诊。

【主诉】上唇反复起红斑、水疱，伴瘙痒6月余，复发3天。

【现病史】6个月前，感冒后上口唇出现红斑水疱伴瘙痒，后自愈。半年来，上火后易复发，3天前无明显诱因，唇缘起密集的小疱疹，周边红晕，自觉瘙痒，有灼热感。自行涂抹他克莫司软膏、红霉素软膏，疗效不明显。现上唇缘簇集状疱疹，基底潮红，疼痛、瘙痒、灼热明显。纳眠尚可，二便调。舌红，苔薄黄，脉数。

【西医诊断】单纯疱疹。

【中医诊断】热疮（肺胃风热证）。

【治法】清热疏风解毒。

【处方】银翘散加减。

徐长卿10g、金银花15g、防风10g、连翘15g、黄芩10g、荆芥10g、黄柏12g、蝉蜕6g、浮萍9g、白鲜皮10g、牛蒡子10g、薄荷6g、炒莱菔子9g、苦参9g、桑叶9g、鸡内金9g、生地黄9g。7剂，每日1剂，水煎，早晚饭后分服。

二诊：2019年1月4日。服药后瘙痒减轻，疱疹干燥收敛结痂，少部分糜烂、基底潮红。唇部干裂起皮。舌质红少津，苔薄黄，脉细数。

【辨证】阴虚内热证。

【治法】滋阴清火。

【处方】二至丸合增液汤加减。

生地黄10g、白鲜皮10g、女贞子10g、金银花10g、玉竹10g、山药30、玄参9g、墨旱莲20g、防风9g、北沙参10g、荆芥10g、地肤子9g、生白术

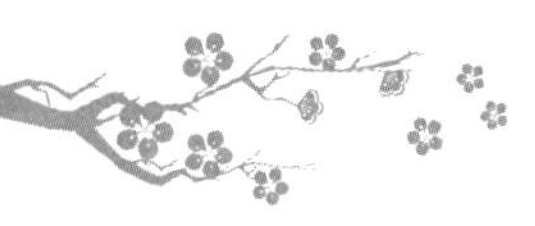

12g、赤芍6g、黄连10g、石斛9g。7剂，每日1剂，水煎，早晚饭后分服。

3个月后随访，服药后已痊愈，皮疹消退，诸症消失，未复发。

病案二：单纯疱疹（下焦湿热证）

张某，女，34岁。2019年6月14日初诊。

【主诉】臀部反复起皮疹伴瘙痒2年，复发3天。

【现病史】2年前，左臀部反复起皮疹。3天前，感冒后左臀部起一群小水疱，水疱周边皮肤有红晕，自觉瘙痒、疼痛、有灼热感。现症见左臀水疱破溃糜烂面，基底潮红。纳眠可；小便发黄，频次增多；大便调。

【西医诊断】复发性单纯疱疹。

【中医诊断】热疮（湿热下注证）。

【治法】清热利湿。

【处方】湿热汤加减。

土茯苓30g、牡丹皮12g、金银花10g、赤芍10g、生地黄10g、连翘10g、龙胆6g、玄参10g、黄芩10g、大青叶15g、白扁豆20g、川楝子12g、马齿苋15g、生白术10g、贯众15g、板蓝根15g。7剂，每日1剂，水煎，早晚饭后分服。

二诊：2019年9月11日。2天前，因户外活动时间过长，臀部新发簇集状疱疹，基底潮红，疱壁已破，渗液较多，灼热疼痛。纳眠可，二便调。舌红，苔黄，脉数。

【西医诊断】复发性单纯疱疹。

【中医诊断】热疮（湿热下注证）。

【治法】清热利湿。

【处方】湿热汤加减。

土茯苓30g、金银花20g、赤芍10g、连翘20g、贯众15g、板蓝根15g、生地黄10g、大青叶15g、黄芩10g、鸡内金15g、龙胆6g、玄参10g、马齿苋15g、生白术10g、白扁豆30g、炒莱菔子10g。7剂，每日1剂，水煎，早晚饭后分服。

6个月后随访，未再复发。

八、病案品析

【病案一品析】

初诊唇缘簇集状疱疹、基底潮红，自觉瘙痒、灼热。舌红，苔薄黄，脉数。证属肺胃蕴热，风热之邪袭于皮肤，故生疱疹，治宜疏风清热，选用银翘散加减。方中金银花、连翘清热疏风解毒；荆芥、防风、白鲜皮祛风止痒；黄芩、黄柏、苦参、生地黄清解肺胃之热；蝉蜕、浮萍、牛蒡子、桑叶、薄荷疏散风热；炒莱菔子、鸡内金顾护脾胃。

复诊时内热已大清，但仍有余热，且热邪伤津耗液，证属阴虚内热，治宜养阴清热，选用增液汤合二至丸加减。方中玉竹、生地黄、玄参、北沙参、石斛滋阴降火、润燥生津；女贞子、墨旱莲滋补肾阴；金银花、黄连清解内里余热；山药、生白术顾护胃气。

【病案二品析】

初诊臀部起一群疱疹，水疱破溃糜烂，基底潮红，自觉瘙痒、疼痛、有灼热感。小便发黄，频多。舌红，苔黄腻，脉滑数。证属湿热下注，治宜清利热湿，选用湿热汤加减。方中土茯苓解毒除湿，大青叶、板蓝根、贯众、马齿苋清热解毒消疮；金银花、连翘疏解表热，兼清内毒；牡丹皮、赤芍、生地黄、玄参清热凉血解毒；龙胆、黄芩清利肝胆湿热；川楝子、荔枝核疏肝行气止痛；生白术、白扁豆、鸡内金、炒莱菔子健脾益气，顾护脾胃。2个月后，因户外活动时间过长，皮疹复发，证属湿热下注，兼外感风热，继用湿热汤加减。配浮萍、桑叶、薄荷疏风清热解表。

【小结】

热疮是肺胃风热、湿热下注、阴虚内热等所致的皮肤疾病。表现为皮肤黏膜交界处出现簇集状小水疱，易复发。西医学多采用抗病毒治疗。中医辨证施治，辨皮损与辨全身症状相结合，常采用清热祛风、清利湿热、养阴清热等治法，疗效显著，可有效减少复发。

九、预防调护

规律起居，调畅情志，清淡饮食，避免感冒、熬夜、暴晒、过度劳累、皮肤局部损伤等，调节自身免疫能力，减少病情反复。

发病期间防止继发感染，加速愈合，减少与他人密切接触，以免传染他人。

（陈亚玲）

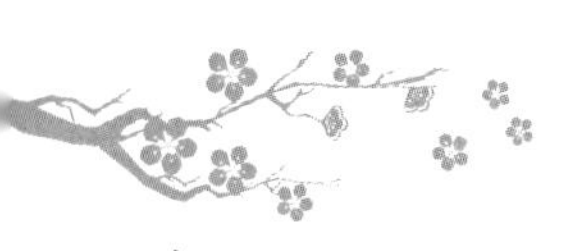

第二节　带状疱疹

带状疱疹是一种疼痛性的急性病毒性皮肤病。本病的特点是皮肤红斑上出现簇集水疱，累累如串珠，带状分布，痛如火燎，春秋季节多见。中医称“蛇串疮”“缠腰火丹”“火带疮”等。

一、病因病机

西医学认为，带状疱疹是由水痘、带状疱疹病毒感染所致。病毒进入人体后，长期潜伏，当免疫力下降时，病毒沿神经走向顺行性感染，使受侵犯的神经发炎或坏死，产生疼痛。同时，活动的病毒沿着周围神经纤维而移动至皮肤，在皮肤上产生节段性、簇集性水疱疹。

中医学认为，本病多属情志内伤，肝气郁结，久而化火；或形劳伤脾，脾失健运，蕴湿化热，湿热内蕴，又外感毒邪，内外之邪相合，外发肌肤而致。邪阻经络，局部气血瘀滞不通则疼痛。年老体弱者，气虚血行不畅，经络阻滞致疼痛剧烈，持续不能缓解。

二、临床表现

1.典型的带状疱疹　皮疹出现前1～5天，常出现局部疼痛或灼热感，可伴低热、全身乏力不适等前驱症状。

皮损好发于身体一侧的腰胁、胸背，以及头面部。四肢等其他部位亦可发生。皮损初起为红斑，上有簇集成群的小红丘疹，很快变成水疱，疱液清亮，数群疱疹呈带状分布，一般不超过正中线。数日后疱液转为浑浊，继而结痂。严重者可出现血疱、糜烂。疼痛明显，老年者及免疫力差者疼痛更为剧烈。病程2～3周左右，皮疹消退，疼痛逐渐缓解。皮疹出现后持续超过90天的疼痛，称为“带状疱疹后神经痛”。多数患者愈后不复发，极少数患者可多次发病。

2.特殊类型的带状疱疹

（1）顿挫性：仅有皮肤疼痛，没有皮疹，为完全顿挫性；皮肤疼痛有红斑，而无水疱，为不完全性顿挫性。

（2）三叉神经性：易引起角膜炎，上颌、颚、扁桃体、舌前部、口底部出现红斑水疱。

（3）耳带状疱疹：耳道红斑水疱，耳聋耳鸣，眩晕呕吐。

（4）Ramsy～Hunt综合征：面瘫、耳痛、外耳道皮疹，为膝状节神经元受累。

此外，还有坏死性带状疱疹、大疱性带状疱疹、出血性带状疱疹、双侧带状疱疹、播散型带状疱疹、内脏带状疱疹等。

三、诊断依据

根据典型临床表现即可做出诊断。疱底刮取物涂片找到多核巨细胞和核内包涵体有助于诊断。

四、鉴别诊断

1.单纯疱疹 多由单纯疱疹病毒感染所致，好发于皮肤黏膜交界处，疱疹多为一群，自觉瘙痒而不疼痛，易反复发作。其中，发病部位、自觉症状、易复发是主要鉴别点。

2.带状疱疹前驱期或无疹型 患处疼痛，易误诊为心脏疾病、肺脏疾病、肋软骨炎、胆囊炎、坐骨神经痛、尿路结石等，需鉴别诊断，注意观察皮肤情况。

五、西医治疗方法

1.系统用药治疗

（1）抗病毒药物：阿昔洛韦、伐昔洛韦等，早期使用可抑制病毒，阻止播散。

（2）营养神经药物：维生素B_1、维生素B_{12}、甲钴胺、复方多维B等，口服或肌注。

（3）止痛药：酌情选用普瑞巴林、加巴喷丁、去痛片、扶他林、吲哚美辛（消炎痛）和卡马西平等。

2.外用药物治疗 以干燥、抗炎、抗病毒为主。疱液未破时，可外用炉甘石洗剂、阿昔洛韦乳膏或喷昔洛韦乳膏；疱疹破溃后，可酌情外用0.5%新霉素软膏或莫匹罗星软膏；如合并眼部损害，需请眼科医师协同处理，可外用阿

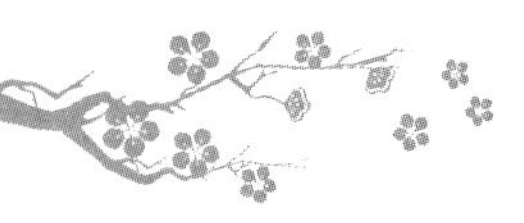

昔洛韦眼膏、更昔洛韦滴眼液、碘苷（疱疹净）滴眼液。

3.物理治疗 如紫外线、频谱治疗仪、红外线等局部照射，可缓解疼痛，促进水疱干涸和结痂。

六、中医治疗方案

（一）辨证论治

1.火毒袭肤证

【症状】皮肤焮红色斑片及斑丘疹、水疱，灼热疼痛难忍，体热，口干口渴。舌质红，苔黄，脉浮数。

【治法】清热解毒，凉血止痛。

【常用方剂】五味消毒饮、犀角地黄汤加减。

【常用药物】金银花、野菊花、蒲公英、紫花地丁、天葵子、大青叶、板蓝根、水牛角、生地黄、玄参、赤芍、牡丹皮、黄芩、神曲、麦芽、甘草。

2.肝胆湿热证

【症状】鲜红色斑片，密集大小水疱，疱液黄稠黏腻，疼痛不止，口干口苦，心烦急躁，大便秘结，小便黄赤。舌质红，苔黄腻，脉弦滑。

【治法】清热利湿，清肝泻胆。

【常用方剂】龙胆泻肝汤加减。

【常用药物】龙胆、黄芩、栀子、柴胡、当归、生地黄、赤芍、枳壳、泽泻、川楝子、郁金、贯众、木贼、龙葵、大青叶、土茯苓、鸡内金、麦芽。

3.气虚毒蕴证

【症状】淡红色斑片，水疱大而多，疱壁松弛，疱液清稀，顿痛不止，神疲乏力，便溏纳差。舌质淡红，苔白，脉沉细。

【治法】益气解毒，健脾除湿。

【常用方剂】四君子汤、五味消毒饮加减。

【常用药物】人参、白术、茯苓、炙甘草、芡实、金银花、蒲公英、紫花地丁、大青叶、龙葵、赤芍、牡丹皮、乳香、没药、煅瓦楞子、神曲。

4.气滞血瘀证

【症状】红斑消退，遗留暗褐色斑片，疼痛不止，夜不能眠，心烦易怒。舌质紫暗，苔薄白，脉细涩。

【治法】活血散瘀，行气止痛。

【常用方剂】桃红四物汤、金铃子散加减。

【常用药物】当归、赤芍、川芎、丹参、桃仁、红花、香附、郁金、川楝子、延胡索、全蝎、蜈蚣、乌梢蛇、黄芪、甘草、鸡内金、炒二芽。

5.气虚血瘀证

【症状】红斑消退，遗留灰褐色色素沉着，局部及周围疼痛不息，精神不振，气短乏力，纳差便溏。舌质淡红，苔薄白，脉沉细。

【治法】益气活血，行气止痛。

【常用方剂】八珍汤、柴胡疏肝散加减。

【常用药物】人参、白术、茯苓、白扁豆、山药、当归、赤芍、川芎、莪术、柴胡、枳壳、香附、陈皮、郁金、水蛭、僵蚕、地龙、甘草。

（二）随症加减

1.发于头部者　加天麻、钩藤、白菊花、决明子、升麻。

2.发于上肢者　加桑枝、鸡血藤、忍冬藤、大血藤、姜黄。

3.发于胸背者　加葛根、瓜蒌、薤白、柴胡、枳壳、厚朴、郁金。

4.发于下肢者　加牛膝、木瓜、白茅根、紫草、板蓝根、茜草。

5.疼痛剧烈者　加延胡索、川楝子、荔枝核、橘核、乳香、没药、水蛭、全蝎、地龙、蜈蚣。

（三）中成药治疗

如意金黄散、六神丸、珠黄散等外用。

（四）其他治疗

1.刺络放血　局部三棱针刺络放血后拔罐，3天1次。

2.火针　局部火针点刺，以热治热，3天1次。

七、病案实录

病案一：带状疱疹后神经痛（气滞血瘀证）

赵某，男，73岁。2021年2月18日初诊。

【主诉】左肩背疼痛3年。

【现病史】2018年2月，左肩至背部起皮疹，疼痛剧烈，外院诊断为带状疱疹，口服阿昔洛韦，以及外用药物治疗后皮疹消退，但疼痛不减，影响睡眠

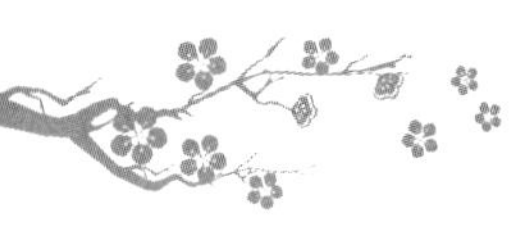

及情绪。3年来，多方求医，口服加巴喷丁、普瑞巴林、双氯芬酸钠、甲钴胺等，疼痛仍不止。现症见左肩背淡褐色沉着斑点，心烦气躁，易怒失眠，口干口苦。舌质暗红，舌遍瘀点，舌苔薄白，脉弦。

【西医诊断】带状疱疹后神经痛。

【中医诊断】蛇串疮（气滞血瘀证）。

【治法】活血散瘀，行气止痛。

【处方】桃红四物汤合金铃子散加减。

当归9g、赤芍9g、桃仁9g、红花6g、川芎9g、丹参9g、川楝子12g、延胡索9g、佛手9g、郁金9g、乌梢蛇9g、全蝎4g、蜈蚣2条、姜黄9g、葛根9g、炒山楂12g、炒神曲12g、炒麦芽12g。7剂，每日1剂，水煎，早晚饭后分服。

【中成药】六神丸：15粒/次，2次/日，研细末油调外涂。

【中医特色疗法】刺络放血：局部三棱针刺络放血后拔罐，3天1次。

患者以首诊方加减连续服药3周，疼痛感基本消失。

病案二：带状疱疹后神经痛（气虚血瘀证）

任某，女，88岁。2018年3月25日初诊。

【主诉】右腰腹起皮疹疼痛7个月。

【现病史】2017年8月，右腰及右腹疼痛，腰椎X线检查、腹部肝胆脾B超检查均未见异常，大约2天后右腰及右腹相继出现红斑，上有密集水疱，诊断为带状疱疹，静脉注射更昔洛韦治疗2周后，皮疹消退，但仍疼痛难忍，多次治疗效果不佳，夜间痛甚，影响睡眠，疲乏无力，动辄汗出，纳呆脘满，腹胀便溏，右腰及右腹胀痛，喜热恶凉。现症见右腰腹沿神经走向褐色沉着斑点。舌质淡红，舌体胖大，苔白，舌下瘀点，脉细。

【西医诊断】带状疱疹后神经痛。

【中医诊断】蛇串疮（气虚血瘀证）。

【治法】补中益气，活血理气。

【处方】八珍汤合柴胡疏肝散加减。

人参12g、白术15g、茯苓12g、白扁豆20g、山药20g、当归9g、赤芍9g、川芎9g、水蛭3g、地龙9g、僵蚕9g、柴胡6g、陈皮9g、枳壳9g、香附9g、乌药9g、乳香10g、没药10g、小茴香9g。7剂，每日1剂，水煎，早晚饭后分服。

【中医特色疗法】局部艾灸，每日1次。

患者以首诊方加减治疗4周，疼痛感基本消失，出汗减少，疲乏无力好转。

八、病案品析

【病案一品析】

本病案患者结合症状、舌脉，属于气滞血瘀，在理气活血的同时，使用全蝎、乌梢蛇、蜈蚣等虫类药物行血活血，使血脉通畅，邪无所依，病遂告愈。

【病案二品析】

本病案患者年事已高，气血虚弱，不耐攻伐，在使用活血化瘀药物的同时，使用八珍汤培补气血，恢复身体正气，扶正以祛邪，标本兼顾，则正气得固，疼痛得以消除。

【小结】

带状疱疹早期需积极治疗并注意休息，对于缩短病程、防止后遗神经痛有重要意义。发于头面者，疼痛剧烈，如不及时控制病情可发生较严重的并发症，需中西医结合治疗，应用抗疱疹病毒药物，如阿昔洛韦、伐昔洛韦等。

气血凝滞，脉络阻塞不通为带状疱疹疼痛的主要原因，活血化瘀，通络止痛为治疗大法。急性期，湿热较盛，可在辨证选用龙胆泻肝汤的基础上，加生地黄、赤芍、牡丹皮、紫草、大青叶、板蓝根、虎杖等清热凉血活血之品；对于疱疹后神经痛，可用三棱、莪术等破血之品，以及全蝎、蜈蚣、水蛭、乌梢蛇、僵蚕等虫类搜剔之品，以开结导滞，直达病所；疼痛剧烈者，佐以乳香、没药、细辛、延胡索、徐长卿等有止痛作用的中药；对于年老体弱、疼痛病程较长者，在使用活血化瘀药的同时，注重培补气血，恢复身体正气，扶正而祛邪。

九、预防调护

发病早期应注意休息，避免紧张劳累。饮食宜清淡，忌食辛辣、海鲜等发物，以及肥甘厚味。保持皮肤干燥、清洁。皮损部位忌用水洗，注意不要自行碰破水疱，防止继发感染。

（吴明明）

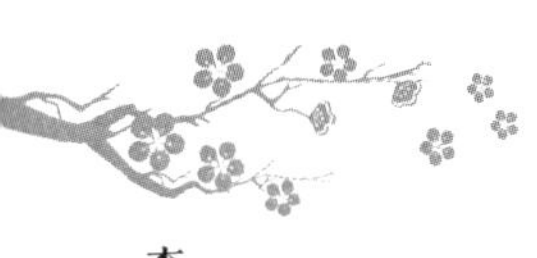

第三节　扁平疣

扁平疣是一种由人乳头瘤病毒（HPV）感染引起的皮肤赘生物。多由HPV-3、HPV-10所致，好发于面部、手背、前臂等部位，表现为米粒至黄豆大小，略高于皮肤的扁平丘疹，为淡红色、皮色或褐色，表面光滑，可密集分布。进展期搔抓皮损可出现同形反应，即沿抓痕出现条状或串珠状排列。多无不适，偶有瘙痒。病程呈慢性，可自愈，部分患者也可复发。中医称为"扁瘊"。

一、病因病机

西医学认为，本病是人乳头瘤病毒（HPV）感染引起，多由HPV-3、HPV-10，其次是HPV-28、HPV-41所致。与情志、皮肤外伤、感受病毒，或因接触传染或搔抓而自身传播接触而发。

中医学认为，本病多因外感风热毒邪蕴结肌肤，或肝经郁热、脾虚湿蕴、气滞血瘀导致局部气血不和，壅滞于肌肤而发。扁平疣的发生为体虚正气不足，或情志不畅，从而气血失和，风热毒结，经络受阻，皮肤感受病毒而发。

二、临床表现

好发于面部、手背及前臂等暴露部位，多数突然出现，皮损为小米至黄豆大小的圆形或椭圆形的扁平丘疹，表面光滑，颜色为正常肤色、淡红色或淡褐色，常多发、散在或密集分布，可有同形反应，搔抓后皮损在抓痕处呈条状或串珠样分布。一般无自觉症状，偶有轻微瘙痒。病程呈慢性，可自行消退，也可持续多年。

三、诊断依据

典型的皮损特点、发病部位。组织病理学表现：颗粒层和颗粒层下棘细胞的空泡化变性，变性细胞内含有嗜碱性包涵体，前者为病毒颗粒。可伴有角化过度、角化不全、棘层肥厚和乳头瘤样增生等。

四、鉴别诊断

1.汗管瘤 好发于眼睑附近，在前额、颈部、胸腹部也可见，粟粒大小、质地较硬，颜色多为正常皮色，没有同形反应。

2.脂溢性角化症 又称老年性角化症，好发于中老年人，是常见的一种良性皮肤肿瘤，病程缓慢，与遗传、日晒有关。皮损好发于面部，其次为手臂，为褐色或黑色扁平丘疹，表面粗糙或呈乳头瘤样增生。

五、西医治疗方法

1.外用药局部治疗 0.05%～0.1%维A酸软膏、5%咪喹莫特霜等。

2.物理治疗 冷冻、电灼、二氧化碳激光、光动力等。

六、中医治疗方案

（一）辨证论治

1.热毒瘀结证

【症状】皮损色红或淡红，密集分布，伴有口干不欲饮水，大便秘结，尿黄。舌红或暗红，苔黄，脉弦数。

【治法】清热解毒，化瘀散结。

【常用方剂】凉血五根汤加减。

【常用药物】紫草、茜草、板蓝根、大青叶、败酱草、马齿苋、薏苡仁、丹参、莪术、三棱、僵蚕、磁石、代赭石、蜈蚣、鸡内金、白术。

2.风热毒结证

【症状】发病时间短，但皮疹数目较多，皮损颜色淡红或皮色，可有瘙痒，伴口干、心烦，有同形反应。舌红，苔黄，脉弦或数。

【治法】疏风清热，解毒散结。

【常用方剂】解毒消疣方加减。

【常用药物】薄荷、黄芩、蝉蜕、桔梗、牛蒡子、大青叶、板蓝根、贯众、木贼、浮萍、桑叶、白鲜皮、柴胡、半夏、鸡内金等。

3.痰湿瘀结证

【症状】皮疹暗褐色或暗红，伴纳呆、腹胀，大便黏腻、不成形。舌暗红，胖大，苔黄腻，脉弦滑。

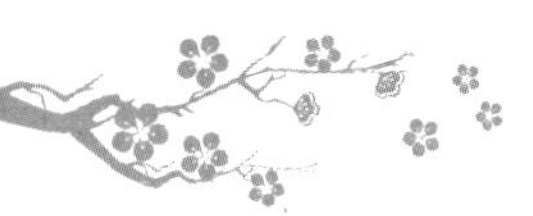

【治法】化痰除湿，解毒化瘀。

【常用方剂】消疣方合半夏厚朴汤加减。

【常用药物】柴胡、半夏、厚朴、紫苏、当归、郁金、香附、贯众、大青叶、板蓝根、夏枯草、三棱、山药、薏苡仁等。

4.气滞血瘀证

【症状】病程较长，皮损为暗褐色，质地较硬，无明显疼痛及瘙痒，伴口干不欲饮水。舌暗红或有瘀点、瘀斑，脉沉弦。

【治法】活血化瘀，软坚散结。

【常用方剂】桃红四物汤加减。

【常用药物】桃仁、红花、赤芍、当归、三棱、莪术、苏木、夏枯草、海藻、昆布、大青叶、板蓝根、香附、郁金等。

（二）中成药治疗

木贼平疣丸（山西省中医院院内制剂）、软坚散结胶囊（山西省中医院院内制剂）、小金胶囊、大黄䗪虫丸等。

（三）其他治疗

1.中药外洗 板蓝根、败酱草、露蜂房、马齿苋、赤芍、香附、木贼、牡蛎、五倍子等药物煎汤外洗，每日1次，擦洗疣体使之发红。

2.皮下埋疣 取患者自身完整扁平疣疣体埋到皮下（一般选择上臂内侧），激发患者免疫产生抗体，使其自愈。

3.穴位注射疗法 选择足三里、曲池、血海等穴位，注射用重组人干扰素300万单位，穴位注射，每周2次。

4.火针疗法 轻轻点刺疣体，每周1次。

5.穴位埋线治疗 发作期选肺俞、风门、心俞、大杼、曲池等穴位。慢性期选膈俞、天枢、脾俞、血海、三阴交等穴位，2周1次。

七、病案实录

病案一：扁平疣（风热毒结证）

李某，女，35岁。2018年3月4日初诊。

【主诉】面颈、腹部散在淡红色扁平丘疹3个月。

【现病史】患者3个月前，无明显诱因发现面颈部、腹部散在淡红色扁平丘疹，伴瘙痒。就诊于外院，诊断为“扁平疣”，予激光治疗，口服胸腺肽肠溶片及转移因子等提高免疫力。现症状反复，面颈部、腹部散在多个淡红色扁平丘疹，表面光滑，触之无疼痛，有同形反应。月经前后易新增皮疹。平素易感冒，月经量少，有痛经。纳眠一般，二便调，舌红，苔薄黄腻，脉滑数。

【辅助检查】淋巴细胞百分比：18%↓。

【西医诊断】扁平疣。

【中医诊断】扁瘊（风热毒结证）。

【治法】疏风清热，解毒散结。

【处方】解毒消疣方加减。

薄荷6g、蝉蜕6g、桔梗10g、牛蒡子10g、大青叶10g、板蓝根9g、贯众9g、木贼9g、浮萍6g、桑叶6g、白鲜皮9g、赤芍10g、柴胡10g、半夏6g、鸡内金15g、防风6g。7剂，每日1剂，水煎，早晚饭后分服。

【中成药】木贼平疣丸：1丸/次，3次/日，口服。

【中医特色疗法】

1.中药外治　板蓝根9g、败酱草9g、露蜂房6g、马齿苋15g、赤芍10g、木贼10g、生牡蛎15g。5剂，打细粉水调外敷，每日1次。

2.穴位埋线　选大椎、陶道、风门、肺俞、曲池等穴位，每2周1次。

二诊：2018年3月12日。面颈、腹部扁平丘疹较前减少。月经前后新发皮疹较前减少。皮疹伴瘙痒。

【处方】解毒消疣方加减。

大青叶10g、板蓝根10g、当归10g、赤芍10g、柴胡9g、三棱9g、莪术9g、马齿苋12g、桃仁9g、红花6g、贯众9g、薏苡仁30g、郁金10g、木贼10g、海藻10g、昆布10g、夏枯草9g、浙贝母10g、黄芪15g、防风6g。7剂，每日1剂，水煎，早晚饭后分服。

【中成药】木贼平疣丸：1丸/次，3次/日，口服。

【中医特色疗法】板蓝根9g、败酱草10g、露蜂房6g、马齿苋15g、夏枯草10g、赤芍10g、红花6g、木贼10g、生牡蛎30g、薏苡仁15g。5剂，打细粉水调后外敷，每日1次。

三诊：2018年3月19日。用药后皮疹明显减少。

【方剂】解毒消疣方加减。

【处方】二诊方。7剂，每日1剂，水煎，早晚饭后分服。

1个月后随访，皮疹消退。

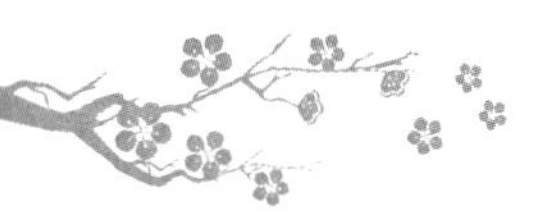

病案二：扁平疣（气滞血瘀证）

高某，女，30岁。2021年5月15日初诊。

【主诉】面部暗褐色扁平丘疹1年。

【现病史】1年前，无明显诱因面部出现几个褐色扁平丘疹，未予重视，后来数目逐渐增多，蔓延至颈部。现症见面颈部多个暗褐色扁平丘疹，表面光滑，触之无疼痛，部分丘疹融合成片。睡眠一般，小便调，大便干。舌暗红，苔白，脉沉弦。

【西医诊断】扁平疣。

【中医诊断】扁瘊（气滞血瘀证）。

【治法】活血化瘀，软坚散结。

【处方】桃红四物汤加减。

桃仁9g、红花6g、赤芍9g、当归10g、三棱9g、莪术9g、夏枯草10g、海藻10g、昆布10g、大青叶10g、板蓝根10g、香附10g、郁金10g、炒莱菔子10g、炒白术10g、炒鸡内金10g、鬼箭羽10g。14剂，每日1剂，水煎，早晚饭后分服。

【中成药】软坚散结胶囊：4粒/次，3次/日，口服。

二诊：2021年5月30日。面颈部大部分皮疹消退，仍有少量褐色扁平丘疹，轻微瘙痒。二便可。舌暗红，苔白腻，脉弦滑。

【处方】桃红四物汤加减。

赤芍10g、莪术9g、桃仁10g、红花6g、三棱9g、当归10g、清半夏6g、夏枯草10g、海藻10g、贯众15g、木贼10g、昆布10g、浙贝母10g、制香附10g、白术9g、鸡内金18g、大青叶15g、板蓝根9g、黄芪20g、郁金10g。10剂，每日1剂，水煎，早晚饭后分服。

1个月后复诊，面颈部皮疹完全消退，留有少许色素沉着。

八、病案品析

【病案一品析】

扁平疣风热毒结证相当于扁平疣急性期，临床表现为皮疹数目较多，颜色淡红，自觉瘙痒，有同形反应。治疗宜疏风解表，清热解毒，疏肝散结，联合中药外洗清热解毒消疣。

【病案二品析】

扁平疣病程长，皮疹呈褐色，长期保持不变，处于稳定期，临床观察发现处于稳定期的扁平疣，治疗较为困难，局部搓擦使其发红、发痒，激活成发作期，再进行治疗，常能收到较好疗效。如果扁平疣皮损突然增多、发红，伴明显瘙痒，提示是转归的关键，使用中药内服、外洗可获得良好疗效。治疗扁平疣在清热解毒散结的同时，佐以活血化瘀，软坚散结，同时调和气血，恢复正气，有助于早日痊愈。

【小结】

扁平疣是一种自限性疾病，临床观察一般2年左右可自愈，但部分患者免疫较低，常常反复发作，尤其是发于面颈部，给患者生活、工作、学习带来困扰，现在大多医院使用激光、冷冻等物理治疗，但是临床发现复发率较高，且术后容易遗留瘢痕，通过中药内服、外用可减少复发率，提高患者生活质量。

九、预防调护

保持心情愉悦，适度锻炼，强身健体，增加机体抵抗力。注意卫生，避免皮肤外伤及破损。急性进展期禁止挤压，避免搔抓摩擦刺激疣体。

（关　霄）

第四节　寻常疣

寻常疣是人乳头瘤病毒（HPV）引起的一种常见的病毒性赘生物。依发病部位及形状的不同有指状疣、丝状疣、甲周疣、跖疣等类型。中医称“疣目”“枯筋箭”“千日疮”“瘊子”。

一、病因病机

西医学认为，寻常疣为人乳头瘤病毒（HPV）感染所致，与机体免疫及外伤有关。

中医学认为，本病由肝失荣养，失其藏血之功，血不养筋，导致血枯生燥，筋气不荣，复感风热邪毒，凝聚肌肤所致；皮肤外伤或搔抓染毒，风毒之邪相乘，致血瘀、肌肤不润而生枯筋。

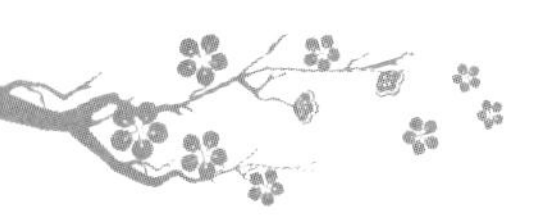

二、临床表现

寻常疣可发于皮肤的任何部位，以手足背、手指、足缘、甲廓及头面部常见。初起为针尖大小的角质性丘疹，逐渐增大到豌豆大或更大，颜色为正常皮色、灰褐或黄褐色，不规则多角形、圆形，表面粗糙，呈菜花状或乳头瘤状，触之坚硬，摩擦后易出血。初起时多为单个，可长期不变，也可逐渐增多，甚至融合成片。一般无明显自觉症状，偶有压痛。部分寻常疣有自愈倾向。

三、诊断依据

1.发病人群　多见于儿童、青少年，以及免疫功能低下者。

2.发病部位　好发于手背、手指、足、甲缘、头皮等处。

3.皮损　针头至豌豆大小，圆型或多角形丘疹，表面角化粗糙，质地坚硬，呈正常皮色或灰褐色，顶端可呈乳头瘤样增生。既可单发，也可多发。多数无自觉症状，偶有压痛。

四、鉴别诊断

1.传染性软疣　皮损为半球型隆起，表面呈蜡样光泽，中央有脐状凹陷，夹破后可见软疣小体。

2.疣状痣　幼年开始发病，疣状角化皮疹呈线状排列，多与神经分布一致。

五、西医治疗方法

以局部破坏疣体治疗为主，全身免疫调节、抗病毒治疗为辅。

1.局部治疗　外用5-氟尿嘧啶、10%水杨酸软膏、复方水杨酸火棉胶、10%甲醛溶液、5%咪喹莫特软膏、3%酞丁安软膏外涂或者外敷等。数目少者，可行冷冻、高频电灼、二氧化碳激光、光动力疗法等物理疗法，必要时手术切除。

2.系统治疗　肌内注射聚肌胞、胸腺肽、干扰素等抗病毒、调节机体免疫。

六、中医治疗方案

（一）辨证论治

1.风热血燥证

【症状】多见于疾病初期，疣体泛发，绿豆至黄豆大小，发展迅速，疣体扁平坚实如豆，高出皮肤，色灰黄或正常肤色，有同形反应。舌红，苔黄，脉浮。

【治法】清热疏风，活血软坚。

【常用方剂】清热除疣方加减。

【常用药物】大青叶、板蓝根、金银花、连翘、马齿苋、贯众、木贼、薏苡仁、蝉蜕、当归、赤芍、川芎。

2.湿热血瘀证

【症状】疣体逐渐增大，部分融合成斑块，表面粗糙，色灰白或暗褐，大小不一，明显突出皮面。舌暗红，舌苔白厚腻，脉沉弦。

【治法】清热除湿，活血软坚。

【常用方剂】软坚散结汤加减。

【常用药物】代赭石、磁石、海藻、昆布、夏枯草、煅瓦楞子、三棱、莪术、当归、川芎、赤芍、苏木、枳壳、桃仁、薏苡仁、木贼、贯众。

（二）随症加减

1.发于手部 加桑枝、姜黄、鸡血藤、忍冬藤、大血藤。

2.发于足部 加白茅根、茜草根、天花粉、板蓝根。

3.发于甲下 加白芍、生地黄、当归、柴胡、川芎。

4.发于头面 加升麻、天麻、钩藤、羌活、浮萍、蝉蜕。

5.经久不愈 加西洋参、太子参、黄芪、当归、黄精、灵芝、淫羊藿。

（三）中成药治疗

木贼平疣丸、软坚散结胶囊、大黄䗪虫丸、小金丸等。

（四）中药外治

1.风热血燥证 木贼、板蓝根、马齿苋、香附、苦参、白鲜皮、薏苡仁等中药，水煎取汁外洗或浸泡患处，每日2次，每次20~30分钟。

2.湿热血瘀证 当归、三棱、莪术、桃仁、紫草、牡蛎、代赭石、生龙骨、珍珠母、红花等中药，水煎取汁外洗或浸泡患处，每日2次，每次20~30分钟。

（五）其他治疗

1.火针疗法 用火针刺入疣体根部，每周1次。

2.艾灸疗法 用艾条近距离灸疣体，灸之有热痛不能忍受方可停止，休息

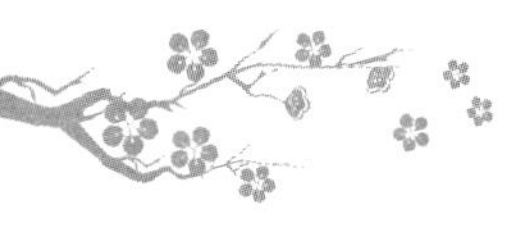

片刻继续灸，1次/日，每次10~15分钟。

3.拔疣疗法 常规消毒后用止血钳拔疣表面小棘，然后压迫止血包扎，每周1次。

4.穴位埋线疗法 选用血海、膈俞、肺俞、丰隆、肝俞、曲池等穴位。

5.自血疗法 抽静脉血立即注射穴位，常选用血海、曲池、足三里、风市等穴位。

七、病案实录

病案一：寻常疣（湿热血瘀证）

杨某，女，48岁。2020年4月20日初诊。

【主诉】双手指反复长赘生物3年余。

【现病史】3年前，工作时手部外伤，愈后发现米粒到黄豆大小赘生物数个，颜色近肤色，表面粗糙，状如花蕊，后逐渐增多，局限于手部，破后有渗血，无明显自觉症状。现症见双手手指背面米粒到黄豆大小赘生物10余个，色近肤色，表面粗糙，似菜花状，质地坚硬，刮破后可见渗血。舌暗红，苔黄腻，脉涩。

【西医诊断】寻常疣。

【中医诊断】枯筋箭（湿热血瘀证）。

【治法】清热除湿，活血软坚。

【处方】软坚散结汤加减。

当归10g、川芎6g、赤芍12g、苏木6g、牡丹皮12g、枳壳10g、瓜蒌仁15g、桃仁10g、薏苡仁30g、冬瓜仁15g、三棱9g、莪术9g、木贼10g、海藻10g、昆布10g、贯众10g。14剂，每日1剂，水煎，早晚饭后分服。

【中药外洗方】马齿苋15g、木贼30g、香附30g、板蓝根20g、露蜂房20g、细辛15g、五倍子15g、红花6g。7剂，2日1剂，水煎外洗或浸泡患处，每日2次，每次20~30分钟。

【中成药】木贼平疣丸：1丸/次，2次/日，口服。

【其他治疗】火针局部点刺疣体（嘱5日内不沾水，以防感染）。

二诊：2020年5月10日。患者手部大部分赘生物脱落，部分残存，质变软。

【处方】首诊方，14剂，每日1剂，水煎，早晚饭后分服。

【中药外洗方】首诊外洗方，7剂，2日1剂，重复水煎外洗或浸泡患处，每日2次，每次20～30分钟。

3个月后随访，基本痊愈，未见新发赘生物。

病案二：寻常疣（风热血燥证）

张某，男，16岁。2020年6月20日初诊。

【主诉】右足部趾甲边缘赘生物2个月。

【现病史】2个月前，因右足部大拇趾旁化脓感染就诊于外院，医师诊断为“甲沟炎”，行甲沟炎手术。术后发现趾甲缘旁多个黄豆大小赘生物，疣体结节如豆，坚硬粗糙，大小不一，高出皮肤，色红，无明显自觉症状，后逐渐增大。现症见右足拇趾外侧甲缘旁多个黄豆大小赘生物，质地硬，表面粗糙，大小不一，高出皮肤，色红。舌暗红，苔黄，脉数。

【西医诊断】寻常疣。

【中医诊断】疣目（风热血燥证）。

【治法】清热解毒，活血软坚。

【处方】清热除疣方加减。

磁石30g、代赭石30g、马齿苋30g、薏苡仁30g、大青叶15g、板蓝根15g、当归10g、赤芍10g、红花6g、桃仁10g、贯众10g、木贼10g。14剂，每日1剂，水煎，早晚饭后分服。

【中药外洗方】木贼9g、板蓝根20g、马齿苋30g、香附6g、苦参20g、白鲜皮20g、薏苡仁30g。7剂，2日1剂，重复水煎外洗或浸泡患处，每日2次，每次20～30分钟。

【中成药】木贼平疣丸：1丸/次，2次/日，口服。

二诊：2020年7月6日。疣体基本脱落。

【中药外洗方】首诊外洗方，7剂，2日1剂，重复水煎外洗或浸泡患处，每日2次，每次20～30分钟。

【中成药】木贼平疣丸：1丸/次，2次/日，口服。

八、病案品析

【病案一品析】

该患者为寻常疣湿热血瘀证，选用软坚散结汤治疗。方中当归、川芎、赤芍、苏木养血活血；枳壳、薏苡仁健脾行气除湿；瓜蒌仁、冬瓜仁消肿散结；三棱、莪术、海藻、昆布活血散瘀，软坚散结；贯众、木贼祛除疣体。诸药合用，共达清热除湿，活血软坚之功。

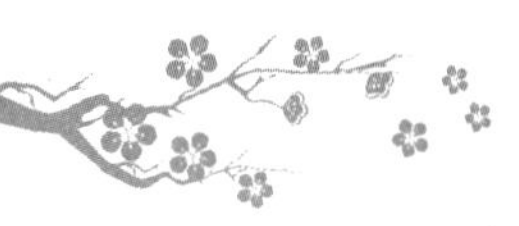

【病案二品析】

该患者为寻常疣风热血燥证，治疗中活血化瘀，软坚散结贯穿始终。方中大青叶、板蓝根、木贼、贯众清热解毒；磁石、代赭石、马齿苋、薏苡仁清热除湿，软坚散结；当归、赤芍、红花、桃仁活血化瘀，软坚散结，消除疣体。诸药合用，共达清热解毒，活血软坚之功。

【小结】

正气不足是寻常疣发病的内因，感受湿热毒邪，瘀阻肌肤是寻常疣发病的外因。临证以清热解毒，祛风除湿，活血化瘀，软坚散结为治疗原则。其中，活血化瘀，软坚散结贯穿治疗始终。随着激光、冷冻、腐蚀性药物的不断发展，为寻常疣的治疗提供了多种手段，面对寻常疣易于复发的问题，中医药具有独特的优势。对于多发性、反复发作性寻常疣，中医辨证论治在整体上调理患者基本状态的同时，运用具有解毒、活血化瘀、软坚散结功效的中草药，口服后加外洗或浸泡，在临床治疗中取得了良好的疗效。日久不愈，反复发作，病情迁延者，正气不足是发病的内因及根本原因，毒邪是发病的外因。临证中应补气调血，温阳通脉，健脾除湿以益气、养血、固本，使“正气内存，邪不可干”。固本驱邪，提高正气，预防复发。

九、预防调护

避免过度摩擦、挤压皮肤，注意外伤后的科学保护。出现皮损后避免摩擦和搔抓，防止感染。局部治疗中，特别是使用腐蚀性祛疣药物时，应注意保护周边正常皮肤。采用激光手术等物理疗法，需把握好深度等，避免造成永久性瘢痕。

（潘翠翠）

第五节　手足口病

手足口病是一种由肠道病毒感染引起的病毒性皮肤病，儿童多见，临床表现为手、足和口腔部位发生丘疹、水疱，具有传染性。中医古代医籍无此病名，可参见“疮疹”“疱疹”“瘟疫”等病证。本病在2～7岁儿童多发，多在春夏、夏秋季节流行。

一、病因病机

西医学认为，手足口病以肠道病毒71型（EV–A71）及柯萨奇病毒（CV）A组16型（CV–A16）感染为主。儿童普遍易感，尤其是5岁以下的婴幼儿，患病或隐性感染的儿童是主要传染源，通过密切接触传播及呼吸道飞沫传播，食入被病毒污染的食物或饮用被病毒污染的水也可发生感染。

中医学认为，素体湿热，又遇时邪疫毒外感，内外交争，合而为病，内伤湿热，心火炽盛，上犯口舌，则见口腔疱疹；脾主四肢，湿热之邪困脾，熏蒸四肢则见手足部位疱疹；外邪袭表，卫气郁闭，则见发热、咳嗽、流涕等肺气失宣之症。

二、临床表现

潜伏期3～7天，期间可有发热、头痛、纳差等前驱表现，之后在手、足、口腔出现红色斑疹、丘疱疹，直径2～4mm，疱壁较薄，疱液澄清，周围红晕，水疱破溃后可有糜烂或较浅的溃疡面。以口腔部位发生皮损最为多见，疱疹疼痛，影响进食，也可在手、足和口腔同时出现皮疹。病程1～2周左右，多数皮疹可自然消退，不留瘢痕，预后好，极少复发。少数病例可出现持续高热、抽搐、心率加快、呼吸困难等重症表现。

三、诊断依据

1.临床诊断病例

（1）流行病学史：学龄前儿童，在流行季节，周围有手足口病流行，发病前与手足口病患儿有密切接触史。

（2）临床表现：符合手足口病的临床表现，部分病例仅表现为脑炎或脑膜炎等，诊断需结合病原学或血清学检查结果。

2.确诊病例　在临床诊断病例基础上，结合病原学检查阳性，即为确诊病例。

四、鉴别诊断

疱疹性咽峡炎　起病迅速，突然发热，咽痛明显，口腔咽峡部疱疹，手足无皮疹。疾病初始表现为咽部充血，之后在咽峡部出现散在的灰白色疱疹。

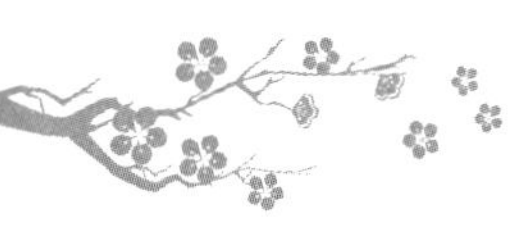

五、西医治疗方法

本病症状相对较轻，预后良好，主要是对症支持治疗。可应用广谱抗病毒制剂，如利巴韦林片，疗程5～7天。口腔皮损可外用口腔溃疡涂膜剂，疼痛明显可用利多卡因液漱口；手足部位皮疹可外用炉甘石洗剂。重症病例采取相应抢救措施，及时转入传染病专科医院诊治。

六、中医治疗方案

（一）辨证论治

1.肺卫风热证

【症状】手足淡红色小丘疹，口腔散在淡红点，轻微咳嗽。舌尖红，苔薄白，脉浮数。

【治法】清热疏风。

【常用方剂】银翘散加减。

【常用药物】金银花、连翘、大青叶、板蓝根、六月雪、薄荷、炒牛蒡子、木蝴蝶、桔梗、知母、黄芩、砂仁。

2.湿热壅滞证

【症状】手足部密集丘疹、丘疱疹，色红，疱液混浊。口腔可见糜烂、溃疡面，疼痛、流涎。纳差，烦躁，大便黏腻，小便黄赤。舌红，苔黄腻，脉滑。

【治法】清热解毒，泻脾化湿。

【常用方剂】碧玉散加减。

【常用药物】滑石、青黛、甘草、金银花、大青叶、白鲜皮、茵陈、土茯苓、黄柏、黄连、生薏苡仁。

3.热入营血证

【症状】发热，头痛，手足甚至臀及下肢弥漫丘疹或鲜红色丘疹、丘疱疹，周围绕以红晕，口腔溃烂疼痛不能进食。舌红或红绛，苔薄黄，脉数。

【治法】清营凉血。

【常用方剂】清营汤加减。

【常用药物】水牛角、牡丹皮炭、生地炭、赤芍、玄参、大青叶、板蓝根、金银花、黄芩、焦神曲、花蕊石、甘草。

（二）随症加减

1.湿热证，水疱密集者 加滑石、淡竹叶、薏苡仁。

2.口腔、咽部溃疡疼痛者 加金银花、锦灯笼、生甘草。

3.发热不退者 加生石膏、知母、天竺黄、栀子。

4.饮食不佳者 加六神曲、鸡内金、砂仁。

（三）中成药治疗

1.内服中成药 牛黄清火胶囊、金荞除瘟颗粒（山西省中医院院内制剂）、抗病毒丸、金银花口服液等。

2.外用中成药

（1）皮肤外用：如意金黄散，水调外涂。

（2）口腔外用：西瓜霜、双料喉风散，喷撒口腔溃疡面。

七、病案实录

病案一：手足口病（肺卫风热证）

赵某，男，6岁。2017年9月25日初诊。

【主诉】双手及口腔上颚散在丘疹5天。

【现病史】5天前感冒后，双手、口腔上颚出现散在红色丘疱疹，水疱破溃后有黄色渗出液，瘙痒，伴发热，体温最高37.8℃，咽痛，烦躁哭闹。口服利巴韦林颗粒、氯雷他定糖浆后，症状稍有减轻。纳眠可，二便调。现症见：双手掌、口腔上颚散在红色丘疹、水疱，疱顶色白，周围红晕，部分水疱破溃，呈灰白色糜烂面或点状溃疡。舌尖红，苔薄白，脉浮数。

【西医诊断】手足口病。

【中医诊断】疮疹（肺卫风热证）。

【治法】疏风清热。

【处方】银翘散加减。

金银花6g、连翘6g、大青叶6g、板蓝根6g、六月雪6g、薄荷3g、炒牛蒡子6g、木蝴蝶2g、桑白皮6g、黄芩4g、白鲜皮6g、芦根6g、焦神曲6g、砂仁3g、荆芥6g、浮萍6g。7剂，每日1剂，水煎，早晚饭后分服。

半个月后电话随访家长，药后疹退，未再出现不适症状。

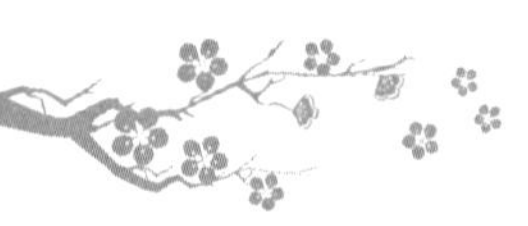

病案二：手足口病（湿热壅滞证）

郝某，女，3岁。2017年7月28日初诊。

【主诉】手足、口腔上颚散在红色丘疹、水疱3天。

【现病史】幼儿园接触手足口病患儿后，4天前出现发热，当日下午双手出现红色丘疹，次日蔓延至双足，出现水疱，疱疹密集，轻微瘙痒，未诊治。纳食欠佳，眠可，大便黏腻，1次/日，小便调。现症见：上颚、手掌、足掌红斑丘疹、水疱，部分破溃，有糜烂面。舌红，苔薄黄，脉滑数。

【西医诊断】手足口病。

【中医诊断】疮疹（湿热壅滞证）。

【治法】清热解毒，泻脾化湿。

【处方】碧玉散加减。

滑石6g、青黛1g、甘草2g、金银花6g、大青叶6g、白鲜皮6g、茵陈6g、土茯苓6g、黄柏3g、生薏苡仁6g、炒莱菔子6g、焦神曲6g、鸡内金6g。7剂，每日1剂，水煎，早晚饭后分服。

半个月后随访，服药3剂后疱疹开始结痂，红斑、丘疹部分消退，7日后大部分皮疹消退，痂皮脱落，无明显痕迹，至今疱疹已愈。

八、病案品析

【病案一品析】

风温邪毒从口鼻而入，入里化热，蕴郁肺脾，肺气失宣，脾气失健，水湿内停，与毒相搏，外透肌表，出现发热、咽痛，手足心、口腔出现疱疹，卫气同病，治以辛凉透邪，清热解毒利湿，方选银翘散加减以疏风清热。方中大青叶、板蓝根、六月雪清热解毒；白鲜皮清热祛湿，祛风；砂仁化湿醒脾；焦神曲健脾和胃。诸药合用，共达疏风清热、祛毒利湿之功。

【病案二品析】

外受邪毒而诱发，毒热蕴于血分则发红斑，湿热凝聚不得疏泄则起水疱。血热于内，湿热内蕴，复加热毒外袭，四诊合参，辨为湿热壅滞证，治以清热解毒，泻脾化湿，方选碧玉散清解暑湿热毒。方中大青叶解毒泻脾；茵陈、土茯苓、生薏苡仁、白鲜皮祛湿解毒；酌加焦神曲、鸡内金、莱菔子化积行滞，且辅助药物吸收，增强药效。

【小结】

手足口病是病毒感染所引起的一种急性疱疹性皮肤病，多因外受邪毒而诱发，毒热蕴于血分则发红斑，湿热凝聚不得疏泄则起水疱。血热于内，湿热内蕴，复加热毒外袭而发，因此，施以清热疏风、清热凉血、清热祛湿之法。本病大多症状较轻，多数患儿预后良好，少数病例可出现脑炎、肺水肿等重症表现，病情凶险。一旦出现神经系统受累、呼吸及循环功能障碍等表现，应高度重视，及时救治。

九、预防调护

饮食宜清淡，忌辛辣肥甘厚味之品，多饮水。发疹期间患者应安静休息，不宜外出，以减少传染。保持口腔清洁，饭后漱口。患者衣物用具应消毒。注意个人卫生，养成饭前、如厕前后洗手的习惯。

（丁小媛）

第六节　水　痘

水痘是由水痘－带状疱疹病毒引起，以皮肤起红斑、丘疹、水疱，破溃、结痂，常伴有发热为主要表现的一种皮肤病。皮损呈向心性分布，具有传染性，起病急，冬春易发，多见于儿童，有自限性。中医称作“水花”“水痘”。

一、病因病机

西医学认为，水痘由水痘－带状疱疹病毒感染所致，病毒存在于患者的呼吸道分泌物、血液及皮损疱液中，通过直接接触疱液或飞沫传播，从发病前1周到疱痂脱落，均有传染性。

中医学认为，外感时疫毒邪，自口鼻而入，侵犯肺卫，正气抗邪，外透于肌表，则发为水痘。轻者邪郁肺卫，重者气营两燔，邪毒炽盛而内陷入里。

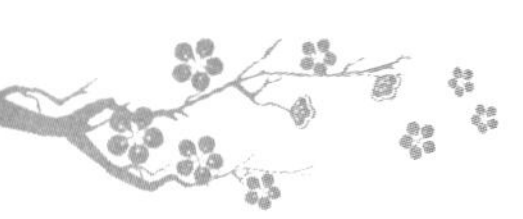

二、临床表现

可发生于任何年龄，儿童、体质较弱及免疫功能低下者易感。好发于冬春季节。

1.传染方式 接触水痘、带状疱疹患者飞沫、疱液及污染的物品。

2.临床特点 发病前常伴发热、乏力等前驱症状，皮损呈向心性分布，首发于躯干，后延及头面及全身，可累及口腔、眼黏膜。初为红斑、水疱，中央有脐凹，周围绕以红晕，后水疱干涸结痂。皮疹分批发生，同时出现红斑、丘疹、水疱、结痂等多种形态，伴轻度瘙痒或不痒。

3.伴随症状 起病较急，可有发热、头痛、乏力、全身不适、肌肉酸痛等全身症状。

4.并发症 继发感染表现为疱液化脓，愈后留有浅表瘢痕；严重者可导致脓毒血症或败血症，少数高热患者会并发脑炎、肺炎等。

水痘有自限性，病程约2周，无并发症的患者一般预后良好。

三、诊断依据

根据典型皮疹红色斑丘疹、水疱、结痂，分批出现，呈向心性分布，各种疹型同时存在，分布以躯干为主，伴发热等，以及血常规检查白细胞计数正常，淋巴细胞相对增高可以诊断。

四、鉴别诊断

1.脓疱疮 好发于面部、四肢暴露部位，多见于儿童，易形成脓疱，结黄色痂壳。不成批出现，无全身症状，病原体为金黄色葡萄球菌。

2.丘疹性荨麻疹 由蚊虫叮咬过敏所致。皮损为丘疹或丘疱疹，严重者顶端有小水疱，分批出现，多为单一皮损，不累及头皮和口腔。

五、西医治疗方法

1.治疗原则 预防继发感染、对症处理、加强护理。

2.口服药物 阿昔洛韦片、盐酸伐昔洛韦分散片等抗病毒药物。

3.外用药物 阿昔洛韦乳膏、喷昔洛韦软膏、重组人干扰素 α-2b凝胶等抗病毒；炉甘石洗剂止痒、收敛水疱；夫西地酸乳膏、红霉素软膏等预防及治疗感染。

六、中医治疗方案

（一）辨证论治

1.邪郁肺卫证

【症状】发热，鼻塞，流清涕或黄涕，咳嗽，咳白痰或少量黄痰，痘疹散在分布，色红，疱周红晕不明显，疱浆清亮。纳眠可，小便调，大便干。舌红，苔薄白，脉浮数。

【治法】疏风清热，解毒透疹。

【常用方剂】银翘散加减。

【常用药物】金银花、连翘、板蓝根、大青叶、紫草、淡竹叶、荆芥、薄荷、牛蒡子、桔梗、芦根、淡豆豉、升麻、牡丹皮、炒山楂、炒神曲、炒麦芽。

2.热入营血证

【症状】起病急，壮热，烦渴欲饮，面红，痘疹泛发，颜色鲜红，疱浆混浊，周围红晕显著。乏力，纳差，小便黄，大便干结。舌红绛，苔黄，脉滑数有力。

【治法】清热凉血，解毒消斑。

【常用方剂】清瘟败毒饮加减。

【常用药物】生石膏、知母、生地黄、板蓝根、木贼草、牡丹皮、黄芩、黄连、黄柏、水牛角、金银花、连翘、赤芍、栀子、玄参、丹参、淡竹叶、紫草、炒山楂、炒神曲、炒麦芽。

（二）中成药治疗

金荞除瘟颗粒、银翘疏风颗粒（山西省中医院院内制剂）、板蓝根冲剂等。

（三）其他治疗

1.水疱未破时 将大黄、黄连、黄芩、苦参制成的三黄洗剂，涂于皮损处，有清热燥湿收敛的功效，每日2次。

2.水疱破溃后 用马齿苋、蒲公英、野菊花，煎汤放凉后湿敷患处，每次15～20分钟，每日2次。

七、病案实录

病案一：水痘（热入营血证）

王某某，男，7岁。2019年3月1日初诊。

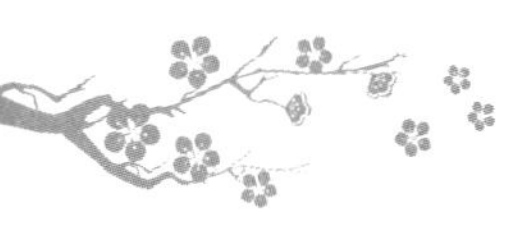

【主诉】全身红斑、水疱7天。

【现病史】2019年2月22日接触水痘患者后，出现发热、恶寒，体温38.8℃，自行服用感冒胶囊，发热未缓解，随后，头、面、耳后、躯干部出现散在红斑，后红斑上出现水疱，水疱逐渐延及四肢、面部，轻度瘙痒，体温波动在37℃～38.8℃，咽痛，扁桃体不大，乏力，纳差，下颌部淋巴结肿痛，小便色黄，大便干。现症见全身散发黄豆大小红斑、水疱，躯干部为甚，部分水疱疱液混浊，结痂。舌尖红，苔黄，脉滑数。

【辅助检查】血常规：LY% 43.2%、LY# 4.63 × 10^9/L，余（－）。

【西医诊断】水痘。

【中医诊断】水花（热入营血证）。

【治法】清热解毒，凉血消斑。

【处方】清瘟败毒饮加减。

金银花10g、连翘10g、板蓝根9g、大青叶9g、焦栀子6g、牡丹皮9g、生薏苡仁15g、竹叶6g、生地黄9g、水牛角15g、麦冬9g、山药9g、炒山楂9g、炒麦芽9g、炒神曲9g。7剂，每日1剂，水煎，早晚饭后分服。

【外用药物】

①重组人干扰素α-2b凝胶：4次/日，外用。

②复方多黏菌素B软膏：2次/日，外用（水疱破溃处）。

二诊：2019年3月9日。发热已退，精神好转，纳可，仍感咽痛，小便调。大便次数多，4次/日，便稀。躯干、四肢、头面大部分水疱已结痂，没有新发红斑水疱。

【处方】首诊方去焦栀子，加射干6g、山豆根5g。7剂，每日1剂，水煎，早晚饭后分服。

10天后随访，痂皮已脱落，有淡红色印迹，无明显不适。

病案二：水痘（邪郁肺卫证）

赵某某，女，9岁。2018年10月18日初诊。

【主诉】全身起红斑、水疱1天。

【现病史】1天前，躯干部散在绿豆大小水疱，微痒，自行外用炉甘石洗剂，未见明显好转，纳眠可，小便色黄，大便可。现症见头、面、躯干部散在红斑、水疱，周围绕以红晕，呈绿豆大小，疱液清，未结痂。舌淡红，苔薄白，脉浮数。

【西医诊断】水痘。

【中医诊断】水花（邪郁肺卫证）。

【治法】清热疏风，解毒透疹。

【处方】银翘散加减。

金银花10g、连翘10g、蒲公英9g、薄荷6g、牡丹皮9g、牛蒡子9g、紫草9g、淡竹叶6g、荆芥6g、板蓝根9g、桔梗6g、芦根9g、生甘草6g。7剂，每日1剂，水煎，早晚饭后分服。

【外用药物】重组人干扰素α-2b凝胶：3~4次/日，外用。

二诊：2018年10月25日。用药后，患者躯干大部分水疱已结痂，没有新发红斑、水疱。胃纳欠佳。

【处方】首诊方加炒山楂9g、炒神曲9g、炒麦芽9g。5剂，每日1剂，水煎，早晚饭后分服。

三诊：2018年10月30日。用药后胃纳改善，结痂脱落，余无不适。

【处置】临床痊愈，停药。

八、病案品析

【病案一品析】

患者起病急，发病快，全身症状明显，容易产生并发症，故应速予清热解毒，凉血消斑。方中金银花、连翘疏风清热，解毒透邪；水牛角、板蓝根、大青叶、生地黄、牡丹皮清热凉血消斑；焦栀子、淡竹叶清热泻火，其中焦栀子清泻三焦之火，淡竹叶导热从小便而出；麦冬滋阴清热；薏苡仁、山药健脾渗湿；炒山楂、炒神曲、炒麦芽消食健脾。全方共达扶正祛邪之功。药证相应，得以迅速控制病势，1周后复诊时全身症状大部分已消失，仍感咽痛，水疱已结痂，大便稀溏，故去焦栀子、黄连寒凉之品，加射干、山豆根清利咽喉。

【病案二品析】

患者儿童，外感风热，素体禀赋不耐，邪郁肺卫而发水痘，投以银翘散加减清热疏风解毒。方中金银花、连翘、蒲公英疏风清热解毒；牛蒡子、薄荷、荆芥、桔梗祛风透疹；淡竹叶清热泻火；牡丹皮、板蓝根、紫草凉血消斑透疹；芦根滋阴生津；生甘草和中解毒。药证相应，给邪气出路，1周后复诊时全身症状大部分已消失，水疱已结痂，加炒山楂、炒神曲、炒麦芽消食健脾扶正。

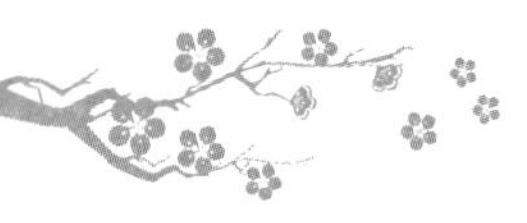

【小结】

水痘为外感温热毒邪所致，属于中医学“温病”范畴。治疗应遵循卫气营血治疗之法：到气方可清气，入营犹可透热转气，入血就恐耗血动血，直须凉血散血的原则。在卫分阶段，予银翘散加减；气分阶段，予白虎汤加减；营分阶段，予清营汤加减。热邪易化热成毒，故用金银花、连翘、野菊花、蒲公英等解毒之品。热邪易伤阴，故加生地黄、芦根、知母、麦冬等滋阴凉血之品。

水痘多见于儿童，小儿生理特点为肺常有余，脾常不足，小儿疾病多与脾胃功能不足有关，故加用健脾消食之品，如山药、薏苡仁、炒山楂、炒神曲、炒麦芽以扶正祛邪。

如在发疹前就出现高热，且高热持续数天，则容易并发脑炎、肺炎等并发症，要引起重视，尽早地给予抗病毒药治疗，如阿昔洛韦静脉滴注或泛昔洛韦口服，必要时给予对乙酰氨基酚等退热药治疗。

九、预防调护

卧床休息，多饮水，忌食辛辣、刺激食物，切勿搔抓，以防止继发感染及留疤。衣被、病室等进行消毒。勤洗手，避免病毒残留。水疱未结痂脱落前，建议患者隔离，不前往去公共场所，以免交叉感染。

（陈　战）

第四章
细菌性皮肤病

第一节　脓疱疮

脓疱疮是一种发生于皮肤，具有传染性的表浅皮肤感染。特点为发生丘疹、水疱或脓疱，易破溃而结成脓痂。具有接触传染和自体接种感染的特性，易在儿童中流行。可发于任何部位，但多以面部等暴露部位为主。本病可归属于中医学“黄水疮”“滴脓疮”的范畴。

一、病因病机

西医学认为，脓疱疮的病原菌绝大多数是金黄色葡萄球菌，少数则为溶血性链球菌，也可为混合感染。脓疱疮分大疱性和非大疱性两型，前者往往是由金黄色葡萄球菌感染引起，后者可由金黄色葡萄球菌、溶血性链球菌或二者混合感染引起，混合感染时其原发性感染常常是溶血性链球菌感染，继发金黄色葡萄球菌感染。

中医学认为，夏秋季节，气候炎热，湿热交蒸，暑湿热邪侵袭肌表，以致气机不畅，疏泄障碍，熏蒸皮肤而发成疮。患儿喂养或调摄不当，则导致机体虚弱，无力运化水湿，酿生湿热；肌肤娇嫩，腠理不固，易感外邪，由口鼻或皮毛而入，其内归于肺，肺气虚弱，卫外不固，失去其屏障功能，不能抵御外界邪气，更易发病，且可相互传染。反复发作者，邪毒久羁，则可导致脾气虚弱。

二、临床表现

临床中，脓疱疮可分为非大疱型脓疱疮和大疱型脓疱疮两种类型。

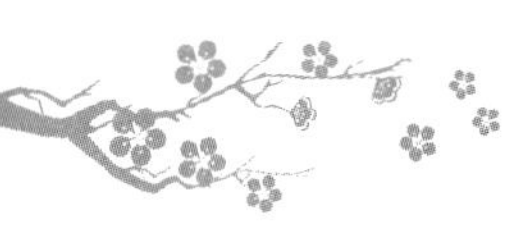

1.非大疱型脓疱疮 也可称为传染型脓疱疮、寻常型脓疱疮，由金黄色葡萄球菌或与乙型溶血性链球菌混合感染所致。本病传染性较强，常在托儿所、幼儿园发生流行。可发生在任何部位，但以面部等暴露部位占多数。皮损开始为红色斑疹或小丘疹，迅速变化成脓疱。经常因搔抓使相邻脓疱向周围扩散或融合。脓疱易破溃、糜烂，脓液干燥后则形成蜜黄色厚痂。痂通常在6～10天后自行脱落，不留痕迹。病情严重者，可伴有全身中毒症状且伴有局部淋巴结炎，甚至引发败血症或急性肾小球肾炎。

2.大疱型脓疱疮 主要是由噬菌体Ⅱ组71型金黄色葡萄球菌所致，儿童多发生，成人亦可发生，特别是HIV感染者。好发于面部、躯干和四肢。皮损初起为粟粒大小水疱或脓疱，快速转变成大疱，疱液先清亮后浑浊，疱壁先紧张后松弛，直径1cm左右，疱内可见半月状积脓，疱周红晕不明显，疱壁薄，易破溃糜烂，形成结痂，痂壳脱落后则留有暂时性色素沉着。

三、诊断依据

初发为红斑、豆大水疱，迅速变为脓疱，疱壁极薄，脓液沉积呈半月状，破裂后流黄水，黄水干燥后结成蜜黄色脓痂，搔抓后皮损扩散，有自体接种的特点，有传染性。分泌物培养可协助诊断。

四、鉴别诊断

1.丘疹性荨麻疹 在风团样红斑上出现丘疹或水疱，好发于躯干、四肢，成批出现，反复发作，奇痒。

2.水痘 多见于冬春季节，发疹时常伴有发热等全身症状，皮疹为向心性分布，以绿豆到黄豆大小的水疱为主，可有脐状凹陷，同时可见到斑疹、丘疹、水疱和结痂各个时期的皮疹，口腔黏膜亦常受累。

五、西医治疗方法

1.局部治疗 对于无并发症的轻度至中度局限性皮损，可局部外用药物以达到治疗目的。对水疱或脓疱，用消毒针刺破，用无菌棉球吸取疱液，尽量避免疱液溢到正常皮肤上。可选用以下药物外涂：1%甲紫溶液、0.5%新霉素溶液、炉甘石洗剂、1%新霉素软膏、1%卡那霉素软膏、莫匹罗星软膏或夫西地酸软膏等。

2. 系统治疗 皮损范围较大，并伴有发热或淋巴结炎，或体弱的婴幼儿应行药敏试验后，使用敏感性高的抗生素，常选择青霉素类、头孢菌素类、大环内酯类、喹诺酮类、四环素类，严重时可使用万古霉素。

六、中医治疗方案

（一）辨证论治

1. 暑湿毒热证

【症状】脓疱密集，色黄，疱周红晕明显，疱破后糜烂面鲜红，干燥后结污黄色厚痂，自觉瘙痒，常伴发热口干，便秘溺赤。舌质红，苔黄腻，脉濡滑数。

【治法】祛暑化湿，解毒清热。

【常用方剂】土茯苓汤、升麻消毒饮或五味消毒饮加减。

【常用药物】连翘、土茯苓、赤芍、金银花、蒲公英、滑石、茵陈、黄柏、车前草、泽泻、甘草等。

2. 脾虚毒滞证

【症状】病程较长，脓疱稀疏，色淡白或淡黄，疱周红晕不明显，脓疱破后糜烂面淡红不鲜，常伴食少纳差，面色白或萎黄，大便时溏。舌质淡红，苔薄白，脉濡缓。

【治法】健脾除湿，兼清余毒。

【常用方剂】参苓白术散或淮山扁豆汤加减。

【常用药物】白扁豆、白术、茯苓、桔梗、莲子、党参、砂仁、山药、薏苡仁、败酱草、马齿苋、鱼腥草。

（二）随症加减

1. 伴发热者 加生石膏、知母。

2. 伴大便秘结者 加大黄、生白术、火麻仁。

3. 脓疱较多者 加金银花、连翘、广藿香。

（三）中成药治疗

清热利湿胶囊（山西省中医院院内制剂）、二术除湿胶囊（山西省中医院院内制剂）、银苓解毒胶囊（山西省中医院院内制剂）、金银花口服液、蒲地蓝口服液、参苓白术散等。

（四）其他治疗

1. 脓液较多或伴有糜烂者 可选用马齿苋、蒲公英、紫花地丁、野菊花等

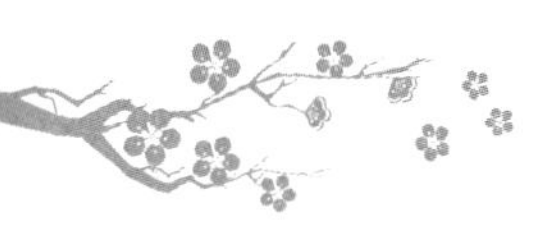

水煎溻渍或湿敷，每日2次；也可外敷三黄洗剂。

2.脓疱少，无糜烂者 可选用金黄膏外涂，或金黄散用麻油调搽，每日2～3次。

3.脓痂多者 可选用金黄膏或紫草膏、紫草油外涂。

七、病案实录

病案一：脓疱疮（暑湿毒热证）

杨某，女，19岁。2021年6月17日初诊。

【主诉】面部脓疱结痂1月余。

【现病史】1个月前，无明显诱因面部左侧口角出现浅黄色脓疱，无感觉异常，常有渗液，渗液后结淡黄色痂，颜面部散在红色丘疹，偶有脓疱，伴瘙痒，纳眠可，二便调。现症见面部左侧口角浅黄色脓疱，有渗液，结痂，颜面部散在红色丘疹，少数脓疱。舌红，苔黄腻，脉弦滑。

【辅助检查】分泌物培养：金黄色葡萄球菌（+）。

【西医诊断】脓疱疮。

【中医诊断】黄水疮（暑湿毒热证）。

【治法】祛暑化湿，解毒清热。

【处方】土茯苓汤、五味消毒饮加减。

土茯苓30g、茵陈15g、黄连6g、白头翁10g、黄柏6g、马齿苋15g、败酱草15g、滑石20g、甘草6g、青黛3g、龙葵15g、紫花地丁15g、焦六神曲10g、炒麦芽10g、金银花10g。7剂，每日1剂，水煎，早晚饭后分服。

【中药外用方】马齿苋30g、地榆10g、龙胆9g、煅瓦楞子15g、枯矾粉12g、地肤子10g、白鲜皮10g、苦参10g、金银花20g。7剂，每日1剂，水煎，溻渍湿敷患处，每日2次。

二诊：2021年6月25日。用药后患者症状好转，渗出基本缓解，结痂脱落，无明显不适，纳眠可，二便调。舌红，苔黄腻，脉弦滑。

【处方】首诊方加当归10g、马齿苋15g、赤芍10g。7剂，每日1剂，水煎，早晚饭后分服。

【中药外用方】首诊外用方。7剂，每日1剂，水煎，溻渍湿敷患处，每日2次。

三诊：2022年7月3日。用药后脓疱、结痂基本消退，可见淡红色印迹，无明显不适，纳眠可，二便调，脉滑。患者因需外地出差，服用中药不便，希望改服中成药。

【中成药】清热利湿胶囊：4粒/次，3次/日，口服。

病案二：脓疱疮（暑湿毒热证）

孔某，女，13岁。2012年8月1日初诊。

【主诉】全身散见皮疹5天。

【现病史】5天前，无明显诱因颜面、口周、四肢、胸背散见红色皮疹，部分高出皮面，有黄色渗液，破溃结痂，瘙痒不甚。自行"阿昔洛韦软膏"涂抹后，症状不见好转，遂前来就诊。纳眠尚可，二便调，浅表淋巴结未及肿大。舌质红，苔黄腻，脉濡滑数。

【辅助检查】分泌物培养：金黄色葡萄球菌培养（+）。

【西医诊断】脓疱疮。

【中医诊断】黄水疮（暑湿毒热证）。

【治法】祛暑化湿，解毒清热。

【处方】土茯苓汤、五味消毒饮加减。

土茯苓30g、茵陈15g、黄连6g、白头翁10g、黄柏6g、马齿苋15g、败酱草15g、滑石20g、甘草6g、龙胆6g、黄芩10g、大青叶10g、金银花10g、连翘10g、牡丹皮10g。7剂，每日1剂，水煎，早晚饭后分服。

【西药】

①罗红霉素胶囊：0.15g/次，2次/日，口服。

②复方多黏菌素B软膏：2次/日，局部外用。

2周后随访，皮疹消退，结痂脱落，临床治愈。

八、病案品析

【病案一品析】

患者发病于暑热天气，四诊合参辨为暑湿毒热证，方选土茯苓汤、五味消毒饮，取清热解毒利湿之功。方中黄连、白头翁、黄柏、马齿苋、败酱草、青黛、龙葵、紫花地丁均有清热解毒之效，配合使用，解毒之力尤强，且能凉血散结以消肿痛；土茯苓、茵陈、滑石、甘草清暑利湿，以解湿毒；金银花清热疏风解毒。配合土茯苓汤，两方合用，对成人较重型脓疱疮，感染较重者可迅速控制病情。

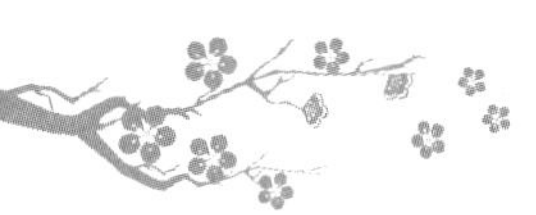

【病案二品析】

根据患儿病情，四诊合参辨为暑湿毒热证。处方中，白头翁、黄柏、马齿苋、败酱草、金银花、连翘清热解毒；土茯苓、茵陈、滑石、甘草、龙胆清暑湿，除热毒；黄芩、黄连、大青叶清热燥湿，降火解毒；牡丹皮清热凉血。全方祛暑化湿，解毒清热，切中脓疱疮的病因和病机，疗效显著。

【小结】

脓疱疮的治疗除清热解毒之外，还应利湿。外感湿热或湿热毒邪之后，内湿与外湿相引，湿热毒邪郁结不散，导致气机不畅，疏泄障碍，毒邪不循常道而解，熏蒸于皮肤致病。湿性重浊、黏腻，蕴久不散，究其病因，本在脾、肺，标在肌腠。故治疗宜标本兼顾，内外合治，且重视利湿解毒。

九、预防调护

大力开展卫生宣教，注意个人卫生，保持皮肤清洁。多喝白开水，饮食清淡，避免搔抓，以免皮损播散加重。患者要适当隔离，尤其集体单位，患儿接触过的衣服、毛巾及用具等，应予消毒。

（田元春）

第二节　毛囊炎、疖和痈

毛囊炎、疖和痈是一组侵犯毛囊及其周围组织的细菌感染引起的急性化脓性皮肤病。其共同特点是红、肿、热、痛。中医称之为疖。《肘后备急方》首次记载了疖这一病名。《诸病源候论·小儿杂病诸候·疖候》曰:“肿结长一寸至二寸，名之为疖。亦如痈热痛，久则脓溃，捻脓血尽便瘥。亦是风寒之气客于皮肤，血气壅结所成。”首次指出了疖肿出脓即愈的特点，并阐述了疖的形成原因。

一、病因病机

西医学认为，毛囊炎、疖和痈多是由凝固酶阳性金黄色葡萄球菌感染引起，部分由表皮葡萄球菌、链球菌、假单胞菌属、大肠埃希菌等单独或混合感染引发。此外，真菌性毛囊炎继发细菌感染也可引发。常见的诱发因素有高温汗出、特应性皮炎反复搔抓、贪食辛辣食物、嗜食烟酒、不注重个人卫生、全身性慢性疾病、器官移植、长期应用糖皮质激素等。

中医学认为，疖的病因病机主要有：内郁湿火，外感风邪，内外相合，两相搏结，蕴阻肌肤发为疖；夏秋之时，感受暑湿热毒，气候闷热，暑湿蕴蒸于肌表，复经搔抓，破溃染毒而成疖；阴虚火旺，或脾虚便溏，染毒发病，反复发作，缠绵难愈，发为疖病。

二、临床表现

毛囊炎是波及毛囊组织的局限性化脓性炎症。多发生于头、面、颈、胸、背、臀，以及外阴。初起为红色炎性丘疹，数天顶尖化脓，周边红晕，脓疱干涸后结痂，愈后一般不留瘢痕。

1.疖 多单发，是发生于毛囊深部，波及周围组织的急性化脓性炎症，多发于人体头、面、颈、臀等处。初为红色炎性丘疹，基底浸润，迅速蔓延至周围，形成质硬的结节，症见患处红肿热痛，并迅速化脓，触之有波动感，经治疗脓栓脱落，排出脓血和坏死组织痊愈。若反复发作，迁延不愈，且数目众多，则称为疖病。

2.痈 好发于颈、背、臀、大腿等处，深达皮下组织，可由多个疖聚集而成。初起为漫肿的炎性包块，无明显边界，皮薄紧张，迅速向皮肤四周及深部蔓延，很快中心软化坏死化脓，可见多个脓头，愈后留有外观如蜂窝状的深在溃疡，可伴淋巴结肿大，甚至并发败血症，有全身中毒的表现。

三、诊断依据

本病根据病史和临床表现，结合皮损处革兰染色和细菌培养可明确诊断。

四、鉴别诊断

1.囊肿型痤疮 好发于面部和背部，初为坚实丘疹，挤之有豆渣样物质，反复挤压形成大小不等的结节，常继发化脓感染，破溃流脓，形成窦道及瘢痕，病程较长，30岁以后发病减少。

2.毛囊闭锁三联征 是一种少见的常染色体显性遗传病，是化脓性汗腺炎、聚合性痤疮和头部脓肿性穿掘性毛囊周围炎三种疾病的总称。发病与毛囊闭锁、大汗腺口过度角化或排出不畅、聚集的毛囊炎及毛囊周围炎在深部融

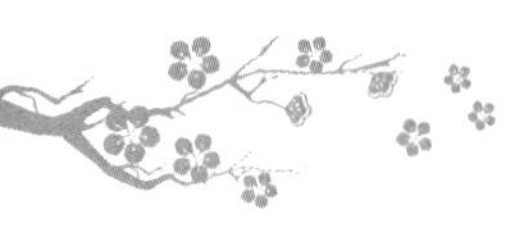

合，细菌继发感染时形成脓肿，破溃后形成窦道而流脓。

五、西医治疗方法

毛囊炎、疖和痈以外用药物治疗为主，早期未化脓时可外用3%碘酊、鱼石脂软膏、莫匹罗星软膏、夫西地酸乳膏、复方多黏菌素B软膏等。

若局部治疗无效；皮损反复发作，肿物较大，迁延不愈；皮损周围伴有蜂窝织炎，中性粒细胞升高，发烧头疼，全身症状严重；毛囊炎发于在鼻周、鼻腔或外耳道内的情况，则应系统应用抗生素。

六、中医治疗方案

毛囊炎、疖和痈西医病名虽不同，但中医辨证思路相似。

（一）辨证论治

1.火热毒邪证

【症状】多见于青壮年，正气盛而感邪，症见局部红肿热痛，根盘收束，且迅速热盛肉腐成脓，脓出黄稠，常伴发热、头痛、口渴咽干、面目红赤，尿黄便秘。舌质红，苔黄，脉数有力。

【治法】清热解毒，泻火凉血。

【常用方剂】黄连解毒汤合仙方活命饮加减。

【常用药物】黄连、黄芩、黄柏、栀子、白芷、浙贝母、赤芍、当归尾、皂角刺、天花粉、乳香、没药、蒲公英、金银花、陈皮、甘草。

2.湿热毒邪证

【症状】疖肿潮红漫肿，根盘大而边界不清，伴全身壮热，朝轻暮重，胸闷呕恶。舌质红，苔白腻或黄腻，脉濡数。

【治法】清热利湿，化浊解毒。

【常用方剂】土茯苓汤、五味消毒饮加减。

【常用药物】茯苓、金银花、连翘、紫花地丁、大血藤、黄柏、当归尾、赤芍、白芷、浙贝母、防风、皂角刺、天花粉、乳香、没药、陈皮。

3.气虚热毒证

【症状】多见于脾胃虚弱，气血不足的患者，症见闷肿胀痛，肿势平塌，根脚散漫，颜色灰暗无光泽，化脓迟缓，腐肉难脱，脓液多清稀而少，色灰绿，常伴高热或身热不扬，小便频数，大便尚可，口渴喜热饮，少气懒言，神疲乏力，面色少华。舌质淡，苔薄黄，脉数而无力。

【治法】清热解毒，扶正托毒。

【常用方剂】仙方活命饮、八珍汤加减。

【常用药物】人参、黄芪、白术、茯苓、当归、川芎、赤芍、金银花、野菊花、龙葵、白芷、浙贝母、皂角刺、乳香、没药、陈皮、甘草。

（二）随症加减

1.恶寒发热者 加荆芥、防风、紫苏叶、淡豆豉。

2.便秘者 加生大黄、枳实、郁李仁、火麻仁。

3.溲赤者 加萆薢、淡竹叶、灯心草、瞿麦。

4.胸闷呕恶者 加广藿香、佩兰、厚朴、豆蔻。

5.反复发作者 加黄芪、当归、西洋参、灵芝。

（三）中成药治疗

1.口服中成药 牛黄清火胶囊、银芩解毒胶囊、金银花口服液、六神丸、连翘败毒丸、珍黄胶囊、蒲地蓝消炎片、肿节风分散片等。

2.外用中成药 鱼石脂软膏、如意金黄散、紫金锭、珍黄胶囊等。

（四）中药外治

大黄、芒硝、蒲公英、赤芍、乳香、金银花各等份，水煎取液冷敷，每日2次。

（五）其他治疗

1.火针拔罐排脓治疗 疖肿已经化脓，先用火针刺破脓头，多次点刺，使脓头破口增大，以利于排脓，然后以脓头破口为中心拔罐，吸出脓汁，用碘伏深入脓腔常规消毒，纱布覆盖。不需要换药，待有脓时再行一次。

2.拔罐放血治疗 常规消毒，以三棱针刺穴位，然后以点刺伤口为中心拔罐，放血2ml左右，选大椎、陶道、曲池、委中、尺泽等穴位，每周1次。

3.火针治疗 疖肿初期红肿，火针点刺局部，以热治热，每周1～2次。

4.穴位埋线治疗 选曲池、三焦俞、肺俞、心俞、胆俞等穴位，2周1次。

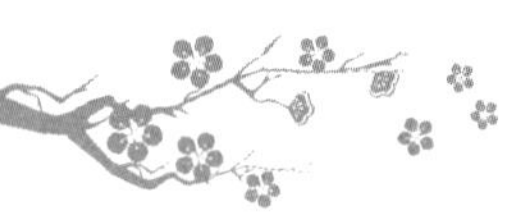

七、病案实录

病案一：毛囊炎（火热毒邪证）

王某，男，37岁。2021年5月19日初诊。

【主诉】头部、前胸、后背反复起皮疹伴疼痛1年。

【现病史】1年前，无明显诱因头部、前胸、后背起皮疹，遇热、食用辛辣刺激食物加重，头面出油多，自觉发热，口渴，尿赤，大便干。现症见头颈部、背部多个肿物，红肿热痛，根盘收束，热腐成脓，脓液黄稠。舌质红，苔黄，脉数而有力。

【西医诊断】毛囊炎。

【中医诊断】疖病（火热毒邪证）。

【治法】清热解毒，泻火凉血。

【处方】黄连解毒汤合仙方活命饮加减。

黄连10g、黄芩10g、栀子10g、白芷10g、浙贝母10g、赤芍10g、当归尾10g、甘草10g、皂角刺10g、天花粉10g、乳香10g、没药10g、金银花30g、连翘30g、蒲公英30g、陈皮12g。7剂，每日1剂，水煎，早晚饭后分服。

【中药外治方】大黄、芒硝、蒲公英、赤芍、乳香、金银花、马齿苋各等份，水煎取液冷敷，每日1次。（行火针2天后应用）

【中医特色疗法】

1.火针　局部点刺治疗，每周1次，共2次。

2.刺络放血　每周1次，共2次。

后用首诊方随症加减连续服用21剂，丘疹囊肿结节减少，大部分消退，后改服银苓解毒胶囊、肿节风分散片半月后痊愈。

病案二：毛囊炎（气虚热毒证）

王某，女，32岁。2016年8月19日初诊。

【主诉】头颈部反复散在皮疹5年余。

【现病史】5年前，突然头颈部起散在皮疹伴疼痛，未治疗。后反复发作，于当地治疗，时好时坏。平素脾胃虚弱，纳一般，发作时偶身热不扬，精神萎靡，神疲乏力，少气懒言，面色少华，大便溏，小便数。现症见头颈部皮疹闷肿胀痛，形成空腔，肿势平塌，根脚散漫，色晦暗，无光泽，不易化脓，腐肉难脱，脓液清稀而量少，乏力头晕，纳呆腹胀，舌质淡红，苔白，脉沉细。

【西医诊断】毛囊炎。

【中医诊断】疖病（气虚热毒证）。

【治法】扶正托毒。

【处方】仙方活命饮、八珍汤加减。

人参10g、黄芪10g、茯苓10g、当归10g、川芎10g、甘草10g、浙贝母10g、赤芍10g、皂角刺10g、天花粉10g、乳香10g、金银花10g、蒲公英10g、山药30g、白术20g、薏苡仁30g。14剂，每日1剂，水煎，早晚饭后分服。

【中药外治方】大黄15g、芒硝30g、蒲公英30g、赤芍15g、乳香15g、金银花30g、赤芍15g、马齿苋15g。7剂，待火针点刺2天后水煎外敷。

【中医特色疗法】火针：局部点刺。

二诊：2016年9月6日。脾胃功能明显好转，皮疹逐渐消退，无明显新发。

后以首诊方加减变化服用1个月，皮疹基本消退。

八、病案品析

【病案一品析】

患者起病急，发病快，病程已1年，但时有新皮疹，头颈部红肿高突，灼热疼痛，脓液黄稠，加之发热，口渴，尿赤，舌苔黄，脉数有力，一派热象，火毒炽盛，内服黄连解毒汤合仙方活命饮，结合外用药清热解毒，凉血托毒；局部火针点刺，以热治热；刺络放血凉血解毒，综合治疗效果明显。

【病案二品析】

临床中，局部辨证应与整体辨证相结合。患者毛囊炎虽表现为红、肿、热、痛，但却体质偏虚，因此，在清热解毒时，应注重同时补益，方能取得良好的疗效。

【小结】

毛囊炎、疖、痈治疗的共同原则为清热解毒。在治疗时，需注意顾护脾胃。感染严重者，及时使用抗生素，甚至激素治疗。若患者患有糖尿病，皮肤免疫力差，则需在积极治疗原发病同时，进行综合治疗，方可提高疗效。

九、预防调护

注意个人卫生，勤洗澡、勤理发、勤修指甲、勤换衣服。少吃辛辣刺激之物及肥甘厚腻，忌食鱼腥发物，保持大便通畅。消渴病等应及时原发病治疗。体虚者应积极锻炼身体，增强体质。

（李承平）

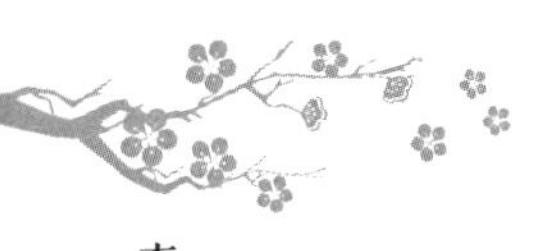

第三节 穿掘性毛囊炎

穿掘性毛囊炎一般是指头部脓肿性穿掘性毛囊周围炎，以结节、脓肿、瘘孔、皮下组织侵蚀破坏伴毛发脱落、相互穿通为特点，呈慢性病程，缠绵难愈，预后留下瘢痕。部分深大的丘疹、囊肿可对毛囊造成暂时甚或永久性破坏，出现脱发，给患者造成身体和心理的双重伤害。本病常与聚合性痤疮、化脓性汗腺炎同时并发，且这三种疾病的发病机制和组织病理变化均相似，故有人将这三种疾病概括称为毛囊性闭锁性三联征。中医学对本病的论述大多见于疖、疮疡、痈疽范围内，散见于有关痈疽的著作中。以丘疹、脓疱为主者，称为“发际疮”；以囊肿、结节为主者，称为“蝼蛄疖”“蟮拱头”；硬结性瘢痕疙瘩者，称为“肉龟疮”；造成秃发者，称“火珠疮”等。

一、病因病机

西医学认为，穿掘性毛囊炎与金黄色葡萄球菌、表皮葡萄球菌、链球菌及双球菌感染有关。本病是否为原发性细菌感染性疾病，尚且存疑，由于皮质类固醇内服有效，因此推测本病可能是由于抗原抗体反应而引起的组织破坏。病理提示毛囊口角栓形成、毛囊闭锁，有肉芽肿反应。

中医学认为，本病多为外感暑湿，或因嗜酒，嗜食辛辣刺激之味，湿热蕴结与外受热毒之邪，熏蒸肺系，或热盛肉腐而化结成脓，脓毒流窜，相互贯通，湿、热、毒三邪合而郁于肌肤而发病；或素体虚弱，腠理失司，复感风热邪所致；或患病后处理不当，疮口过小引起脓毒潴留；或搔抓染毒，导致脓毒旁窜，在头顶皮肉较薄处易蔓延、窜空而成蝼蛄疖。《医宗金鉴》提出：“痈疽原是火毒生，经络阻隔气血凝”。

二、临床表现

成年男性多发。初起头皮部，特别是后枕部，发生数个毛囊炎和毛囊周围炎，后逐渐增大变深而形成半球状的结节，病损处毛发脱落，呈现淡红色表面光滑紧张的隆起，后结节软化而形成脓肿，破溃后成为多数瘘孔，有脓汁流出。在瘘孔与瘘孔之间，皮下组织侵蚀破坏并互相穿通，因此，压迫结节可从相接近或距离较远的瘘孔排出脓汁。经过慢性病程，常一处病损痊愈留有瘢痕，但它处又发生新的病损，如此持续数年到数十年之久。

三、诊断依据

主要见于成年男性，发生在头部，典型皮损多表现为结节、脓肿，可形成窦道和瘢痕疙瘩。

四、鉴别诊断

1.痈 常为单发，初起无头，局部顶高色赤，表皮紧张光亮，肿势范围较大，约6～9cm，初起即伴有明显全身症状。

2.颜面疔疮 初起有粟粒状脓头，根脚较深，状如钉丁，肿势散漫，肿胀范围显著大于疖，出脓日期较晚，且有脓栓，多数患者开始即有明显全身症状。

3.囊肿型痤疮 好发于面颊部和背部，初为坚实丘疹，挤压有白色粉样物质，反复挤压形成大小不等的结节，病程较长，30岁以后发病减少。

五、西医治疗方法

可选用抗生素，有时可与皮质类固醇合并使用。对有波动的脓肿，切开排脓，脓肿间窦道也要切开，且需要用石炭酸烧灼窦道的内壁组织，或局部涂抹抗生素软膏。亦可口服异维A酸，行光动力、局部封闭等治疗，病情严重难愈者，可予生物制剂治疗如阿达木单抗。

六、中医治疗方案

（一）辨证论治

1.毒热蕴结证

【症状】皮疹以多发丘疹、脓疱为主，部分有囊肿，皮疹多为大米、绿豆或蚕豆大小，色红，疹发表浅，触痛明显，易化脓，易溃破，破后易愈，多见于发病初期。小便黄，大便易干。舌红，苔薄黄或黄厚，脉滑数。

【治法】清热解毒，散结消肿。

【常用方剂】五味消毒饮、黄连解毒汤加减。

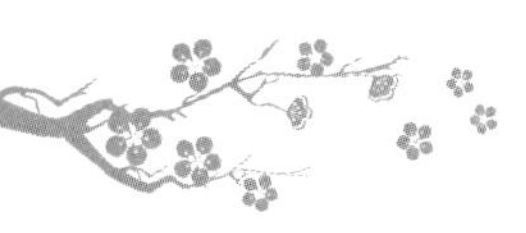

【常用药物】蒲公英、紫花地丁、金银花、野菊花、天葵子、黄连、黄柏、栀子、黄芩、当归、赤芍、皂角刺、白芷。

2.湿热浸淫证

【症状】皮疹以囊肿为主，色暗红，不易化脓，不易溃破，或溃破脓液黄稠，色暗红或黑红，痛不剧烈，皮温稍高，小便正常或黄，大便正常或偏干，或黏腻不爽。舌质偏红，苔薄黄或黄腻，脉细数或弦滑。

【治法】清热利湿，解毒散结。

【常用方剂】除湿解毒汤加减。

【常用药物】土茯苓、茵陈、薏苡仁、栀子、牡丹皮、金银花、连翘、紫花地丁、滑石、蒲公英、黄柏、苍术、山慈菇、赤小豆、赤芍、土贝母、莪术。

3.气虚毒恋证

【症状】皮疹以皮色囊肿为主，漫肿，无明显疼痛，脓液清稀或为清水，不能自行破溃，难以自行消退，各种清热解毒药物及抗生素治疗效果欠佳。二便正常或大便溏稀。舌质偏淡，苔薄少，脉细弦、细数或沉细。

【治法】益气解毒，消肿散结。

【常用方剂】托里消毒散加减。

【常用药物】黄芪、西洋参、当归、川芎、赤芍、白术、茯苓、白芷、金银花、甘草、陈皮、龙葵、浙贝母。

4.血瘀毒聚证

【症状】皮疹呈深红色、暗红色或皮色囊肿、结节、瘢痕、脱发等，部分可形成窦孔、窦道，可有疼痛，迁延难愈，反复发作。毛囊炎愈后头部遗留硬结、肿块久不消退，多见于病程日久，反复发作治疗者。舌质暗，有瘀斑，舌苔白，脉细涩。

【治法】活血化瘀解毒。

【常用方剂】活血散瘀汤、五味消毒饮加减。

【常用药物】当归、黄芪、赤芍、川芎、苏木、牡丹皮、枳壳、桃仁、金银花、天葵子、三棱、白花蛇舌草、半枝莲、肿节风、龙葵。

（二）随症加减

1.热毒较盛者　加败酱草、连翘、生地黄、赤芍、天花粉。

2.质地坚实者　加水蛭、蜈蚣等虫类药。

3.脾胃虚弱者　加炒麦芽、白术、炒白扁豆。

4.**病史较长者** 加桃仁、红花、川芎、乳香。

（三）中成药治疗

银苓解毒胶囊、牛黄清火胶囊、肿节风分散片、金银花口服液、连翘解毒丸、珍黄胶囊、大黄䗪虫丸等。

（四）中药外治

大黄、硫黄、当归、金银花、野菊花、乳香、皂角刺各等份，水煎溻渍患处，每日2次，每次15分钟。

（五）其他治疗

1.**火针治疗** 局部皮损点刺治疗，每周1次。

2.**穴位埋线** 可辨证选取穴位，如大椎、心俞、肺俞、膈俞、肾俞、曲池、血海、足三里等，每次选穴6处，2周1次。

3.**刺络拔罐** 常选取大椎、风门、大杼、陶道、曲池、梁丘、足三里等穴位，每次选穴6处，1周1次。

4.**三棱针放血** 常选取委中、大椎、合谷、身柱、灵台、陶道、大杼等穴位，每次选穴6处，1周1次。

5.**药线引流** 切开囊肿、窦道采用药线引流。

七、病案实录

病案一：穿掘性毛囊炎（湿热浸淫证）

薛某，男，22岁。2022年1月5日初诊。

【主诉】头部起皮疹，化脓，伴斑块状脱发5年。

【现病史】5年前，额头开始起脓疱，先为数个，渐延及头后部，出现脓肿，反复出脓不愈，头顶后部有多个蚕豆及鸽蛋大小隆起凹凸不平的肿块，质软，互相穿通，压迫后有少许脓汁流出，排脓不畅，疼痛，严重时引发头痛、发热，四周有散在米粒大脓疱多个，并可见6处黄豆大小脱发斑片。头部出油大，头闷如裹，昏沉不清，纳眠可，大便黏腻，小便可。舌质红，苔黄腻，脉象弦滑。

【专科检查】头顶及后枕部皮肤凹凸不平的肿块12处，质地柔软，数个互相穿掘贯通，脓孔3～4处，压迫后有少许脓汁流出，排脓不畅，压之疼痛，周围有散在米粒、黄豆大脓疱多个，并可见6处黄豆大脱发斑片。

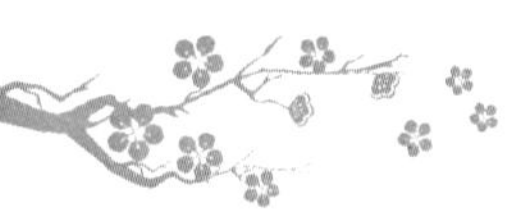

【西医诊断】穿掘性毛囊炎。

【中医诊断】蝼蛄疖(湿热浸淫证)。

【治法】清热利湿，解毒消肿。

【处方】除湿解毒汤加减。

土茯苓30g、茵陈30g、金银花12g、蒲公英15g、连翘12g、白头翁10g、当归10g、黄柏12g、黄芩10g、白花蛇舌草30g、粉萆薢20g、半枝莲15g、赤芍10g、川芎12g、浙贝母10g、马齿苋30g、炒鸡内金9g、皂角刺12g。14剂，每日1剂，水煎，早晚饭后分服。

【中药外用方】白矾20g、苦参30g、透骨草30g、马齿苋30g、大黄15g、赤芍30g、金银花30g、败酱草30g。7剂，水煎，溻渍头部，30分钟/次，2次/日。

【西药】注射用胸腺肽：60mg/次，每日1次，静脉滴注，10次1个疗程，共用3个疗程。

后以首诊方加减变化连续服药45剂，配合每日中药溻渍治疗，诊次略去。

二诊：2022年2月11日。皮损明显好转，红肿消退，脓疱消失。部分散在脓肿，脓肿之间形成窦道，5～6处黄豆大斑片状脱发，无头发生长。不思饮食，大便溏稀。舌质偏淡，苔薄少，脉细弦。

【辨证】气虚毒恋证。

【处方】首诊方去黄芩、黄柏、白头翁、白花蛇舌草、皂角刺，加黄芪30g、党参10g、山药30g、白术10g。14剂，每日1剂，水煎，早晚饭后分服。

后继续服用二诊方30剂，脓肿平复，3个月后基本痊愈。

病案二：穿掘性毛囊炎(毒热蕴结证)

张某，男，33岁。2021年12月24日初诊。

【主诉】头皮结节半年。

【现病史】半年前，头部散发丘疹、脓疱，部分囊肿，皮疹为黄豆、蚕豆、杏大小，色红，疼痛明显，化脓，溃破，破后易愈。曾口服多西环素片，外用克林霉素甲硝唑擦剂，好转后反复。常熬夜，纳可，小便黄，大便干。舌红，苔黄厚，脉滑数。

【专科检查】头顶部、枕后多数丘疹、脓疱、囊肿、硬结，皮疹约为黄豆、蚕豆、杏大小不等，约15处，压痛明显，部分结节处可见毛发脱落。

【西医诊断】穿掘性毛囊炎。

【中医诊断】蝼蛄疖(毒热蕴结证)。

【治法】清热解毒，消肿散结。

【处方】五味消毒饮、黄连解毒汤加减。

金银花20g、蒲公英30g、生地黄10g、赤芍20g、生薏苡仁30g、黄芩10g、黄连6g、甘草6g、白术10g、陈皮12g、茯苓10g、紫花地丁15g、泽泻10g、浙贝母10g、皂角刺6g、夏枯草10g、黄芪10g、玄参10g。10剂，每日1剂，水煎，早晚饭后分服。

【中医特色疗法】

1.火针 局部火针，每周1次。

2.放血疗法 大椎、大杼放血，每周1次。

3.中药外用 金黄散、紫金锭，冷水调制外用。

后以首诊方随症加减变化连续治疗3个月后，头部疖肿几乎完全消退，且未见新生者。

八、病案品析

【病案一品析】

治疗穿掘性毛囊炎应遵循“急则治标，缓则治本”的原则。“标”为毒热蕴结于表及湿热浸淫于肌肤；“本”为脾胃虚弱或阴虚内热，加之气虚毒恋而成。湿热浸淫证当先清热利湿解毒。方中土茯苓、茵陈、金银花、蒲公英、连翘、白头翁、马齿苋清热利湿解毒；黄柏、黄芩、白花蛇舌草、粉萆薢、半枝莲加强清热利湿解毒之功；当归、赤芍、川芎活血消肿；浙贝母、皂角刺软坚散结消肿；炒鸡内金健脾除湿，护胃。

【病案二品析】

本案重用金银花、蒲公英，配黄芩、黄连清热解毒；生地黄、赤芍、紫花地丁清热凉血；生薏苡仁、白术、陈皮、茯苓健脾除湿；土茯苓、泽泻利湿解毒；浙贝母、皂角刺、夏枯草软坚散结，活血消斑。反复发作，日久气虚可适量加补中益气之药，如黄芪、玄参补气透托。本案患者症状较重，遂采用火针治疗，以增强拔毒排脓之效。

【小结】

头部穿掘性毛囊炎部位特殊，药物首先引入于胃，上输于脾，脾气散精，上归于肺，肺主皮毛，随后才可到达头部皮肤，故组方用药一般用量较大，加之本病较为难治，故组方药味较多。因本病患者多为男性，皮脂分泌旺盛，中医理论认为是湿邪较重所致，故除清热解毒外，还要健脾除湿。另外，适量加

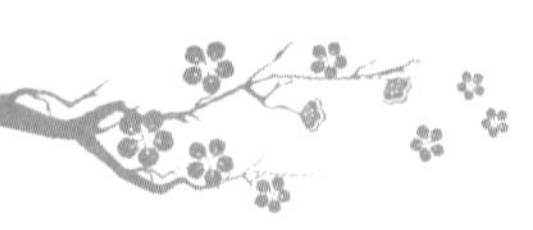

入水蛭等虫类药可达到软坚散结，消除囊肿结节的功效。不管哪种证型的穿掘性毛囊炎，清热解毒首当其冲且贯穿全程。病史较长者，可适当加桃仁、红花、川芎、乳香等活血化瘀药；囊肿、硬结节多为痰湿形成的瘀滞，可加海藻、昆布、萆薢、半夏、山慈菇、土贝母等散结化痰通络药。为避免清热解毒损伤脾胃，可加山药、砂仁等健脾护胃之品。

九、预防调护

少食辛辣油炸及甜腻食物，患病时忌食鱼腥等发物。注意个人卫生，勤洗澡，勤理发，勤换衣，保持局部皮肤清洁。多运动，多锻炼，少熬夜，保持愉悦心情。夏秋季节多饮清凉饮料，如金银花露、绿豆薏苡仁汤等。

（田元春）

第四节　丹毒、蜂窝织炎

丹毒是多由A组β型溶血性链球菌感染引起的一种累及皮肤深部组织的急性感染性皮肤病，主要累及网状淋巴管。蜂窝织炎是多由溶血性链球菌和金黄色葡萄球菌感染引起的皮肤及皮下组织弥漫性化脓性皮肤病。二者多由外伤及感染所致。丹毒中医学又称“丹熛”，发无定处，根据其发病部位的不同，病名有所不同。发于躯干者，称“内发丹毒”；发于头面者，称“抱头火丹”；发于小腿足部者，称“流火”；新生儿多生于臀部，称“赤游丹毒”。蜂窝织炎归属于中医学“发”的范畴。

一、病因病机

西医学认为，丹毒多由溶血性链球菌感染引起，病原菌为A组β型溶血性链球菌，偶有C型或G型链球菌，主要累及网状淋巴管。细菌可通过皮肤或黏膜细微损伤侵入，亦可由血行感染引起，通常足癣、趾甲真菌病、小腿溃疡、鼻炎、慢性湿疹等均可诱发，机体抵抗力低下（如糖尿病、慢性肝病、营养不良等）亦可成为促发因素。蜂窝织炎多由溶血性链球菌和金黄色葡萄球菌感染引起，少数可由流感嗜血杆菌、厌氧杆菌或腐败菌等感染引起。大多数为原发性，由细菌直接通过皮肤微小创伤而侵入，也可继发于外伤、溃疡及其他局限性化脓性感染等。

中医学认为，素体血分有热，加之皮肤破损，火毒之邪乘隙侵入，内外之邪相搏于肌肤而发本病。发于头面者，多夹风热；发于胸腹腰胯部者，多夹肝脾郁火；发于下肢者，多夹湿热；发于新生儿者，多由胎热火毒所致。

二、临床表现

1.丹毒 不当刺激损伤皮肤黏膜通常诱发本病。好发于小腿及头面部，婴儿则常发于腹部。通常有足癣、感染病灶，以及皮肤外伤史，起病急剧，常有全身不适、畏寒、发热、恶心、呕吐等前驱症状。典型皮损为局部出现境界清楚的水肿性红斑，表面紧张发亮，并迅速向四周蔓延。有时红斑基础上可发生水疱、大疱或血疱。自觉灼热、疼痛，伴有局部淋巴结肿大。皮损及全身症状多在4～5天达到高峰，消退后局部留有轻度色素沉着及脱屑。

丹毒若不祛除诱因，反复发作，可导致皮肤淋巴管受损，回流不畅，受累组织肥厚，形成象皮肿。

2.蜂窝织炎 发病急骤，皮损初起为局部弥漫性红肿，边界不清，浸润深；中央颜色深且明显隆起，四周颜色较淡，边界不清，持续性胀痛，化脓时呈跳痛，易化脓，溃破后排出脓液和坏死组织。有时可并发坏疽、转移性脓肿，以及败血症，炎症加深时可波及肌腱及骨骼，导致筋膜炎、肌炎。

三、诊断依据

1.丹毒 依据临床表现、症状、实验室检查可确诊。

2.蜂窝织炎 根据境界不清的红肿，有自发痛及压痛，中心可软化、波动及破溃等即可诊断，但需进行血液培养以排除败血症。

四、鉴别诊断

1.丹毒 需与接触性皮炎、类丹毒进行鉴别。

（1）接触性皮炎：有过敏物接触史。接触部位的皮肤红肿，可有水疱、丘疹、瘙痒，无疼痛，一般无明显全身症状。其中，有接触史、接触部位的皮疹、瘙痒是主要鉴别点。

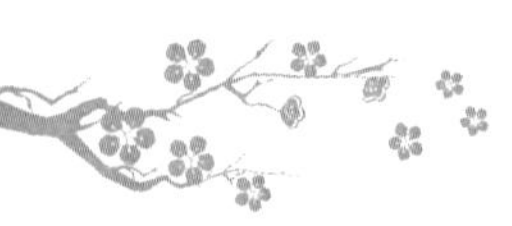

（2）类丹毒：有接触家禽或屠宰工作中受伤的病史。损害通常发生于手部，为境界清楚的紫红色斑，起病较缓，一般不发热，疼痛较轻。其中：发病部位、接触史、职业史，不发热是主要鉴别点。

2.蜂窝织炎样表现 蜂窝织炎需与深静脉栓塞，以及真菌、病毒、昆虫叮咬等引起的蜂窝织炎样表现相鉴别。

五、西医治疗方法

1.系统用药治疗 主要以抗感染为主，首选青霉素或头孢菌素，青霉素过敏者、可选大环内酯类、喹诺酮类、抗生素等。

2.外用药局部治疗 抬高患肢，局部外敷，丹毒可用0.1%依沙吖啶或马齿苋煎液冷敷，外用抗生素药膏；蜂窝织炎可局部热敷、紫外线或超短波物理治疗，必要时切开引流。

六、中医治疗方案

（一）辨证论治

丹毒

1.毒热炽盛证

【症状】皮肤鲜肿灼红，疼痛明显，或见水疱、紫斑，伴发热，纳差。舌质红，苔黄，脉滑数。

【治法】清热凉血，解毒消斑。

【常用方剂】犀角地黄汤、普济消毒饮加减。

【常用药物】水牛角、生地黄、牡丹皮、赤芍、玄参、连翘、板蓝根、升麻、黄芩、紫花地丁、蒲公英、金银花、栀子、黄连、砂仁、焦六神曲、炙甘草。

2.湿热蕴结证

【症状】常见于下肢，红赤肿胀，向上蔓延，常见胯间臖核，常伴胃纳少食，渴不欲饮。舌质红，苔黄腻，脉滑数。

【治法】清热祛湿，化瘀通络。

【常用方剂】除湿解毒汤加减。

【常用药物】土茯苓、茯苓皮、猪苓、马齿苋、龙胆、炒苍术、滑石、黄柏、金银花、当归、玄参、大血藤、忍冬藤、甘草、重楼、山药、白扁豆。

3.脾虚湿盛证

【症状】见于慢性丹毒，皮肤淡红低热，甚则发生水疱，多发生于下肢，水肿明显，伴乏力、腹胀、腹泻、便溏。舌质淡，舌胖，苔薄白，脉细滑。

【治法】健脾除湿，解毒消肿。

【常用方剂】参苓白术散加减。

【常用药物】生白术、山药、白扁豆、生薏苡仁、芡实、茯苓、甘草、炒枳壳、厚朴、鸡内金、当归、鬼箭羽、忍冬藤、石见穿、紫花地丁、金银花、路路通。

4.血瘀毒热证

【症状】皮肤暗红灼热，肿胀疼痛明显，偶见散在瘀斑、瘀点。舌质暗红，舌底脉络瘀曲，苔薄白，脉弦涩。

【治法】活血化瘀，通络散结。

【常用方剂】补阳还五汤加减。

【常用药物】当归、黄芪、赤芍、丹参、景天三七、地龙、烫水蛭、鸡血藤、路路通、醋香附、肿节风、大血藤、连翘、败酱草、白术、茯苓、焦六神曲。

蜂窝织炎

1.风热火毒证

【症状】局部弥漫性红肿，中央颜色深且明显隆起，四周颜色较淡肿势较轻，边界不清，持续性肿胀，发热头痛。舌质红，苔薄黄，脉浮数。

【治法】清热疏风，解毒散结。

【常用方剂】五味消毒饮加减。

【常用药物】金银花、连翘、紫花地丁、蒲公英、龙葵、天葵子、牡丹皮、赤芍、肿节风、大血藤、知母、生石膏、黄芩、栀子、炒神曲、炒鸡内金。

2.湿热火毒证

【症状】局部弥漫性红肿，间歇性跳痛，破溃后排出脓液及坏死物质，浸润较深，边界不清。舌质红，苔黄腻，脉滑数。

【治法】清热利湿解毒。

【常用方剂】除湿解毒汤加减。

【常用药物】土茯苓、滑石、绵萆薢、白头翁、茵陈、当归、赤芍、甘草片、金银花、连翘、蒲公英、肿节风、皂角刺、赤小豆、大血藤、炒神曲。

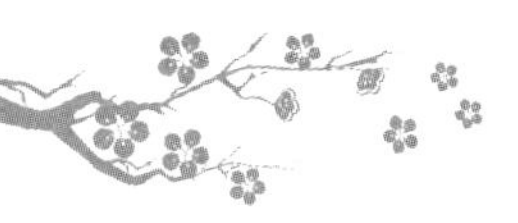

（二）中药外治

1.急性丹毒 大黄30g、芒硝50g、金银花30g、马齿苋30g、虎杖15g，水煎冷敷，可持续敷0.5～1小时，2～3次/日，敷后，醋调或水调珍黄丸、如意金黄散、紫金锭外涂。

2.慢性丹毒 熟大黄、芒硝、炮姜、姜黄、桃仁、路路通、葱段各等份，水煎热敷后，酒调七厘散外用，2次/日。

3.蜂窝织炎 败酱草30g、马齿苋30g、醋乳香10g、儿茶10g、金银花15g、蒲公英30g、土贝母15g、黄柏15g、生石膏30g、芦荟15g，水煎外敷，2次/日。

（三）其他治疗

刺络拔罐 选委中、大椎、阳陵泉、心俞、肺俞、曲池、合谷等穴位。

七、病案实录

病案一：丹毒（湿热蕴结证）

严某，男，45岁。2021年5月3日初诊。

【主诉】右小腿外侧红、肿、热、痛2周。

【现病史】2周前，无明显诱因右小腿外侧出现手掌大小水肿性红斑，疼痛明显，体温38.5℃，当地医院予头孢治疗后疼痛减轻，但红斑不消，水肿不退。小便短赤，大便黏腻不爽。平素喜食肥甘厚味。舌红，苔黄腻，脉滑数。现症见：右小腿外侧手掌大水肿性红斑，边界清晰，触之疼痛。

【辅助检查】WBC 11.3×10^9/L；嗜中性粒细胞绝对值 9.3×10^9/L，嗜中性粒细胞百分比：95%；抗链O：670IU/ml。

【西医诊断】丹毒。

【中医诊断】丹毒（湿热蕴结证）。

【治法】清热祛湿，化瘀通络。

【处方】除湿解毒汤加减。

土茯苓30g、猪苓12g、马齿苋15g、滑石20g、金银花15g、蒲公英15g、当归15g、赤芍15g、苍术12g、黄柏10g、泽泻15g、生甘草6g、牡丹皮9g、忍冬藤15g、大血藤15g、鸡血藤12g、地龙9g。7剂，每日1剂，水煎，早晚饭后分服。

【中药外用方】芒硝100g、大黄30g、甘草12g、金银花30g、黄柏16g。3

剂、水煎，冷藏30分钟，溻渍患处，1小时/次，3次/日。

【中成药】如意金黄散：中药外用方溻渍患处后，香油调外涂。

二诊：2021年5月11日。用药后，皮损颜色变暗，水肿明显减轻。

【处方】首诊方加冬瓜皮15g、乳香12g。10剂，每日1剂，水煎，早晚饭后分服。

1个月后随访，皮肤基本恢复正常。

病案二：蜂窝织炎（湿热火毒证）

郑某，男，25岁。2014年5月7日初诊。

【主诉】右下肢红肿疼痛5天。

【现病史】5天前，发现右小腿胫前起硬币大小红斑，疼痛。自行外涂红霉素软膏，未见好转。红肿面积迅速扩大，伴头痛恶寒，全身酸痛倦怠，趾间起水疱、脱皮屑，瘙痒。不思饮食，眠欠佳，二便尚可。舌质红，舌苔黄腻，脉滑数。

【既往史】足癣。

【专科检查】体温38.2℃，右小腿下2/3潮红、弥漫性水肿，皮温高，触痛明显，病变区与正常皮肤无明显界限。双足趾间浸渍、腐白、水疱。

【辅助检查】WBC $15.3 \times 10^9/L$；红细胞沉降率测定12mm/h。

【西医诊断】蜂窝织炎。

【中医诊断】发（湿热火毒证）。

【治法】清热解毒，利湿消肿。

【处方】除湿解毒汤、五味消毒饮加减。

土茯苓40g、萆薢15g、茵陈15g、白头翁12g、滑石20g、金银花15g、连翘12g、蒲公英15g、肿节风10g、天葵子10g、大血藤12g、赤小豆15g、升麻6g、防风6g、生石膏30g、知母10g、鸡内金9g、神曲12g。7剂，每日1剂，水煎，早晚饭后分服。

【西药】注射用青霉素钠：400万单位，2次/日，静脉注射，连续7天。

【中药外用方】芒硝100g、大黄30g、甘草12g、金银花30g、黄柏16g。3剂，水煎，冷藏30分钟，溻渍患处，1小时/次，3次/日。

【中成药】如意金黄散：中药外用方溻渍患处后，香油调外涂。

嘱患者卧床休息，抬高患肢。

二诊：2014年5月15日。体温36.2℃；WBC $9.3 \times 10^9/L$。头痛及全身症状消失，右下肢红肿、疼痛明显减轻，纳食增加。舌质红，舌苔黄腻，脉滑。

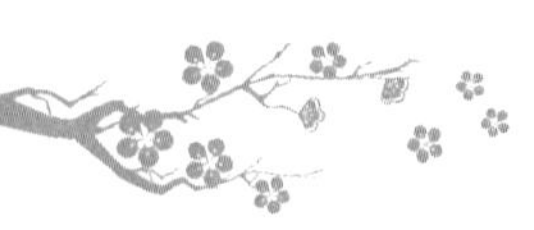

【处方】首诊方去升麻、防风、石膏、知母，加当归10g、赤芍12g、川芎12g。7剂，每日1剂，水煎，早晚饭后分服。

三诊：2014年5月23日。右下肢红、肿、热、痛基本消失，皮肤仍有轻度肿胀，颜色轻度紫暗。精神正常，饮食、睡眠、二便均正常。双足趾间浸渍糜烂，真菌检查提示阳性。舌质红，舌苔稍黄腻，脉滑。

【辨证】湿热火毒，滞留下焦。

【治法】清热利湿解毒。

【处方】除湿解毒汤加减。

萆薢12g、土茯苓30g、赤小豆15g、滑石20g、忍冬藤12g、大血藤15g、马齿苋15g、当归10g、赤芍10g、地龙10g、玄参9g、肿节风12g、神曲12g、甘草6g。7剂，每日1剂，水煎，早晚饭后分服。

【中药外治法】马齿苋15g、黄柏12g、枯矾12g、大枫子12g、石榴皮15g、百部10g。2剂，水煎，溻敷脚趾间，每晚1次。

【西药】咪康唑乳膏、盐酸特比奈芬乳膏：交替使用，2次/日，外用。

八、病案品析

【病案一品析】

中年男性，平素喜食肥甘厚味，助湿生热，湿热下行与瘀互结，发为丹毒，治以清热祛湿、化瘀通络。方中土茯苓、猪苓、苍术清热利湿；泽泻、车前草利湿通络；大血藤、忍冬藤清热通络；鸡血藤、当归、莪术、地龙养血活血通络；牡丹皮、赤芍清热凉血；蒲公英、马齿苋、金银花清热解毒。诸药合用，清热祛湿、化瘀通络。二诊时，患者症状减轻，加冬瓜皮清热祛湿；乳香活血逐瘀，消肿定痛。经治疗，疾病痊愈。

【病案二品析】

中年男性，突发小腿红斑，疼痛，且迅速扩大，伴全身酸痛倦怠。舌质红，苔黄腻，脉滑数。系湿热火毒蕴结肌肤，治宜清热解毒，利湿消肿。方中土茯苓、萆薢、茵陈解毒除湿；白头翁、金银花、连翘、蒲公英、生石膏、知母清热解毒；滑石、赤小豆清热利尿，予湿热火邪以出路，使邪从下焦而出。下肢红斑、肿痛，予肿节风、天葵子、大血藤消肿散结，清热凉血止痛；头痛、恶寒，予升麻、防风解表祛风；湿热困阻，中焦失于健运，故不思饮食，予鸡内金、神曲健脾除湿。全方集清热解表、清热利湿、健脾除湿之品，使得湿热火邪得以从三焦清利。诸药合用，共奏清上、畅中、利下之功，使火毒得清，湿热得化。

二诊时患者头痛及全身症状消失，故减解表之升麻、防风，右下肢红、肿、疼痛明显减轻，纳食增加，减清热之石膏、知母，加四物汤之当归、赤芍、川芎养血活血，疏通经脉，既补湿热火毒耗伤之阴血，又疏通湿热瘀滞之血脉。

三诊时，患者右下肢红、肿、热、痛基本消失，皮肤仍有轻度肿胀，颜色轻度紫暗，此时火毒已清，留湿毒瘀血滞留下焦，当治以清热利湿，活血通络，故进一步减去原方茵陈、金银花、连翘等清热解毒之品，加入忍冬藤、马齿苋、地龙清热通络；久热伤阴，加入玄参凉血滋阴。双足趾间浸渍糜烂，予马齿苋、黄柏、枯矾、大枫子、石榴皮、百部外用以清热解毒，燥湿消肿。内外合治，共奏通经活络，解毒消肿，疏散余邪之功。

【小结】

1.丹毒　急性发作期需清热解毒，常选五味消毒饮、普济消毒饮加减治疗。若伴有发热寒战、头痛身痛等太阳表证，加麻黄、桂枝、薄荷、紫苏叶、荆芥、防风、牛蒡子等疏风解表药；若表现为高热、口渴、汗出等阳明气分热盛，加白虎汤或生石膏、寒水石、知母、天竺黄等药物清解阳明气分实热；若皮肤猩红、肿胀明显，为热入营血，加水牛角、羚羊角、玳瑁、玄参、生地黄、牡丹皮、赤芍等清营凉血之品。上下肢丹毒，常选大血藤、忍冬藤，肿节风、虎杖等藤类清热解毒药，因藤能通达四肢以引诸药上下通行；颜面丹毒，加金银花、野菊花、凌霄花等花类清热解毒药，因花性轻扬上行，可引诸药上行达头面。

丹毒急性期应及早足量应用抗生素治疗，中西结合控制病情，以免反复发作形成慢性丹毒。

慢性丹毒以疼痛、漫肿、局部色素沉着、反复发作，甚至象皮样改变为特征，以活血通络、利湿消肿为治疗原则，可选用补阳还五汤、桃红四物汤、五苓散、防己黄芪汤加减；局部紫暗，瘀血较重，可选用水蛭、地龙、虻虫、乌梢蛇等通络作用较强的虫类药物；局部肥厚粗糙呈象皮样改变，可选三棱、莪术、昆布、海藻、牡蛎、龙骨、荔枝核、橘核等活血软坚药物。慢性丹毒多为正气虚弱，邪气留恋，故可加黄芪、人参扶正祛邪。

2.蜂窝织炎　为皮下组织急性、弥漫性感染性疾病，发展迅速，严重者可引发败血症。在辨证论治基础上，尽早足量应用抗生素治疗，中西联合，疗效

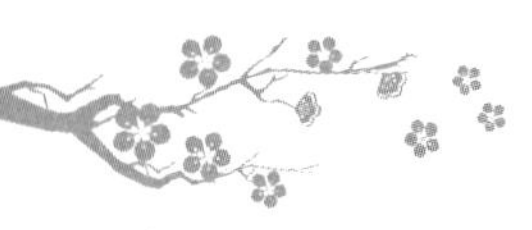

更佳。如有化脓，可做细菌培养，怀疑厌氧菌感染，可用替硝唑、甲硝唑等系统治疗。中药外治具有消肿消炎的作用，冷敷可防止炎症扩散，降低皮温。

蜂窝织炎急性发作期常伴有太阳表证，如发热恶寒、头痛身痛等为内热外寒证，在清热解毒或清热利湿的基础上，加麻黄、桂枝、升麻、防风、荆芥、紫苏叶、薄荷等疏风散寒解表药物。恢复期加当归、鸡血藤、石见穿、地龙等活血通络药物，促进组织修复。

九、预防调护

忌挖鼻、搔抓皮肤。若皮肤黏膜有破损，应及时治疗，以免染毒。应卧床休息，下肢丹毒患者抬高患肢30°～40°。多喝白开水，饮食清淡，少吃油腻、辛辣食品。下肢复发性丹毒患者，必须彻底治疗足癣，以减少复发。

（孙瑞晗）

第五章
真菌性皮肤病

第一节　手足癣

手足癣是指由皮肤癣菌引起的手足部浅表皮肤真菌感染，主要累及指（趾）间、手掌、足跖及侧缘，严重时可波及手、足背及腕、踝部，具有一定的传染性。可归属于中医学“脚湿气”“鹅掌风”的范畴。

一、病因病机

西医学认为，手足癣的病原菌有毛癣菌属、小孢子菌属、表皮癣菌属，以毛癣菌属为主，包括红色毛癣菌、须癣毛癣菌等。皮肤癣菌可以在人与人、动物与人、污染物与人之间传播，在患者不同部位之间也会自体传播。

中医学认为，患者素体虚弱或起居不慎，感受风湿邪气，蕴积于皮肤，与气血相搏，发为水疱，郁而化热，而致焮红肿痛，糜烂渗液；或病久湿热内蕴，煎熬阴津，伤及气血，皮肤不荣，湿热化燥，血虚生风，而致皮肤干燥、皲裂、脱屑。本病初发之时多属实证，病久常为虚证或虚实夹杂证。

二、临床表现

根据手足癣的临床表现，可分为水疱型、间擦糜烂型、鳞屑角化型，临床中，可几种类型同时存在。

1.水疱型　原发损害以小水疱为主，成群分布或散在分布，疱壁厚，内容物澄清，干燥吸收后出现脱屑，常伴瘙痒。

2.间擦糜烂型　以4～5趾间和3～4趾间最为常见，多见于足部多汗、经

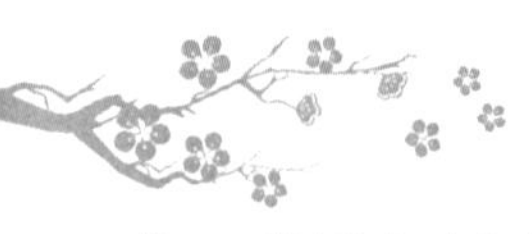

常浸水或长期穿不透气鞋者，夏季多发，皮损表现为趾间糜烂、浸渍发白，可有少许渗液，瘙痒明显，易继发细菌感染。

3.鳞屑角化型 皮损多累及掌跖，呈弥漫性皮肤粗糙、增厚、脱屑、干燥。自觉症状轻微，冬季易发生皲裂、出血、疼痛。

手癣与足癣的临床表现大致相同，但分型不如足癣明确。损害多限于一侧，常始于右侧拇指、掌心，第二、第三或第四指掌处，渐渐累及整个手掌，自觉症状不明显，常伴足癣，致病菌常以红色毛癣菌为主。

手足癣有时可伴有癣菌疹，这是患者对真菌或其代谢产物产生的变态反应，与原发癣病病灶炎症反应剧烈或治疗处置不当有关。

三、诊断依据

根据好发部位、皮疹特点等临床表现，结合真菌直接镜检、真菌培养阳性可诊断。

四、鉴别诊断

1.湿疹 是一种常见的各种内部和外部因素引起的表皮及真皮浅层的炎症性皮肤病。严重瘙痒是其特点，皮肤损伤为多形态表现，对称分布，有渗出倾向，慢性病程，易反复发作，真菌检查阴性。

2.汗疱疹 是手、足水疱性疾病，典型的皮肤损伤为脚趾和手指侧缘、指间弥漫分布的小水疱，伴有手和脚出汗较多，真菌检查阴性。手癣经常为单侧出现，炎症、边缘清晰，缓慢发病，真菌检查阳性。

五、西医治疗方法

1.外用药物治疗

（1）咪唑类：包括咪康唑、酮康唑、克霉唑、益康唑、联苯苄唑、舍他康唑和卢立康唑等。1～2次/日，外用，一般需4周。

（2）丙烯胺类：包括萘替芬、特比萘芬和布替萘芬等。本类药物对皮肤癣菌的抗菌活性强，1～2次/日，外用，疗程2～4周。

（3）其他抗真菌药：包括阿莫罗芬、环吡酮胺、利拉萘酯等，1～2次/日，外用，疗程需要4周。

外用药物可根据皮损类型选择不同的剂型，如水疱型可选择无刺激性的溶液或乳膏剂型；间擦糜烂型可先用温和的糊剂或粉剂使局部收敛干燥后，再用乳膏；鳞屑角化型可选择乳膏、软膏等，联合角质剥脱剂，如水杨酸等可提高疗效。

2.系统治疗 系统治疗常用于局部治疗疗效欠佳、反复发作、鳞屑角化型、受累面积较大、不愿意接受局部治疗，以及伴有某些系统性疾病导致免疫功能低下的患者。目前常用的系统抗真菌药包括特比萘芬和伊曲康唑。建议成人伊曲康唑200mg/d，或特比萘芬250mg/d，水疱型和间擦糜烂型需1～2周，鳞屑角化型需2～3周。

3.联合治疗 单独外用疗效不佳者，可考虑给予口服药物加外用抗真菌药物联合治疗。两种外用药物的联合可选用抗真菌作用机制不同的药物，减少耐药发生，提高疗效。

六、中医治疗方案

（一）辨证论治

1.湿热蕴盛，毒热外感证

【症状】可见水疱，或聚集成大疱，水疱液透明或淡黄色，手指和脚趾之间可见浸渍、糜烂和渗液。舌质红，苔黄腻，脉弦滑。

【治法】清热燥湿解毒。

【常用方剂】自拟土茯苓汤加减。

【常用药物】土茯苓、茵陈、黄柏、地肤子、白鲜皮、金银花、黄芩、苍术、苦参、徐长卿、蛇床子、秦皮、薏苡仁、滑石、甘草、煅瓦楞子等。

2.血燥生风，肌肤失养证

【症状】皮肤肥厚，脱屑明显，可出现皮肤干燥、皲裂。舌质淡红，苔少，脉沉细。

【治法】养血润肤，祛风止痒。

【常用方剂】当归饮子加减。

【常用药物】当归、白芍、生地黄、熟地黄、百合、玄参、黑芝麻、荆芥、防风、刺蒺藜、白鲜皮、地肤子、六神曲、山药、甘草等。

3.风邪外侵，血热郁滞证

【症状】皮疹以脱屑为主，层层脱屑后呈现鲜红斑片，瘙痒不止。舌质红，苔薄黄，脉数。

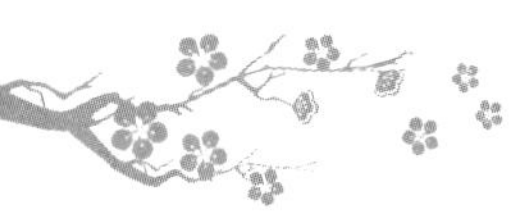

【治法】疏风凉血。

【常用方剂】消风散加减。

【常用药物】当归、生地黄、胡麻仁、防风、蝉蜕、荆芥、白鲜皮、苦参、牛蒡子、地肤子等。

（二）随症加减

1.血热者 加水牛角、生地黄、牡丹皮。

2.脾虚者 加神曲、白术、山药、白扁豆。

3.热毒者 加金银花、连翘、紫花地丁、蒲公英、鱼腥草、皂角刺。

4.湿盛者 加薏苡仁、滑石、茯苓、茵陈、广藿香。

（三）中成药治疗

清热利湿胶囊、二术除湿胶囊、润燥止痒胶囊等。

（四）中药外治

1.水疱、大疱、糜烂 黄柏、龙胆、马齿苋、枯矾、花蕊石、硼砂，水煎湿敷，30分钟/次，2~3次/日。

2.干燥肥厚 五倍子、大枫子、黄精、赤芍、火麻仁、桃仁，水煎浸泡，30分钟/次，1次/日。

3.脱屑红斑 百部、蛇床子、土荆皮、威灵仙、白鲜皮、地肤子、苦参、透骨草，水煎外洗，30分钟/次，1次/日。

七、病案实录

病案一：足癣（湿热蕴盛，毒热外感证）

郑某，男，40岁。2020年8月3日初诊。

【主诉】双足脚趾间奇痒，起水疱溃烂20天。

【现病史】平素喜欢穿运动鞋，跑步后脚出汗多，起水疱，未引起重视，近20天，溃烂奇痒。自用硝酸咪康唑乳膏2支，初期有效，最近效果不明显，有加重趋势。现症见双足趾间浸渍、糜烂、渗液，右足心红斑上有张力性水疱。舌质红，苔黄腻，脉滑。

【辅助检查】真菌免疫荧光检测（+）。

【西医诊断】间擦糜烂型足真菌病。

【中医诊断】脚湿气（湿热蕴盛，毒热外感证）。

【治法】清热燥湿解毒。

【处方】土茯苓汤加减。

土茯苓40g、茵陈20g、黄柏9g、金银花12g、白鲜皮10g、苍术10g、地肤子12g、黄芩10g、苦参10g、徐长卿10g、蛇床子9g、秦皮9g、薏苡仁30g、煅瓦楞子15g、甘草6g、滑石20g。7剂，每日1剂，水煎，早晚饭后分服。

【中药外治方】马齿苋30g、黄柏15g、金银花15g、枯矾15g、石榴皮15g、大枫子10g、透骨草15g、黄连6g。3剂，水煎湿敷，每日2次，敷后外用紫草油涂抹。

二诊：2020年8月11日。双足趾间已干燥结痂，出现胃胀打嗝。

【处方】首诊方去黄芩，加神曲12g、厚朴12g。7剂，每日1剂，水煎，早晚饭后分服。

【中药外治方】首诊外治方，3剂，水煎湿敷，每日2次，敷后外用紫草油涂抹。

三诊：2020年8月21日。双足基本恢复正常。

【中药外治方】首诊外治方，3剂，水煎湿敷，每日2次，敷后外用紫草油涂抹。

半月后随访，双足完全恢复正常。

病案二：足癣（血燥生风，肌肤失养证）

王某，男，68岁。2021年3月16日初诊。

【主诉】足底皮肤肥厚2年，加重1个月。

【现病史】2年前，出现足部皮肤增厚，皮肤干燥、脱屑、轻度瘙痒，外用硝酸咪康唑乳膏后症状好转，但反复发作，1个月前症状加重，现症见双足跟部、足前掌皮肤增厚，皮肤纹理增粗、干燥、脱屑、皲裂、出血。舌质红，苔薄少，脉沉。

【辅助检查】真菌免疫荧光检查（+）。

【西医诊断】鳞屑角化型足真菌病。

【中医诊断】鹅掌风（血燥生风，肌肤失养证）。

【治法】养血润肤，祛风止痒。

【处方】当归饮子加减。

当归10g、白芍10g、生地黄10g、百合10g、玄参10g、沙参10g、黑芝麻9g、荆芥10g、防风10g、白鲜皮10g、地肤子10g、六神曲10g、鸡内金10g、山药10g、甘草6g。7剂，每日1剂，水煎，早晚饭后分服。

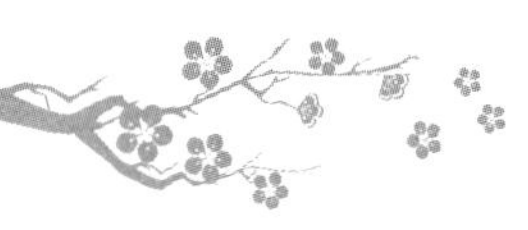

【中药外治方】五倍子15g、大枫子15g、黄精15g、赤芍10g、火麻仁10g、桃仁12g、蛇床子10g、土荆皮10g、地肤子10g、透骨草10g。3剂，水煎泡脚，30分钟/次，1次/日。

【西药】新脚气膏、曲咪新乳膏、盐酸阿莫罗芬膏：泡脚后交替外用（每天使用一种药膏），3次/日。

二诊：2021年3月23日。瘙痒症状消失，足部皮肤变薄，脱屑减少。

【中药外治方】首诊外治方。10剂，水煎泡脚，30分钟/次，1次/日。

【西药】新脚气膏、曲咪新乳膏、盐酸阿莫罗芬膏：泡脚后交替外用（每天使用一种药膏），3次/日。

后随访，足部皮肤基本恢复正常。

八、病案品析

【病案一品析】

患者平素喜欢运动，出汗较多，水湿久居肌肤，则发水疱，日久化热，可见糜烂、渗液等。舌质红，苔黄腻，脉滑。四诊合参，属湿热蕴盛，毒热外感证，治以清热燥湿解毒，方选土茯苓汤加减。方中土茯苓、茵陈清热解毒，利水渗湿；苍术、黄柏、黄芩、薏苡仁清热健脾除湿；秦皮、煅瓦楞子收涩敛疮；白鲜皮、地肤子、蛇床子清热利湿，祛风止痒；甘草调和诸药。外用方中，马齿苋清热解毒，凉血消肿；黄柏、黄连、金银花清热燥湿，解毒疗疮；大枫子祛风燥湿止痒；石榴皮、枯矾收敛止血，解毒杀虫；透骨草舒筋活血。内外合用，疗效更佳。二诊时，胃胀打嗝，故去黄芩，加神曲、厚朴健脾和胃，行气消积。经治疗，足部皮肤恢复正常。

【病案二品析】

禀赋不耐，血热内蕴，外邪侵袭，致血热生风，故见皮肤增厚、瘙痒；得病日久，血虚津亏，失润化燥，肌肤失于濡养，故见干燥、脱屑、皲裂、出血。四诊合参，属血燥生风，肌肤失养证，治以养血润肤，祛风止痒，方选当归饮子加减。方中当归、白芍养血活血；生地黄、玄参、沙参、黑芝麻滋阴清热，润燥生津；荆芥、防风、白鲜皮、地肤子清热燥湿，祛风止痒；鸡内金、山药、神曲健脾和胃，防止大量滋阴药物伤及脾胃；甘草调和诸药。外用方中，五倍子有剥脱厚皮之效；大枫子祛风燥湿；火麻仁、桃仁活血润燥；蛇床子、土荆皮、地肤子燥湿祛风，杀虫止痒；透骨草祛风，舒筋，活血。内外合用，正本清源。二诊时，诸症减轻，效不更方，外用方继用10剂，皮肤基本恢复正常。

【小结】

手足癣是临床皮肤病中较为顽固难治的一种，单纯抗真菌药膏外抹常开始有效，日久无效，甚或加重。手足癣多责之于脾，或外界湿热困脾，或脾虚湿蕴发于手足，属内外因合邪致病，虚实夹杂，表里同病，故表里同治，清热燥湿、补气健脾是治疗的关键。临床中，中医药治疗配合抗真菌药膏常获奇效。

九、预防调护

平时应注意个人卫生，不使用公共拖鞋、擦脚布等。手脚汗多和皮肤损伤，通常是手足癣最常见的诱因，要穿透气良好的鞋袜，减少刺激性饮料的摄入。洗脚或沐浴后，要擦干脚趾缝间的水分，尽量保持干燥。鞋、袜、擦脚布定期消毒，保持清洁和干燥。

（樊瑜鹏）

第二节　甲真菌病

甲真菌病又名甲癣，俗称“灰指甲”，是指由皮肤癣菌、酵母菌和非皮肤癣菌性霉菌（简称“其他霉菌”）侵犯甲板和（或）甲床所致的疾病。可归属于中医学“鹅爪风”“虫蛀甲”“油灰指甲”的范畴。

一、病因病机

西医学认为，甲真菌病的病原菌主要为皮肤癣菌，其次为酵母菌、非皮肤癣菌性霉菌。糖尿病、外周血管病变、神经病变、肥胖、吸烟、足部潮湿多汗等都是甲真菌病的危险因素。手足癣、甲银屑病、甲外伤、免疫缺陷或受损患者更易出现甲真菌病。

中医学认为，本病多由素体虚弱，感受湿热邪毒，蕴结于甲，或因手足癣日久，湿热内蕴生虫，虫浸淫甲，爪失血养所致；湿热伤及阴津，肝阴亏虚，爪甲禀肝之余气而生，肝阴亏虚，指甲失去濡养，不能抵御外邪而发病，病性多虚或虚中夹实。

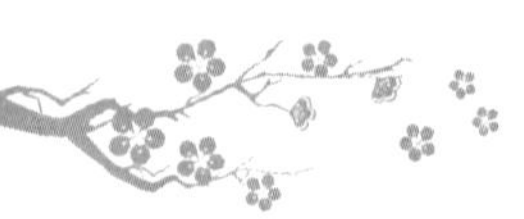

二、临床表现

甲面、一侧甲廓、甲小皮、甲板出现白色混浊斑，久之甲板、甲根部变形、增厚、粗糙、变脆、失去光泽、凹凸不平或破损；甚则整个甲板变灰，甲床表面角化粗糙、增厚，甲缘蛀空后外观呈蜂窝状。

临床分型：①真菌性白甲：病损较浅表，局限于甲面一片或其尖端，初起甲板表面发硬，后甲混浊渐变为白色；②甲下真菌病：分为远端侧位型、近端甲下型、甲板内型及全甲毁损型，病变从甲的两侧或远端向中心及近端发展，渐及甲板下。

三、诊断依据

临床表现结合实验室检查：取碎甲及甲下碎屑，于显微镜下可见真菌菌丝；真菌培养阳性即可确诊。

四、鉴别诊断

与先天性厚甲、先天性白甲症、银屑病甲病、连续性肢端皮炎及剥脱性皮炎、湿疹、硬皮病、脊髓空洞症、雷诺现象等的甲病变相鉴别。后者多波及多个指（趾）甲，呈对称分布，有原发性疾病的临床表现。本病常起于1个指（趾）甲，真菌检查有助于鉴别。

五、西医治疗方法

1.全身治疗　选用抗真菌药物口服，如特比萘芬、伊曲康唑及氟康唑等。

2.局部治疗　首先，可封包脱甲，选用40%尿素软膏，待病甲软化后，可用刀片刮或手术拔除的方式清除患甲。其次，联苯苄唑软膏、3%咪康唑酊、5%阿莫罗芬甲涂剂、30%冰醋酸、10%水合肼及复方苯甲酸、复方水杨酸软膏或环吡酮胺软膏等，酌情选用外搽。搽药前要将全部可刮除的病甲甲板刮薄，涂药时要避免损伤周围皮肤。

六、中医治疗方案

（一）辨证论治

1.血虚风燥证

【症状】指甲出现白色混浊斑，甲板变形、变脆，蛀空而残缺不全。面色无华，头晕乏力，口干咽干。舌淡红，舌苔薄黄，脉细。

【治法】养血润燥，祛风杀虫。

【常用方剂】当归补血汤加减（内服）；外敷方1号（外用）。

【常用药物】

内服常用药物：黄芪、当归、白芍、生地黄、川芎、玄参、麦冬、荆芥、防风、白鲜皮、地肤子、刺蒺藜、牛蒡子、桑叶、炒山楂、炒神曲、炒麦芽。

外用常用药物：百部、蛇床子、土荆皮、威灵仙、当归、乌梅、丁香、酒黄精、透骨草、荆芥、防风、白鲜皮、地肤子、苦参、羊蹄根。

2.肝阴亏虚证

【症状】整个甲板变成灰色或灰黄色，粗糙、增厚，部分或全部脱落，常继发于手足癣。舌质红，少苔，脉弦细。

【治法】补养肝血，祛风杀虫。

【常用方剂】补肝汤合逍遥散加减（内服）；外敷方2号（外用）。

【常用药物】

内服常用药物：当归、熟地黄、白芍、川芎、柴胡、茯苓、白术、玄参、麦冬、荆芥、防风、白鲜皮、地肤子、刺蒺藜、薄荷、牛蒡子、桑叶、知母。

外用常用药物：土荆皮、百部、桃仁、白鲜皮、透骨草、乌梅、当归、苦参、丁香、荆芥、防风、红花、皂角刺。

（二）随症加减

1.血虚 加当归、白芍、生地黄、川芎、玄参、刺蒺藜。

2.血瘀 加红花、桃仁、川芎、当归、赤芍。

3.脾虚 加神曲、麦芽、砂仁、白术、茯苓、陈皮、山药、白扁豆。

4.津伤 加知母、沙参、麦冬、百合。

七、病案实录

病案一：甲真菌病（血虚风燥证）

李某，女，63岁。2018年5月6日初诊。

【主诉】双足食指指甲混浊、增厚30年余。

【现病史】30年前，无明显诱因左足食指指甲出现污褐色浑浊斑，后渐至甲板变形、变脆、增厚，现已蛀空而残缺不全。曾口服灰黄霉素及蜂胶间断治疗，无明显效果。面色无华，头晕乏力，口干咽干。现症见双足食指甲灰褐色，甲

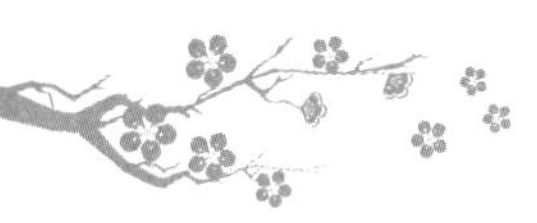

板增厚，蛀空残缺，甲面无光泽，高突不平。舌淡红，舌苔薄黄，脉细。

【辅助检查】真菌免疫荧光检测(+)。

【西医诊断】甲真菌病。

【中医诊断】灰指甲(血虚风燥证)。

【治法】养血润燥，祛风杀虫。

【处方】口服当归补血汤加减。

黄芪30g、当归6g、白芍10g、生地黄10g、川芎10g、玄参10g、麦冬10g、荆芥10g、防风10g、刺蒺藜10g、牛蒡子10g、桑叶10g、炒神曲15g、炒山楂15g、炒麦芽15g。14剂，每日1剂，水煎，早晚饭后分服。

【中药外用方】外敷方1号。

百部10g、蛇床子10g、土荆皮10g、威灵仙10g、当归10g、乌梅10g、丁香10g、酒黄精10g、透骨草10g、荆芥10g、防风10g、白鲜皮10g、地肤子10g、苦参10g、羊蹄根20g。7剂，打细粉，取适量药粉用醋调成芝麻糊状待用，热水泡脚后用刀背或锉子把患处坏甲刮去(每7~15天刮一次坏甲)。用棉球沾上药糊敷在坏甲上，再用塑料薄膜封包一晚。晨起去除封包后抹药膏。

【西药】柳烯酸溶液喷雾剂、硝酸舍他康唑、硝酸咪康唑乳膏：交替外用。

后以首诊方为基本方，根据症状加减变化治疗3个月，趾甲根部长出一线新甲，趾甲变薄；治疗半年后，新甲长出近半，病甲混浊增厚明显减轻。头晕、乏力等明显好转，停服中药，继续外治半年后，趾甲恢复正常。

后随访，3年无复发。

病案二：甲真菌病(肝阴亏虚证)

张某，女，50岁。2019年12月10日初诊。

【主诉】右手指甲增厚变形1年。

【现病史】1年前，出现右手中指甲增厚，未予重视，后逐渐发展至右手食指甲增厚变形、变脆、皲裂，伴口干、大便干。纳可，眠一般。舌质红，少苔，脉弦细。

【辅助检查】真菌免疫荧光检测(+)。

【西医诊断】甲真菌病。

【中医诊断】灰指甲(肝阴亏虚证)。

【治法】补养肝血，祛风杀虫。

【处方】补肝汤合逍遥散加减。

当归10g、熟地黄10g、白芍10g、川芎10g、柴胡6g、茯苓10g、白术

10g、玄参10g、麦冬10g、刺蒺藜9g、薄荷6g、牛蒡子9g、桑叶6g、合欢花10g。14剂，每日1剂，水煎，早晚饭后分服。

【中药外治方】外敷方2号。

土荆皮10g、百部10g、桃仁10g、白鲜皮10g、透骨草10g、乌梅10g、当归10g、苦参10g、丁香6g、荆芥10g、防风10g、红花6g、皂角刺12g。7剂，打细粉，取适量药粉用醋调成芝麻糊状待用，热水泡脚后用刀背或锉子把患处坏甲刮去（每7～15天刮一次坏甲）。用棉球沾上药糊敷在坏甲上，再用塑料薄膜封包1晚。晨起去除封包后抹药膏。

【西药】盐酸阿莫罗芬搽剂、环吡酮胺乳膏、2%碘酊：交替外用，3次/日。

后以首诊方为基本方，随症加减治疗3个月后，指甲根部长出少许新甲；治疗6个月后，口干明显好转，新甲长出大半，病甲破碎脱落而渐愈；治疗10个月后，指甲恢复正常。

后随访，2年无复发。

八、病案品析

【病案一品析】

患者属甲真菌病，辨为血虚风燥证，血虚不能濡养爪甲，以致发病。口服当归补血汤养血润燥祛风，增强体质，改善头晕、乏力等不适，使爪甲得养，荣润有光泽。外治时尽量刮去坏甲（操作中要注意不能误伤甲床），中药外敷祛风杀虫，结合柳烯酸溶液喷雾剂、硝酸舍他康唑、硝酸咪康唑乳膏交替使用，中西结合，疗效颇佳。

【病案二品析】

患者属甲真菌病，辨证属肝阴亏虚证。肝主筋，爪为筋之余，肝阴不足，爪甲失养，可见爪甲变形、变脆、皲裂。内服补肝汤合逍遥散加减补养肝血，使筋脉得养，爪甲得荣。中药外洗祛风杀虫，结合盐酸阿莫罗芬搽剂、环吡酮胺乳膏、2%碘酊交替使用，疗效确切。

【小结】

约有50%的甲癣继发于手足癣，顽固难治，需坚持长期治疗。治疗甲癣的同时，还要注意手癣、足癣等其他癣病的治疗。手、脚、甲沟等部位要定期消毒杀菌；修剪患部时，不要与他人共用剪刀，力度要适中，不要剪伤患部皮肤，以免感染。本病病程较长，患者多为虚证或虚中夹实证。治疗时应注意补益肝血，滋养阴液，以使爪甲濡润，同时配合清热、利湿、疏风，疗效更佳。

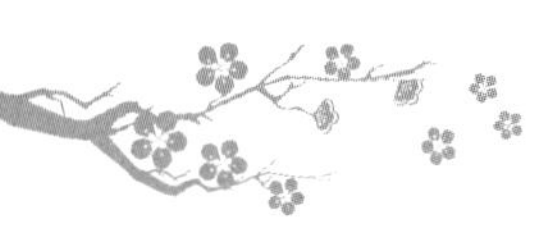

九、预防调护

患者要注意避免用手指搔抓患处，及时治疗，以免病情日久迁延。注意个人与公共卫生，尽量避免使用公共拖鞋、浴巾及浴盆，避免指(趾)甲外伤。

(高海霞)

第三节　马拉色菌毛囊炎

马拉色菌毛囊炎是一种马拉色菌(曾称糠秕孢子菌)在毛囊内过度生长引起的毛囊及其周围炎症病变，长期使用糖皮质激素、广谱抗生素或免疫抑制剂等是本病诱发因素，也称“糠秕孢子菌毛囊炎”。本病发病年龄15~45岁，男性多见，最常见发病部位为躯干(95%)，皮损真菌镜检见较多的孢子。

一、病因病机

西医学认为，马拉色菌是一种寄生于人体角质层的真菌，它在某种促发条件下会突然繁殖，侵犯毛囊，致毛囊及其周围组织产生炎症性损害，马拉色菌自身产生的脂肪分解酶会使处于皮脂腺分泌旺盛的毛囊中的甘油三酯转变为游离脂肪酸(FFA)，FFA使毛囊堵塞，甚至破裂，从而产生炎症。糖尿病、局部使用糖皮质激素或抗生素，以及应用免疫抑制剂等可能为诱发因素。

中医学认为，根据发病原因和相应的症状，马拉色菌毛囊炎可归属于“疖疮”的范畴。嗜食肥甘厚腻，致脾胃湿热，外受风热毒邪侵袭，疏通排泄不畅，不能透邪外出，郁结肌肤而成；或因所处地区气候炎热，平时出汗较多，湿气进入体内，热毒生虫，毒虫侵袭腠理所致。

二、临床表现

马拉色菌毛囊炎于胸、背等皮脂腺丰富的部位好发，偶见于面、肩、颈、四肢等。病程较长，症状容易反复。皮损多表现为单个散在的红色呈圆顶形的毛囊炎丘疹或脓疱，直径大约2~4mm，严重者有脓头形成，内含真菌，偶感瘙痒，时有灼热或刺痛感。皮损通过真菌镜检可看到较多的孢子。

三、诊断依据

（1）典型临床表现。

（2）检测毛囊内角栓做真菌镜检阳性和（或）培养分离到马拉色菌。

（3）病理检查：必要时做。摘取病变毛囊，经过PSA和（或）GMS染色后镜下可见大量出芽孢子位于扩张的毛囊内。

（4）排除由其他原因所致的毛囊炎（如细菌感染等）。

四、鉴别诊断

1.寻常痤疮 好发于青少年的慢性炎症皮肤病，以痤疮、脓疱、丘疹、结节为主要表现，以痤疮丙酸杆菌、表皮葡萄球菌感染为主，微生物检查、细胞学涂片和皮肤活检可鉴别。

2.细菌性毛囊炎 通常累及毛囊较深部分，出现脓性分泌物，甚至导致发热，病原菌多为金黄色葡萄球菌、表皮葡萄球菌等。

3.嗜酸性粒细胞性毛囊炎 可能伴有血液中嗜酸性粒细胞升高，可能与血液系统肿瘤和HIV感染有关。

五、西医治疗方法

目前尚无公认的标准用药方案。文献报导可用方案：

1.系统治疗 伊曲康唑，100mg/d，连用7天或更久；氟康唑，100mg/d，连用1～4周，或每周300mg，用药1～2个月。

2.局部外用药治疗 2%酮康唑乳膏，每日2次；二硫化硒洗剂，连续3日，每日1次，随后每周1次，保持停留至少5分钟，然后用清水冲干净。

马拉色菌毛囊炎在治疗后常有复发，可给予长期规律外用药物治疗以防止疾病复发。

六、中医治疗方案

（一）辨证论治

1.毒热炽盛证

【症状】皮损多见于颈部、前胸，红色丘疹，瘙痒，大便干，小便淡黄。舌质红，苔薄黄，脉数。

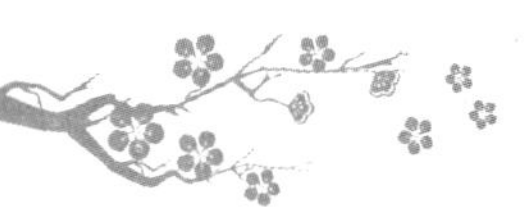

【治法】清热解毒，消肿散结。

【常用方剂】五味消毒饮加减。

【常用药物】金银花、连翘、龙葵、野菊花、肿节风、紫花地丁、蒲公英、皂角刺、赤芍、水牛角、败酱草、马齿苋、栀子、黄芩、桑白皮、焦六神曲、炒鸡内金、茯苓、甘草。

2.湿热蕴脾证

【症状】皮损多见于前胸，红色丘疹，瘙痒，部分丘疹呈脓疱状，大便溏结不调，小便短黄。舌质红，苔黄厚腻，脉滑数。

【治法】健脾祛湿，清热解毒。

【常用方剂】土茯苓汤加减。

【常用药物】土茯苓、茵陈、滑石、青黛、甘草、白花蛇舌草、半边莲、金银花、连翘、牡丹皮、生地黄、赤芍、薏苡仁、炒苍术、炒麦芽、炒谷芽、山楂、茜草炭。

3.脾胃虚弱证

【症状】皮损多见于颈部、前胸，淡红色丘疹，偶有瘙痒，大便溏，小便清长。平时喜食热食，不耐寒冷。舌淡苔白，边有齿痕，脉缓弱。

【治法】健脾祛湿，解毒散结。

【常用方剂】四君子汤加减。

【常用药物】黄芪、党参、白术、炒芡实、茯苓、甘草、蒲公英、肿节风、大青叶、板蓝根、玄参、鱼腥草、薏苡仁、芡实、菊花、当归、赤芍、紫花地丁、黄芩。

（二）随症加减

1.丘疹硬结　加白花蛇舌草、半边莲、重楼、浙贝母、龙葵。

2.伴发热　加金银花、连翘、薄荷、桑叶、菊花。

七、病案实录

病案一：马拉色菌毛囊炎（湿热蕴脾证）

张某，男，23岁。2019年10月22日初诊。

【主诉】颈部、前胸部起红色皮疹3个月。

【现病史】颈部、前胸部3个月前开始起红色皮疹，未在意，近日自觉症状加重，皮疹变多，部分丘疹上可见白色脓头，偶有瘙痒，抓破后疼痛。大便溏泄，小便色淡黄。现症见颈部、前胸部鲜红色丘疹，部分丘疹上可见白色脓头，孤立不融合。舌红，苔白厚腻，脉滑。

【辅助检查】真菌镜检（+）。

【西医诊断】马拉色菌毛囊炎。

【中医诊断】疖疮（湿热蕴脾证）。

【治法】健脾祛湿，清热散结。

【处方】土茯苓汤加减。

土茯苓30g、茵陈30g、滑石20g、青黛6g、甘草6g、白花蛇舌草15g、半边莲15g、金银花10g、连翘10g、牡丹皮12g、生地黄10g、赤芍10g、薏苡仁30g、炒苍术10g、炒麦芽10g、炒谷芽10g、山楂10g。14剂，每日1剂，水煎，早晚饭后分服。

【西药】酮康唑乳膏、盐酸特比萘芬乳膏：交替使用。

二诊：2019年11月8日。症状明显改善。

【处方】首诊方。14剂，每日1剂，水煎，早晚饭后分服。

1个月后电话随访，皮疹基本变平，留有少许红色印迹，现逐渐变淡，余无不适。

病案二：马拉色菌毛囊炎（毒热炽盛证）

庞某，男，18岁。2020年8月30日初诊。

【主诉】前胸、背部起红色皮疹半月余。

【现病史】半个月前，无明显诱因前胸、背部出现鲜红色圆形丘疹，瘙痒明显，抓破后感到疼痛。大便干，小便黄。现症见前胸、背部大量孤立散在的直径3mm左右的鲜红色半球形丘疹，部分有白色脓头。前胸部可见搔抓痕迹。舌红，苔薄黄，脉数。

【辅助检查】真菌镜检（+）。

【西医诊断】马拉色菌毛囊炎。

【中医诊断】疖疮（毒热炽盛证）。

【治法】清热解毒，消肿散结。

【处方】五味消毒饮加减。

金银花15g、连翘15g、龙葵15g、野菊花10g、肿节风12g、紫花地丁15g、蒲公英15g、皂角刺12g、赤芍10g、水牛角30g、败酱草30g、马齿苋30g、栀子10g、黄芩10g、焦六神曲10g、炒鸡内金12g、茯苓20g、甘草6g。14剂，每日1剂，水煎，早晚饭后分服。

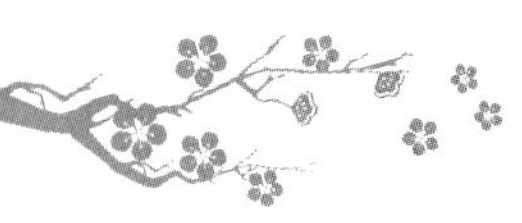

【西药】酮康唑乳膏、盐酸特比萘芬乳膏：交替使用。

半个月后电话随访，丘疹大部消退，因患者出差，暂不能复诊，嘱其继续外抹药膏，注意衣物消毒，不适随诊。

八、病案品析

【病案一品析】

患者青壮年，平素嗜食肥甘厚味，化为湿热，碍于脾胃，脾胃升降失常，运化失调，外受风热毒邪侵袭，疏通排泄不畅，不能透邪外出，郁结肌肤而成疖疮。处方中土茯苓清热解毒利湿；滑石、甘草取六一散之意，清热利湿；白花蛇舌草、半边莲、金银花、连翘解毒散结；牡丹皮、生地黄、赤芍入血分凉血；薏苡仁、炒苍术健脾燥湿；炒麦芽、炒谷芽顾护脾胃；山楂活血，行气，散瘀。全方集行气散结、化瘀除湿健脾为一体，临证疗效颇佳。

【病案二品析】

发病于夏季，气候炎热，外感热毒之邪，郁于肌肤，发为疖疮。方选五味消毒饮加减清热解毒，消散疖疮。方中肿节风、皂角刺、败酱草散结消肿；赤芍、水牛角活血凉血；茯苓淡渗利湿；加用鸡内金防寒凉药伤胃。全方共达清热解毒，消肿散结之功。

【小结】

临床中，马拉色菌毛囊炎表现酷似痤疮，诊疗时要注意辨识。马拉色菌毛囊炎非普通炎症性疾病，一般抗生素治疗无效。在辨证论治基础上对症服用中药，结合外用抗真菌药物，可取得良好的临床疗效。

九、预防调护

治疗期间，衣物消毒，尽量保证皮肤保持干燥状态。饮食宜清淡，戒烟戒酒，作息规律，适度运动。

（史　雁）

第六章 动物性皮肤病

第一节 疥 疮

疥疮是一种由人型疥疮寄生虫侵染人体表皮层引起的传染性皮肤病，可通过接触传染。

一、病因病机

西医学认为，疥螨的表皮内寄生为发病的直接因素。

中医学认为，本病多由禀赋不耐，外染虫毒，侵袭皮肤，致使风燥、风热、痰湿、湿热停留肌表而发病。《诸病源候论》记载："疥疮多生于足指间……其疮生有细虫，甚难见。"中医称"癞疥疮"。

二、临床表现

疥疮的典型表现为指缝、四肢屈侧、外生殖器及臀部等处出现小丘疹、丘疱疹、隧道和结痂。阴囊处见直径2～3mm的暗红色疥疮结节，夜间瘙痒剧烈。

结痂性疥疮常发生于免疫缺陷或皮肤感觉障碍的患者，表现为轻度皮肤瘙痒，皮损全身性、界限不清、红斑、裂隙性斑块，覆盖有鳞屑和结痂，传染性强。

三、诊断依据

根据典型皮损，结合病史，并在皮损处找到疥虫、虫卵或典型的隧道即可确诊。

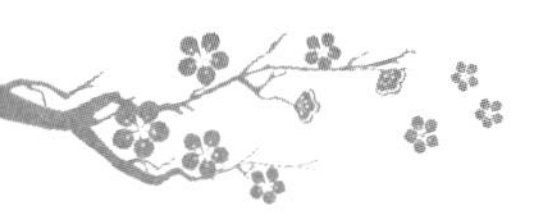

四、鉴别诊断

1.皮肤瘙痒症　仅有皮肤瘙痒，无原发皮疹，无传染性，疥虫镜检阴性。

2.湿疹　以反复发作的多形性皮损伴渗出为典型临床表现，无传染性，疥虫镜检阴性。

五、西医治疗方法

1.基础治疗　隔离治疗，同时煮沸消毒使用过的衣物。

2.局部外用药治疗　10%硫磺软膏（婴幼儿用5%硫磺软膏）外擦于颈部至足部所有皮肤，每天1～2次，连用3天后洗澡并煮沸消毒使用过的衣物，连续3个周期。疥疮结节可外用或结节内注射糖皮质激素、冷冻或手术彻底切除结节。

3.系统治疗　反复发作的疥疮、结痂性疥疮可单次口服伊维菌素200 μg/kg。

六、中医治疗方案

（一）辨证论治

1.风热外袭证

【症状】全身出现丘疹、丘疱疹，色淡红，剧烈瘙痒。舌淡红，苔薄黄，脉浮数。

【治法】疏风止痒，清热杀虫。

【常用方剂】银翘散加减。

【常用药物】金银花、连翘、六月雪、升麻、薄荷、炒蔓荆子、砂仁、威灵仙、芦根、防风、炒牛蒡子、荆芥、桑叶、黄芩、炒麦芽、甘草。

2.风燥外侵证

【症状】皮损以丘疹为主，色淡红，覆盖有鳞屑，剧烈瘙痒，周围皮肤干燥，伴鼻干、口干、咽干。舌淡红，苔薄少津，脉浮数。

【治法】祛风杀虫，润燥止痒。

【常用方剂】四物消风散加减。

【常用药物】麦冬、生地黄、山药、炒白扁豆、芡实、天麻、玄参、白芍、炒蒺藜、桑叶、黑芝麻、女贞子、白鲜皮、火麻仁、知母、甘草。

3.湿热蕴肤证

【症状】全身散在丘疱疹、水疱，指间及外阴糜烂渗出，剧烈瘙痒。舌红，苔黄腻，脉滑数。

【治法】清热杀虫，祛湿止痒。

【常用方剂】三仁汤加减。

【常用药物】豆蔻、薏苡仁、滑石、茵陈、白头翁、广藿香、苦参、黄芩、黄柏、金银花、连翘、白鲜皮、地肤子、炒白扁豆、白术、甘草。

4.痰湿凝滞证

【症状】阴囊处多发大小不等结节，皮色，夜间剧烈瘙痒。舌淡，苔厚腻，脉滑。

【治法】化痰软坚，散结止痒。

【常用方剂】海藻玉壶汤加减。

【常用药物】海藻、昆布、清半夏、浙贝母、茯苓、牡蛎、当归、莪术、赤芍、白鲜皮、秦皮、土茯苓、炒僵蚕、玄参、紫贝齿、炒鸡内金、焦六神曲。

（二）随症加减

1.瘙痒严重 加蔓荆子、白鲜皮止痒。

2.皮肤干燥 加桃仁、火麻仁等仁类药物滋润皮肤。

3.脾胃素虚 加山药、白术、白扁豆健脾和胃。

（三）中药外治

1.疥疮，以小丘疹、丘疱疹、小水疱、隧道和结痂为主，剧烈瘙痒者 硫黄、黄柏、茵陈、蛇床子、大枫子、大黄、苦参、土茯苓、苍术、栀子、地肤子、白鲜皮、大黄、透骨草。煎汤全身外洗，1次/日。

2.疥疮，干燥、脱屑，阴囊结节者 百部、石榴皮、当归、火麻仁、白鲜皮、威灵仙、苦参、蛇床子、地肤子、苦杏仁、桃仁。煎汤全身外洗，1次/日。

七、病案实录

病案一：疥疮（湿热蕴肤证）

梁某，男，19岁。2020年2月16日初诊。

【主诉】小腹、四肢起丘疹、丘疱疹3个月。

【现病史】3个月前，小腹、四肢起丘疹、丘疱疹，瘙痒剧烈，追问病史，同学亦有同样皮疹。纳眠可，二便调。现症见全身大小不一的丘疹、丘疱疹、结痂，以小腹、外阴、双手指甲缝间为重，手指缝有灰白色隧道。舌红，苔黄腻，脉滑数。

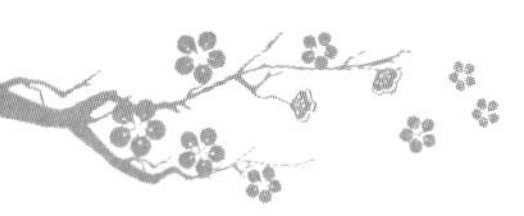

【西医诊断】疥疮。

【中医诊断】癞疥疮（湿热蕴肤证）。

【治法】清热杀虫，祛湿止痒。

【处方】三仁汤加减。

豆蔻12g、薏苡仁20g、地肤子10g、炒白扁豆10g、白头翁10g、广藿香10g、苦参10g、黄芩10g、黄柏6g、金银花10g、连翘20g、白鲜皮10g、茵陈15g、滑石20g、白术10g、甘草6g。9剂，每日1剂，水煎，早晚饭后分服。

【中药外治方】

硫黄30g、大枫子15g、苦参30g、土茯苓30g、茵陈30g、蛇床子30g、地肤子30g、苍术15g、栀子10g、白鲜皮15g、黄柏30g、苦参30g。9剂，每日1剂，煎汤全身溻洗。

【西药】

①盐酸奥洛他定片：5mg/次，2次/日，口服。

②丁香罗勒膏：每晚中药煎汤外洗后全身涂抹。

后其同学就诊时，转述患者皮疹已消退，无瘙痒。

病案二：疥疮结节（痰湿凝滞证）

陈某，男，16岁。2021年3月7日初诊。

【主诉】阴囊起结节，伴夜间剧烈瘙痒2个月。

【现病史】2个月前，全身起皮疹，奇痒，当地医院诊断为“疥疮”，外用硫磺膏后好转，但阴囊丘疹、瘙痒未见改善，夜间痒甚，眠差，纳食一般，二便可。现症见阴囊散在结节、丘疹，伴脱屑，皮肤干燥。舌淡，苔厚腻，脉滑。

【西医诊断】疥疮结节。

【中医诊断】癞疥疮（痰湿凝滞证）。

【治法】化痰软坚，散结止痒。

【处方】海藻玉壶汤加减。

海藻10g、昆布10g、醋莪术10g、赤芍10g、土茯苓15g、茯苓10g、炒僵蚕10g、玄参10g、紫贝齿15g、白鲜皮10g、当归10g、秦皮10g、清半夏6g、浙贝母10g、牡蛎30g、炒鸡内金12g、焦六神曲10g。14剂，每日1剂，水煎，早晚饭后分服。

【中药外治方】苦杏仁20g、桃仁20g、地肤子30g、石榴皮20g、百部30g、蛇床子30g、生大黄18g、马齿苋15g、威灵仙20g、黄柏18g、白鲜皮30g、甘草18g、苦参30g。14剂，每日1剂，煎汤外洗。

【西药】地奈德乳膏：每晚中药煎汤外洗后涂抹于阴囊结节。

二诊：2021年3月22日。用药后，患者阴囊处结节减少，轻度瘙痒。

【处方】首诊方。14剂，每日1剂，水煎，早晚饭后分服。

【中药外治方】首诊外治方。14剂，每日1剂，煎汤外洗。

【西药】地奈德乳膏：每晚中药煎汤外洗后涂抹于阴囊结节。

后随访，结节消退，无瘙痒。

八、病案品析

【病案一品析】

根据患者的临床表现丘疹、丘疱疹、结痂、隧道，以及其同学有相同表现可确诊疥疮。结合舌脉，辨为湿热蕴肤证，选用三仁汤加减。方中苦参杀虫，止痒；白术、白扁豆健脾祛湿，且防止黄芩、黄柏苦寒伤胃；滑石既是三仁汤中一味，与甘草又合六一散之意，加强全方利湿之效。全方共达清热杀虫，祛湿止痒之功。

【病案二品析】

外染虫毒，隐匿皮肤，致气血运行不畅，痰湿凝聚于皮肤形成结节，治以海藻玉壶汤化痰软坚，散结止痒。纳食一般，加鸡内金、六神曲顾护脾胃，以防伤正；在大队杀虫止痒外用药中酌加仁类药物桃仁、苦杏仁滋润皮肤，缓解皮肤干燥。全方共达化痰软坚，散结止痒之功。

【小结】

内服药物在辨证论治的同时，也要注意顾护脾胃，以免伤正。外用药物应涂抹颈部及以下全部皮肤，包括皱褶处，避免因涂抹不到位导致的杀虫不彻底，反复发作。

九、预防调护

平时注意个人卫生，避免接触病原体；确诊后应及时隔离，煮沸消毒衣物，询问同住人员有无类似不适，有则立即就诊，规范治疗。

（冯瑞琳）

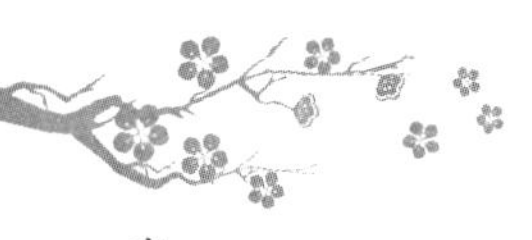

第二节　虫咬皮炎

虫咬皮炎是指昆虫叮咬人类皮肤而引起的炎症性皮肤病。循证医学研究认为，传统意义上的“丘疹样荨麻疹”就是节肢动物叮咬后发生的局部皮肤过敏和炎症反应，病因学上应属于虫咬皮炎。

一、病因病机

西医学认为，虫咬皮炎多与昆虫叮咬相关，通常由于蚊虫、跳蚤、虱子、螨虫、臭虫等叮咬时产生的唾液注入体内引起的过敏反应而致病，以春季、夏季、秋季多见，多次叮咬可出现耐受及脱敏现象。本病可随着年龄的增长而逐渐减轻。

中医学认为，本病可归属于“恶虫叮咬伤”“虫毒病”等范畴。昆虫叮咬人体皮肤后，毒液毒毛由局部伤痕侵入肌肤与气血相搏；或禀性不耐，易感外邪而致本病。感染虫毒后正邪交争剧烈，毒邪入于营血，或侵蚀筋脉、累及脏腑，则皮损严重，并有全身中毒反应。

二、临床表现

本病多见于昆虫孳生的夏秋季节。好发于腰臀部、四肢伸面等暴露部位。小儿及青少年多见，也可见于成年人。

皮损多见丘疹、风团、瘀点，亦可出现红斑、丘疱疹或水疱，其长轴多与皮纹平行，中央有小水疱，有的出现伪足，皮损中央常可见有刺吮点，多数散在分布，少数数个成群。因虫类不同，其皮损表现也各有差异，不当刺激可继发糜烂、感染。自觉奇痒，灼热红肿或疼痛。一般无全身不适，严重者有畏寒发热、头痛、恶心、胸闷、呼吸困难等全身中毒症状。

三、诊断依据

好发季节、流行病学史，以及昆虫暴露史是诊断的重要线索，可借助皮肤镜观察，予以确诊。

四、鉴别诊断

1.荨麻疹 突然起病，皮肤出现红色风团或苍白色风团，消退后不留痕迹。以后又成批发生。其中，风团时起时消、发无定处是主要鉴别点。

2.接触性皮炎 起病急，通常有明确的接触史，局限于接触部位出现边界清楚的红斑、丘疹、水疱、大疱，自觉瘙痒和疼痛，少数病情重者可有全身症状。

3.水痘 发疹前有发热等全身症状，具有传染性，皮疹散在分布，为丘疹及小水疱，周围有红晕，数目一般较多，散发于头面部、躯干、四肢，常累及黏膜，轻微痒感。

五、西医治疗方法

以预防为主，发病后以外治为主。轻者外治可愈；重者内、外合治，治法主要为清热解毒止痒，外治是关键。西医治疗症状轻者局部外用糖皮质激素，内服抗组胺药物；皮疹泛发、过敏反应严重者可短期口服糖皮质激素；继发细菌感染者应局部或系统应用抗生素。

六、中医治疗方案

（一）辨证论治

1.风热相搏证

【症状】虫咬后起红斑、丘疹、斑丘疹、风团、丘疱疹、水疱，局部灼热，瘙痒，微热恶风，心烦口渴。舌质红，苔薄黄，脉浮数。

【治法】疏风清热，消肿止痒。

【常用方剂】消风清热饮加减。

【常用药物】金银花、连翘、荆芥、防风、蝉蜕、牛蒡子、黄芩、牡丹皮、生地黄、白蒺藜、苦参、大青叶、白鲜皮、炒莱菔子、鸡内金、甘草。

2.湿毒蕴结证

【症状】虫咬后皮肤大片潮红斑、漫肿、水疱、脓疱，糜烂，渗液，渗出液色黄；瘀斑，皮疹附近臀核肿大；伴恶寒、发热、头痛、恶心、胸闷。舌质红，苔黄腻，脉滑数。

【治法】利湿化浊，清热解毒。

【常用方剂】甘露消毒饮加减。

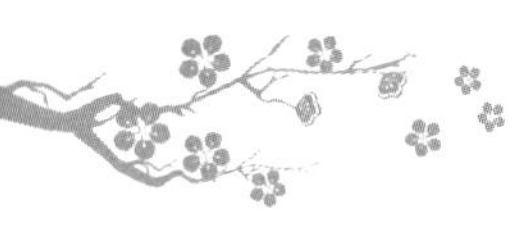

【常用药物】广藿香、茵陈、茯苓、黄芩、黄柏、白鲜皮、地肤子、苦参、生薏苡仁、滑石、甘草、连翘、青黛、桑叶、浮萍、防风、薄荷。

（二）其他治疗

1.初起红斑、丘疹、风团 皮损用三黄洗剂+薄荷脑1g外搽。

2.生于毛发处者 剃毛后，外搽50%百部酊杀虫止痒。

3.感染邪毒，水疱破溃糜烂者 用新鲜马齿苋或重楼或蒲公英或紫花地丁捣烂外敷患处；或煎汤湿敷患处。

4.松毛虫、桑毛虫皮炎 用橡皮膏粘去毛刺后外涂5%碘酒。

5.蜂螫皮炎 先拔去毒刺，火罐拔出毒汁，消毒后用紫金锭磨水外涂。

七、病案实录

病案一：虫咬皮炎（湿毒蕴结证）

王某，女，65岁。2021年2月1日初诊。

【主诉】躯干、四肢起红斑、丘疹，伴瘙痒2个月，部分皮损化脓1周。

【现病史】2个月前，于海南度假时被蚊虫叮咬，双侧下肢起红斑、丘疹，皮损逐渐扩展至躯干，表现为全身多发数个孤立椭圆形黄豆至蚕豆大小的丘疹，瘙痒明显。患者自行口服氯雷他定，外用炉甘石洗剂，症状未缓解，后就诊于当地医院，诊断为“丘疹性荨麻疹”，予氯雷他定、西替利嗪、复方甘草酸苷片口服，艾洛松外用。用药后，瘙痒没有明显减轻，且因反复搔抓，部分丘疹破溃、化脓，遂来我科就诊。平素口干口苦，进食后易腹胀，大便黏腻，小便黄赤。现症见躯干、四肢多个圆形或椭圆形斑疹、斑丘疹，丘疹色暗，部分丘疹破溃、结痂，部分丘疹顶端有脓疱。口干、纳可、眠差多梦、大便黏腻、小便调，舌红，苔黄腻，脉滑数。

【西医诊断】虫咬皮炎。

【中医诊断】恶虫叮咬（湿毒蕴结证）。

【治法】利湿化浊，清热解毒。

【处方】甘露消毒饮加减。

广藿香10g、茵陈15g、茯苓10g、白术10g、黄芩10g、黄柏9g、白鲜皮10g、地肤子10g、苦参10g、生薏苡仁10g、滑石20g、青黛6g、甘草6g、连翘12g、桑叶10g、浮萍10g、防风10g、薄荷6g。7剂，每日1剂，水煎，早晚饭后分服。

【中成药】清热利湿胶囊：4粒/次，3次/日，口服。

【中药外治方】黄连15g、黄柏30g、野菊花30g、马齿苋30g、苦参30g。7剂，水煎，外敷患处，每日2次。敷后外用紫草油。

【西药】盐酸奥洛他定片：5mg/次，2次/日，口服。

二诊：2021年2月7日。用药后瘙痒较前减轻，皮损处颜色较前变淡，首诊时的脓疱均已结痂，夜间仍多梦。舌偏红，苔薄黄，脉滑数。

【处方】首诊方加茯神15g。7剂，每日1剂，水煎，早晚饭后分服。

三诊：2021年2月14日。瘙痒基本消失，睡眠可，饮食尚可。皮损消退约60%，部分留色素沉着斑，大部分脓痂已脱落。

【处方】二诊方去苦参、滑石，加煅牡蛎30g。7剂，每日1剂，水煎，早晚饭后分服。

后随访，痊愈无复发。

病案二：虫咬皮炎（风热相搏证）

张某，男，32岁。2019年10月1日初诊。

【主诉】躯干、四肢起红斑、丘疹，伴瘙痒半个月。

【现病史】半个月前，于国外度假时被昆虫叮咬，双侧下肢起红斑、丘疹，皮损扩展至躯干，表现为全身多发数个孤立的椭圆形黄豆至蚕豆大小的丘疹，瘙痒明显。患者自行口服氯雷他定，症状未缓解。现症见躯干、四肢多发圆形或椭圆形黄豆至蚕豆大小斑疹、斑丘疹，丘疹色暗，部分丘疹破溃、结痂。微热恶风，心烦口渴，纳眠可，二便调。舌质红，苔薄黄，脉浮数。

【西医诊断】虫咬皮炎。

【中医诊断】恶虫叮咬（风热相搏证）。

【治法】疏风清热，消肿止痒。

【处方】消风清热饮加减。

金银花10g、连翘10g、荆芥10g、防风12g、蝉蜕6g、牛蒡子10g、黄芩10g、牡丹皮12g、生地黄10g、白蒺藜10g、苦参10g、大青叶15g、白鲜皮10g、炒莱菔子10g、鸡内金9g、甘草6g、蔓荆子10g。7剂，每日1剂，水煎，早晚饭后分服。

【中成药】

①清热祛风颗粒：1袋/次，3次/日，口服。

②川百止痒洗剂：3次/日，洗浴或1:4稀释后外用。

【西药】盐酸奥洛他定片：5mg/次，2次/日，口服。

7日后随访，皮疹明显消退，留有色素沉着斑。

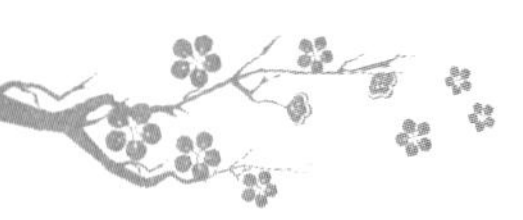

八、病案品析

【病案一品析】

老年女性，急性发病，结合平素纳差，口干口苦，大便黏腻等全身症状，提示湿热蕴结中焦，气机不畅，加之虫毒浸渍肌肤，致湿毒蕴结，予甘露消毒丹清泄三焦湿热，外用黄连、黄柏、野菊花、马齿苋清热燥湿，解毒散结。二诊时，皮损减轻，夜间多梦，加茯神健脾宁心安神；三诊时，诸症减轻，去苦寒燥湿之苦参、滑石，加煅牡蛎重镇安神，软坚散结。

【病案二品析】

青年男性，急性发病。微热恶风，脉浮，提示风邪外侮；心烦口渴，舌质红，脉数，苔薄黄，提示有热邪相兼，为典型风热相搏证。方选消风清热饮加减。处方中，金银花、连翘清热解毒，散结消肿；荆芥、防风祛风解表；蝉蜕、牛蒡子解毒利咽，辅助金银花、连翘解毒散结；牡丹皮、生地黄、大青叶清热凉血；白蒺藜、白鲜皮、蔓荆子祛风止痒；黄芩、苦参苦寒燥湿；莱菔子、鸡内金固护中焦的同时兼以散结消肿；甘草调和诸药。全方攻补兼施，共奏疏风清热，消肿止痒，解毒散结之功。

【小结】

虫咬皮炎夏秋季节好发，与昆虫叮咬有关。昆虫叮咬后，唾液注入皮肤，引发的迟发性过敏反应。发病于夏季，多为暑热湿邪外感，治以清热利湿，芳香化湿，常用方剂藿朴夏苓汤、甘露消毒丹。发病于秋季，多为燥邪风热外感，治以润燥清热疏风，常用方剂桑菊饮、消风散。虫咬皮炎可演变成湿疹或结节性痒疹，多与湿热内蕴或脾虚湿盛有关，常选用四妙散、参苓白术散。中药外治虫咬皮炎也有很好的疗效。红色风团为主者，选桑叶、浮萍、白鲜皮、苦参、百部水煎外敷；以水疱渗液为主者，选枯矾、花蕊石、黄柏、马齿苋、蛇床子水煎湿敷。

九、预防调护

保持环境清洁卫生，消灭害虫。衣服、被褥应勤洗勤晒，防虫藏身。儿童户外玩耍时要涂防虫叮咬药。发病期间，忌食海鲜鱼腥等发物，多饮水，多吃蔬菜、水果，保持大便通畅。

（孙瑞晗）

第七章
变态反应性皮肤病

第一节 荨麻疹

荨麻疹是一种由于皮肤、黏膜小血管扩张及渗透性增加出现的局限性水肿反应。临床表现为大小不等的白色风团或红色风团，骤起骤落，发无定时、无定处，皮疹消退后无痕迹。中医称为“瘾疹”，俗称“风疙瘩”“饭疙瘩”。

一、病因病机

西医学认为，荨麻疹是一种多种因素共同作用而致的过敏性皮肤病，尤其是慢性荨麻疹，有研究认为，体内可能存在组胺释放因子或肥大细胞呈高反应性现象，在多种因素刺激下使肥大细胞活化、脱颗粒，释放组胺等介质，从而引起血管扩张、通透性增加和平滑肌收缩，从而导致荨麻疹发生。

引起荨麻疹的外源性因素包括药物、感染、食物、花粉、尘螨、冷热刺激、日光、摩擦等；内源性因素包括精神压力、情绪。某些系统性疾病可增加荨麻疹发生概率。

中医学认为，瘾疹发病的原因主要是素体禀赋不耐，外加六淫之邪侵袭；或饮食不节，肠胃湿热；或平素体弱，气血不足，卫外不固。

二、临床表现

1.急性荨麻疹 病程少于6周，发病较急，皮肤出现红色或白色、皮色风团。大小不一，孤立散在或融合成片状，常此起彼伏，消退后不留痕迹，自觉瘙痒，少数伴刺痛、烧灼感，可伴有消化道不适症状，重者会引起呼吸困难、过敏性休克等。

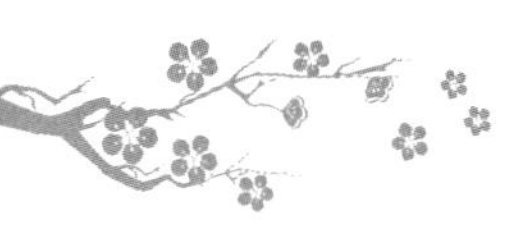

2.慢性荨麻疹 病程超过6周，皮疹几乎每天发作，时多时少，时有时无，有时间歇发作，常不伴其他系统症状，病程迁延不愈，可持续数月甚至数年。

3.皮肤划痕征 又称人工荨麻疹，是最常见的物理性荨麻疹，表现为皮肤搔抓触碰后局部皮肤出现界限分明的线状风团，皮肤划痕征阳性，常在1小时内消退。

4.寒冷性接触性荨麻疹 处于冷风、冷水等寒冷环境后可在受寒部位发生瘙痒性的风团，冰块试验阳性。如接触面积大时，可有皮肤潮红、腹痛、头痛等全身症状，保暖后症状可缓解。

5.胆碱能性荨麻疹 发病人群青年人居多，和遇热、运动及精神紧张等有关，皮损特点为全身出现直径2～3mm红色风团皮疹，多分布在躯干和四肢近端皮肤，常伴瘙痒及针刺感，严重者伴消化道症状。

三、诊断依据

根据病程、病史及体征，从诱发原因、发作频率、时间、皮疹分布大小及形态，有无疼痛、血管、黏膜水肿，消退后特点，有无恶心、腹痛等消化道症状，以及胸闷、呼吸困难等全身症状可诊断。必要时可行血常规、红细胞沉降率测定、C–反应蛋白、甲状腺功能、幽门螺杆菌、点刺试验、血清IgE检查、冷热试验等。

四、鉴别诊断

1.荨麻疹性血管炎 风团及水肿性红斑持续存在超过24小时，可有灼热疼痛，可伴发热、关节痛等，皮损恢复后留有色素沉着。红细胞沉降率测定一般会升高，病理提示有血管炎性改变。

2.丘疹性荨麻疹 昆虫等叮咬后皮肤出现圆形或纺锤形分布的风团性丘疹或丘疱疹，多在暴露部位，躯干、四肢伸侧，瘙痒剧烈，多发生在户外活动之后，多不伴全身症状。

3.荨麻疹型药疹 皮损和急性荨麻疹类似，可伴发热、关节痛、血管水肿、淋巴结肿大、蛋白尿等，发病前曾使用抗生素、解热镇痛等药物，停药后病情减轻。

五、西医治疗方法

1.病因治疗 消除诱因或可疑病因。

2.对症治疗 首选第二代非镇静抗组胺药，如西替利嗪、左西替利嗪、氯雷他定、非索非那定、依巴斯汀、依匹斯汀、奥洛他定等。口服第二代非镇静抗组胺药症状未明显缓解时，可联合口服第二代或第一代其他抗组胺药。必要时配合糖皮质激素及免疫抑制剂，如雷公藤多苷、环孢素，严重者可应用生物制剂奥马珠单抗等。

六、中医治疗方案

（一）辨证论治

1.风寒证

【症状】白色或皮色风团，寒冷或吹风后加重，得温缓解，冬季多发，夏天减轻。舌淡红，苔薄白，脉浮紧。

【治法】祛风散寒，调和营卫。

【常用方剂】桂枝汤合玉屏风散加减。

【常用药物】蜜麻黄、桂枝、黄芪、白术、防风、荆芥、海风藤、威灵仙、徐长卿、白芍、生地黄、当归、辛夷、炒莱菔子、炒鸡内金、羌活、蔓荆子、藁本、天麻。

2.风热证

【症状】红色风团，自觉灼热、瘙痒，遇热症状加重，或伴咽喉肿痛，上半身多。舌红，苔薄黄，脉浮数。

【治法】祛风清热，解毒止痒。

【常用方剂】自拟消风散加减。

【常用药物】地肤子、白鲜皮、荆芥、防风、金银花、牡丹皮、浮萍、连翘、桑叶、莲子心、黄芩片、薄荷、木蝴蝶、炒蒺藜、天麻、炒莱菔子。

3.风湿证

【症状】淡红色巨大风团块，伴血管神经性水肿，常见于头面、四肢、躯干，或有环状红晕。舌淡红，胖大，苔白腻，脉浮滑。

【治法】疏风解表，祛湿止痒。

【常用方剂】多皮饮汤加减。

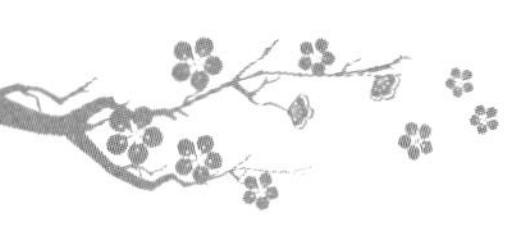

【常用药物】白鲜皮、大腹皮、地骨皮、冬瓜皮、茯苓皮、桑白皮、牡丹皮、羌活、秦艽、海风藤、白芍、地肤子、徐长卿、炙甘草、续断、五加皮、豨莶草、麻黄。

4.湿热证

【症状】红色皮疹，常此起彼伏，伴腹痛不适，腹泻或便秘，小便黄。舌红，苔黄腻，脉滑或滑数。

【治法】清热利湿，祛风止痒。

【常用方剂】清热祛湿汤加减。

【常用药物】白鲜皮、苍术、地肤子、茵陈、土茯苓、黄柏、黄芩、白术、苦参、徐长卿、蛇床子、秦皮、秦艽、羌活、威灵仙、炒莱菔子、薏苡仁。

5.脾气虚证

【症状】白色或淡红色风团样皮疹，病程长，反复发作，平素倦怠乏力。舌淡胖，苔薄白或白腻，脉弱无力。

【治法】健脾益气，祛风止痒。

【常用方剂】参苓白术散加减。

【常用药物】党参、黄芪、炒山药、白术、炒白扁豆、炒薏苡仁、芡实、甘草、徐长卿、枳壳、厚朴、青皮、陈皮、紫苏、辛夷、威灵仙、白鲜皮。

6.阴虚证

【症状】多见于慢性荨麻疹，皮疹红色或白色，或水肿性红斑，多在下午或夜间发作，病程久，可有头晕目眩，伴口干，手足心热，小便短赤，大便干。舌红，少苔，脉细数。

【治法】养阴祛风。

【常用方剂】养阴祛风汤加减。

【常用药物】女贞子、墨旱莲、黄精、灵芝、地肤子、白鲜皮、荆芥、防风、天冬、玄参、山药、炒蒺藜、薄荷、木蝴蝶、炒鸡内金。

7.肝郁血瘀证

【症状】皮疹暗红，大片皮疹可发于全身，病程久，瘙痒难忍，夜间加重，烦躁，面色晦暗，平素情志不畅，睡眠差。舌紫暗，脉弦或细涩。

【治法】疏肝解郁，活血祛风。

【常用方剂】逍遥散加减。

【常用药物】当归、白芍、柴胡、薄荷、茯苓皮、郁金、牡丹皮、百合、地肤子、白鲜皮、荆芥、防风、炒蒺藜、天麻、鸡内金、山药、青蒿、五味子。

（二）随症加减

1.颜面浮肿 加麻黄、冬瓜皮、白鲜皮、赤小豆、天麻、钩藤。

2.上半身多发 加蝉蜕、桑叶、浮萍、六月雪、蔓荆子、羌活。

3.下半身多发 加桑寄生、炒杜仲、续断、独活、酒萸肉。

4.奇痒难忍 加乌梢蛇、僵蚕、地龙、全蝎、细辛。

（三）中成药治疗

玉屏止痒胶囊（山西省中医院院内制剂）、清热祛风颗粒、金蝉止痒胶囊、防风通圣丸等。

（四）其他治疗

1.放血、火罐疗法 取大椎、肺俞、膈俞等具有疏风泻热的腧穴放血，拔火罐，还可神阙穴拔罐。

2.走罐疗法 四肢外侧、背部，沿手三阳、足三阳经络走向交替行罐，每周1次。

3.自血疗法 抽取患者静脉血4ml，曲池、血海、足三里交替注射，每周2次。

4.穴位注射疗法 盐酸苯海拉明注射液20mg，曲池、肺俞、血海、风市交替注射，每天1次；奥马珠单抗300mg，分两侧穴位注射，每月1次，选穴臂臑、天枢、伏兔，交替注射。

5.穴位埋线疗法 肺俞、风门、风市、心俞、足三里、血海、三阴交、曲池等穴位交替选用，每次3个1组，2周1次。

6.艾灸疗法 适用于慢性风寒型荨麻疹，选神阙、涌泉、合谷、血海、阴陵泉、足三里等穴位。

7.火针点刺疗法 深度不超过1cm，选穴曲池、合谷、肺俞、风门、风市、足三里交替应用，1周1次。适用于风寒性荨麻疹。

8.中药熏洗疗法 苍耳子、地肤子、白鲜皮、桃树叶、蚕沙、浮萍各等份，水煎熏蒸，待温后塌渍外洗。

七、病案实录

病案一：急性荨麻疹（风热证）

马某，女，36岁。2018年1月5日初诊。

【主诉】周身红色风团伴瘙痒1周。

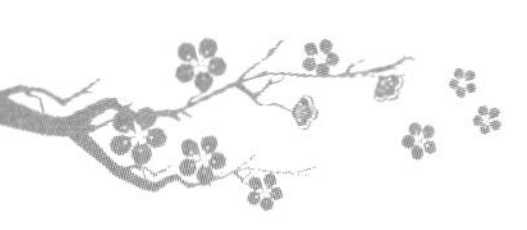

【现病史】1周前，外出游玩后，面颈部出现红色风团，后逐渐蔓延至躯干、四肢，上半身偏多，5～7小时可自行消退，瘙痒明显，受热后加重，夜眠差，小便可，大便偏干。现症见面颈部、躯干、四肢红色风团，局部皮温偏高，划痕征(+)。舌红，苔薄黄，脉浮数。

【辅助检查】血常规：白细胞计数 9.6×10^9/L。

【西医诊断】急性荨麻疹。

【中医诊断】瘾疹(风热证)。

【治法】祛风清热，解毒止痒。

【处方】自拟消风散加减。

地肤子9g、白鲜皮9g、荆芥9g、防风9g、金银花15g、牡丹皮15g、浮萍9g、连翘15g、桑叶9g、莲子心9g、黄芩9g、薄荷6g、木蝴蝶3g、炒蒺藜9g、天麻10g、炒莱菔子30g、鸡内金15g、威灵仙12g、青蒿10g。7剂，每日1剂，水煎，早晚饭后分服。

【中成药】清热祛风颗粒：1袋/次，3次/日，口服。

【西药】盐酸奥洛他定片：5mg/次，2次/日，口服。

二诊：2018年1月13日。受热或汗出后，颈部、躯干、四肢偶有散在少量红色风团，30～60分钟左右自行消退，局部皮温稍高，划痕征(+)。

【处方】地肤子10g、白鲜皮10g、荆芥10g、防风6g、金银花20g、连翘20g、桑叶9g、牡丹皮9g、黄芩10g、莲子心10g、木蝴蝶3g、薄荷6g、炒蒺藜10g、天冬10g、炒莱菔子15g、鸡内金9g。7剂，每日1剂，水煎，早晚饭后分服。

三诊：2018年1月20日。无新发皮疹。

【处方】二诊方。5剂，每日1剂，水煎，早晚饭后分服。

1个月后电话随访，未再复发。

病案二：荨麻疹(湿热证)

闫某，男，20岁。2017年8月2日初诊。

【主诉】躯干、四肢红色风团伴瘙痒反复发作半年。

【现病史】半年前，进食火锅后面部、躯干、四肢时常出现红色风团，就诊于当地诊所，口服西替利嗪片、外用地奈德乳膏等治疗，症状有所缓解，但反复发作，皮疹此起彼伏，瘙痒明显，纳可，眠欠佳，大便干结，小便可。现症见躯干、四肢红色风团，部分中央消退，遗留红色圈状皮疹，划痕征(+)。舌红，苔黄腻，脉滑数。

【辅助检查】血常规：嗜酸性粒细胞百分比12%↑。

【西医诊断】慢性荨麻疹。

【中医诊断】瘾疹（湿热证）。

【治法】清热利湿，祛风止痒。

【处方】清热祛湿汤加减。

白鲜皮12g、苍术15g、地肤子12g、茵陈30g、土茯苓30g、黄柏12g、黄芩10g、白术10g、苦参9g、徐长卿10g、蛇床子9g、秦皮10g、秦艽10g、羌活6g、独活10g、威灵仙10g、薏苡仁30g。7剂，每日1剂，水煎，早晚饭后分服。

【西药】枸地氯雷他定胶囊：8.8mg/次，1次/日，口服。

【其他治疗】自血疗法：抽取4ml静脉血，注射于双侧曲池、血海穴，每周2次。

二诊：2017年8月10日。皮疹仍有反复，较前明显减少。

【处方】首诊方。14剂，每日1剂，水煎，早晚饭后分服。

【其他治疗】拔罐：神阙穴，每日1次。

1个月后随访，无复发。

八、病案品析

【病案一品析】

风为百病之长，善行而数变，风为阳邪，风热之邪侵犯肌表，临床发病急，风团色红，消退快。方中荆芥、防风解表散邪，疏风止痒；金银花、连翘清热解毒，疏风散邪；浮萍、薄荷、桑叶疏散风热、解表透疹；白鲜皮、地肤子清热祛湿，祛风止痒；黄芩清胃肠湿热；炒蒺藜平肝活血，祛风止痒；莱菔子、鸡内金消食导滞；木蝴蝶清肝和胃；《素问·至真要大论》云："诸痛痒疮皆属于心"，心火盛，热微则疮痒，使用天麻平肝潜阳，祛风通络；莲子心清心火安神；牡丹皮清热凉血、活血；威灵仙祛风湿、通经络，"血行风自灭"；荨麻疹经久不愈，耗伤阴血，多伴有阴虚火旺，青蒿清虚热，凉血除蒸，使阴分伏热透达外散。全方标本兼顾，恢复人体正气使疾病痊愈。

【病案二品析】

患者吃火锅后出现红色风团，平素喜食辛辣刺激之物，长久伤脾，脾胃运化功能失司，湿热内生，肠胃湿热，又感风邪而发此病。患者嗜酸性粒细胞百分比偏高，提示机体处于过敏状态。方中使用清热解毒，祛风除湿，健脾祛

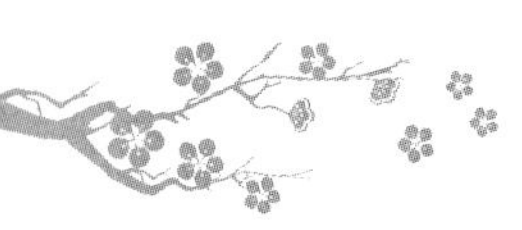

湿的药物，祛除根本病因，清胃肠湿热，祛风散邪。联合自血疗法调节免疫。神阙穴又称“脐中”“下丹田”，有温阳固脱，健运脾胃的作用，在祛邪的前提下扶助正气，缓解症状的同时还可预防复发。

【小结】

荨麻疹病因不明，病情常反复发作，患者应避免接触可疑病因及诱因，积极寻找致敏原因。

九、预防调护

避免接触致敏物，调整胃肠功能，积极治疗原发病。

（关　霄）

第二节　胆碱能性荨麻疹

胆碱能性荨麻疹是由于受热刺激后（如运动、摄入辛辣食物或情绪激动），机体体温调节中枢失衡而诱发的一种过敏性皮肤病，皮肤、黏膜出现斑丘疹、风团、结节，局部发生水肿并伴瘙痒，可自行消退。无时间特定性，多发生于青年及特应性体质的人群。

中医称为“瘾疹”，俗名“风疙瘩”。《医宗金鉴·外科心法要诀》记载：“此证俗名鬼饭疙瘩。由汗出受风，或露卧乘凉，风邪多中表虚之人，初起皮肤作痒，次发扁疙瘩，形如豆瓣，堆累成片。”

一、病因病机

西医学认为，本病多因体温一过性升高，使释放神经递质乙酰胆碱（Ach）的末梢兴奋，刺激肥大细胞产生组胺这一炎症介质使毛细血管通透性增高，组织液浓度增加，而表现出风团、红斑、丘疹样水肿。

中医学认为，本病的发生一者因机体先天羸弱，不能耐受外邪攻击，卫外功能失约，风邪直达肌腠，兼感热邪，风邪与热邪相结合而致病；二者或因邪气留恋于卫表，由卫入气，风热邪气与正气交争，入里化热，里热蒸腾，热炽于阳明；三者或因情志不佳，肝郁化火，外感风热之邪，而致肝经风热；四者或因病程日久，耗伤气血津液，机体阴虚而生内风，风邪外扰肌表而发之。

二、临床表现

本病的皮损表现为机体因感受致敏因素（如运动、出汗、热水浴、进食热性及辛辣刺激食物、情绪激动等），躯干及四肢突然出现瘙痒、刺痛感或烧灼感的小风团，风团发无定处，并伴有红晕，有时亦表现为剧痒而无风团。病程较短，易复发（复发时间＜24小时）。

三、诊断依据

1.好发人群 青年及特应性体质者多见。

2.皮损特点 热刺激为明显诱因，表现为剧痒、灼热或刺痛，骤起骤退的小风团，去除诱因后可自行缓解。

四、鉴别诊断

1.水源性荨麻疹 本病临床病例不常见，水源接触皮肤后随即出现风团块，伴瘙痒，不受水温影响。

2.丘疹性荨麻疹 蚊虫叮咬后发生，表现为皮肤出现斑丘疹、风团、丘疹，触之高于皮面，可伴有水疱，周围无红晕，消退后可留下暂时性色素沉着。

五、西医治疗方法

1.避免致敏因素 尽量避免热刺激及保持情绪舒畅。

2.抗组胺类药物 如西替利嗪片、依匹斯汀片、氯雷他定片、奥洛他定片等。

3.非抗组胺类药物 酮替芬片、孟鲁司特钠片、羟嗪片片、糖皮质激素等。

4.收缩血管药物 钙剂和维生素C。

5.其他 生物制剂，如奥马珠单抗。

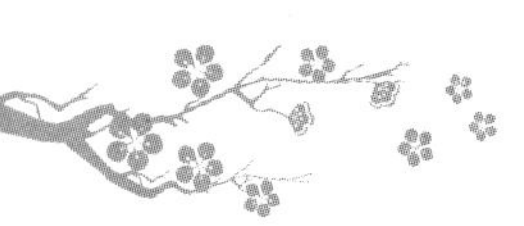

六、中医治疗方案

（一）辨证论治

1.风热证

【症状】发病急骤，成片或散在风团，颜色发红，发无定处，灼热伴针扎感，瘙痒剧烈，遇热刺激或出汗后加重，可伴发热、恶风、咽痛等。舌质红，苔薄黄，脉浮数。

【治法】疏风清热。

【常用方剂】银翘散加减。

【常用药物】金银花、连翘、浮萍、桑叶、薄荷、蝉蜕、牛蒡子、芦根、荆芥、防风、黄芩、炒蒺藜、徐长卿、六月雪、天麻。

2.肝经风热证

【症状】风团灼热，痒感强烈，颜色红，情绪波动后皮损加重，心情急躁，易生气，面红目赤，头晕耳鸣。舌质红，苔薄白或薄黄，脉弦数。

【治法】疏肝理气，祛风清热。

【常用方剂】泻青丸加减。

【常用药物】龙胆、栀子、柴胡、当归、白芍、青黛、薄荷、牡丹皮、郁金、炒蒺藜、荆芥、防风、地肤子、白鲜皮、天麻。

3.阳明风热证

【症状】鲜红色小风团密集成片，或遇热皮肤弥漫性潮红，针刺灼热感难以忍受，出汗或热环境中加重，口渴喜饮，恶热喜凉，大小便正常。舌质红，苔黄或腻，脉弦滑数。

【治法】清热生津，祛风止痒。

【常用方剂】白虎汤合消风散加减。

【常用药物】石膏、知母、蝉蜕、防风、栀子、金银花、薄荷、桑叶、大青叶、淡竹叶、炒蒺藜、天麻、黄芩、生地黄、荷叶、地肤子、白鲜皮。

4.阴虚风热证

【症状】遇热起红色风团，针扎样感觉伴瘙痒，迁延不愈，反复发作，可伴手足心烧灼感，心烦，口干渴，或大便干，小便调。舌红，少苔而干，脉细或脉沉。

【治法】养阴祛风。

【常用方剂】青蒿鳖甲汤合二至丸加减。

【常用药物】青蒿、鳖甲、知母、生地黄、女贞子、墨旱莲、蝉蜕、桑叶、浮萍、炒蒺藜、薄荷、麦冬、北沙参、玄参、黄精。

（二）随症加减

1.抓痕渗出 加地肤子、白鲜皮、苦参、蛇床子。

2.多汗不止 加浮小麦，五味子、煅牡蛎、知母、黄柏。

3.腹痛、腹泻、流涎 加炒鸡内金、白术、炒白扁豆、炒山药。

4.头晕、头痛 加龙胆、天麻、钩藤、菊花、蔓荆子。

5.口干渴、喜饮 加乌梅、五味子、玄参、知母。

6.大便秘结 加火麻仁、郁李仁、大黄、肉苁蓉、莱菔子。

（三）中成药治疗

清热祛风颗粒、金蝉止痒胶囊、防风通圣丸等。

（四）其他治疗

1.游走罐 常选背部足太阳膀胱经及督脉，也可根据病情选用手三阳经、足阳明胃经、足少阳胆经行游走罐治疗，每周1～2次。

2.刺络拔罐 选穴大椎、陶道、风门、心俞、肺俞、曲池、合谷、风市、解溪，每次选择3个穴位，每周1～2次。

3.穴位埋线 选穴大杼、足三里、梁丘、大椎、陶道、风门、心俞、肺俞、曲池，每次选择5个穴位，每2周1次。

4.穴位注射 盐酸苯海拉明注射液，20mg/次，1次/日，穴位注射，常选穴位有血海、足三里、曲池、伏兔（根据病情选取其中2个穴位）。

5.自血疗法 抽取自身静脉血3～5ml，每周1～2次，每次2个穴位，常选血海、足三里、曲池，交替进行。

七、病案实录

病案一：胆碱能性荨麻疹（风热证）

张某，男，23岁。2021年3月12日初诊。

【主诉】头面及上半身泛发红色风疹块伴瘙痒6月余。

【现病史】6个月前，吃火锅后皮肤出现散在水肿性风疹块，痒感剧烈，主要见于头面及上半身。之后，每喝热水及就餐后出现风疹块，数小时内消

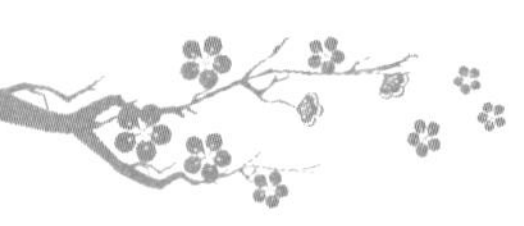

退，曾多方诊治，效果不佳。现症见腹部及后背散在数个红斑、风团，周围有红晕。头痛，咽喉肿痛，心烦，急躁易怒，口干渴，纳可，眠差，大便干，小便调。舌红，苔薄白，脉浮数。

【辅助检查】过敏原（-）；血常规（-）。

【西医诊断】胆碱能性荨麻疹。

【中医诊断】瘾疹（风热证）。

【治法】清热疏风止痒。

【处方】银翘散加减。

金银花9g、连翘15g、浮萍9g、桑叶9g、薄荷6g、白鲜皮10g、地肤子10g、防风6g、荆芥6g、牡丹皮10g、莲子心5g、黄芩9g、木蝴蝶3g、炒蒺藜10g、炒鸡内金10g、菊花10g、钩藤10g。14剂，每日1剂，水煎，早晚饭后分服。

【中成药】

①金蝉止痒胶囊：6粒/次，3次/日，口服。

②清热祛风颗粒：1袋/次，3次/日，口服。

【西药】枸地氯雷他定胶囊：8.8mg/次，1次/日，口服。

【中医特色疗法】刺络拔罐：选穴大椎、陶道、心俞、肺俞、曲池。

二诊：2021年3月28日。治疗后瘙痒大减，风团复发次数较前减少，遇热刺激仍加重，出汗较多，口干而时欲饮水，心烦，纳可，眠差，二便无异常。舌质红，苔黄略腻，脉滑数。

【辨证】阳明风热证。

【治法】清热泻火，祛风止痒。

【处方】白虎汤合消风散加减。

石膏30g、知母12g、金银花10g、连翘10g、桑叶10g、大青叶15g、淡竹叶10g、芦根15g、薄荷6g、苦参9g、白鲜皮10g、地肤子10g、荷叶10g、炒蒺藜10g、黄芩10g、栀子10g、生地黄10g、天麻10g、炒鸡内金10g、麻黄根9g、煅牡蛎30g。14剂，每日1剂，水煎，早晚饭后分服。

【中医特色疗法】

①游走罐：背部督脉及膀胱经。

②刺络拔罐：选穴大椎、风门、心俞、风市。

1个月后电话随访，风团已消退，未复发。

病案二：胆碱能性荨麻疹（风热外感证）

李某，女，20岁。2021年4月15日初诊。

【主诉】周身散发风团、丘疹，伴瘙痒剧烈3日。

【现病史】3日前，运动出汗后周身骤发风团，色红，以胸背为主，灼热刺痛伴瘙痒剧烈，可自行消退。手足心易汗出，咽部疼痛，舌质红，苔薄黄，脉浮数。

【辅助检查】血常规（–）。

【西医诊断】胆碱能性荨麻疹。

【中医诊断】瘾疹（风热外感证）。

【治法】疏风清热止痒。

【处方】银翘散加减。

金银花15g、连翘15g、荆芥10g、蝉蜕5g、桑叶9g、浮萍9g、炒牛蒡子10g、黄芩10g、黄柏10g、盐知母10g、生地黄10g、地肤子10g、炒鸡内金10g、防风10g、炒蒺藜10g、天麻10g、薄荷6g、白鲜皮10g。14剂，每日1剂，水煎，早晚饭后分服。

【中成药】

①金蝉止痒胶囊：6粒/次，3次/日，口服。

②清热祛风颗粒：1袋/次，3次/日，口服。

【西药】氯雷他定口腔崩解片：10mg/次，1次/日，口服。

【中医特色疗法】

①游走罐：背部督脉及膀胱经。

②刺络拔罐：选穴大椎、肺俞、曲池、心俞。

1个月后电话随访，风团已完全消失，目前无新起皮疹。

八、病案品析

【病案一品析】

患者受热刺激后泛发风团伴瘙痒，可自行消退，说明机体感受风热之邪，热邪攻上而咽喉肿痛、头痛，合参舌脉为外感风热证，故予银翘散疏风清热解毒。二诊热邪未尽，伏于气分，邪热内盛，煎灼机体津液，则口干渴；热迫津液，则汗出；风性善行数变，风热之邪搏结肌肤，则瘙痒。四诊合参，考虑阳明风热证，故予白虎汤合消风散加减。中医特色疗法辅助，可达疏经、活血、

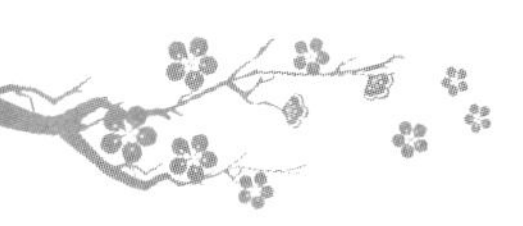

祛风、清热之功。

【病案二品析】

疾病初起，有瘙痒、怕热，考虑风与热邪兼夹而犯卫表，卫气循于上焦，故见咽喉肿痛，予金银花、连翘、浮萍、桑叶、薄荷、蝉蜕、牛蒡子、荆芥、防风，取银翘散之意以辛凉透表，清热解毒；遇热则瘙痒加重，予黄芩、生地黄增清热凉血之效；炒蒺藜不仅可以止痒，还兼有活血之意；地肤子、白鲜皮消除肌肤水肿兼止痒，外清风热，内除血热，使表里之邪兼祛；天麻既可平息内风，又可上行而疏散外风；火热邪气耗伤阴津，予知母、黄柏清热、滋阴、祛湿；炒鸡内金调养后天，保护脾胃。

【小结】

《诸病源候论》载："邪气客于皮肤，复逢风寒相折，则起风瘙隐疹。若赤隐疹者，由凉湿折于肌中之热，热结成赤隐疹也。得天热则剧，取冷则灭也。"风邪易于走窜，遇火热之邪而成风热，侵袭人体皮肤，肌肤失养而发瘾疹，骤起骤退，发无定处，热甚则瘙痒剧烈，因此本病的发生发展主要围绕"热"，而治疗方面，首先要辨病，知道具体的疾病后再抓住主证以指导用药，但始终以"清热、祛风"为治疗核心。根据患者遇热刺激加重的特点，可予清热解表之银翘散加减；如汗出后加重兼口渴，可予白虎汤加减；病程日久，耗伤阴血，可予青蒿鳖甲汤加减以养阴清热。"治风先治血，血行风自灭"，解表疏风的同时要少佐清热凉血之品，风血同治而疹自消，再酌加祛风止痒之荆芥、防风、白蒺藜、白鲜皮等，即《三因极一病证方论》中所载"随证调之，无不愈"。

九、预防调护

慎起居，调饮食，避风邪，畅情志。保持适量的运动以强健身体，保证充足睡眠。避免大量出汗、热水浴、进食辛辣刺激等热性食物。保持舒畅的心情，有利于疾病日趋向愈。

（宋佳丽）

第三节　湿　疹

湿疹是由多种因素引发的一种炎症性皮肤病。明显瘙痒是主要自觉症状；糜烂渗液是常见的他觉症状；反复发作缠绵难愈是临床特点。严重影响患者的生活质量，给患者的身心健康造成极大的困扰。

中医依据其皮损特点、发病部位而有不同的名称。泛发全身，浸淫遍体者，称“浸淫疮”“湿疮”；身起红粟，瘙痒出血为主者，称“血风疮”或“粟疮”。根据部位不同，有“旋耳疮”“乳头风”“脐疮”“肾囊风”等。

一、病因病机

西医学认为，湿疹的发病是内外因素相互作用的结果，外在因素包括生活环境、紫外线、接触物、气候条件等；内在因素包括慢性消化系统疾病、精神紧张、失眠、情绪变化等精神改变；感染病灶、新陈代谢障碍和内分泌功能失调等均可产生或加重湿疹的病情。

中医学认为，湿疮的发生，由禀赋不耐，风、湿、热邪阻滞肌肤所致。先天不足，营卫不固，风热湿邪，外感滞留肌肤，郁久化热伤阴，肌肤失养；后天脾胃虚弱，脾失健运，水湿内停，泛滥肌肤；湿热内蕴，复受风邪，充斥腠理皮肤；肾阴不足，肺津亏损，肌肤失养；肾脾亏虚，肾阳虚损，不能温煦脾阳，脾失运化，水湿内停，外泛肌肤；气血瘀滞，络脉失养，不能荣养肌肤。

二、临床表现

根据病程和临床特点，可分为急性、亚急性和慢性湿疹，代表了炎症动态演变过程中的不同时期。

1.急性湿疹　皮损初为多数密集的粟粒大小的丘疹、丘疱疹或小水疱，逐渐融合成片，抓破后呈点状渗出及糜烂面，边缘不清，伴明显瘙痒。

2.亚急性湿疹　急性湿疹炎症减轻后，皮损以丘疹、结痂和鳞屑为主，仅见少量丘疱疹及糜烂，仍有剧烈瘙痒。

3.慢性湿疹　常因急性、亚急性湿疹反复发作不愈转化而来。表现为皮损

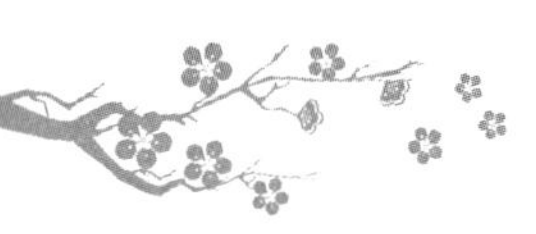

增厚、浸润，色素沉着，表面粗糙，脱屑，或因抓破而结痂，经久不愈。

4.特殊类型的湿疹 包括手部湿疹、汗疱疹、乳房湿疹、外阴湿疹、阴囊和肛门湿疹、钱币状湿疹等。

三、诊断依据

1.皮损特点 皮疹多形态，有渗出倾向，对称分布，瘙痒剧烈，反复发作，慢性期皮损肥厚、苔藓化等。

2.组织病理学表现 急性湿疹表现为表皮内海绵形成，真皮浅层毛细血管扩张，血管周围有淋巴细胞浸润；慢性湿疹表现为角化过度与角化不全，棘层肥厚明显，真皮浅层毛细血管壁增厚。

四、鉴别诊断

1.接触性皮炎 常有明显接触史，病变局限于接触部位，皮疹多单一形态，易起大疱，境界清楚，病程短，去除病因后，多易治愈。

2.神经性皮炎 多见于颈、肘、尾骶部，有典型苔藓样变，无多形性皮疹，无渗出表现。

3.手足癣 皮损境界清楚，有叶状鳞屑附着，夏季剧增，常并发指（趾）间糜烂，鳞屑内可找到菌丝。

五、西医治疗方法

1.系统药物治疗 主要目的是抗炎、止痒，可用抗组胺药、镇静安定剂、糖皮质激素（急性期或重症患者）、钙剂、维生素C、硫代硫酸钠等；继发感染者加用抗生素。

2.外用药物治疗 急性期无渗液或渗出不多者可用油剂，渗出多者可用硼酸溶液湿敷，渗出减少后用糖皮质激素霜剂；亚急性期可选用糖皮质激素乳剂，为防止和控制继发性感染，可加用抗生素软膏；慢性期可选用软膏、硬膏、涂膜剂；顽固性肥厚性局限性皮损可用糖皮质激素皮损内注射。

六、中医治疗方案

（一）辨证论治

采用三焦理论辨治湿疹：急性湿疹初期治在上焦肺、心；急性湿疹中后期和亚急性湿疹治在中焦脾、胃；慢性湿疹治在下焦肝、肾。

1.上焦

（1）外感风湿热证

【症状】外感风热湿邪，壅遏肌肤，累及肺、心。表现为全身或局部，或以头面及上半身为主，以泛发性丘疹、红斑为主的皮疹，伴随轻度肿胀，少许水疱及渗液，奇痒难耐，心烦不眠，遇热加重。舌质红，苔薄黄，脉浮数。

【治法】清热祛风，凉血利湿。

【常用方剂】荆防汤、银翘散加减。

【常用药物】金银花、连翘、牛蒡子、薄荷、防风、荆芥、生地黄、赤芍、蝉蜕、栀子、牡丹皮、桑叶、浮萍、车前子、蔓荆子。

（2）血热夹湿证

【症状】外感风湿热邪，入里化热，邪热入血，表现为皮疹有少量渗液，以大量焮红色斑片、斑丘疹为主，基底肿胀，喜凉恶热，遇热奇痒难忍，心烦意乱。舌质鲜红，苔薄黄，脉数。

【治法】凉血利湿，祛风止痒。

【常用方剂】犀角地黄汤、四妙散、碧玉散加减。

【常用药物】水牛角、生地黄、玄参、牡丹皮、赤芍、黄柏、苍术、薏苡仁、滑石、甘草、青黛、桑叶、马齿苋、栀子炭、鳖甲、青蒿、白茅根、白鲜皮、猪苓等。

2.中焦

（1）湿热中阻证

【症状】外感湿热之邪，郁阻脾胃，脾湿胃热，外溢肌肤。表现为皮肤弥漫性潮红肿胀，大片状糜烂，大量渗液，多处痂皮损害，身热不扬，头身困重，胸脘痞闷，小便不利，大便不爽。舌质红，苔黄腻，脉滑。

【治法】清热利湿，解毒敛疮。

【常用方剂】萆薢渗湿汤、甘露消毒丹、四妙散加减。

【常用药物】萆薢、茯苓、薏苡仁、黄柏、苍术、滑石、甘草、广藿香、泽泻、牡丹皮、苦参、连翘、白鲜皮、茵陈等。

（2）脾虚湿困证

【症状】脾阳不振，湿滞中阻，外达肌肤。表现为病程迁延缠绵，经久不愈，皮损暗褐漫肿，糜烂、渗液淋漓，渗出物色淡、清稀。伴随腹胀便溏，纳呆食少，神疲乏力。舌质淡红，苔水滑，舌体胖大，脉沉细。

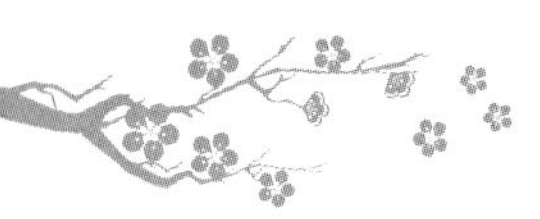

【治法】健脾抑湿，升阳敛疮。

【常用方剂】参苓白术散、胃苓汤、三仁汤加减。

【常用药物】党参、白术、茯苓、炒白扁豆、炒山药、炒芡实、厚朴、桂枝、大腹皮、煅瓦楞子、地肤子、蛇床子、黄芪、苦杏仁、薏苡仁、蔻仁等

3.下焦

（1）湿阻血瘀型

【症状】湿盛阻络，血瘀不畅，积于体表。表现为皮疹肥厚浸润，弥漫肿胀，色素沉着呈红褐色或棕灰色，皮肤紫暗、乌黑溃烂，静脉迂曲扩张。舌质紫暗，苔白腻，脉涩。

【治法】渗湿化瘀，疏风止痒。

【常用方剂】荆防四物汤、四妙散、胃苓汤加减。

【常用药物】当归、赤芍、红花、川芎、桃仁、苍术、黄柏、茯苓、泽泻、猪苓、荆芥、防风、白术、白鲜皮等。

（2）精亏血虚型

【症状】湿邪化燥，耗精伤液，致血虚精亏，不能外润肌肤。表现为全身皮肤干燥及干燥性肤色丘疹，或片状粗糙肥厚皮损，及坚实性结节，或掌跖干燥肥厚皲裂，似皮革。五心烦热，口烦渴。舌质红，苔少，脉细数。

【治法】滋肾柔肝，养血祛风。

【常用方剂】当归饮子、大补阴丸、二至丸加减。

【常用药物】女贞子、墨旱莲、生地黄、熟地黄、山药、白扁豆、芡实、当归、白芍、蝉蜕、白鲜皮、防风、荆芥、刺蒺藜、黑芝麻等。

（二）随症加减

1.风热痒 皮疹鲜红，遇热痒甚者，加桑叶、浮萍、牛蒡子、薄荷、天麻、金银花、连翘、蝉蜕、菊花、蔓荆子等。

2.风寒痒 皮疹色紫暗，遇风、遇冷痒甚者，加麻黄、桂枝、羌活、独活、威灵仙、藁本、细辛、蚕沙、辛荑、苍耳子、防风、荆芥、寻骨风等。

3.湿痒 可分为湿热痒和寒湿痒。

（1）湿热痒：皮疹以肿胀、水疱、糜烂、渗液为主，渗液色黄黏腻者，加白鲜皮、苦参、萹蓄、土茯苓、茵陈、黄柏、徐长卿、秦艽、秦皮、猫爪草等。

（2）寒湿痒：皮疹漫肿色暗，渗液清稀者，加独活、羌活、五加皮、海桐皮、桑寄生、海风藤、防风、络石藤等。

4.燥痒　皮疹干燥肥厚皲裂者，加火麻仁、蛇床子、地肤子、胡麻仁、黑芝麻、蔓荆子、枸杞子等籽类药润燥止痒。

（三）其他治疗

1.风热外洗方　蝉蜕、桑叶、浮萍、知母、苦参、连翘、防风，水煎塌敷，敷后涂抹紫草甘草油。

2.湿热外洗方　赤石脂、诃子、儿茶、煅瓦楞子、煅龙牡、黄柏、马齿苋、石榴皮、枯矾、龙胆、白鲜皮、苦参、炉甘石、生地榆，水煎，每日1～2次溻敷，敷后涂抹黄柏银花油。

3.血瘀痰聚外洗方　当归、莪术、三棱、桃仁、地肤子、蛇床子、露蜂房、生龙骨、生牡蛎、煅瓦楞子、五倍子，水煎，每日1～2次溻渍，溻后外涂黑豆馏油膏并封包。

4.血虚风燥外用方　火麻仁、黑芝麻、苦杏仁、桃仁、地肤子、蛇床子、决明子、车前子、瓜蒌仁、牛蒡子，水煎，每日1～2次溻渍，掌跖处皮损以浸泡为佳，然后涂抹黑豆馏油膏并封包。

5.紫草甘草油　紫草、甘草适量，研细末，加入芝麻油或胡麻油200ml，搅拌均匀外用。

6.黄柏银花油　黄柏、金银花、枯矾等量，研细末，加入200ml芝麻油或胡麻油内拌匀，涂抹，每日1～2次。

七、病案实录

病案一：湿疹（中焦-脾虚湿困证）

赵某，女，48岁。2016年8月24日初诊。

【主诉】全身散在淡红色粟米样大小丘疹1月余。

【现病史】1个月前，无明显诱因全身皮肤散发淡红色粟米大小丘疹，轻度瘙痒。初起未予重视，后因症状逐渐加重，局部融合成片，渗出明显，自行口服“湿毒清胶囊”，外用“皮炎平”，疗效欠佳。现症见全身散在淡红色粟米样大小丘疹，腹侧为甚，抓痕明显，腋下及双足浸淫成片，瘙痒难耐，大量渗液，淋漓不止，伴胸胁满闷，脘腹痞满。体胖懒动，口淡流涎，纳差，不欲饮食，睡眠尚可，小便正常，大便溏泄。舌淡红，苔白水滑，脉濡滑。

【西医诊断】湿疹。

【中医诊断】湿疮（中焦-脾虚湿困型）。

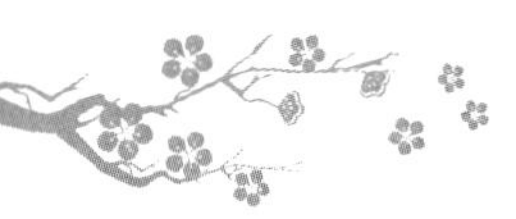

【处方】三仁汤加味。

生薏苡仁30g、白鲜皮9g、苦杏仁9g、白蔻仁12g、半夏6g、苍术12g、厚朴15g、滑石20g、木通6g、香附12g。5剂，每日1剂，水煎，早晚饭后分服。

【中药外治方】湿热外洗方：水煎，溻渍，每日1～2次，后涂抹黄柏银花油。

【中成药】清热利湿胶囊：4粒/次，3次/日，口服。

【西药】

①枸地氯雷他定胶囊：8.8mg/次，1次/日，口服。

②丙酸氟替卡松乳膏：2次/日，外用。

③复方多黏菌素B软膏：2次/日，外用。

二诊：2016年9月2日。诸症略减

【处方】首诊方。7剂，每日1剂，水煎，早晚饭后分服。

中药外治方、中成药、西药按首诊方案继用7天。

三诊：2016年9月9日。除双足皮损处有渗液外，余症基本消除。

【处方】首诊方加威灵仙10g、川牛膝10g。7剂，每日1剂，水煎，早晚饭后分服。

2个月后随访，未复发。

病案二：湿疹（下焦-精亏血虚型）

周某，男，77岁。2017年10月21日初诊。

【主诉】双下肢皮肤增厚、粗糙、脱屑、瘙痒1年余。

【现病史】1年前，双下肢皮肤出现散在红斑、丘疹，常瘙痒难忍，非搔抓出血痒不止，自行外用多种药膏，效果均不明显。双下肢皮肤出现增厚、粗糙、苔藓化，伴脱屑，长期遗留色素沉着，散在坚实性结节。双足皮肤干燥肥厚，冬季常有皲裂。纳可，眠欠佳，大便干，小便调。舌质暗淡，苔少，根部滑腻，脉弦细数。

【西医诊断】湿疹。

【中医诊断】湿疮（下焦–精亏血虚型）。

【处方】当归饮子加减。

生地黄9g、白芍15g、刺蒺藜9g、当归9g、川芎10g、荆芥9g、防风9g、桃仁10g、红花6g、黄芪10g、苦杏仁9g、麻黄6g、阿胶6g。10剂，每日1剂，水煎，早晚饭后分服。

【中药外治方】润肤止痒外洗方：水煎外洗，每日1次，后涂抹除湿止痒软膏，封包1～2小时。

【中成药】二术除湿胶囊：4粒/次，3次/日，口服。

【西药】

①枸地氯雷他定胶囊：8.8mg/次，1次/日，口服。

②复方丙酸氯倍他索乳膏：1次/日，外用。

二诊：2017年11月22日。瘙痒明显减轻，粗糙感改善，皮损转薄。舌质淡红，苔薄白，脉弦。

【处方】首诊方加川牛膝10g、独活10g。10剂，每日1剂，水煎，早晚饭后分服。

3个月后随访。皮疹缓解，未复发。

八、病案品析

【病案一品析】

本案属湿疹中焦－脾虚湿困证。中焦脾为机体之枢，影响全身气血津液的运行代谢，导致三焦气滞，决渎失司，水道不利，湿邪泛溢肌腠，发为湿疹。全方以三仁汤为基础，开上、宣中、渗下，使三焦气机调畅，气化湿亦化，由此内外上下畅达、升降出入有序，肌表之湿疹必愈。

【病案二品析】

本案属湿疹下焦－精亏血虚型。患者已近耄耋之年，且其湿疹属中后期阶段。素体肝肾阴血亏虚，长时间患病损伤阴血，皮肤失于润泽，故鳞屑较多，皮肤粗糙、暗沉、肥厚；阴血虚则生内风，风盛则动，故瘙痒难耐，干燥且出现脱屑；阴血亏虚，正气不足，津液不能气化而湿生，燥湿相兼之证已成，可见舌质红、津液少、舌苔根部滑腻，脉弦细等阴虚风动之征。治疗当用滋肾柔肝，养血祛风之法，方选当归饮子加减。方中生地黄、白芍、当归、阿胶滋阴润燥，麻黄、苦杏仁、刺蒺藜祛风止痒，桃仁、红花活血散结。全方共奏滋阴润燥，祛风止痒之功。

【小结】

治疗湿疹，在利湿的同时，要注意祛湿容易伤阴，应佐以养阴。养肾阴常用女贞子、旱连草、黄精、熟地黄等药物；养肝阴常用当归、白芍、生地黄等药物；养脾阴常用山药、芡实、白扁豆等药物；养胃阴常用麦冬、玄参、玉

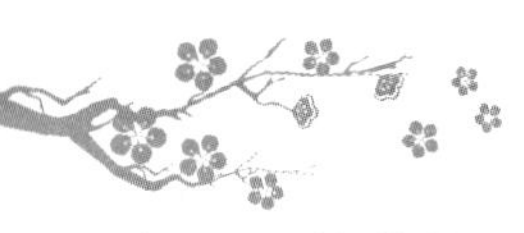

竹等药物；养肺阴常用百合、胡麻仁、沙参等药物；养心阴常用柏子仁、酸枣仁、龙眼肉等药物。

重视收敛药在湿疹内、外治疗中的应用。如急性湿疹、亚急性湿疹渗出较多，应用收敛药有很好的敛湿减少渗出的作用。对于丘疹性湿疹和慢性湿疹，以丘疹、红斑、肿胀为主，渗液较少的病变，应用收敛药同样有良好的治疗效果，可降低毛细血管通透性，除减少渗液外，也可消除肿胀，减少丘疹和红斑；还可软坚散结，抑制角质层及棘细胞层的增生肥厚，抑制结缔组织的增生，对慢性湿疹的粗糙肥厚和结节性损害有软化作用。常用药物有煅瓦楞子、煅牡蛎、煅龙骨、海螵蛸、赤石脂、诃子等。

止痒药物多选植物类的花、叶、果实、根、皮，如桑叶、菊花、地肤子、白鲜皮、防风等，慎用动物类药物，因动物异体蛋白容易诱发过敏反应，对于异体蛋白过敏者不但止痒效果差，反而可能使病情加重，痒感加剧。

时时不忘顾护脾胃。治疗湿疹所用的大量清热利湿药物恐伤脾胃，故而需配伍白术、白扁豆、山药、鸡内金、神曲、炒二芽等健脾护胃药物。

特殊部位湿疹的治疗注意引经药的使用。如耳部湿疹、外阴湿疹、乳房湿疹，加龙胆、柴胡等；下肢湿疹，加牛膝、独活、防己等；上肢湿疹，加桑枝、络石藤等；肛周湿疹，加秦皮、白头翁等；手足湿疹，加苍术、白术、茯苓等。

注意因人治宜。儿童、青少年及体质强壮者，感邪后易化热入血，湿热蕴结，多以清热凉血利湿为治；老年人及体弱者，感邪后易化湿化寒，伤及脾胃，多以健脾祛湿为治；老年人因肾精不足，感邪后易化燥伤阴，肌肤失养，多以滋补肝肾、养血润燥为治。

九、预防调护

湿疹的诱发因素多，应尽可能寻找并去除发病原因。避免各种外界刺激，如热水烫洗、搔抓、肥皂水洗涤，以防感染及病情加重。忌食辛辣、海鲜、牛羊肉等发物。急性湿疹、慢性湿疹急性发作期间，应暂缓注射各种疫苗。

（吴明明）

第四节　乏脂性湿疹

乏脂性湿疹又称裂纹性湿疹、冬季湿疹、冬季瘙痒、干燥性皮炎，是一种慢性、复发性皮肤病，是由于季节、年龄、接触化学物等多种因素导致皮肤表面水分丢失，皮脂分泌减少所致。临床多表现为皮肤干燥、粗糙、瘙痒、皮肤鳞屑、红斑，甚至发生破溃糜烂、皮肤感觉减退等症状，多发于女性和老年人，四肢部位多见，冬季易起病，可归属于中医“燥证”的范畴。

一、病因病机

西医学对乏脂性湿疹确切的病因还尚未明确，一般认为是过敏原致使Th1及Th2等免疫细胞的激活，形成多种免疫亚型，使免疫功能紊乱而引起的Ⅳ型变态反应。各种内因（如遗传、年龄、精神心理、机体免疫、内分泌失调等）及外因（如过敏原刺激、食物、气候环境、摩擦等）相互结合致皮脂腺功能降低，肌肤屏障受到破坏而发病。

中医学认为，本病初起或因先天体弱，不能耐受外邪，风、湿、热邪乘虚侵袭肌肤；饮食无节制，后天失养而伤及脾胃，脾虚不能输布水谷精微，肌肤失于濡养（脾虚风燥）；病程日久，脾虚运化无力，无以化生气血，而使机体营血不足，血虚而风从内生，不能荣润肌肤（血虚风燥）；“精血同源”，肾精不足，化生血液的源头枯竭，又夹风热之邪煎灼津液，血燥则阴津耗伤（精亏风燥）；久病伤阴，阴血亏虚，虚热内扰，易感外邪，内外交加而发病（阴虚风热）。

二、临床表现

本病的皮损表现为基底淡红色片状皮疹，干燥脱屑，瘙痒难耐，遇干燥气候及热刺激等症状加重，甚则干裂出血，皮肤粗糙增厚，反复发作，迁延不愈。老年人更易起病，于冬季气候干燥、环境干燥，以及频繁热水浴后易复发及加重。

三、诊断依据

1.发病人群　女性群体及老年人多见。

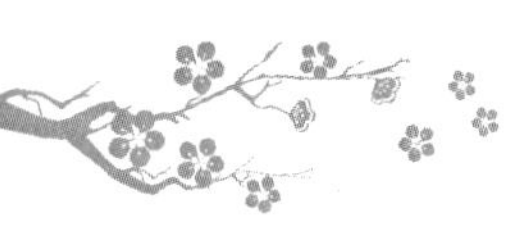

2.发病季节 冬季、气候干燥环境。

3.皮损特点 干皮症基础上出现瘙痒症状，并发湿疹表现，如红斑、丘疹、肥厚、脱屑、抓痕及血痂等，皮肤干燥，瘙痒难耐，甚则皮肤粗糙增厚。

四、鉴别诊断

1.接触性皮炎 接触过敏原后皮肤出现丘疹、斑片状皮疹伴红肿，皮损仅发生于接触部位，界限明显，脱离过敏原后可痊愈。

2.银屑病 基底为淡红色的红斑、丘疹，表面覆着厚薄不一的银白色鳞屑，并伴有瘙痒，根据薄膜现象、点状出血可鉴别。

五、西医治疗方法

1.科学防护 避免致敏因素，如避免干燥、热水浴、易过敏及辛辣刺激食物。

2.系统用药治疗 口服抗组胺药、钙剂、维生素C、维生素E等。

3.外用药局部治疗 外用他克莫司软膏、丙酸氟替卡松乳膏、丙酸氯倍他索乳膏，以及使用润肤剂，如凡士林、尿素软膏等。

六、中医治疗方案

（一）辨证论治

1.脾虚风燥证

【症状】皮肤散在红斑、斑丘疹，表面干燥起皮，并伴瘙痒，搔之有皮屑，可伴有纳差，脘腹胀满，神疲乏力等症，大便溏泄。舌淡，苔白，脉沉缓。

【治法】健脾祛风，润燥止痒。

【常用方剂】健脾祛风汤。

【常用药物】炒山药、炒白扁豆、麸炒芡实、薏苡仁、地肤子、白鲜皮、荆芥、防风、炒蒺藜、天冬、麦冬、沙参、玉竹、黑芝麻、黄精。

2.血虚风燥证

【症状】皮肤干燥、脱屑，触之粗糙增厚，搔抓后结痂，部分色素沉着，每于夜间瘙痒加重，素体虚弱，气短健忘，眠差。舌淡，苔薄白或少苔，脉沉细。

【治法】养血润肤，祛风止痒。

【常用方剂】当归饮子加减。

【常用药物】黄芪、当归、生地黄、川芎、白芍、丹参、阿胶、荆芥、防风、蝉蜕、炒蒺藜、天麻、百合、灵芝、黄精、黑芝麻。

3.精亏风燥证

【症状】皮肤无光泽，干燥伴脱屑，瘙痒难耐，可伴有腰膝酸软，疲乏无力，头晕目眩。舌红少苔，脉沉细，尺脉尤甚。

【治法】补肾益精，润燥养肤。

【常用方剂】六味地黄汤加减。

【常用药物】酒萸肉、熟地黄、山药、何首乌、芡实、玄参、沙参、黄精、蝉蜕、荆芥、防风、乌梢蛇、僵蚕。

4.阴虚风热证

【症状】皮肤干燥、脱屑，心烦口渴，五心烦热，夜间及遇热后瘙痒剧烈，甚则皮肤增厚，大便干。舌红少津，脉细数。

【治法】养阴祛风，润燥止痒。

【常用方剂】养阴祛风方加减。

【常用药物】女贞子、墨旱莲、桑椹、灵芝、黄精、黄柏、知母、炙鳖甲、白鲜皮、桑叶、浮萍、薄荷、蔓荆子、天麻、钩藤。

（二）随症加减

1.皲裂肥厚 加莪术、三棱、桃仁、龙骨、牡蛎。

2.奇痒难忍 加蜈蚣、全蝎、乌梢蛇、地龙。

3.脘腹胀满 加炒莱菔子、炒鸡内金、白术、炒山药。

4.失眠多梦 加珍珠母、夜交藤、酸枣仁、柏子仁。

5.焦虑不安 加当归、柴胡、青皮、香附、郁金。

（三）中成药治疗

清热祛风颗粒、金蝉止痒胶囊、润燥止痒胶囊等。

（四）其他治疗

1.手足肥厚皲裂外用方 五倍子、地肤子、蛇床子、盐车前子、桃仁、炒苦杏仁、徐长卿、白鲜皮、当归、炒火麻仁、黑芝麻、炒川楝子。

2.皮肤干燥外用方 炒决明子、瓜蒌子、炒火麻仁、炒蔓荆子、炒牛蒡子、柏子仁、桃仁、苦杏仁、薄荷。

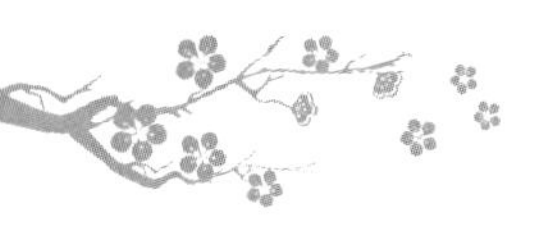

七、病案实录

病案一：乏脂性湿疹（脾虚风燥证）

乔某，男，29岁。2021年10月5日初诊。

【主诉】双手掌皮肤干燥脱皮7年余。

【现病史】7年前，使用洗衣粉后出现双手掌表皮增厚，瘙痒难耐，反复皲裂，裂口后疼痛不适，期间曾多次诊治，症状仍反复发作。双手大小鱼际、掌心、部分指腹，角化肥厚如皮革状，皮肤纹理加深，皮脊隆起，多处皲裂，伸手握拳困难。纳食较差，脘腹胀满，口干渴，大便干。舌淡，苔白，脉沉。

【辅助检查】真菌镜检（–）。

【西医诊断】乏脂性湿疹。

【中医诊断】燥证（脾虚风燥证）。

【治法】健脾祛风，润燥止痒。

【处方】健脾祛风汤。

山药30g、炒白扁豆20g、薏苡仁15g、麸炒芡实30g、地肤子10g、白鲜皮10g、荆芥10g、防风6g、炒蒺藜10g、黑芝麻15g、天冬10g、麦冬10g、灵芝12g、酒黄精10g、玉竹10g、莱菔子10g、炒鸡内金9g、北沙参10g。14剂，每日1剂，水煎，早晚饭后分服。

【中药外治方】手足肥厚皲裂外用方。

五倍子15g、地肤子15g、蛇床子15g、盐车前子15g、桃仁10g、炒苦杏仁10g、徐长卿10g、白鲜皮10g、当归10g、炒火麻仁10g、黑芝麻30g、炒川楝子15g。7剂，2天1剂，水煎浸泡双手，每晚1次。浸泡后外涂黑豆馏油抑菌膏封包一夜，白天交替外涂尿素维E乳膏及维A酸乳膏。

【中成药】润燥止痒胶囊：4粒/次，3次/日，口服。

【西药】氯雷他定片：10mg/次，1次/日，口服。

二诊：2021年10月22日。双手掌表皮轻度增厚，仍然干燥，脱皮较前减轻，瘙痒较前缓解，脘腹胀满感消失，纳转佳，眠可，大便干，小便调。舌淡，苔白，脉沉细。

【辨证】血虚风燥证。

【治法】养血祛风，润燥止痒。

【处方】当归饮子加减。

当归10g、生地黄10g、白芍15g、川芎10g、荆芥10g、防风10g、百合12g、玄参10g、炒蒺藜10g、天麻10g、火麻仁10g、蝉蜕6g、炒莱菔子10g、炒鸡内金9g、黑芝麻15g、玉竹10g、天花粉10g、灵芝12g、酒黄精10g。14剂，每日1剂，水煎，早晚饭后分服。

【中药外治方】首诊外治方。7剂，水煎外用。

三诊：2021年12月8日。双手掌皮肤干燥明显减轻，皮损基本光滑，偶有瘙痒，纳眠可，二便调。舌淡，苔白，脉沉细。

【辨证】精亏风燥证。

【治法】补肾益精，润燥养肤。

【处方】六味地黄汤加减。

酒萸肉9g、熟地黄9g、山药15g、芡实15g、当归10g、酒女贞子12g、桑椹15g、墨旱莲10g、荆芥9g、防风9g、炒白扁豆30g、玉竹10g、北沙参10g、玄参10g、酒黄精10g、灵芝12g、酒乌梢蛇9g、地龙9g。14剂，每日1剂，水煎，早晚饭后分服。

病案二：乏脂性湿疹（血虚风燥证）

梁某，女，57岁。2021年11月22日初诊。

【主诉】皮肤干燥、手足皮肤皲裂、肥厚20年，加重1个月。

【现病史】20年前，无明显诱因出现双手掌、双足底皮肤增厚、皲裂、脱屑，伴瘙痒。反复发作，近1个月症状加重，全身皮肤干燥，双下肢为甚，双手掌、双足底弥漫角化肥厚，皮脊高隆，皮纹加深，足跟及掌心多处皲裂，指、趾甲床混浊增厚。皮肤瘙痒剧烈，不能入睡。毛发枯槁，头晕头痛，疲乏少力，纳差，大便干，小便可。舌淡红，苔薄白，脉沉缓。

【辅助检查】真菌镜检（–）。

【西医诊断】乏脂性湿疹。

【中医诊断】燥证（血虚风燥证）。

【治法】养血祛风，润燥止痒。

【处方】当归饮子加减。

当归10g、生地黄10g、白芍15g、川芎10g、荆芥10g、防风10g、百合12g、玄参10g、炒蒺藜10g、天麻10g、白鲜皮10、蝉蜕6g、炒鸡内金9g、黑芝麻15g、玉竹10g、灵芝12g、酒黄精10g。14剂，每日1剂，水煎，早晚饭后分服。

【中药外治方】手足肥厚皲裂方。

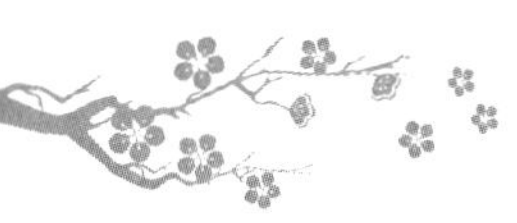

五倍子15g、地肤子30g、蛇床子30g、盐车前子30g、桃仁10g、炒苦杏仁10g、徐长卿10g、白鲜皮20g、当归10g、炒火麻仁10g、黑芝麻30g、炒川楝子30g。7剂，水煎取汁浸泡手足，每天1～2次。

【中成药】润燥止痒胶囊：4粒/次，3次/日，口服。

【西药】枸地氯雷他定胶囊：8.8mg/次，1次/日，口服。

二诊：2022年2月17日。手足皮肤干燥皲裂、增厚均较前减轻，瘙痒缓解。腰背酸困，口干渴，双下肢沉重，纳眠可，二便调。舌红，少苔，脉沉细。

【辨证】精亏风燥证。

【治法】补肾益精，润燥养肤。

【处方】六味地黄汤加减。

酒萸肉12g、炒山药15g、酒女贞子10g、生地黄10g、桑椹15g、墨旱莲12g、防风10g、天冬10g、麦冬10g、炒白扁豆15g、炒芡实15g、桑叶10g、炒蔓荆子10g、炒蒺藜10g、白鲜皮10g、苍耳子6g。20剂，每日1剂，水煎，早晚饭后分服。

【中药外治方】首诊外治方。7剂，水煎取汁浸泡手足，每天1～2次。

后随访，手足皮肤基本恢复正常，略干燥，偶有瘙痒。

八、病案品析

【病案一品析】

治病必求于本，患病日久，脾虚为本，脾虚不能输布水谷精微，肌肤失去滋养，脾主四肢肌肉，双手干燥肥厚瘙痒，治疗当以健脾为主。久病亦致阴血不足，脾胃为气血生化之源。健脾祛风，健固后天。《血证论》曰："水与血原并行而不悖""水中有血，血中有水"，即"津血同源"，血生则津生。养血祛风汤养血润肤，祛风止痒，正中病机。叶天士《临证指南医案》指出："久病不已，穷必及肾。"久病耗伤肾阴，阴虚灼津，津伤则皮肤干燥，故后期治疗应以"补肾益精，润燥养肤"为主。

【病案二品析】

久病易耗伤阴血，血虚津少不能荣养周身，故而皮肤干燥皲裂、脱屑；燥易生风，风邪客于肌肤而致瘙痒，故以养血祛风治之。方中当归、生地黄、白芍、川芎取四物汤之意养血调血，血和则风祛；防风、炒蒺藜、天麻、白鲜皮、蝉蜕祛风止痒；黑芝麻、玉竹、灵芝、酒黄精生津润肤。久病易伤阴、伤血、伤肾,《张氏医通》曰:“血之源头在乎肾”,因而养血的同时要兼顾滋养肾阴,方选六味地黄汤加减,达补肾益精,养血润肤之效。

【小结】

“阴虚血燥”是乏脂性湿疹发生、发展的主要病因,以“养阴润燥”为治疗核心。养肾阴常用女贞子、墨旱莲、黄精、熟地黄等药物;养肝阴常用当归、生地黄、白芍等药物;养脾阴常用山药、芡实、白扁豆等药物;养胃阴常用麦冬、玄参、玉竹等药物;养肺阴常用沙参、百合、胡麻仁等药物;养心阴常用柏子仁、酸枣仁、龙眼肉等药物;养阴的同时,酌加祛风止痒之品,如地肤子、白鲜皮、荆芥、防风、炒蒺藜等。本病配合中医外治法,内治、外治相结合,疗效更佳。若手足皮肤粗糙肥厚伴皲裂,可外用手足肥厚皲裂方;若全身皮肤干燥,可外用皮肤干燥方。

九、预防调护

避免化学制剂直接接触皮肤,不要过度清洁,注意皮肤保湿,可涂抹润肤剂。合理饮食结构,避免食用易致敏食物。选择纯棉舒适质地的衣物。

(宋佳丽)

第五节 药 疹

药疹也称药物性皮炎,是指药物通过不同方式进入人体后所引起的以皮肤、黏膜病变为主要临床表现的药物反应。属于中医“药毒”的范畴。

一、病因病机

西医学认为,药疹的发生与个体因素、药物因素有关,常见的引起药疹的药物有抗生素类、解热镇痛类、安眠镇静类、抗癫痫类;生物制剂;血清制品;疫苗;部分中草药或中药制剂等。其发病机制复杂,多数为变态反应,少数为非变态反应。

中医学认为,先天禀赋不耐、脏腑失和,邪毒入侵可致药疹。药毒多为热邪,素体阳热偏盛则易感,皮肤表现为红斑、风团、水疱、糜烂、渗液、紫

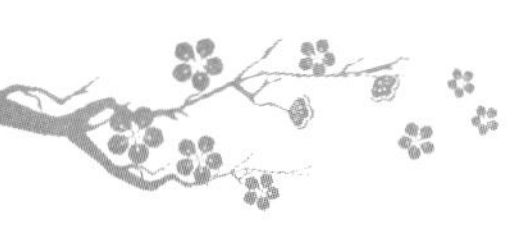

癜、结节、血疱出血等。久病阳热邪气耗伤阴液和阴血，肌肤失养，出现干燥、大量脱屑等。

二、临床表现

有一定的潜伏期，发病前多有用药史；已致敏者再次用药时，潜伏期缩短，甚至数分钟或即刻出现。病情轻重与机体状态相关。在机体超敏状态下，即便是很小剂量的药物也可引起极严重的药疹，但与药物的剂量、药理毒理作用等关系不大。

临床表现复杂多样，常见类型有固定型药疹、荨麻疹样药疹、光感性药疹、麻疹型或猩红热型药疹、发疹型药疹、紫癜型药疹、剥脱性皮炎型或红皮病型药疹、大疱性表皮松解型药疹、多形红斑型药疹、药物超敏反应综合征等。

多发病突然，自觉灼热瘙痒，或伴有倦怠、乏力等全身症状，严重者伤及脏腑甚至危及生命。病程具有自限性，停用致敏药后，病情好转或自愈倾向。

三、诊断依据

1.病史　明确的用药史。

2.潜伏期　首次发病一般有潜伏期，不同药物潜伏期不同，从数分钟至数天甚至数月不等。已致敏者再次用药时，潜伏期缩短，可数分钟甚至即刻发病。

3.皮损　药疹皮损形态多样，一般颜色较类似皮肤病更鲜艳，瘙痒等不适感更明显，停用致敏药物后逐渐好转。

四、鉴别诊断

1.麻疹　发病前先有上呼吸道卡他症状，如鼻流清涕、眼结膜充血、畏光，发热2～3天，口腔颊黏膜可见白色小斑点。需与麻疹样猩红热型药疹鉴别。

2.猩红热　皮疹出现伴全身症状明显，如高热、头痛、咽痛等，有杨梅舌、口周苍白圈。需与麻疹样猩红热型药疹鉴别。

五、西医治疗方法

1.停用致敏药物 立即停用一切可疑致敏药物，以及与其结构近似的药物。

2.轻型药疹 口服抗组胺药、维生素C及钙剂，必要时使用小剂量激素。外用炉甘石洗剂、糖皮质激素软膏等。

3.重型药疹 需及时住院系统治疗，尽早足量应用糖皮质激素、肾上腺素和对症支持治疗（创面处理、预防治疗感染、支持疗法等）。必要时静脉输注人血免疫球蛋白、血浆置换。

六、中医治疗方案

（一）辨证论治

1.热毒夹风证

【症状】起病急，皮损可发生于全身任何部位，以红斑、风团为主，伴有瘙痒。舌红，苔黄，脉数。

【治法】清热祛风解毒。

【常用方剂】银翘散加减。

【常用药物】金银花、连翘、淡豆豉、薄荷、桔梗、芦根、竹叶、荆芥、牛蒡子、六月雪、浮萍、桑叶等。

2.湿毒蕴肤证

【症状】皮疹为水肿性红斑、丘疹、水疱，伴有糜烂渗出。舌质红，苔黄，脉滑。

【治法】清热解毒，除湿止痒。

【常用方剂】甘露消毒丹加减。

【常用药物】豆蔻、广藿香、茵陈、滑石、木通、石菖蒲、黄芩、连翘、川贝、薄荷、泽泻、当归、甘草、马齿苋等。

3.火毒炽盛证

【症状】全身皮肤鲜红或紫红色，大量脱皮，糜烂，血疱，大疱等，伴有高热、烦躁不安，甚至神志不清。舌绛，苔少，脉洪数。

【治法】清热解毒，凉血消斑。

【常用方剂】清瘟败毒饮加减。

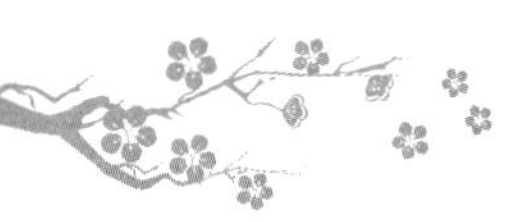

【常用药物】生地黄、水牛角、羚羊角、黄芩、黄连、牡丹皮、石膏、知母、栀子、甘草、竹叶、玄参、连翘、赤芍、桔梗等。

4.毒伤气阴证

【症状】药毒后期，皮损呈暗红色，伴有大片脱屑，乏力，口干口渴欲饮。舌质红，少苔，脉细数。

【治法】益气养阴，清解余热。

【常用方剂】增液汤、益胃汤、玉屏风散加减。

【常用药物】西洋参、玄参、麦冬、生地黄、黄芪、白术、防风、沙参、玉竹等。

（二）随症加减

1.瘙痒 加蝉蜕、白鲜皮、蔓荆子、天麻、薄荷。

2.水疱、糜烂 加滑石、泽泻、猪苓、车前子、煅瓦楞子。

3.皮疹鲜红 加玳瑁、羚羊角、丹皮炭、茜草炭、白茅根。

4.高热不退 加寒水石、天竺黄、金银花、连翘、大青叶。

5.色素沉着斑 加当归、桃仁、川芎、白鲜皮、白术。

（三）中成药治疗

清热祛风颗粒、清热利湿胶囊、二术除湿胶囊、金蝉止痒胶囊、防风通圣丸、血府逐瘀丸等。

（四）其他治疗

1.刺络放血 选用尺泽、肺俞、大椎、陶道等穴位。

2.外用油涂抹 蛋黄油、紫草油外用。

七、病案实录

病案一：固定型药疹（热毒夹风证）

袁某，男，45岁。2021年3月28日初诊。

【主诉】口周、左侧腰部出现红斑3天。

【现病史】1周前着凉后，出现头痛、鼻塞，自行口服“去痛片”，3天后发现口周及左侧腰部暗红色斑疹，伴瘙痒。近3年，同样部位发生过3次类似情况，且逐次加重。口周钱币大小、左侧腰部掌心大小暗红色斑疹，边界清楚，形状规则，未见明显皮屑，触痛（－），皮温稍高。稍有恶寒发热，头痛咽痛。食欲一般，大便干，小便正常。舌红，苔黄，脉浮数。

【西医诊断】固定型药疹。

【中医诊断】药毒（热毒夹风证）。

【治法】清热祛风解毒。

【处方】银翘散加减。

金银花12g、连翘10g、竹叶6g、荆芥10g、牛蒡子9g、淡豆豉6g、薄荷6g、桔梗10g、芦根6g、滑石30g、牡丹皮12g、玄参9g、甘草6g。7剂，每日1剂，水煎，早晚饭后分服。

【西药】地奈德乳膏：2次/日，外用。

嘱患者停用去痛片，且以后禁用。

二诊：2021年4月5日。用药后症状好转，口周及左侧腰部暗红斑颜色变淡、变暗，瘙痒减轻，头痛、咽痛减轻。舌红，苔黄，脉数。

【处方】金银花12g、连翘10g、竹叶10g、荆芥穗10g、牛蒡子9g、淡豆豉6g、桔梗10g、芦根6g。5剂，每日1剂，水煎，早晚饭后分服。

后随访，皮损消退，留有暗褐色色素沉着，余无不适。

病案二：剥脱性皮炎型药疹（火毒炽盛证）

辛某，男，25岁。2020年12月28日初诊。

【主诉】全身红斑、脱屑，伴瘙痒10余天。

【现病史】半个月前，食用火锅后出现嗓子痛，服用头孢克肟后第二天发现全身皮肤瘙痒，出现鲜红、紫红色斑片，后背部大量脱皮，双上肢有糜烂，口腔及口唇溃疡、疼痛。现症见头面、躯干、四肢处潮红，伴有大量脱皮、糜烂、大疱、血疱，疱液浑浊，尼氏征（+），手脚掌大片状脱皮，口唇、口腔双侧颊粘膜见糜烂，皮温略高。纳差，睡眠一般，二便调。舌绛，苔少，脉洪数。

【西医诊断】剥脱性皮炎型药疹。

【中医诊断】药毒（火毒炽盛证）。

【治法】清热解毒，凉血护阴。

【处方】清瘟败毒饮加减。

生地黄12g、黄芩12g、黄连6g、牡丹皮12g、石膏20g、栀子12g、甘草6g、竹叶6g、玄参12g、连翘15g、知母15g、赤芍12g、桔梗9g、金银花15g。7剂，每日1剂，水煎，早晚饭后分服。

【西药】

①甲泼尼龙片：20mg/次，1次/日，早晨顿服。

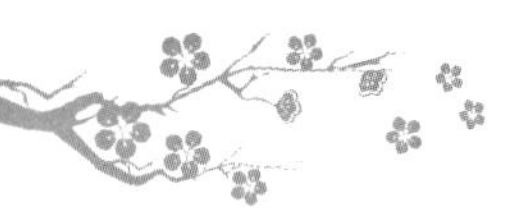

②康复新液：10ml/次，3～5次/日，漱口。

【中成药】紫草油：2次/日，全身外用。

二诊：2021年1月5日。皮损红肿减轻，脱屑减少，瘙痒减缓，饮水减少，口腔黏膜好转，疼痛减轻。舌绛苔少，脉细弦。

【处方】首诊方。7剂，每日1剂，水煎，早晚饭后分服。

【西药】

①甲泼尼龙片：20mg/次，1次/日，早晨顿服。

②康复新液：10ml/次，1～2次/日，漱口。

【其他】紫草油：2次/日，全身外用。

三诊：2021年1月12日。部分皮损已经消退，留有干燥性细碎皮屑，口干、口渴欲饮，乏力。舌质淡红，少苔，脉细数。

【中医诊断】药毒（毒伤气阴证）。

【治法】益气养阴，清解余热。

【处方】玄参12g、麦冬12g、生地黄10g、黄芪20g、白术15g、防风10g、沙参15g、玉竹10g。7剂，每日1剂，水煎，早晚饭后分服。

【西药】甲泼尼龙片：8mg/次，1次/日，早晨顿服，一周后减停。

【中成药】紫草油：2次/日，全身外用。

后随访，基本痊愈，部分区域皮肤伴有色素沉着，余无明显不适。嘱患者保湿润肤，促进皮肤修复。

八、病案品析

【病案一品析】

患者为固定型药疹，且伴有表证，选用银翘散加减辛凉透表解毒。方中金银花、连翘辛凉解表，清热解毒；薄荷、牛蒡子疏散风热、清利头目、解毒利咽；荆芥穗、淡豆豉发散表邪、透毒热外出；竹叶清热除烦、清上焦之热，生津；芦根清热生津；桔梗宣肺止咳；甘草调和诸药；六一散加强清热除湿解毒之功。风热之邪郁滞皮肤，银翘散主之，解表则病愈。

【病案二品析】

患者初诊时，药物剥脱性皮炎来势凶猛，病情较为凶险，需要中西医结合治疗。使用足量糖皮质激素迅速稳定病情，再配合中药使病情尽快得到缓解，且尽快减停激素。辨证为火毒炽盛证，系毒邪内侵脏腑，外溢肌表，气血两燔所致，方选清瘟败毒饮，以清气分和清血分之热为主，缓解皮肤的红肿及丘疹热毒。清瘟败毒饮由白虎汤、犀角地黄汤、黄连解毒汤三方加减而成，重用生石膏配知母、甘草清气分热；连翘、竹叶轻清宣透；黄芩、黄连、栀子通泄上下之火邪；生地黄、赤芍、牡丹皮凉血解毒，养阴化瘀；竹叶、栀子清心利尿，使药毒从小便而解；玄参、生地黄、麦冬滋阴清热。清瘟败毒饮是治疗温热疫毒的代表方，一些药物剥脱性皮炎可视为疫毒重症，及时应用中药治疗可显著缩短病程。

【小结】

药疹与其他皮肤病不容易鉴别，一旦发现皮疹的形态、色泽及临床表现有区别于相似的疾病时，应仔细询问病史。致敏药物不容易确定时，可结合致敏药物的检测，如皮肤试验（包括皮内试验、划破试验、点刺试验、斑贴试验）、药物激发试验（适用于轻症）。

药毒发生后皮肤或黏膜的临床表现多为红、肿、热、痛、痒等一派“热象”，多为火热之毒，故在辨证论治的基础上，多予以清热除湿解毒、凉血滋阴之品。清热之药，多有解毒之功，一方面解药物毒，另一方面解“皮肤毒”。在治疗中，以“清热”为主要思路，根据疾病的不同时期，分期清气分热、清湿热、清血热、清余热。治疗时，注意全程顾护脾胃，以防寒凉、滋腻、辛燥伤胃。常用的健脾和胃药物有陈皮、鸡内金、炒莱菔子、白术、山楂、神曲、麦芽、谷芽、山药、白扁豆、砂仁等。

九、预防调护

详细询问患者用药过敏史，避免使用过敏药，以及结构类似有交叉过敏的药物。严格执行药物使用规范，对青霉素、抗毒血清制剂、普鲁卡因等用前皮试，阳性者禁用。确诊药疹的患者，多饮白开水，加速药物排泄，忌食辛辣海鲜发物以免加重病情。对已出现的药物过敏，应及时告知患者，避免再次使用。避免滥用药物，避免过度治疗，尽量避免致敏性较高的药物，避免交叉用药，减少药物品种，采用安全的给药途径。重症药疹发展迅速，临床中护理和治疗均应入院按照危重患者护理，以免延误病情。

（潘翠翠）

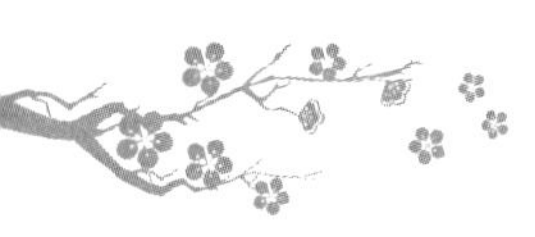

第六节　接触性皮炎

接触性皮炎是指接触外源性致敏物后，接触部位甚至接触部位以外的皮肤黏膜出现红斑、丘疹、渗出、糜烂、水疱、大疱等损害的炎症性皮肤病，常伴瘙痒，去除病因后痊愈。中医称作“漆疮”。

一、病因病机

西医学认为，根据刺激性和致敏性的不同，接触性皮炎可分为原发刺激性接触性皮炎和变态反应性接触性皮炎。

中医学认为，本病致病外因为感受辛热之毒或接触漆、药物、染料等某些刺激性物质；内因为先天禀赋不耐，皮毛腠理不密，毒热蕴于腠理，与气血相搏而发病。

二、临床表现

1.发病年龄　可发于任何人。

2.好发部位　局限于接触部位，少数延及其他皮肤黏膜。

3.皮损特征　发病前有接触史，有一定的潜伏期，首次接触在4～5天时发病，再次接触后多在数小时或1天内发病，但接触强酸、强碱等可随即发病。皮损形态一般无特异性，边界清楚，轻者局部出现红斑、丘疹，伴少量渗出、糜烂。重者局部肿胀明显，有水疱或大疱。严重者可播散至泛发全身。一般无全身症状，严重者伴发热、头痛、恶心等全身症状。

三、诊断依据

根据有明确的接触病史，范围与接触物大体一致，接触部位发生急性皮炎，境界清楚，皮疹多为单一损害，去除病因后皮损消退可明确诊断。

四、鉴别诊断

急性湿疹　病因复杂，可发于任何部位，常对称发生，皮损以多形性、对称性、渗出性、瘙痒性、反复性为特点，边界弥漫不清，接触史不明确，常有复发倾向。

五、西医治疗方法

1.口服药物 轻者口服抗组胺药物、复方甘草酸苷片（胶囊）；重者予糖皮质激素治疗。

2.外用药物 急性期无渗出时外用炉甘石洗剂，有少量渗出时外用氧化锌油，有明显渗出时外用硼酸溶液冷湿敷，无破溃时可予地奈德乳膏、丙酸氟替卡松乳膏等激素软膏。

六、中医治疗方案

（一）辨证论治

1.血热腠理证

【症状】皮疹鲜红肿胀，边界分明，红色小丘疹密集表面、局部灼热，奇痒心烦，口干咽燥，小便黄，大便秘。舌质鲜红，苔薄黄，脉数。

【治法】清营凉血、解毒止痒。

【常用方剂】清营汤加减。

【常用药物】水牛角、玄参、生地黄、牡丹皮、大青叶、紫草、蝉蜕、薄荷、六月雪、牛蒡子、浮萍、白鲜皮。

2.湿热腠理证

【症状】皮疹肿胀潮红、境界清楚，红斑基础上有水疱、大疱，糜烂渗出，渗液黄稠，伴瘙痒。口渴、大便干、小便黄。舌质红，苔黄腻，脉滑数。

【治法】清热燥湿、解毒止痒。

【常用方剂】除湿解毒汤（《赵炳南临床经验集》）加减。

【常用药物】土茯苓、金银花、连翘、薏苡仁、紫花地丁、滑石、甘草、生地黄、黄柏、苍术、白鲜皮、地肤子、苦参、煅瓦楞子。

3.血瘀腠理证

【症状】治疗后红肿消退，接触部位皮肤暗红，或有色素沉着，经久不退，表面粗糙脱屑，瘙痒。舌质暗红，苔薄黄，脉弦。

【治法】活血消斑，润燥止痒。

【常用方剂】当归饮子加减。

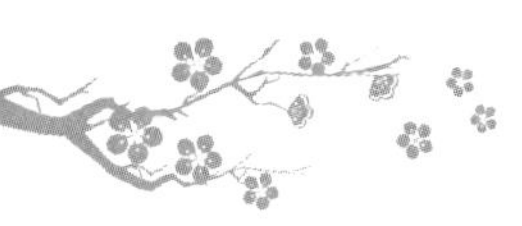

【常用药物】当归、赤芍、川芎、桃仁、红花、生地黄、玄参、地龙、蝉蜕、白僵蚕、刺蒺藜、白鲜皮、荆芥、甘草。

（二）中成药治疗

清热利湿胶囊、清热祛风颗粒等。

（三）其他治疗

1.以潮红、丘疹、肿胀为主者 三黄洗剂外搽，每日4～5次。

2.肿胀、糜烂渗出较多者 黄芩、蒲公英、野菊花、苦参、白鲜皮、桑叶、生甘草各30g，煎汤待冷后湿敷，每次15～20分钟，每日2～3次。

3.渗出少者 紫草油外搽，每日2～3次。

4.皮损肥厚、粗糙者 苦参、五倍子、白鲜皮、地肤子、苍术、大黄、黄芩，打粉调成糊状中药封包，每次1小时，每日2～3次。

七、病案实录

病案一：接触性皮炎（湿热蕴理证）

张某，女，40岁。2018年9月2日初诊。

【主诉】颈部水肿性红斑伴瘙痒5天。

【现病史】5天前，佩戴金属项链后颈部出现水肿性红斑，边界清楚，瘙痒剧烈。自行外用炉甘石洗剂未见明显好转。现症见颈部水肿性红斑，呈项链大小，边界清楚，伴少量脱屑。纳可，眠差，大便黏腻不爽，小便可。舌红，苔黄厚腻，脉滑。

【西医诊断】接触性皮炎。

【中医诊断】漆疮（湿热蕴理证）。

【治法】清热燥湿，解毒止痒。

【处方】除湿解毒汤加减。

土茯苓45g、金银花10g、连翘10g、紫花地丁10g、薏苡仁30g、滑石20g、生地黄9g、黄柏9g、苍术12g、白鲜皮9g、地肤子10g、苦参6g、牡丹皮10g、甘草6g。7剂，每日1剂，水煎，早晚饭后分服。

【西药】

①氯雷他定口腔崩解片：10mg/次，1次/晚，口服。

②丙酸氟替卡松乳膏：2次/日，外用。

嘱患者避免再次接触金属项链。

二诊：2018年9月9日。瘙痒消失，皮损处遗留色素沉着，余无不适。

嘱防晒，口服维生素C片促进色素代谢。

病案二：接触性皮炎（血热蕴理证）

李某，男，45岁。2017年11月2日初诊。

【主诉】脐周红斑伴瘙痒3天。

【现病史】3天前，新换皮带后，脐周出现红斑，大小约2cm×3cm，边界清楚，局部肿胀，瘙痒剧烈。伴口干，小便黄，大便干。舌质红，苔薄黄，脉数。

【西医诊断】接触性皮炎。

【中医诊断】漆疮（血热蕴理证）。

【治法】清营凉血，解毒止痒。

【处方】清营汤加减。

水牛角30g、玄参10g、生地黄10g、丹皮15g、大青叶15g、紫草10g、蝉蜕6g、薄荷6g、牛蒡子9g、浮萍6g、白鲜皮9g、炒山楂10g、炒神曲10g、炒麦芽10g。7剂，每日1剂，水煎，早晚饭后分服。

【中成药】三黄洗剂：冷湿敷，每次15～20分钟，每日2～3次。

【西药】

①枸地氯雷他定胶囊：8.8mg/次，1次/日，口服。

②地奈德乳膏：2次/日，外用。

嘱患者避免再次接触金属皮带扣。

二诊：2017年11月9日。瘙痒感消失，留少许色素沉着，余无不适。

病愈，嘱患者口服维生素C片促进色素代谢。

八、病案品析

【病案一品析】

患者素体禀赋不足，喜食辛辣油腻食物，脾胃湿热蕴结，日久化热熏蒸，接触金属项链制品的情况下，外毒引发内在湿热火毒，蕴于肌肤而发病。选用除湿解毒汤清热解毒，燥湿止痒。方中土茯苓、黄柏、苍术、苦参清热燥湿；金银花、连翘、紫花地丁清热解毒、疏风止痒；白鲜皮、地肤子、滑石、薏苡仁、苦参清热燥湿，解毒止痒；湿热易耗伤阴血，瘀阻血脉，故加生地黄、牡丹皮养血凉血活血，并寓“治风先治血，血行风自灭”之意；甘草调和诸药，并有解毒之功。诸药合用，祛邪之中湿热得清、血脉调和，则疹消痒止。

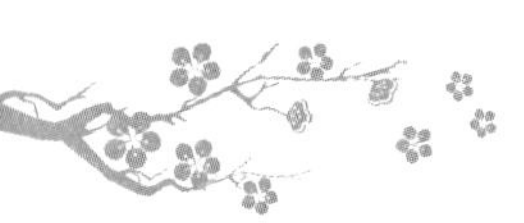

【病案二品析】

患者素体禀赋不足，在接触金属制品的情况下，外毒引发火热毒邪，蕴于肌肤而发病。方以清营汤加减清营凉血、解毒止痒。方中水牛角、大青叶、白鲜皮、牡丹皮清营凉血解毒；牛蒡子、薄荷、浮萍、蝉蜕清热祛风止痒；紫草凉血消斑；生地黄、牡丹皮、玄参养血凉血，滋阴活血；炒山楂、炒神曲、炒麦芽健脾护胃。全方共奏清营凉血，除湿止痒之功。

【小结】

治疗接触性皮炎首先要祛除毒物或致敏物。临证多用金银花、连翘、蒲公英、马齿苋等清热解毒之品；入营血阶段，加入板蓝根、生地黄、紫草、白茅根、茜草、牡丹皮等凉血消斑之品；日久入络，瘙痒严重者，加入僵蚕、蝉蜕等虫类药搜风止痒，以及当归、白芍等养血活血和营药物。

此病因禀赋不耐，外感辛热及湿热之毒而成，治疗中外散辛热之毒，内调脏腑功能，内外同治。尤其是中医外治的应用，根据皮损的不同，采用不同的方法，往往能起到事半功倍的效果。

在调理脏腑功能时，毒热散尽后，固本为主，阴虚者以竹叶石膏汤为主，脾虚者加入山药、芡实、炒扁豆、炒薏苡仁、炒山楂、炒神曲、炒麦芽等健脾之品，以加强后天之本，抵御毒邪内侵，正所谓“正气存内，邪不可干”。

九、预防调护

明确病因，避免再次接触毒物或致敏物。不宜用热水、肥皂水洗涤或摩擦患处，禁用刺激性强的外用药物。多饮开水，进食易于消化的饮食，忌食辛辣、油腻、鱼腥等发物。与职业有关者，应改进操作过程，加强防护。

（陈　战）

第七节　唇　炎

唇炎是发生在口唇黏膜组织的炎症性疾病的总称，以唇黏膜红肿、糜烂、皲裂、脱屑为主要特征。临床中，可分为光化性唇炎、剥脱性唇炎、腺性唇炎、肉芽肿性唇炎、浆细胞性唇炎、接触性唇炎等。中医称为“唇风”。

一、病因病机

西医学认为，光化性唇炎是由于对紫外线过敏而导致的唇部炎症性皮肤病。发病与日光照射有直接关系；剥脱性唇炎是一种慢性浅表性炎症性疾病，发病可能与不良习惯（如咬唇、舔唇）有关，部分与情绪有关；腺性唇炎有遗传和家族发病倾向，后天发病可能与牙龈炎、牙周炎、牙根病灶及长期局部刺激有关；肉芽肿性唇炎病因尚不明确，可能为一种迟发型超敏反应，部分与遗传、感染、使用金属牙冠有关；浆细胞性唇炎为唇部病变以浆细胞浸润为主的炎症性疾病，为非特异性炎症反应，可能为局部长期刺激引起的免疫反应；接触性唇炎是唇部接触某些刺激性物质或致敏物质，造成局部刺激和过敏性炎症反应。唇炎可波及周围皮肤，分为急性唇炎和慢性唇炎。

中医学认为，唇炎可归属于“唇风”的范围。上唇挟口，属手阳明大肠经；下唇挟口，属于足阳明胃经；脾开窍于口，其华在唇；故本病多与阳明经、太阴经有关。胃热上犯、大肠湿热上攻、脾虚失运，毒热外感是该病的发生原因。

二、临床表现

1.光化性唇炎　分为急性光化性唇炎和慢性光化性唇炎。急性发病者，多有日光暴晒史，表现为下唇部急性肿胀、充血，甚则起疱、糜烂。自觉灼热不适。慢性光化性唇炎多由急性转化而来，表现为唇部反复脱屑，局部肿胀、肥厚、皲裂。继发感染者，表面有脓性分泌物。

2.剥脱性唇炎　多见于青年女性，临床表现为唇部反复脱屑，以下唇红缘处明显，轻度表现为口唇潮红、干燥、脱屑，严重者口唇可见黄色痂皮，痂皮脱落露出鲜红色糜烂面。自觉局部灼热、刺痛。病程缓慢、反复发作。

3.腺性唇炎　分单纯性腺性唇炎和化脓性腺性唇炎，多见于青春期后，男性患者多于女性患者。多发于下唇内侧，可见局部充血、水肿、肥厚。长期反复发作者，可触及唇内侧黏膜下有鹅卵石样感觉，为增大的腺体。夜间唇部黏液分泌较多，晨起上下唇黏连在一起，重者下唇肿胀形成巨唇。自觉唇部发胀、紧皱不适。

4.肉芽肿性唇炎　中青年多见，上唇发病多于下唇，表现为突发性弥漫性肿胀，常反复发作，导致局部肥厚、粗糙。部分患者伴发面神经麻痹。病程慢

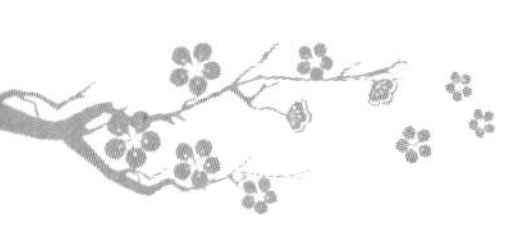

性、反复发作。

5.浆细胞性唇炎 以唇部出现水肿性斑块为主要表现，水肿性斑块可疼痛，也可无感觉，下唇多见。斑块逐渐肥厚、浸润，可糜烂、结痂。后期可出现萎缩性改变。病程慢性。

6.接触性唇炎 急性期唇黏膜出现肿胀、水疱，甚至糜烂、结痂，轻者仅局部脱屑。慢性期则口唇肿胀、浸润、肥厚、弹性差、干燥、皲裂，可发展成白斑、疣状结节，有发生癌变的可能。

三、诊断依据

根据病史、临床表现可诊断，必要时需行皮肤组织病理检查协助诊断。

四、鉴别诊断

1.血管性水肿 又称“巨大荨麻疹”“血管神经性水肿”，表现为突然发生的局限性水肿，发红、疼痛、烧灼感，通常发生在眼睛、脸颊或唇周，严重时可累及呼吸道或胃肠道黏膜等，危及生命。一般1～3天自行消退。

2.遗传性出血性毛细血管扩张症 有遗传因素。口唇有紫红色或鲜红的针尖及米粒大小的扩张血管，易出血；舌部、两颊、腭部亦有相同病损；皮肤也有毛细血管扩张与出血。

3.淋巴管瘤 多为先天性，是淋巴发育异常产生组织畸形的结果。好发于唇、舌、颊、颈部。黏膜表面不平，常呈结节状，白或浅黄色，柔软有光泽的颗粒小球状突起，可形成巨唇。

4.盘状红斑狼疮 典型损害为面部蝴蝶斑，口腔病损多见于唇部，表现为盘状萎缩充血斑，中心可糜烂，舌侧有短细白纹呈放射状排列，皮肤黏膜界限不清。

五、西医治疗方法

1.光化性唇炎 避免局部光照，局部使用防晒剂；外用糖皮质激素软膏，系统用药可选用羟氯喹、烟酰胺等。

2.剥脱性唇炎 纠正不良习惯；局部外用凡士林、氧化锌或糖皮质激素软膏；系统用药可选用羟氯喹、抗组胺药、维生素类药物，严重者可给予糖皮质激素口服。

3.腺性唇炎 去除诱因，避免诱发因素；局部外用糖皮质激素软膏，感染者加抗生素软膏，严重者长效糖皮质激素局部注射；系统用药可给予10%碘化钾溶液口服，感染者应使用抗生素。

4.肉芽肿性唇炎 局部糖皮质激素注射；系统给予抗生素（有感染灶者）、糖皮质激素、氨苯砜等。

5.浆细胞性唇炎 治疗方法较多，包括外用糖皮质激素、糖皮质激素皮损内注射、口服灰黄霉素等，但疗效不佳。可尝试外用他克莫司软膏。

6.接触性唇炎 脱离可疑致敏原；急性期用3%硼酸水溶液湿敷；外抹糖皮质激素软膏；口服抗组胺药物；如有感染，外用抗生素软膏或口服抗生素。

六、中医治疗方案

（一）辨证论治

1.风热夹湿证

【症状】发病迅速，口唇潮红肿胀，丘疹水疱，瘙痒难忍，不能瞤动口唇。口苦口干，大便干燥，小便赤黄。舌质红，苔黄，脉浮数。

【治法】清热疏风，凉血祛湿。

【常用方剂】消风散加减。

【常用药物】防风、荆芥、金银花、连翘、薄荷、黄芩、栀子、生地黄、玄参、蝉蜕、知母、牛蒡子、苦参、苍术、甘草、浮萍、桑叶、六神曲等。

2.脾胃湿热证

【症状】口唇潮红肿胀、糜烂、渗液、结痂，渗液黄稠黏腻，自觉瘙痒。口苦有异味，口干喜冷饮，便秘尿赤。舌质红，苔黄腻，脉弦滑。

【治法】清热泻胃，化湿降浊。

【常用方剂】清胃散、泻黄散加减。

【常用药物】黄连、黄柏、生地黄、当归、牡丹皮、广藿香、石膏、栀子、萆薢、滑石、甘草、防风、威灵仙、煅瓦楞子、白术、苍术等。

3.阴虚血亏风燥证

【症状】唇黏膜干燥、脱屑、皲裂，常年反复难愈，口干咽燥，大便秘结，小便涩少。舌质红，苔少，脉细。

【治法】养阴补血，润燥祛风。

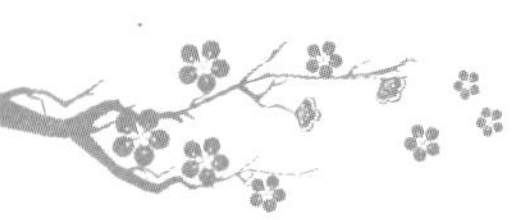

【常用方剂】二至丸、增液汤、沙参麦冬汤加减。

【常用药物】女贞子、墨旱莲、当归、白芍、生地黄、玄参、麦冬、沙参、玉竹、天花粉、石斛、浮萍、薄荷、防风、甘草、炒白扁豆、炒芡实、炒山药。

4.血瘀痰聚证

【症状】口唇黏膜肿胀、肥厚，形成巨唇，或波及邻近皮肤肿胀，有垫褥样感。舌质红，或有瘀斑，舌苔薄，脉涩。

【治法】活血化瘀，软坚散结。

【常用方剂】鳖甲煎丸、小金丸加减。

【常用药物】党参、当归、三棱、莪术、桃仁、乳香、厚朴、半夏、土贝母、夏枯草、瓦楞子、鳖甲、橘核、佛手、海藻、海蛤壳、白术。

5.脾虚湿盛证

【症状】口唇肿胀、糜烂、渗液，不思饮食，胃脘痞满，腹胀腹泻。舌质淡红，舌体胖大，舌边齿痕，苔白腻，脉沉迟。

【治法】健脾温中，运湿敛疮。

【常用方剂】参苓白术散加减。

【常用药物】人参、白术、茯苓、山药、芡实、白扁豆、赤石脂、禹余粮、诃子、莲子肉、甘草、陈皮、没药、白鲜皮、苦参、金银花。

6.热毒炽盛证

【症状】口唇高度红肿、脓疱、糜烂，渗脓液，结厚黄色痂皮，疼痛不能张口，不能进食，发热、头痛、身痛，体温增高。舌质鲜红，舌苔黄，脉数。

【治法】清热解毒凉血。

【常用方剂】五味消毒饮加减。

【常用药物】金银花、连翘、天葵子、龙葵、肿节风、六月雪、蒲公英、天竺黄、赤芍、牡丹皮、生地黄、皂角刺、黄芪、神曲、芡实。

（二）随症加减

1.血虚者 加当归、白芍、川芎、玄参。

2.血热者 加水牛角、生地黄、牡丹皮。

3.血瘀者 加当归、红花、桃仁、川芎、赤芍。

4.脾虚者 加神曲、麦芽、白术、茯苓、山药、白扁豆。

5.热毒者 加金银花、连翘、紫花地丁、蒲公英、鱼腥草。

6.津伤者 加知母、沙参、麦冬、百合、荆芥、防风。

7.肾虚者 加女贞子、菟丝子、熟地黄、山茱萸、黄精、灵芝。

（三）中药外治

1.口唇糜烂渗出者 金银花10g、马齿苋10g、地肤子10g、黄柏10g。水煎，置凉后冷敷，每天半小时，敷后外涂紫草油或橄榄油。

2.口唇干燥脱皮者 外涂蛋黄油。10个鸡蛋煮熟，取蛋黄压碎，置铁锅内炒至焦黑出油，尽快倒出，置冷后加入3g细辛细末、少许冰片外涂。

3.口唇红肿水疱者 马齿苋9g、青黛3g、花蕊石9g、甘草3g，打细粉，芝麻油调成糊状外用。

（四）其他治疗

1.穴位埋线治疗 红肿瘙痒选大椎、陶道、风门、胃俞、伏兔、曲池、心俞等穴位；糜烂渗液选三焦俞、脾俞、足三里、丰隆、胆俞、梁丘、水道等穴位；干燥皲裂选血海、三阴交、肝俞、肾俞、胃俞、足三里等穴位；肉芽肿选膈俞、足三里、血海、脾俞、三阴交、肝俞等穴位。

2.刺络拔罐 常选天枢、梁门、脾俞、胃俞、水道、阴陵泉、地机、三焦等穴位。

3.308准分子激光 低能量照射，每周一次。

七、病案实录

病案一：接触性唇炎（脾胃湿热证）

刘某，男，10岁。2021年8月6日初诊。

【主诉】口唇红肿、渗出，伴瘙痒2天。

【现病史】2天前进食芒果后，出现口唇红肿，有痒感，次日晨起口唇红肿加重，起水疱，溃烂，渗出，口周皮肤也出现同样损害，奇痒难忍。现症见上、下口唇潮红肿胀，可见大小不等水疱，糜烂、渗液，口周皮肤潮红肿胀糜烂。大便干燥，小便黄赤，口中有异味。舌质鲜红，舌苔黄厚腻，脉滑。身高1.5m，体重42kg。

【西医诊断】接触性唇炎。

【中医诊断】唇风（脾胃湿热证）。

【治法】健脾除湿，清热解毒。

【处方】四妙散合清胃散加减。

苍术9g、黄柏9g、黄连4g、薏苡仁20g、土茯苓15g、煅石膏15g、知母9g、牡丹皮9g、赤芍9g、煅瓦楞子10g、白鲜皮9g、滑石15g、青黛3g、苦参

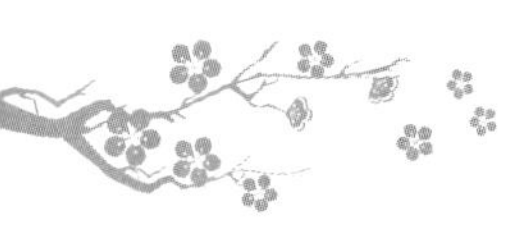

9g、地肤子9g、神曲12g、甘草4g。7剂，每日1剂，水煎，早晚饭后分服。

【中药外治方】马齿苋15g、黄柏12g、苦参10g、白鲜皮10g、金银花10g、枯矾10g。2剂，水煎，置凉后湿敷唇部，15分钟/次，2次/日，后外涂橄榄油。

二诊：2021年8月15日。症状明显好转，余无明显不适。

【处方】首诊方。7剂，每日1剂，水煎，早晚饭后分服。

后随访，皮疹消退，未再发。嘱患者避免食用芒果。

病案二：肉芽肿性唇炎（脾虚湿盛、血瘀痰聚证）

姜某某，女，50岁。2017年10月14日初诊。

【主诉】下唇肿胀1年半。

【现病史】2016年2月，右下唇轻度肿胀，因无任何不适感觉，未及时治疗，半年后逐渐加重，下颏出现肿胀，无疼痛及瘙痒，自觉憋胀麻木。现症见下唇及下颏近唇部轻度潮红、肿胀，以右侧为重，触之柔软富有弹性，如触橡皮样感，无凹陷性水肿。平素咽部有痰，吐之不尽。小便可；大便溏，2～3次/日。形体肥胖。舌质暗，舌边有瘀斑，舌苔白腻，脉滑。

【既往史】高血压病史3年，现控制尚可。

【西医诊断】肉芽肿性唇炎。

【中医诊断】唇风（脾虚湿盛、血瘀痰聚证）。

【治法】健脾运湿，活血软坚。

【处方】参苓白术散合鳖甲汤加减。

党参15g、白术15g、茯苓12g、炒白扁豆30g、炒山药30g、赤石脂12g、鳖甲15g、当归9g、赤芍12g、莪术9g、三棱9g、半夏6g、厚朴12g、香附9g、生龙骨30g、生牡蛎30g、海藻15g。14剂，每日1剂，水煎，早晚饭后分服。

【穴位埋线】选脾俞、胃俞、足三里、膈俞、血海、三阴交、三焦俞、肝俞、梁丘、丰隆等穴位。每2周埋线1次，每次选穴8～10个，上述穴位交替选用，共埋线4次。

后以首诊方随症加减变化用药2个月，下唇及下颏肿胀明显消退，基本恢复正常。

八、病案品析

【病案一品析】

素体脾胃虚弱，运化失司，湿浊内生，蕴久化热，循经熏蒸唇口，发为唇风。症见口唇红肿，起水疱，伴痒、溃烂、渗出。热邪下注，则大便干燥，小便黄赤；火热上扰，则口中有异味。舌鲜红，苔黄厚腻，脉滑，一派湿热之象。方选四妙散、清胃散清热利湿，清胃凉血。方中苍术健脾燥湿；黄柏、黄连苦寒清热燥湿，泻脏腑之火；土茯苓、薏苡仁健脾渗湿、清热排脓；牡丹皮、青黛凉血、清热、解毒；赤芍凉血活血；石膏、知母清热生津；煅瓦楞子、滑石收湿敛疮；白鲜皮、地肤子清热燥湿、祛风止痒。全方共达健脾除湿，清热解毒之功。配合中药湿敷，内外兼治，疗效显著。

【病案二品析】

患者下唇肿胀、潮红、憋胀、麻木；有痰，吐之不尽；便溏；肥胖。舌质暗，舌边有瘀斑，舌苔白腻，脉滑。四诊合参，诊断为脾虚湿盛、血瘀痰聚证，方选参苓白术散合鳖甲汤健脾运湿，活血软坚。方中党参、白术、茯苓、白扁豆、山药健脾益气；赤石脂、鳖甲收敛生肌、软坚散结；当归养血活血；赤芍清热和营、凉血活血；莪术、三棱活血软坚；半夏、厚朴燥湿化痰、行气除满；龙骨、牡蛎、海藻软坚散结、固涩收敛。全方共达健脾除湿，清热解毒之功。配合中医特色治疗穴位埋线法，疗效显著。

【小结】

唇炎可归属于中医学“唇风”的范畴，是临床常见的慢性特异性炎症性疾病，病因较复杂，慢性病程。部分患者长期缠绵不愈，对其身心健康造成较大影响。中医药治疗唇炎，可控制病情、改善伴随症状、减少复发、提高生活质量。《黄帝内经》云“有诸内必形诸外”。唇为脾之外候，胃经挟口环唇，故唇病本质在脾胃，多为脾胃火盛所致。痒者属风，外受风邪，内外合邪循经上泛于口唇。阴虚风燥者，加生地黄、当归养阴润燥；风热外感者，加荆芥、防风宣散在表之邪气，白鲜皮清热燥湿，祛风止痒；脾胃湿热者，加黄芩、黄连清胃火；脾虚湿阻者，加茯苓、陈皮健脾祛湿；热毒炽盛者，加石膏清胃泻火，缓脾益气。

九、预防调护

改善不良习惯，勿舔唇、咬唇、或撕揭唇部皮屑。选择合适的润唇产品，防止口唇干燥。少食辛辣刺激、烧烤、煎炸、炒制食品。避免接触过敏物、刺激物，防止日光暴晒。

（樊瑜鹏）

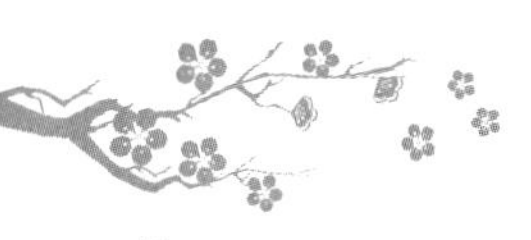

第八节　多形性日光疹

多形性日光疹是临床常见的一种光感性皮肤病，表现为日光照射后，在暴露部位出现丘疹、水疱、斑块、苔藓化等多形态的皮疹。本病可归属于中医学“日晒疮”的范畴。

一、病因病机

西医学认为，多形性日光疹的病因尚不完全清楚，目前认为是皮肤对日光的一种迟发型变态反应，另外还可能与免疫紊乱、遗传因素、微量元素代谢改变、内分泌失调、氧化损伤等有关。

中医学认为，日晒疮与机体禀赋不耐，腠理不固，不能耐受日光暴晒相关。热邪侵袭，灼伤肌肤，遂致红肿；光热邪盛，热入营血，阳热灼肤；湿热内蕴，复感暑湿，湿热蕴肤，出现红斑、水疱、糜烂等；阴虚津伤，阳热外袭，肌肤失养，出现干燥、脱皮、皲裂等。

二、临床表现

发病多与季节及日晒有关，春夏加重，秋冬减轻。多发于中青年女性，好发部位多在皮肤暴露处（颜面、颈后、颈前V形区、前臂、手背等）。皮损为多形性损害，可表现为红斑或弥漫性水肿性红斑、丘疹、斑丘疹、丘疱疹、水疱、糜烂、渗出，以及苔藓化改变等。患者自觉瘙痒、灼热，甚至灼痛感。反复发作数年后，则季节性变化不明显，非暴露处也出现皮疹，呈现间歇性发病，并且瘙痒加重，甚至影响正常的工作和生活。

三、诊断依据

1.病史　有明显的日晒史。

2.皮损　多在暴露处出现，可表现为多形态，但每一个患者出现的部位和皮疹形态相对固定。

3.光斑试验　结果呈阳性。

四、鉴别诊断

1.湿疹 皮损虽然表现为多形态，但其发生部位可见于非暴露部位或全身，并且与光线的照射和季节关系不大。

2.盘状红斑狼疮 皮损多为浸润性，边界清，表面可见鳞屑固定，有角栓，边缘稍隆起，皮损持续不退，有特定的免疫病理学变化或免疫学异常，无明显季节性。

五、西医治疗方法

1.科学防护 避免暴晒，如需外出，则避开紫外线强的时间段，使用遮光剂、物理防晒，以及科学使用防晒霜。

2.外用药局部治疗 短期外用中强效糖皮质激素乳膏，后期外用他克莫司软膏等非激素类外用药控制病情。

3.系统用药治疗 口服抗组胺药、糖皮质激素、硫唑嘌呤、羟氯喹、烟酰胺等。

六、中医治疗方案

（一）辨证论治

1.风热外感证

【症状】多见于夏季，暴露部位日晒后有淡红色斑片，以及红色丘疹，窜痒无定处。舌质红，苔薄黄，脉浮。

【治法】疏风散热。

【常用方剂】银翘散加减。

【常用药物】金银花、连翘、竹叶、荆芥、牛蒡子、淡豆豉、薄荷、浮萍、防风、山栀子、生地黄、牡丹皮、甘草。

2.热入营血证

【症状】皮损暴露处皮肤焮红、肿胀，灼热瘙痒，烦热口渴。舌质红，苔黄，脉数。

【治法】清营，凉血，解毒。

【常用方剂】清营汤或白虎汤加减。

【常用药物】金银花、连翘、青蒿、黄连、栀子、赤芍、甘草、水牛角、

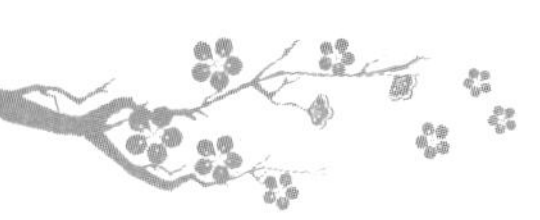

生地黄、牡丹皮、玄参、知母、石膏。

3.暑湿热邪外感证

【症状】日晒部位有鲜红斑片，弥漫性水肿，水疱，溃烂渗液，奇痒难忍，可伴头晕胀痛、身热不扬、胸闷纳呆，小便赤。舌红，苔黄腻，脉滑。

【治法】利湿化浊，清热解毒。

【常用方剂】甘露消毒丹或藿朴夏苓汤加减。

【常用药物】滑石、甘草、青黛、黄芩、茵陈、木通、广藿香、连翘、金银花、薄荷、厚朴、茯苓、白蔻仁、泽泻、薏苡仁、猪苓。

4.阴虚津伤证

【症状】暴露处皮肤持久性、浸润性的红斑、丘疹、斑块，或伴干燥、脱屑反复发作不愈，瘙痒剧烈，皮肤粗糙肥厚，口干舌燥。舌质红，苔少，脉细。

【治法】养阴润燥，祛风止痒。

【常用方剂】增液汤、消风散加减。

【常用药物】生地黄、玄参、麦冬、当归、胡麻仁、防风、蝉蜕、知母、苦参、荆芥、石膏、白鲜皮、甘草、煅瓦楞子。

（二）随症加减

1.痒甚者 加天麻、防风、白鲜皮、蝉蜕。

2.潮红严重者 加玳瑁、生地黄、青蒿、紫草、牡丹皮。

3.水疱糜烂者 加赤小豆、茵陈、广藿香、滑石。

4.久病反复者 加女贞子、墨旱莲、灵芝、黄精、西洋参。

（三）中成药治疗

1.内服中成药 金蝉止痒胶囊、清热祛风颗粒、清热利湿胶囊等。

2.外用中成药 京万红膏、紫草油、甘草油等。

（四）中药外治

1.皮疹以红斑为主 石膏、知母、青蒿、桑叶、浮萍、薄荷等药物，水煎，取汁，冷敷患处。

2.皮疹以水疱、糜烂为主 黄柏、马齿苋、花蕊石、野菊花、煅龙骨等药物，水煎，取汁，冷敷患处。

（五）其他治疗

1.刺络拔罐 选用风门、心俞、大椎、大杼、曲池等穴位。

2.穴位放血疗法 选用委中、大椎、尺泽、梁丘等穴位。

3.穴位注射疗法 选用曲池、血海、风市等穴位。盐酸苯海拉明注射液，20mg，分两侧穴位注射。

4.穴位自血疗法 选用血海、曲池、足三里、伏兔等穴位。抽取静脉血5ml，穴位注射。

七、病案实录

病案一：多形性日光疹（风热外感证）

刘某，女，45岁。2019年6月30日初诊。

【主诉】面部红肿、灼热，伴瘙痒2年，加重1月余。

【现病史】2017年5月，海南旅游外出暴晒后出现面部红肿、灼热、疼痛、瘙痒，于当地就诊，口服及外用药物后好转。当年8月复发一次，未经治疗，自行好转。1个月前，面部潮红、瘙痒加重，不能日晒。白天外出时外用防晒霜，同时戴遮阳帽打遮阳伞，面部也可出现红斑、水肿、瘙痒难忍。现症见双颊、双颧、前额潮红斑片，轻度水肿，两颊可见少许黄色渗出，双侧上睑肿胀。口苦唇燥，大便干燥，小便黄。舌红，苔黄，脉数。

【西医诊断】多形性日光疹。

【中医诊断】日晒疮（风热外感证）。

【治法】疏散邪热。

【处方】银翘散加减。

金银花9g、连翘9g、浮萍9g、薄荷6g、桑叶9g、黄芩9g、栀子9g、大青叶9g、生地黄12g、牡丹皮15g、赤芍9g、防风9g、青蒿15g、赤小豆20g、白鲜皮9g、甘草6g、神曲15g，白扁豆15g。14剂，每日1剂，水煎，早晚饭后分服。

【西药】

①硼酸氧化锌冰片软膏：3次/日，外用。

②盐酸依匹斯汀胶囊：20mg/次，1次/日，口服。

嘱患者每日用冰袋冰敷面部30分钟左右。

二诊：2016年7月18日。面部皮疹消退，但阳光照射后仍面部潮红、灼

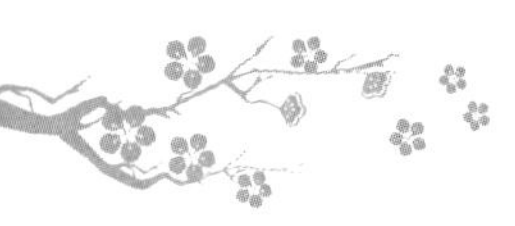

热，干燥，脱糠屑。口舌干燥。舌质红，苔少，脉细。患者需出差3周，要求带足量药物。

【中医诊断】日晒疮（津伤风燥证）。

【治法】养阴，增液，润燥。

【方剂】增液汤加减。

【处方】生地黄15g、麦冬15g、玄参12g、沙参9g、连翘12g、桑叶6g、浮萍6g、蝉蜕6g、白鲜皮9g、山药15g、白扁豆15g、芡实15g、甘草6g。21剂，每日1剂，水煎，早晚饭后分服。

后随访，已痊愈，日晒后未复发。

病案二：多形性日光疹（暑湿热邪外感证）

朱某，女，46岁。2020年7月28日初诊。

【主诉】双上肢红斑、丘疹，伴瘙痒3年，加重2个月。

【现病史】2017年夏季，未防护暴晒1天，双侧上肢暴露处出现红斑、丘疹、水疱，奇痒难忍，就诊于某诊所，口服“氯雷他定片”，外用“皮炎平”后缓解。此后，每年夏季日晒后均复发。2个月前，日晒后双上肢、颈前暴露区潮红，伴丘疹、水疱，瘙痒剧烈。现症见双上肢外侧、颈前暴露区大片水肿性红斑，红斑上可见散在分布的绿豆至黄豆大小水疱，可见抓痕、皮痂。纳可，口苦，口中有异味，痰多，大便黏稠，小便黄赤。舌淡，苔白腻，脉濡。

【西医诊断】多形性日光疹。

【中医诊断】日晒疮（暑湿热邪外感证）。

【治法】清热除湿，化浊解毒。

【处方】甘露消毒丹加减。

广藿香12g、厚朴9g、半夏6g、茯苓15g、滑石20g、甘草6g、茵陈15g、白蔻仁9g、薏苡仁20g、金银花15g、连翘12g、青黛3g、白鲜皮9g、地肤子9g、苦参9g、蝉蜕6g、神曲15g。14剂，每日1剂，水煎，早晚饭后分服。

【中药外治方】中药外敷方。

黄柏30g、马齿苋30g、儿茶30g、苦参30g、煅石膏30g。7剂，2日1剂，水煎，取汁置凉后外敷，2次/日，每次30分钟。

【中成药】紫草油：外涂。

【西药】

①枸地氯雷他定胶囊：8.8mg/次，1次/日，口服。

②碳酸钙咀嚼片：1粒/次，1次/日，口服。

③维生素C片：0.2g/次，3次/日，口服。

嘱患者注意防晒，忌食辛辣之品、海鲜、羊肉，以及光敏性食物，忌饮酒。

二诊：2017年8月13日。双上肢及暴露处皮损部分消退，红斑处颜色变暗、变淡，丘疹及水疱消退，瘙痒减轻，几乎不痒。口中仍有异味，大便基本正常，小便清。舌淡，苔白，脉濡。

【处方】首诊方去青黛、神曲。7剂，每日1剂，水煎，早晚饭后分服。

【中成药】紫草油：外涂。

【西药】

①碳酸钙D_3咀嚼片：1片/次，1次/日，口服。

②维生素C片：1片/次，3次/日，口服。

后随访，已痊愈，日晒后未再复发。

八、病案品析

【病案一品析】

暴晒后，热邪侵袭，灼伤肌肤，而致发病，此后日晒即发。病位在表，卫气营血辨证为卫分证。古人云，卫分证本质为郁热，病位在肺不在表，故病因实则为热邪内郁，入卫发表。根据《黄帝内经》所云“风淫于内，治以辛凉”，以及热郁肌表的治疗原则，治以辛凉解表，宣肺散热，方选银翘散加减。银翘散是治疗卫分证的代表方之一，方剂组成充分体现了开达肺郁的原则。方中金银花、连翘清热解毒；牛蒡子、薄荷、浮萍、桔梗辛凉宣肺散热；淡豆豉、竹叶清心中烦热，配芦根清热生津，从而使温邪得清，肺气得平。患者连服14剂后面部皮疹消退，但见阳光仍出现面部潮红、灼热、干燥，脱糠屑，且口舌干燥，舌质红，苔少，脉细，故辨为津伤风燥证，选用增液汤加减养阴润燥，配以清轻药引水上行，以滋润面部皮肤。临证中，应注意强调避光和科学防晒的重要性。

【病案二品析】

日晒疮多发于夏季，暑湿热邪旺盛之时，临证应因时制宜，清解皮肤气分湿热，故选甘露消毒丹加减清热除湿，化浊解毒。甘露消毒丹为温病名方，叶天士曰：“时毒疠气，后天太阳寒水湿寒合德，挟中运之火流行……乃应其疠气，邪从口鼻皮毛而入，病从湿化者……湿犹在气分，甘露消毒丹治之。”本案用甘露消毒丹加青黛、金银花清热解毒利湿；厚朴、薏苡仁、苦参清热祛

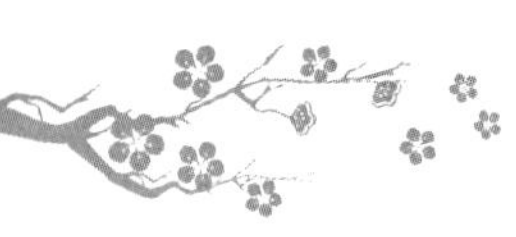

湿；蝉蜕、白鲜皮、地肤子祛风止痒。诸药合用，使湿、热皆清，故数剂而愈。日晒疮常发生于夏季，夏季多湿热，湿热胶着，由内发表，毒郁其面，病情反复，故甘露消毒丹、藿朴夏苓汤等具有清热除湿、化浊解毒功效的方剂，皆为治疗本病之常用方，临床疗效显著。

【小结】

多形性日光疹的病因除紫外线之外，还有接触光感物质、工作地理环境、自身特殊的光敏体质、皮肤的颜色、遗传因素、自身免疫因素等多重因素，因此，在临证中，应与患者仔细沟通，准确寻找病因，治病求本。中医药从个人体质出发，因时、因地治宜，辨证选用疏风清热解毒、清暑利湿解毒、清营凉血解毒、养阴润燥止痒等治疗方法，可取得不错的临床疗效。

九、预防调护

避免阳光暴晒，外出时避开紫外线强的高峰时间段。白天外出时，做好物理防晒（遮阳帽、遮阳伞、浅色防晒衣、口罩等）或化学防晒（选择防晒指数为SPF 30及以上、PA+++的防晒霜，室内每4～6小时涂一次，室外活动每2～4小时涂一次）。未在发病期的其他季节，可以酌情参加户外锻炼，提高皮肤对日光的耐受性。尽量避免接触染料、荧光增白剂、沥青，化妆品中香料、化学添加剂等光感性物质、光感性化学用品；绿叶野菜、苋菜、荠菜、灰菜、菠菜、螃蟹、泥螺、芒果、无花果、柠檬等具有光敏性的食物；常见的容易引起日光疹的药物，如雌激素、四环素、避孕药、阿司匹林、磺胺药、扑尔敏等含有光敏性物质的药物。

（潘翠翠）

第八章
瘙痒性皮肤病

第一节 皮肤瘙痒症

皮肤瘙痒症是一种以局部或全身皮肤瘙痒为主要症状的皮肤病，一般无明显的原发性皮肤损害，中医称为“风瘙痒”。全身性皮肤瘙痒症包括老年性瘙痒症、冬季瘙痒症、夏季瘙痒症、妊娠瘙痒症等；局限性皮肤瘙痒包括肛门瘙痒、阴囊瘙痒、女阴瘙痒等。

一、病因病机

西医学认为，全身性皮肤瘙痒症主要由皮肤干燥所致，其他原因包括精神紧张、情绪不稳定、焦虑抑郁等。某些系统性疾病也可导致全身性的皮肤瘙痒；食物、气候、工作和居住环境、生活习惯等的改变也可导致全身性的皮肤瘙痒。局限性皮肤瘙痒症则多由一些原发性皮肤病所导致。

中医学认为，素体血热，复遇外邪侵袭，血热化燥生风；或年老久病，气血虚弱，失于濡养肌肤，外风乘虚入侵机体；或饮食不节，过食辛辣、肥甘，损伤脾胃，致生湿化热，湿热之邪蕴阻于肌肤腠理，从而出现瘙痒症状。

二、临床表现

通常无原发性皮损，仅有瘙痒症状，经搔抓后可出现继发性皮损，如抓痕、血痂、苔藓样变、色素沉着等。

1. 全身性瘙痒症 一般表现为阵发性瘙痒，夜间加重。饮酒、食用辛辣食物、情绪烦躁、温度改变等都是瘙痒发作或加重的因素。

2. 局限性瘙痒症 发生于肛周、阴囊、外阴等部位，常阵发性发作，瘙痒症

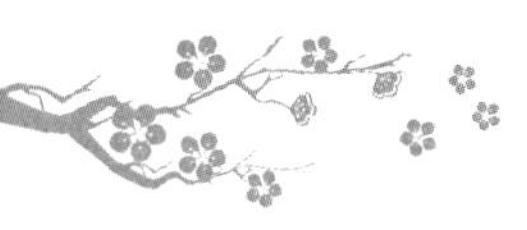

状明显，搔抓后局部皮肤粗糙、肥厚，苔藓样变，或出现糜烂、渗出、结痂等。

三、诊断依据

1.临床表现 全身性或局限性皮肤瘙痒症，仅表现为继发性改变，而无原发性皮损。

2.实验室检测 为了寻找病因，可进行相应的实验室检查，如血常规、C-反应蛋白、红细胞沉降率测定、肝肾功能检查、甲状腺功能检查、空腹血糖测定、肿瘤标志物测定等。异常者需进行进一步针对性的实验室检查或影像学检查。

四、鉴别诊断

出现继发性皮损，需与疥疮、虫咬皮炎、慢性单纯性苔藓等进行鉴别。

1.疥疮 皮损多见于手指缝、大腿内侧、阴囊等处，可表现为丘疱疹或小水疱，指缝处疥虫爬行后可留下隧道，皮肤镜检查可见疥虫或虫卵。

2.虱病 在头部或外阴处，检查可发现虫卵或成虫。

3.慢性单纯性苔藓 又称神经性皮炎，皮损粗糙、肥厚，呈苔藓样变，多见于易受摩擦部位，如颈后、肘部、骶尾部，瘙痒难忍。

五、西医治疗方法

治疗原则是阻断“瘙痒-搔抓”的恶性循环，恢复皮肤屏障并减轻炎症。

1.外用药局部治疗 以保湿、润肤、止痒为主，选择刺激性小的外用制剂，亦可外用免疫抑制剂或短期外用糖皮质激素以缓解症状。

2.系统药物治疗 抗组胺药、钙剂、维生素C、镇静安眠药、三环类抗抑郁药、抗癫痫药物、抗焦虑药物等。

3.物理治疗 光疗（UVB和PUVA）对部分瘙痒有效，皮肤干燥者可配合熏蒸治疗。

六、中医治疗方案

（一）辨证论治

1.风寒证

【症状】遇风受凉后皮肤作痒或痒感加剧，阵发性起鸡皮疙瘩，皮肤痒无定处，既可遍身作痒，也可局部瘙痒，恶冷、恶风。舌淡，苔薄白，脉浮紧。

【治法】祛风散寒止痒。

【常用方剂】羌活胜湿汤加减。

【常用药物】羌活、独活、藁本、白芷、防风、荆芥、炒蒺藜、黄芪、白术、地龙、乌梢蛇、山药、紫苏叶、炒鸡内金、焦神曲、甘草。

2.风热证

【症状】皮肤瘙痒较剧烈，遇热更甚，抓后皮肤有抓痕及血痂，常伴有心烦、口干，小便色黄，大便干燥。舌红，苔薄黄，脉浮数。

【治法】清热疏风止痒。

【常用方剂】凉血消风散加减。

【常用药物】荆芥、防风、蝉蜕、牛蒡子、浮萍、芦根、葛根、金银花、连翘、白鲜皮、六月雪、栀子、淡豆豉、山楂、炒麦芽、焦神曲。

3.肝郁风邪证

【症状】皮肤瘙痒不止，因情绪波动或压力诱发或加重，病程较久，伴心烦、失眠。舌红，苔薄，脉弦。

【治法】疏肝解郁，散风止痒。

【常用方剂】疏风解郁汤。

【常用药物】当归、郁金、白芍、蝉蜕、地龙、炒蔓荆子、葛根、龙胆、首乌藤、珍珠母、炒枳壳、佛手、焦神曲、炒麦芽。

4.脾虚风邪证

【症状】皮肤搔抓后渗出、流水，或可见外阴、肛周等瘙痒、潮湿，伴纳食欠佳，胸胁胀满，大便质黏。舌质淡红，苔白或白腻，脉滑数。

【治法】健脾益气，疏风止痒。

【常用方剂】健脾祛风汤加减。

【常用药物】白术、山药、炒白扁豆、芡实、豆蔻、厚朴、陈皮、砂仁、防风、荆芥、炒蒺藜、白鲜皮、地肤子、薄荷、甘草。

5.血燥风邪证

【症状】皮肤干燥、瘙痒，年长者多见，皮肤粗糙，可见裂纹、抓痕、血痂等，可因洗澡加重，常伴有头晕、失眠多梦。舌淡，苔黄，脉细数。

【治法】养血润燥，疏风止痒。

【常用方剂】当归饮子加减。

【常用药物】当归、白芍、生地黄、玄参、蝉蜕、防风、荆芥、炒蒺藜、炒

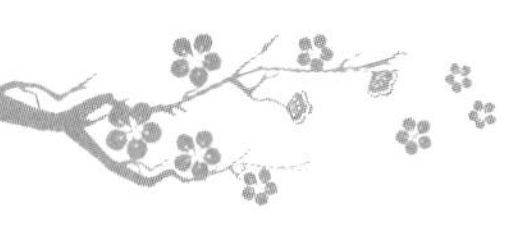

僵蚕、白鲜皮、黑芝麻、天花粉、山药、炒白扁豆、首乌藤、焦神曲、甘草。

6.肾亏风邪证

【症状】皮肤干燥无弹性，脱糠屑，夜间瘙痒，腰酸背困，下肢痿软，阳痿早泄，头晕目眩，精神不佳，失眠多梦。舌质淡红，舌苔白，脉沉细。

【治法】补肾填精，息风止痒。

【常用方剂】地黄饮子加减。

【常用药物】酒萸肉、熟地黄、石斛、麦冬、肉苁蓉、茯苓、肉桂、山药、石菖蒲、远志、乌梢蛇、僵蚕、天麻、钩藤。

（二）随症加减

1.夏季多汗、瘙痒者 加荷叶、淡竹叶、六一散、青蒿。

2.夜间痒甚者 加蝉蜕、珍珠母、生牡蛎、合欢皮。

3.外阴、肛周瘙痒者 加黄柏、苦参、蛇床子、地肤子。

4.年老体弱者 加黄芪、党参、黄精、灵芝。

5.烦躁失眠者 加首乌藤、生龙骨、生牡蛎、远志。

（三）中成药治疗

1.内服中成药 清热祛风颗粒、玉屏止痒胶囊、防风通圣颗粒、肤痒颗粒、金蝉止痒胶囊、润燥止痒胶囊等。

2.外用中成药 复方黄柏液涂剂、川百止痒洗剂、冰黄肤乐软膏、除湿止痒软膏、青鹏软膏、丹皮酚软膏等。

（四）中药外治

1.热痒者 桑叶、细辛、浮萍、白鲜皮、六月雪、薄荷、桃树叶各等份，水煎，外敷。

2.寒痒者 威灵仙、苍耳子、艾叶、防风、藁本、海风藤各等份，水煎，外敷。

3.燥痒者 桃仁、地肤子、蛇床子、车前子、苦杏仁、瓜蒌仁各等份，水煎，外敷。

（五）其他治疗

1.穴位自血疗法 抽静脉血5ml，立即分别注射2个选定穴位，隔日1次，10次为1个疗程。

2.穴位埋线疗法 大椎、陶道、肺俞、心俞、风市、足三里、阴陵泉等穴位，每次选择6～8穴，每2周1次。

3.游走罐 选足太阳膀胱经、足阳明胃经、足少阳胆经进行游走罐，1周1次。

4.刺络拔罐 血海、阳陵泉、三阴交、心俞、风门、风市、曲池等穴位，每次1～2穴，1周1次。

七、病案实录

病案一：皮肤瘙痒症（脾虚风邪证）

黄某某，女，89岁。2021年11月26日初诊。

【主诉】全身皮肤瘙痒20年。

【现病史】20年前，无明显诱因出现周身皮肤瘙痒，搔抓后出现红色小丘疹，4～5小时后可自行消退，夜间瘙痒明显，纳呆，神疲，瘙痒影响睡眠。皮肤干燥、粗糙，少许细小鳞屑及裂纹，散在抓痕，血痂。尿频，大便正常。舌淡红，苔白腻，脉滑。

【西医诊断】皮肤瘙痒症。

【中医诊断】风瘙痒（脾虚风邪证）。

【治法】健脾祛湿，疏风止痒。

【处方】健脾祛风汤加减。

白术10g、山药10g、炒白扁豆10g、茯苓10g、芡实30g、甘草6g、炒枳壳12g、白鲜皮9g、地肤子9g、蛇床子9g、威灵仙10g、荆芥10g、防风6g、炒鸡内金9g、柏子仁10g、炒酸枣仁10g、黑芝麻15g。7剂，每日1剂，水煎，早晚饭后分服。

【中成药】润燥止痒胶囊：4粒/次，3次/日，口服。

嘱患者日常使用润肤露，注意保湿。

二诊：2021年12月4日。瘙痒稍有减轻，仍以夜间为甚，余证如前。

【处方】墨旱莲10g、桑椹10g、生地黄9g、女贞子10g、当归10g、麦冬10g、北沙参10g、山药20g、炒白扁豆10g、芡实20g、炒蔓荆子9g、醋五味子10g、炒蒺藜9g、天麻12g、白鲜皮9g、炒鸡内金9g、炒僵蚕6g。7剂，每日1剂，水煎，早晚饭后分服。

三诊：2021年12月11日。瘙痒症状缓解，后背仍时发瘙痒，纳眠可，二便调。

【处方】生地黄9g、当归9g、炒白芍10g、川芎9g、防风8g、百合10g、玄参10g、炒蒺藜9g、天麻12g、钩藤10g、蝉蜕6g、炒莱菔子10g、炒鸡内金

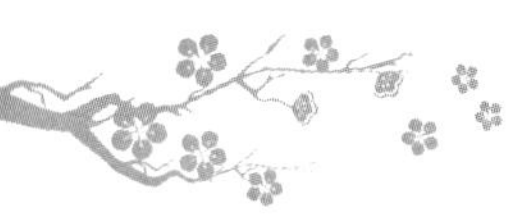

9g、炒僵蚕6g、白鲜皮9g。7剂，每日1剂，水煎，早晚饭后分服。

四诊：2021年12月25日。皮肤瘙痒已轻，偶夜间作痒，皮肤裂纹、抓痕已消。

【处方】三诊方。10剂，每日1剂，水煎，早晚饭后分服。

1个月后回访，皮肤瘙痒已止，余无不适。

病案二：皮肤瘙痒症，神经性皮炎（肝郁风邪证）

段某某，男，55岁。2020年2月3日初诊。

【主诉】躯干皮肤瘙痒1年。

【现病史】1年前，上半身皮肤出现瘙痒症状，背部较明显，口服抗过敏药物后瘙痒可有一定程度缓解。半年前，颈后亦出现瘙痒，皮肤逐渐粗糙，干燥、肥厚。现症见背部散在抓痕，颈部皮肤粗糙、肥厚。平素心情忧郁，眠差，小便调，大便偏干。舌红，苔薄黄，脉弦。

【西医诊断】皮肤瘙痒症，神经性皮炎。

【中医诊断】风瘙痒，牛皮癣（肝郁风邪证）。

【治法】疏肝解郁，祛风止痒。

【处方】自拟疏风解郁汤加减。

当归9g、白芍10g、柴胡6g、郁金10g、夏枯草10g、玄参10g、炒僵蚕10g、盐橘核10g、荔枝核10g、白鲜皮9g、地肤子10g、荆芥10g、蛇床子10g、乌梢蛇10g、蝉蜕6g、炒莱菔子10g、炒鸡内金10g、生龙骨30g、炙甘草6g。7剂，每日1剂，水煎，早晚饭后分服。

因患者外地出差，家属代为问诊，表明服药7剂后，瘙痒程度已减半，现背部偶轻度瘙痒，睡眠亦有改善。遂嘱按原方继服半月。

八、病案品析

【病案一品析】

引起皮肤瘙痒的外因主要为风邪偏盛，夹杂寒、湿、热邪；内因多为脾虚、肝郁、血燥，日久化湿、化热、生风。本案老年患者，舌苔白腻，纳呆，神疲，考虑为脾虚日久生湿，复遇风邪，初诊以健脾除湿、祛风止痒为法，瘙痒缓解不明显，考虑患者年事已高，肾精亏虚，皮肤乏脂，干燥伴细薄鳞屑，治宜滋阴养血、润肤止痒，遂投以养血润燥之剂，服后症状明显好转，三诊守方略微调整后继服以巩固疗效。

【病案二品析】

皮肤瘙痒，虽多从风热、血热、湿热、血燥论治，但尚有肝郁气滞、风邪留滞经络之证，此类患者往往因情绪不佳或烦躁易怒诱发或加重瘙痒，可沿肝经循行部位出现瘙痒症状，或搔抓后出现红色丘疹、划痕，病情受情绪变化影响，可同时伴发神经性皮炎，病程较长，经久难愈。辨证时，需详细询问病史，探究病因，审因求证，循证施治，方可药到病除。

【小结】

皮肤瘙痒的治疗关键在于寻找病因，祛除诱因。病程较长，反复发作者，应做相关检查，除外糖尿病、肝肾疾病、甲状腺疾病、恶性肿瘤等引起的皮肤瘙痒。积极治疗原发病，有利于皮肤瘙痒的缓解。中医学认为，皮肤瘙痒的产生多与风邪有关，风邪与血气相搏，内不得疏泄，外不得透达，郁于皮肤腠理，而引起瘙痒。风或从外感，或从内生，常夹寒、湿、热、燥、虫毒之邪，临证需明辨，以求治病求本。

九、预防调护

避免食用辛辣、肥甘、厚腻食物，戒酒，少食羊肉、海鲜等发物。避免搔抓、摩擦或热水烫洗皮肤，不用强碱性肥皂洗浴。调畅情志，保持情绪稳定，劳逸结合。使用保湿剂，保持皮肤润泽。

（丁小媛）

第二节　神经性皮炎

神经性皮炎又称慢性单纯性苔藓，是一种以阵发性剧痒和皮肤苔藓样变为特征的慢性皮肤神经功能障碍性皮肤病，青壮年常见。本病可归属于中医学“牛皮癣”“摄领疮”“顽癣”的范畴。

一、病因病机

西医学认为，神经性皮炎是一种慢性皮肤神经功能障碍性皮肤病。发病可能与神经精神因素、胃肠道功能障碍、内分泌失调、饮食及局部刺激等诸多

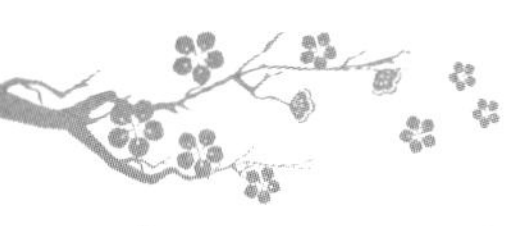

内、外因素有关。

中医学认为，心主血脉，心火偏盛，则脉中营血郁而化热，久之则血热伤阴，营阴亏虚，心气不足，血流受阻，经络失疏，无以润养肌肤而发病；情志不遂，紧张劳累，肝气郁结，郁而化火，心火上炎，火热外发肌肤而致病；病久耗伤阴血，血虚肝旺，生风化燥，肌肤失养而发病；饮食不节，过食辛辣、肥甘、厚味之品，损伤脾胃，脾失健运，气血精微运化失常，滞而酿生湿热，循经上扰；或颈项汗多，加之衣领摩擦，风湿热邪侵袭，拂郁肌肤而致病。“治风先治血，血行风自灭”，故本病阵发性剧痒与风、血有关。

二、临床表现

好发于颈项、上眼睑、双肘伸侧、腰骶部等，常对称分布；部分患者皮损呈广泛性分布。皮损初起可见粟粒大小圆形或多角形的扁平丘疹，呈淡红色或皮色，密集融合成片，搔抓后可见肥厚皮损，可形成苔藓样斑片，伴有血痂。阵发性剧痒，夜间更甚，情绪波动时，瘙痒可加重。慢性病程，易反复发作。

三、诊断依据

根据好发部位、苔藓样斑片，瘙痒剧烈可诊断。

四、鉴别诊断

1.慢性湿疹 皮损为暗红色肥厚斑片，搔抓刺激后可见渗出倾向，或既往有红丘疹、水疱、渗出等急性、亚急性湿疹病史，急性期先有皮损，后有痒感，可急性发作，有渗出倾向为重要鉴别点。

2.银屑病 发于四肢伸侧的肥厚性、局限性银屑病皮损与本病类似，但银屑病皮损基底较红，表面覆有银白色鳞屑，鳞屑较易刮除，可见点状出血现象，全身其他部位也可有银屑病皮疹。皮损上有多层鳞屑、点状出血是主要鉴别点。

3.原发性皮肤淀粉样变 皮损多见于小腿伸侧及肩背部，为高粱米大小的圆顶丘疹，质地坚实，密集成片，皮损组织病理变化有诊断意义。

五、西医治疗方法

治疗本病，避免搔抓、摩擦等刺激是关键，辅以心理疏导，阻断“瘙痒-搔抓-瘙痒”恶性循环。

1.心理疏导 减轻患者心理压力，予以心理疏导，必要时请心理医生协助诊治，避免刺激。

2.局部治疗 可外用糖皮质激素和钙调磷酸酶抑制剂、焦油类制剂等。

3.系统治疗 瘙痒剧烈时，可选用抗组胺药，并辅以B族维生素（如：维生素B_6、维生素B_1、维生素B_{12}）内服。神经衰弱明显者，可在精神心理医生协助下，给予安眠镇静类药物，疗程视病情而定。

六、中医治疗方案

（一）辨证论治

1.肝郁化火证

【症状】病程较短，皮损色淡红，瘙痒难忍，伴心烦不宁，急躁易怒，失眠多梦，口苦咽干。舌边尖红，脉弦数。

【治法】清肝泻火，疏肝理气。

【常用方剂】龙胆泻肝汤合泻心汤加减。

【常用药物】龙胆、栀子、黄芩、柴胡、生地黄、车前子、泽泻、通草、甘草、当归、黄连、钩藤、合欢皮、夜交藤、珍珠母。

2.肝郁气滞证

【症状】皮肤粗糙、肥厚，瘙痒常在心情不舒时加重，平素抑郁寡欢，情绪低落，心情沮丧，悲伤欲哭，胸胁胀痛，善太息，浅眠多梦。舌质红，苔薄白，脉弦涩。

【治法】舒肝解郁，疏风止痒。

【常用方剂】柴胡疏肝散加减。

【常用药物】柴胡、白芍、香附、当归、枳壳、厚朴、青皮、薄荷、白鲜皮、僵蚕、柏子仁、夜交藤。

3.风湿郁肤证

【症状】皮损多见于摩擦部位，呈皮色或淡褐色苔藓样斑片，瘙痒阵作。舌质淡红，苔白，脉滑。

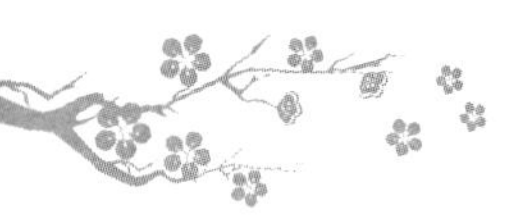

【治法】祛风，除湿，止痒。

【常用方剂】全虫方加减。

【常用药物】全蝎、皂角刺、刺蒺藜、炒槐花、威灵仙、苦参、白鲜皮、黄柏、炒枳壳、川芎、丹参等。

4.血亏风盛证

【症状】病程较长，反复发作，皮损淡灰色，干枯无光，肥厚、粗糙似皮革，瘙痒夜间加重，身体羸瘦，精神不振，心悸头晕，失眠健忘。舌质淡，苔白，脉细缓。

【治法】养血润燥，息风止痒。

【常用方剂】当归饮子加减。

【常用药物】当归、生地黄、白芍、丹参、荆芥、防风、黄芪、白蒺藜、何首乌、鸡血藤、桃仁、阿胶。

（二）随症加减

1.痒甚者　加全蝎、乌梢蛇、僵蚕、地龙、蝉蜕。

2.皮肤肥厚者　加荔枝核、橘核、生龙骨、生牡蛎、莪术。

3.夜寐不安者　加龙眼肉、百合、远志、石菖蒲、酸枣仁。

4.心烦意乱者　加郁金、柏子仁、香附、香橼。

（三）中成药治疗

金蝉止痒胶囊、疏肝解郁胶囊、珍珠逍遥胶囊（山西省中医院院内制剂）、枣仁宁神胶囊（山西省中医院院内制剂）等。

（四）中药外治

苦参30g、川椒15g、桃仁15g、苦杏仁15g、蛇床子15g、地肤子15g、亚麻籽15g、大风子15g、白及10g、地榆15g、露蜂房10g。水煎溻渍患处，每日1次。皮损肥厚处可予以封包治疗，每日1次。

（五）其他治疗

1.局部治疗　梅花针叩刺、火针治疗、艾灸治疗、局部刺络拔罐、局部针灸（采用围刺法）等。

2.穴位埋线治疗　选用肝俞、心俞、风门、胆俞、风市、曲池等穴位埋线治疗，2周1次。

七、病案实录

病案一：神经性皮炎（肝郁化火证）

张某，男，54岁。2022年1月6日初诊。

【主诉】后颈部、手肘部皮肤肥厚、瘙痒10年余。

【现病史】10年前，后颈部散发斑片状皮疹，瘙痒阵作，涂抹药膏（具体名称不详）可缓解，反复发作，双肘部逐渐出现新生皮损，皮损逐渐变为淡褐色斑片，时有瘙痒。现症见后颈部、双肘部皮纹加深和皮嵴隆起，针帽大小的褐黄色扁平丘疹，上有少量鳞屑；多数丘疹密集成片，形成钱币至掌心大小，部分呈苔藓样变，部分伴有色素沉着。平素脾气暴躁，烦躁易怒，口干苦，时耳鸣，眠差，大便干，小便可。舌质红，苔黄腻，脉弦。患者自觉情绪波动时，病情加重。

【西医诊断】神经性皮炎。

【中医诊断】顽癣（肝郁化火证）。

【治法】清肝泻火，疏肝理气。

【处方】龙胆泻肝汤合泻心汤加减。

柴胡6g、麸炒枳壳12g、龙胆6g、栀子6g、生地黄10g、赤芍10g、当归10g、首乌藤15g、钩藤10g、防风6g、浙贝母10g、夏枯草10g、茯苓10g、青皮6g、全蝎4g。14剂，每日1剂，水煎，早晚饭后分服。

【西药】

①0.1%他克莫司软膏：2次/日，外用。

②丙酸氟替卡松乳膏：2次/日，外用。

③枸地氯雷他定胶囊：8.8mg/次，1次/日，口服。

二诊：2022年2月10日。皮损明显好转，变薄，部分颜色变淡，颈部皮损面积缩小，现口干、口苦，出汗较多。舌红，苔薄白，脉滑。

【处方】首诊方加黄芩10g、知母10g、煅牡蛎30g。14剂，每日1剂，水煎，早晚饭后分服。

嘱西药继续使用。

三诊：2022年2月25日。瘙痒未明显缓解，部分皮损消退不明显。舌质淡红，苔白，脉滑。

【辨证】风湿蕴肤，血亏风盛证。

【治法】祛风除湿，养血润燥。

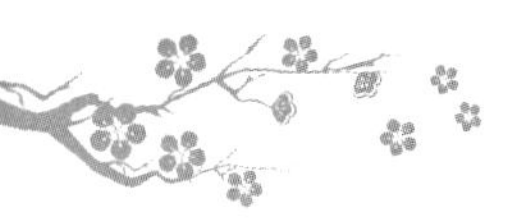

【处方】全虫方合当归饮子加减。

白鲜皮10g、地肤子10g、荆芥10g、防风6g、郁金10g、乌梢蛇10g、牡丹皮12g、白蒺藜10g、黄芩10g、首乌藤10g、制远志12g、焦六神曲10g、炒麦芽10g、全蝎3g、威灵仙10g、苦参10g。10剂，每日1剂，水煎，早晚饭后分服。

1个月后随访，瘙痒基本缓解，皮损基本消退，仅留有少许色素沉着斑片。

病案二：神经性皮炎（肝郁气滞证）

武某，男，54岁。2022年02月08日初诊。

【主诉】颈部、下肢皮肤瘙痒、粗糙1年余。

【现病史】1年前，颈部、下肢皮肤出现瘙痒，并逐渐发展至全身。皮肤粗糙、肥厚，晚间瘙痒加重，不能入睡。现症见后颈部及双下肢伸侧面散发大片皮损，质地肥厚伴角化，边缘不整齐，皮纹变深，皮色稍暗，表面有少许较薄落屑，皮损周围可见散在抓痕、血痂。脘腹胀满，心情烦闷，焦虑不安，饮食、二便尚可。舌苔薄白，脉沉弦。

【西医诊断】神经性皮炎。

【中医诊断】顽癣（肝郁气滞证）。

【治法】疏肝理气，柔肝息风。

【方剂】柴胡疏肝散加减。

【处方】当归12g、柴胡9g、白芍15g、香附9g、乌梢蛇9g、枳壳9g、厚朴12g、青皮9g、薄荷6g、白鲜皮12g、僵蚕9g、柏子仁15g、夜交藤12g、蝉蜕6g、龙胆6g。14剂，每日1剂，水煎，早晚饭后分服。

【西药】

①盐酸奥洛他定片：5mg/次，2次/日，口服。

②0.1%他克莫司软膏：2次/日，外用。

③丙酸氟替卡松乳膏：2次/日，外用。

二诊：2022年02月23日。症状较前好转，皮疹较前发软、变薄。服药后出现腹胀、胃脘烧灼感，大便次数增多。睡眠好转，饮食尚可，小便调。舌苔薄黄，脉沉弦。

【处方】白术15g、炒扁豆15g、荆芥10g、白鲜皮9g、地肤子9g、防风10g、莲子心5g、当归10g、北柴胡10g、郁金9g、乌梢蛇10g、蝉蜕6g、徐长卿10g、炒鸡内金10g、合欢花10g、盐橘核10g、荔枝核10g。14剂，每日1

剂，水煎，早晚饭后分服。

1个月后随访，症状缓解，皮损大部分消退，瘙痒减轻，睡眠好转。

八、病案品析

【病案一品析】

本例患者病程较长，系肝气不舒、郁而化火所致，故治以清肝泻火之龙胆泻肝汤合泻心汤。方中龙胆、栀子、黄芩苦寒，清泄肝经之郁火；赤芍、当归滋养肝血，以防耗伤肝阴；柴胡引药归肝经；茯苓、青皮健脾利湿和营；首乌藤、钩藤、防风、浙贝母、夏枯草清肝散结；少许全蝎搜风止痒。服药后肝火消退，瘙痒症状却未缓解，系因日久肝郁生风，灼伤阴血，肌肤失养所致。肝郁、阴伤、心肝血虚而神不守舍，故换用祛风滋阴养血的全虫方合当归饮子加减以达到止痒之功。诸药合用，使肝气得疏、气血得补、阴液得滋、神魂得安、风邪得除、肌肤得润、瘙痒得止，而顽疾得愈。

【病案二品析】

本例患者由于情志不畅、精神紧张导致肝气不舒，气机阻滞，郁久化火，故施以疏肝解郁之柴胡疏肝散。方中主药柴胡疏肝解郁，为治肝胆、脾胃之要药；白芍补血柔肝敛阳，缓急止痛止痒；枳壳行气宽中，消胀除满；香附疏肝解郁、理气止痛，有“气病之总司”之称；川芎为血中之气药，能上行头目，下达血海，旁通四肢，外彻皮毛；易陈皮为青皮，健脾化痰理气之功更强。诸药相配，共达疏肝解郁，理气活血，调和肝脾之功。再加龙胆清利肝火；薄荷、白鲜皮、僵蚕、蝉蜕加强祛风止痒之功；柏子仁、夜交藤安神助眠。二诊时，患者症状较前好转，睡眠好转，皮疹较前变软、变薄，但服药后出现腹胀，胃脘烧灼感，大便次数增多，遂调整方药为消风散加减，加用少许疏肝理气药，以及祛风除湿，软坚散结药，加强祛风止痒之功。

【小结】

神经性皮炎与情志有关。七情过度，可致机体阴阳失调，化火、化风、化湿，蕴郁肌肤，异常顽固，谓之“顽癣”。湿性黏腻，风、火附着于湿，反复发作，缠绵难愈，且难以祛除和化解。神经性皮炎不能仅仅根据有无渗出液辨是否有湿，而应根据发病机制和临床特点综合辨析，寻求致病之因。临证观察发现，治疗神经性皮炎时，在方药中加入一些虫类药及疏肝安神药，对治疗瘙痒有奇效。

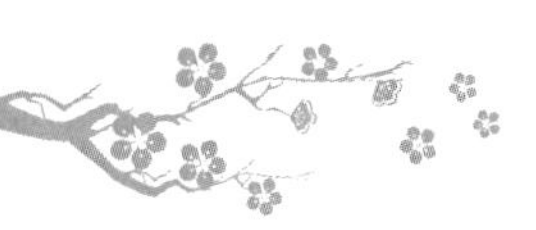

九、预防调护

保持心情舒畅、情绪稳定，避免精神刺激；饮食有节制，戒烟酒、咖啡、浓茶及腥膻发物；神经性皮炎发于颈项者，避免穿硬质衣领，以及衣领商标摩擦皮肤；严禁用手搔抓及热水烫洗患处。

（田元春）

第三节　结节性痒疹

结节性痒疹是以剧烈瘙痒为主症，坚实性结节为特征性皮肤损害的一种慢性炎症性皮肤病。好发于中年人，发病率女性高于男性。

一、病因病机

西医学对结节性痒疹的确切病因尚不明确，一般认为与神经因素、免疫因素、精神因素、感染因素，以及昆虫叮咬、肿瘤、慢性肾功能衰竭、血液病、胃肠功能失调等相关。

结节性痒疹可归属于中医“马疥”之范畴。《诸病源候论·疮病诸候·疥候》记载：“马疥者，皮内隐嶙起，作根墌，搔之不知痛。”多与顽痰聚结、血瘀凝滞、情志内伤，毒虫叮咬有关。病机包括：

1.虫毒热邪　昆虫叮咬后，感受虫毒，毒热蕴郁皮肤。

2.肝郁胆热　七情内伤，致肝郁气滞，胆热横逆，气血郁滞于皮肤。

3.湿热蕴滞　脾失健运，湿邪内停，郁久化热，湿热蕴滞皮肤。

4.血瘀痰结　病程日久，血瘀气滞，痰湿集结。

5.血虚风燥　经久不愈，耗精伤血，肌肤失养。

二、临床表现

结节性痒疹好发于四肢，尤其小腿伸侧，偶可发于背部。常表现为数目不等的丘疹和结节。初起为米粒大小的丘疹，逐渐增大，成为绿豆乃至黄豆大的半球形丘疹和结节，质地坚实，隆起于皮面，顶端可见明显角化、粗糙，多褐色或灰褐色，皮损孤立散发，多伴有明显瘙痒。本病病程为慢性经过，缠绵难愈。

三、诊断依据

一般根据结节的部位、形状、瘙痒等症状就可以确诊。皮肤切片活检、皮肤镜可进一步佐证。

四、鉴别诊断

1.疣状扁平苔藓 剧烈瘙痒，伴有疣状损害，多为疣状增生的圆形肥厚斑块，上覆有细薄的鳞屑，周围散在扁平丘疹。

2.丘疹性荨麻疹 好发于儿童，多因虫咬发作，病程较短，皮损多为梭形或椭圆形风团，风团中央多有丘疹、丘疱疹或水疱。

3.原发性皮肤淀粉样变 多发于胫骨前，好发于小腿、上臂及上背的肩胛间，皮损为结节性损害，呈咖啡色扁平丘疹，可沿皮纹呈念珠状排列，损害密集。刚果红局部皮内试验或组织病理学检查有助于鉴别。

4.寻常疣 易侵犯儿童及青年，皮损多表现为表面角质增生，呈乳头样，色灰白或污黄，大多数患者无自觉症状。

五、西医治疗方法

1.系统治疗 抗组胺药、糖皮质激素、免疫抑制剂、维A酸类药物，以及沙利度胺、来那度胺等。

2.局部用药 1%薄荷醇等止痒剂局部治疗；糠酸莫米松乳膏、卤米松乳膏等强效糖皮质激素涂抹后封包；泼尼松、曲安奈德、复方倍他米松注射液等糖皮质激素局部注射；还可使用煤焦油膏、黑豆馏油膏、30%冰醋酸膏、吡美莫司膏、他卡西醇膏、辣椒素等。

3.物理治疗 二氧化碳激光治疗、冷冻治疗、紫外线治疗。

六、中医治疗方案

（一）辨证论治

1.虫毒热邪证

【症状】昆虫叮咬后，皮肤起丘疹、水疱，鲜红色硬结。舌质红，舌苔

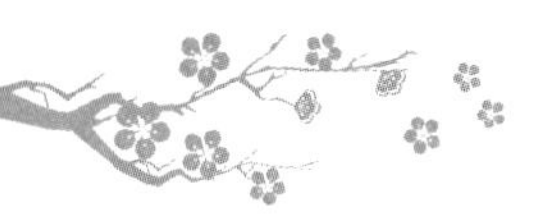

黄，脉数。

【治法】清热祛风，解毒除湿。

【常用方剂】四物消风散加减。

【常用药物】蝉蜕、防风、苦参、荆芥、牛蒡子、生地黄、川芎、当归、知母、生石膏、白鲜皮、地肤子、刺蒺藜、桑叶、黄芩、甘草、神曲、鸡内金。

2.胆热肝郁证

【症状】皮肤多处起红褐皮疹，瘙痒剧烈，心情烦闷，夜眠不安，焦躁易怒，月经紊乱。舌质红，舌苔薄黄，脉弦。

【治法】疏肝泻胆，疏风止痒。

【常用方剂】丹栀逍遥丸、防风通圣丸加减。

【常用药物】当归、生地黄、赤芍、牡丹皮、柴胡、龙胆、荆芥、防风、薄荷、白鲜皮、地肤子、蝉蜕、郁金、珍珠母、生龙骨、磁石、神曲、鸡内金、甘草。

3.湿热蕴阻证

【症状】皮疹呈灰褐色坚实结节，表面粗糙肥厚，融合呈肥厚斑块，抓破有黏稠液。舌质红，舌苔黄厚腻，脉滑。

【治法】清热利湿，化浊止痒。

【常用方剂】全虫方、萆薢渗湿汤加减。

【常用药物】全蝎、猪牙皂、威灵仙、皂角刺、刺蒺藜、苦参、防风、白鲜皮、萆薢、薏苡仁、泽泻、滑石、赤芍、半夏、夏枯草、煅瓦楞子、海藻、白扁豆、麦芽。

4.痰聚血瘀证

【症状】皮疹坚实，呈疣状增殖，或融合成斑块，表面暗褐色或暗红色，经久不消，奇痒难忍。舌质紫暗，舌苔白厚腻，脉滑或脉涩。

【治法】活血化瘀，涤痰软坚。

【常用方剂】荆防四物汤、海藻玉壶汤加减。

【常用药物】当归、赤芍、川芎、红花、桃仁、三棱、莪术、防风、荆芥、地龙、僵蚕、刺蒺藜、海藻、昆布、浙贝母、半夏、神曲、白术、芡实。

5.血虚血瘀证

【症状】皮疹粗糙、肥厚、干燥，表面有黏附性灰白色皮屑，瘙痒难忍，迁延日久，身体羸瘦，皮肤干燥甲错，疲乏无力，头晕眼花，毛发枯燥。舌质淡红，有瘀斑，舌苔白，脉细涩。

【治法】养血活血，润燥祛风。

【常用方剂】当归饮子加减。

【常用药物】当归、白芍、生地黄、川芎、荆芥、防风、刺蒺藜、黄芪、乌梢蛇、全蝎、蝉蜕、红景天、桃仁、莪术、煅瓦楞子、煅龙骨。

（二）随症加减

1.奇痒难忍者 加僵蚕、乌梢蛇、地龙、天麻、蜈蚣。

2.皮疹坚实者 加莪术、三棱、海蛤壳、灵磁石、荔枝核。

3.夜眠不安者 加珍珠母、生龙骨、夜交藤，柏子仁。

4.心情烦闷者 加柴胡、郁金、香橼、枳壳、佛手。

（三）中成药治疗

清热祛风颗粒、清热利湿胶囊、二术除湿胶囊、软坚散结胶囊、大黄䗪虫丸、金蝉止痒胶囊。

（四）中药外治

1.皮疹暗褐者 活血祛风外治方：当归、赤芍、鬼箭羽、石见穿、路路通、百部、苦参、地肤子、艾叶各等份。水煎外洗，每日1次。

2.皮疹鲜红 凉血息风外治方：桑叶、浮萍、荆芥、防风、白鲜皮、栀子、牡丹皮、威灵仙各等份。水煎外洗，每日1次。

3.皮疹褐垢 燥湿祛风外治方：黄柏、黄芩、马齿苋、透骨草、苍耳子、龙胆、苦参、枯矾各等份。水煎外洗，每日1次。

4.皮疹干燥 养阴祛风外治方：桃仁、苦杏仁、火麻仁、黑芝麻、五倍子、蛇床子、地肤子、吴茱萸、蔓荆子各等份。水煎外洗，每日1次。

（五）其他治疗

1.火针 点刺皮疹，每周1次。

2.艾灸 灸皮疹处，每日1次或隔日1次。

3.穴位埋线 取肺俞、膈俞、心俞、血海、风市、曲池、足三里、丰隆等穴位埋线，每2周1次。

4.游走罐 局部及背部膀胱经游走罐。

5.刺络拔罐 选合谷、曲池、手三里、梁丘、伏兔、大椎、心俞、风门等穴位，每周2次。

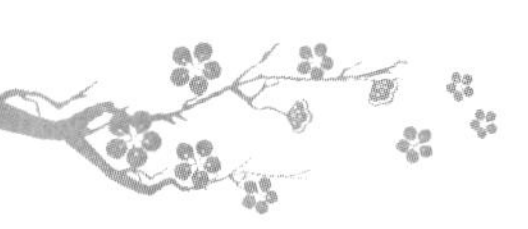

七、病案实录

病案一：结节性痒疹（湿热蕴阻证）

郭某，男，51岁。2021年3月16日初诊。

【主诉】全身起皮疹，奇痒难忍1年半。

【现病史】2019年8月，在田间被昆虫叮咬后全身多处起大红丘疹，上有水疱，瘙痒剧烈，抓破后渗液。经当地医院治疗后好转，后又因饮酒致原有皮疹加重，且四肢、头颈增加许多新皮疹，皮疹逐渐变硬，成为一个个硬结节，奇痒难忍，夜不能寐。多处求医不愈。现症见头皮、后颈、四肢多数黄豆、蚕豆大小红色结节和暗褐结节，质地坚实，表面粗糙肥厚，部分融合成斑块。口干口苦，大便干燥，小便黄赤。舌质红，舌苔黄厚腻，脉滑数。

【西医诊断】结节性痒疹。

【中医诊断】马疥（湿热蕴阻证）。

【治法】清热利湿，化浊止痒。

【处方】全虫方、萆薢渗湿汤加减。

全蝎4g、皂角刺9g、萆薢12g、泽泻10g、滑石20g、薏苡仁30g、苍术9g、黄柏9g、刺蒺藜12g、赤芍12g、半夏6g、夏枯草12g、白鲜皮12g、苦参9g、蝉蜕6g、地龙9g、白扁豆15g、煅瓦楞子15g。14剂，每日1剂，水煎，早晚饭后分服。

【中药外治方】苦参15g、白鲜皮15g、黄柏15g、龙胆15g、赤芍15g、马齿苋15g、枯矾15g、路路通15g、五倍子15g。水煎溻洗，1～2次/日。

【中成药】清热利湿胶囊：4粒/次，3次/日，口服。

【西药】盐酸依匹斯汀胶囊：10mg/次，1次/日，口服。

【中医特色疗法】穴位埋线疗法：选穴曲池、心俞、风门、风市、丰隆。

二诊：2021年4月2日。痒感减轻，皮疹渐平，呈暗褐色，不思饮食。舌质红，舌苔薄白，脉滑数。

【处方】首诊方去萆薢、泽泻、滑石、黄柏、皂角刺，加神曲15g、鸡内金9g、莪术9g、三棱9g、赤芍9g、川芎9g。14剂，每日1剂，水煎，早晚饭后分服。

后以上方随症加减变化服用28剂，穴位埋线治疗2次后皮疹消退，仅遗留色素沉着，痒感基本消失。

病案二：结节性痒疹（虫毒热邪证）

刘某，男，36岁。2021年4月18日初诊。

【主诉】四肢丘疹、结节，伴严重瘙痒1年。

【现病史】2020年4月热带旅游后，四肢起丘疹，上有水疱，抓破有渗液，服抗过敏药及外搽药膏后，水疱渗液好转，形成红色硬结，奇痒无比，遇热痒甚。现症见四肢、双手背多个黄豆、蚕豆大小的丘疹、结节，皮疹孤立，色泽鲜红，质地坚硬。平素口干咽燥，喜冷饮，纳可，眠欠佳，小便黄，大便干。舌质鲜红，舌苔薄黄，脉数。

【西医诊断】结节性痒疹。

【中医诊断】马疥（虫毒热邪证）。

【治法】清热解毒，疏风止痒。

【处方】四物消风散加减。

荆芥9g、防风9g、薄荷6g、蝉蜕6g、牛蒡子12g、白鲜皮12g、当归9g、赤芍12g、生地黄9g、刺蒺藜12g、玄参10g、夏枯草12g、浙贝母12g、莪术9g、神曲12g、甘草6g。14剂，每日1剂，水煎，早晚饭后分服。

【中药外洗方】桑叶15g、浮萍15g、白鲜皮15g、苦参15g、荆芥15g、防风15g、石榴皮15g、牡丹皮15g、威灵仙15g。10剂，水煎溻洗，40~60分钟/次，1~2次/日。

【中医特色疗法】火针于结节局部点刺，1次/周，2天后中药外洗。

【中成药】

①金蝉止痒胶囊：6粒/次，3次/日，口服。

②清热祛风颗粒：1袋/次，3次/日，口服。

【西药】枸地氯雷他定胶囊：8.8mg/次，1次/日，口服。

二诊：2021年5月6日。瘙痒感极大减轻，皮疹有所变平，潮红消失，呈褐红色，脘腹胀满，纳食少。舌质红，苔白腻，脉滑。

【治法】活血软坚，健脾消风。

【处方】当归9g、赤芍9g、川芎9g、三棱10g、莪术10g、荆芥9g、地龙12g、僵蚕9g、刺蒺藜9g、海藻9g、浙贝母9g、枳壳12g、厚朴12g、神曲15g、炒白术15g、炒芡实15g。14剂，每日1剂，水煎，早晚饭后分服。

后以首诊方为基本方，随症加减变化，连续治疗2个月，火针治疗5次后，瘙痒感消失，皮疹变平，仅遗留色素沉着。

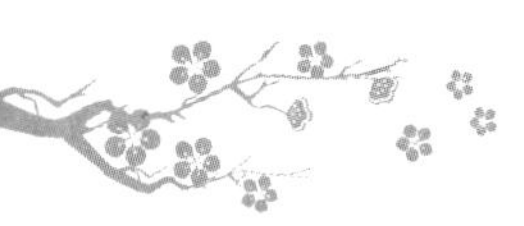

八、病案品析

【病案一品析】

患者在田间被昆虫叮咬后，全身多处起红水疱，渗液、奇痒难忍，夜不能寐，口干口苦，大便干燥，小便黄赤，表现为一派热象，结合舌质红，苔黄厚腻，脉滑数，辨证为湿热蕴阻。选用萆薢渗湿汤加减清热利湿，化浊止痒，外用中药水煎溻洗。内外合治，迅速控制病情，缓解症状，后结合病情变化，随症加减，调理体质，防止复发。

【病案二品析】

患者热带旅游后发病，四肢丘疹、水疱、渗液，服抗过敏药，外搽药后，水疱渗液好转，形成红色硬结，奇痒无比，遇热痒甚，且平素体质偏热，时常口干咽燥，喜冷饮，小便黄，大便时干。结合舌质鲜红，舌苔薄黄，脉数，辨证虫毒热邪证，予四物消风散加减，治疗效果明显，后酌加健脾药，调理体质。

【小结】

结节性痒疹的病因主要为风、湿、热、瘀，治疗以祛风、清热、活血、利湿为法。临床表现有结节，故在辨证论治的同时，可酌加清热解毒消肿、软坚化痰消积、活血理气药物，促进结节消散，提高疗效。

九、预防调护

日常生活中注意防蚊、杀虫，避免叮咬。发病期间忌食辛辣、刺激、腥膻食物。避免使用搔抓、摩擦、热水烫洗等方式止痒。

（李承平）

第九章
红斑鳞屑性皮肤病

第一节　银屑病

银屑病是一种慢性、复发性免疫介导的炎症性皮肤病，典型皮损为鳞屑性红斑或斑块，局限或广泛分布。俗称“牛皮癣”。发病率高，易复发，病程长，缠绵难愈。可归属于中医学“白疕”的范畴。

一、病因病机

西医学认为，银屑病的病因尚不完全明确，目前认为与遗传、免疫异常、内分泌因素、精神神经因素、代谢障碍等有关，通过以T淋巴细胞介导为主、多种免疫细胞共同参与的免疫反应引起角质形成细胞过度增殖或关节滑膜细胞与软骨细胞发生炎症。

中医学认为，外感风、寒、暑、湿、燥、火客于皮肤，郁于腠理，阻于经络而发为本病；或情志内伤，郁久化火，火热之邪扰于营血，流窜肌肤而发病；或过食辛甘厚味伤及脾胃，使脾胃不合，气滞不畅，湿热内生，壅遏于皮肤而发为本病；或先天不足，禀赋不耐，肝肾亏损，复感外邪，导致阴阳偏亢与不及，阴虚内热或阳虚外寒，寒热自内而发于肌肤，窜行于关节爪甲；迁延日久，耗阴伤血而致阴虚血燥，肌肤失常；或冲任失调，营血失和，致肌肤不荣。

二、临床表现

银屑病可分为寻常型、脓疱型、关节病型及红皮病型四种类型。

1.寻常型银屑病　银屑病最常见的类型，临床表现为全身散发红色斑点、

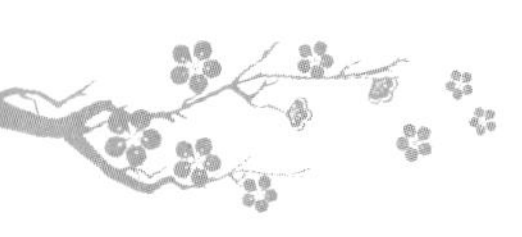

斑片、斑块，上覆银白色鳞屑，刮去鳞屑可见蜡滴现象、薄膜现象与点状出血。累及头皮可见束状发，累及指甲可见顶针样改变。

2.脓疱型银屑病 泛发性的脓疱型银屑病分为急性、妊娠期、婴幼儿、环状泛发性脓疱型银屑病，以及脓疱型银屑病局限型。临床表现为红斑基础上急发、多发无菌性脓疱，针尖至粟粒大小，分布密集广泛，可累及全身，部分融合成大片脓湖，同时伴发热、肌痛、白细胞增多等中毒症状，可有地图舌、沟状舌、皱襞舌等，反复呈周期性发作。局限性分为掌跖脓疱病和连续性肢端皮炎。连续性肢端皮炎好发于指、趾部，以无菌性脓疱为特征。初发于手指、足趾末端指节伸侧面，逐渐蔓延至手足的近端，甚至泛发全身。甲床和甲基质处脓疱可致甲变形、萎缩、剥离，甚至远端指趾骨溶解。掌跖脓疱病以红斑基础上周期性发生簇集性无菌性小脓疱，伴角化、脱屑为临床特征，常对称分布，手掌以大小鱼际处为主，跖部以足弓为主。

3.关节病型银屑病 是一种慢性、致残性疾病，除了有银屑病的常见皮损外，还有从中轴到外周关节的炎症，表现为受累关节肿胀、疼痛、晨僵，以及关节活动受限等，严重者呈进行性进展，可出现关节强直，导致残疾。多伴甲点状凹陷、甲剥离、甲下角化过度等。

4.红皮病型银屑病 是一种少见的重症银屑病，多由银屑病在急性期某些因素刺激或治疗不当诱发，临床表现为全身弥漫性潮红、浸润、肿胀，并伴有大量糠状鳞屑，常伴有发热、畏寒等全身症状，并伴有表浅淋巴结肿大、低蛋白血症等。

除皮肤症状外，中、重度银屑病患者可合并代谢综合征、心血管疾病、心理疾病等其他相关疾病，称为银屑病共病。

三、诊断依据

依据皮疹特点、病史资料、既往史和家族史可以诊断，必要时借助皮肤镜、影像技术、皮肤组织病理等辅助诊断。

四、鉴别诊断

1.脂溢性皮炎 需与头皮银屑病鉴别。脂溢性皮炎的皮损主要表现为边缘不清的红斑，上面覆盖有细小的黄色油腻鳞屑，毛发可稀疏、变细、脱落，没有束状发。

2.头癣 需与头皮银屑病鉴别。头癣多见于儿童，皮损上覆盖有灰白色糠状鳞屑，有断发及脱发现象，易查到真菌。

3.慢性湿疹 需与发生在小腿、前臂外侧及骶尾部的肥厚性银屑病皮损相鉴别。湿疹往往有剧烈瘙痒，皮肤肥厚、呈苔藓样变。

五、西医治疗方法

1.系统用药 甲氨喋呤、环孢素、维A酸类、生物制剂等，伴感染者加用抗生素。可配合复方甘草酸苷、注射二丁酰环磷腺苷钙、胸腺五肽等辅助治疗。

2.外用药物 保湿剂、维生素D_3衍生物、维A酸类、糖皮质激素、钙调磷酸酶抑制剂、抗人白介素-8鼠单克隆抗体和焦油制剂等。

3.其他疗法 UVB、PUVA、308准分子激光等光疗。

六、中医治疗方案

（一）辨证论治

1.卫分证（外感风热，邪热犯肤）

【症状】多见于点滴进行期银屑病，以丘疹、斑丘疹为主，皮疹色泽淡红，新皮疹缓慢发生或旧皮疹缓慢扩大，基底淡红，可有发热、头痛、咽痛。舌质红，苔薄黄，脉浮。

【治法】清热疏风，解毒消斑。

【常用方剂】银翘散加减。

【常用药物】金银花、连翘、大青叶、板兰根、射干、牛蒡子、蝉蜕、北豆根、防风等。

2.气分证（气分热盛，炽热灼肤）

【症状】多见于急性进行期银屑病和脓疱型银屑病，发热或高热不退，皮疹焮红肿胀或伴有脓疱，新皮疹迅速发生和扩大，旧皮疹迅速加重，基底鲜红，可伴头痛、咽疼、身痛，口干、口苦、喜冷饮。舌质红，苔薄黄，脉数。

【治法】清气泻热，解毒消斑。

【常用方剂】白虎汤、黄连解毒汤加减。

【常用药物】生石膏、知母、甘草、黄连、栀子、黄芩、马勃、重楼、龙葵、大青叶、金银花等。

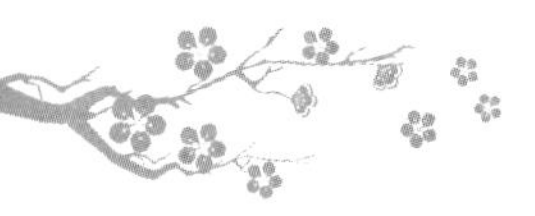

3.气分证（湿热蕴肤）

【症状】多见于亚急性期银屑病，新皮疹渐徐发生，旧皮疹缓慢扩大，皮疹呈污褐色，鳞屑黏腻，皮疹表面湿润渗液，基底浸润肿胀，皮疹多发生于腋下、乳房下、外阴及四肢屈侧。便溏纳呆，肢体沉重。舌质红，苔腻，脉滑或濡。

【治法】清热利湿。

【常用方剂】茵陈蒿汤、除湿胃苓汤、碧玉散、三妙散加减。

【常用药物】茵陈、土茯苓、苍术、滑石、甘草、猫爪草、八月札、白鲜皮、虎杖等。

4.营分证（热入营血）

【症状】多见于红皮病型银屑病。全身皮肤大片潮红、水肿性红斑，广泛到全身，原有皮疹迅速扩大弥漫全身，正常皮肤呈岛屿样，红斑表面大量糠屑，发热恶寒，头痛，咽痛，身痛。舌质红绛，苔薄，脉数。

【治法】清营透表。

【常用方剂】清营汤、香苏散加减。

【常用药物】水牛角、生玳瑁、生地黄、玄参、牡丹皮、赤芍、紫苏叶、荆芥、金银花、连翘等。

5.血分证（邪热入血）

【症状】多见于急性进行期和红皮病型银屑病，点滴状迅速融合成大片状，甚至广泛分布全身，皮疹鲜红，或旧皮疹迅速扩大，周边鲜红色，或全身弥漫性潮红，基底浸润，色泽鲜红，发热，咽痛，头痛，身痛，心烦不眠。舌质红绛，苔少，脉数。

【治法】清热凉血，解毒消斑。

【常用方剂】犀角地黄汤加减。

【常用药物】水牛角、羚羊角、生地黄、玄参、赤芍、紫草、白茅根、大青叶、白花蛇舌草等。

6.血分证（津伤血燥）

【症状】多见于静止期银屑病，皮疹干燥，鳞屑多；基底浸润不明显，色泽淡红，瘙痒较重，趾甲、指甲失养，增厚、变形、枯槁，头晕乏力。舌质偏红，苔少，脉细缓。

【治法】养血润燥、祛风止痒。

【常用方剂】当归饮子加减。

【常用药物】当归、白芍、生地黄、川芎、荆芥、防风、熟地黄、白蒺藜、僵蚕等。

7.血分证(血瘀气滞)

【症状】多见于静止期银屑病，皮疹肥厚，经久不退；基底增厚浸润，色泽暗沉，鳞屑厚积，甚至呈蛎壳状，肌肤紫暗，甲错不荣，月经推后有血块。舌质暗红，有瘀斑，苔薄白，脉细涩。

【治法】行气活血、化瘀消斑。

【常用方剂】桃红四物汤加减。

【常用药物】当归、赤芍、桃仁、红花、莪术、三棱、地龙、乌梢蛇、鬼箭羽、石见穿、香附等。

8.血分证(肾亏筋伤)

【症状】多见于关节型银屑病，皮疹色暗、枯槁，关节变形、疼痛，屈伸不利，趾甲、指甲灰浊凹凸不平，腰酸背困，神疲乏力。舌质淡红，苔薄，脉沉细。

【治法】补益肝肾，理血通络。

【常用方剂】独活寄生汤加减。

【常用药物】独活、桑寄生、炒杜仲、川断、伸筋草、松节、乌梢蛇、羌活、当归、赤芍等。

(二)随症加减

1.毒热、血热者　加白花蛇舌草、半边莲、半枝莲、龙葵、重楼、天葵子、山慈菇、白英、蛇莓等。

2.湿热者　加苍术、土茯苓、猪苓、威灵仙、老鹳草、八月札、虎杖、石见穿。

3.血瘀者　加当归、地龙、三棱、莪术、乳香、没药、红景天、王不留行、五灵脂、三七。

4.血虚风燥者　加白芍、熟地黄、玄参、黄精、灵芝、丹参。

5.肾亏关节损害者　加山萸肉、女贞子、墨旱莲、枸杞子、黄芪、补骨脂、天龙、肿节风、老鹳草、威灵仙。

(三)中成药治疗

养血消银丸(山西省中医院院内制剂)、凉血消银丸(山西省中医院院内制剂)、清热祛风颗粒、清热利湿胶囊、消银颗粒、丹青胶囊、青黛丸等。

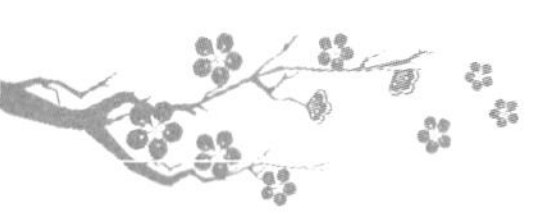

（四）其他治疗

1.火针疗法 用于斑块型银屑病和关节型银屑病。采用围针法，由外围向中心点刺，每周一次。

2.火罐疗法 刺络拔罐法、走罐法、闪罐法、留罐法等交替应用，每周1～2次。

3.自血疗法 抽患者自体静脉血，穴位注射，每周2～3次，10次1个疗程。

4.穴位埋线疗法 曲池、大椎、风门、心俞、厥阴俞、膈俞、肾俞、血海、风市、伏兔、足三里、承山、三阴交等穴位，每次选6～10个，每2周1次。

5.穴位注射疗法 曲池、血海、梁丘、足三里、风市、伏兔等穴位，注射用胸腺肽50mg/次，1次/天，穴位交替注射，10天1个疗程。臂臑、天枢、伏兔等穴位，阿达木单抗、司库奇尤单抗根据病情用药，穴位交替注射。

6.中药封包疗法 将中药打细粉后，用温水拌成糊状，加入适量麻油拌匀，涂抹在皮疹上，外用保鲜膜封包1小时左右后洗掉。血热证可选用当归、生地黄、火麻仁、黑芝麻、地肤子等药物；湿热证可选用土茯苓、马齿苋、白鲜皮、金钱草、萹蓄、黄芩等药物；血瘀证可选用乳香、没药、露蜂房、大黄等药物；关节型银屑病选威灵仙、老鹳草、艾叶、川断、海风藤、松节、桑寄生等药物。

7.中药熏蒸洗浴法 将煮好的中药液倒入盆中，褪去衣物，暴露患处，先熏蒸患处10～15分钟，一般以水温50℃为宜，避免烫伤；待水温降至37℃～40℃，停止熏蒸，将患处浸入药液中，充分地浸泡患处，使其发挥最大的药效。

七、病案实录

病案一：寻常型银屑病（卫分证-外感风热，热邪犯肤）

要某某，女，24岁。2019年5月20日初诊。

【主诉】全身起红色丘疹、斑丘疹，伴瘙痒15天。

【现病史】20天前，因感冒、头痛、咽痛、周身不适于当地医院就诊，静脉输注头孢类抗生素，口服板蓝根冲剂、银黄口服液。15天前，全身起红色丘疹，不断增多、变大、瘙痒，口服扑尔敏效果欠佳，躯干皮疹逐渐增多，瘙痒加重。现全身散发鲜红色丘疹及斑丘疹，绿豆至花生大小，基底潮红，浸润明显，表面有银白色鳞屑，皮屑疏松，轻刮皮屑有亮膜现象，再刮亮膜有点状出血现象。口干苦，咽干咽痛，小便黄，大便略干燥。舌质红，苔薄黄，脉浮数。

【西医诊断】寻常型银屑病。

【中医诊断】白疕（卫分证–外感风热，热邪犯肤）。

【治法】清热疏风，解毒消斑。

【处方】银翘散加减。

金银花15g、连翘15g、薄荷6g、牛蒡子10g、淡豆豉10g、荆芥10g、防风10g、北豆根6g、射干10g、大青叶10g、板蓝根10g、蝉蜕6g、炒山楂10g、炒神曲10、炒麦芽10g、甘草6g、蛇莓15g。14剂，每日1剂，水煎，早晚饭后分服。

【中药外治方】萹蓄15g、大黄3g、金钱草30g、青黛5g、金银花15g、连翘15g、薄荷10g。3剂，打细粉，取适量加水调成糊状，再加少许香油，涂抹于皮疹上，用保鲜膜封包1小时后洗净药糊，每晚1次。

【中成药】清热祛风颗粒：1袋/次，3次/日，口服。

二诊：2019年6月7日。皮疹淡红色，躯干上半部皮疹部分消退。但药后便稀，不思饮食，咽部仍觉不适，干燥疼痛。

【处方】首诊方加炒白扁豆30g、金荞麦15g、马勃10g。14剂，每日1剂，水煎，早晚饭后分服。

三诊：2019年6月28日。皮疹基本消退，遗留色素沉着斑。时有心慌、心烦，失眠。

【处方】二诊方去山豆根、淡豆豉、防风、荆芥，加柏子仁10g、龙眼肉10g、当归10g、白芍15g、郁金10g。7剂，每日1剂，水煎，早晚饭后分服。

后随访，皮疹完全消退。

病案二：脓疱型银屑病（气分证–气分热盛，炽热灼肤）

李某某，男，14岁。2019年5月5日初诊。

【主诉】全身起红斑及小脓疱7天。

【现病史】1周前发烧，体温38℃，咽痛、头痛、身痛，2天后，背部及胸部出现红色皮疹，5天后迅速发展为全身大片状红斑，上有密集针尖和粟粒大小脓疱。现症见全身皮肤大片状潮红斑片，以腹部为重，上有较密集粟粒大小

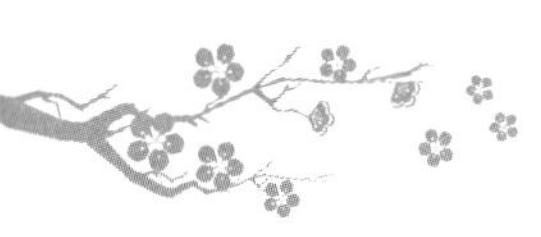

脓疱，基底浸润不明显，边有少许脱屑。不思饮食，大便秘结，小便黄赤。双侧扁桃体Ⅱ°肿大，舌质鲜红，苔薄黄，脉洪数有力。体温38.5℃。

【辅助检查】白细胞 15.34×10^9/L；中性粒细胞百分比 81%；抗链“O” 451IU/ml。

【西医诊断】脓疱型银屑病。

【中医诊断】白疕（气分证–气分热盛，炽热灼肤）。

【治法】清气泻热，解毒消斑。

【处方】白虎汤、黄连解毒汤、五味消毒饮加减。

生石膏30g、知母15g、甘草6g、黄芩9g、黄连6g、黄柏6g、金银花10g、连翘15g、牡丹皮10g、生地黄10g、玄参10g、金荞麦10g、白花蛇舌草10g、大青叶10g、鸡内金9g、炒谷芽10g、炒麦芽10g、马勃10g。7剂，每日1剂，水煎，早晚饭后分服。

【中成药】凉血消银丸：1丸/次，3次/日，口服。

【西药】青霉素钠：400万单位/次，2次/日，皮试合格后静脉滴注，连用7天。

二诊：2019年5月12日。体温恢复正常，全身皮疹明显好转，脓疱减少，可见脱屑。精神食欲尚可，双侧扁桃体Ⅰ度肿大。

【处方】银翘散加减。

金银花15g、射干10g、白英10g、山豆根6g、牛蒡子10g、薄荷6g、蝉蜕6g、胖大海6g、沙参10g、麦冬10g、炒山楂10g、炒神曲10g、炒麦芽10g。10剂，每日1剂，水煎，早晚饭后分服。

嘱患者清淡、高蛋白饮食，使用保湿剂缓解皮肤脱屑、干燥。

后随访，皮疹消退，咽部无明显不适。

八、病案品析

【病案一品析】

素体内有蕴热，外感风热之邪，阻于肌肤，蕴结不散，而发为银屑病。卫分热邪直入营阴，在疾病初期表现为感冒或上呼吸道感染后出现丘疹、斑丘疹，皮疹逐渐增多，热盛生风，故见鳞屑多，瘙痒。舌质红，苔薄黄，脉浮数，辨证为气分证–外感风热，热邪犯肤，治以清热疏风、解毒消斑，方用银翘散加减。方中金银花、连翘疏散风热、清热解毒、消肿散结；大青叶、板蓝根清热解毒、凉血消斑、利咽；射干清热解毒、利咽祛痰；牛蒡子、淡豆豉疏散风热、宣肺透疹、解毒利咽；北豆根清热解毒、利咽消肿；蝉蜕宣散风热、透疹利咽；防风、荆芥祛风解表、除湿升阳；蛇莓清热解毒、凉血消斑；炒山楂、炒神曲、炒麦芽开胃健脾，通畅气机；甘草调和诸药。全方共奏清疏风热、解毒消斑之效。二诊时，患者自述药后便稀，不思饮食，且咽部不适，干燥疼痛，故首诊方中加炒白扁豆健脾开胃；金荞麦、马勃清热解毒、祛痰利咽。三诊时，皮疹基本完全消退，遗留色素沉着斑，出现心慌、心烦，失眠，故二诊方去山豆根、淡豆豉、防风、荆芥，加柏子仁养心安神；龙眼肉益气补血，安神定志；当归补血活血；白芍滋阴养血；郁金行气解瘀。

【病案二品析】

外邪不解，温邪入里，邪正相争，热炽津伤，蕴于肌肤，气分热盛，热迫营分，窜于络脉，显于皮肤；正邪相争，热邪入营，表现为发热或高热不退，皮疹焮红肿胀、伴有脓疱；舌质鲜红，苔薄黄，脉洪数有力，属气分证-气分热盛。炽热灼肤，治以清气泻热，解毒消斑，方选白虎汤、黄连解毒汤、五味消毒饮加减。方中生石膏清热泻火，凉血解毒；知母清热泻火，退热除蒸，二药共清气分实热；黄连、黄芩、黄柏清热燥湿，泻火解毒，共泻三焦之火热；马勃、金荞麦清肺利咽，解毒止血；生地黄清热凉血，养阴生津；牡丹皮清热凉血，活血散瘀；玄参清热解毒，养阴散结；白花蛇舌草、大青叶清热解毒，凉血消斑；金银花、连翘疏散风热，清热解毒；鸡内金、炒二芽行气健脾和胃，防寒凉伤胃；甘草清热解毒，补脾益气，缓和药性，调和诸药。全方共达清气，泻热，解毒之功。配合凉血消银丸及青霉素钠静脉给药，中西结合，疗效显著。

【小结】

银屑病常冬重夏轻，多考虑肾水不足，阴不制阳。冬季阴精不足，阳热亢盛，疾病复发。治疗中，可配伍女贞子、黄精、旱连草、熟地黄、桑椹、肉苁蓉等壮水之品。银屑病反复发作，缠绵难愈，可导致患者精神抑郁、烦躁失眠、焦虑不安，故配伍当归、柴胡、郁金、合欢花、香附、厚朴等疏肝理气药。长期服药，为防止胃肠功能紊乱，可适当配伍砂仁、神曲、麦芽、鸡内金、山药等健脾和胃药。银屑病导致的瘙痒，急性发作期可用浮萍、防风、荆芥、羌活、蔓荆子、蝉蜕、白鲜皮、藁本等疏散外风药；慢性期多系伤津耗血，风自内生所致，可选用全蝎、蜈蚣、白花蛇舌草、乌梢蛇、天龙、僵蚕等虫类药入血搜风。

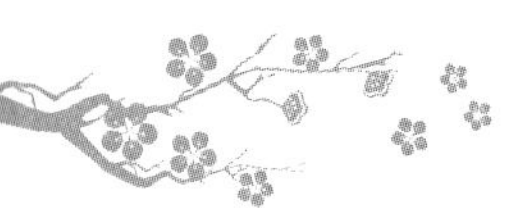

九、预防调护

预防感染及外伤，秋冬季节交替时预防感冒。忌食辛辣刺激、腥膻食物；忌烟酒。避免过度紧张、劳累，保持情绪稳定。

（樊瑜鹏）

第二节　副银屑病

副银屑病是一组原因不明、自觉症状不明显、顽固难治、慢性复发性、红斑鳞屑性的皮肤病。好发于青壮年男性，因其临床表现与银屑病相似，故称副银屑病。临床以苔藓样糠疹、大斑块型副银屑病、小斑块型副银屑病三种类型为主。苔藓样糠疹又包括急性痘疮样苔藓样糠疹、慢性苔藓样糠疹和淋巴瘤样丘疹病。

一、病因病机

西医学对副银屑病的病因认识尚不完全明确，可能与患者对病原体和药物等的过敏反应有关，如链球菌感染，以及饮酒、进食辛辣发物刺激并引发机体免疫学或超敏反应。副银屑病还可与类风湿关节炎、甲状腺功能异常及恶性贫血等自身免疫病伴发。多数苔藓样糠疹患者可见循环免疫复合物水平升高。

副银屑病可归属于中医学“逸风疮”的范畴，多由风邪散逸于皮肤所致。本病的发生与风邪、血热、津伤、血虚、脾虚、肾虚均有关系。素体郁热，复感外邪，风热互搏，逸于皮肤；脾胃虚弱，中气不运，肌肤失养；平素津伤、血虚、精亏，风邪内生，不能濡养肌肤；机体血热，风热侵袭，血热郁于内，风热犯于外，血热夹风热，搏击于肌肤而发病。

二、临床表现

1.急性痘疮样苔藓样糠疹　发病急，成批发生，多见于儿童及青少年男性，发病前可有发热、头痛、咽痛、乏力、关节疼痛、淋巴结肿大等症状。好发于躯干、四肢屈侧和腋下，一般不累及掌跖和黏膜。皮损为丘疹、斑丘疹，约针尖至黄豆大小，淡红、暗红或棕红色，周有红晕，部分中心坏死及结痂，消退后遗留痘疮样浅表性凹陷瘢痕、色素减退或沉着斑。有自限性，一般数周或数月自愈。

2. 慢性苔藓样糠疹 好发于躯干、大腿、上臂，一般不累及头面、掌跖、黏膜。初为淡红色或褐色，针头至豌豆大小丘疹、斑丘疹，表面有细薄糠屑，不易刮除，轻度浸润，逐渐皮疹变平，炎症消退，留有灰白色鳞屑性斑疹，并陆续出现新皮疹，呈现新旧皮疹不一的外观。一般无自觉症状，有自愈倾向，也有数年不愈者。

3. 小斑块型副银屑病 多见于中老年男性，好发于躯干、四肢近端，对称分布，沿皮肤张力线排列，为红色、黄红色，圆形、卵圆形、长条形斑块，1～5cm大小，表面有细糠屑。一般无自觉症状，良性经过，不会自然消退，可持续10多年。

4. 大斑块型副银屑病 多见于40～60岁中年男性，好发于躯干和四肢近端屈侧，早期皮损为红色或红褐色，卵圆形或不规则形的斑片或斑块，直径5～10cm，边界清楚，表面覆盖细小糠屑，表皮可有不同程度萎缩。

三、诊断依据

1. 急性痘疮样苔藓样糠疹 组织病理可见病损部位角化不全，表皮中有细胞内水肿和细胞间水肿，角质形成细胞坏死，其下方的基底细胞表现为液化变性，真皮乳头发生水肿，真皮层小血管周围有淋巴细胞和组织细胞浸润，小血管内皮细胞肿胀，变性坏死，红细胞外溢。

2. 慢性苔藓样糠疹 组织病理表现轻度灶性角化不全，轻度中度棘层肥厚，表皮突轻度延长，表皮内可见海绵水肿，基底细胞液化变性，真皮乳头水肿，真皮浅层血管周围有淋巴细胞浸润，和单一细胞浸润。

3. 小斑块型副银屑病 组织病理表现为非特异性，可见角化不全、棘层轻度增厚、表皮内海绵样水肿，在真皮的浅层血管周围可见淋巴细胞、组织细胞的浸润。

4. 大块型副银屑病 组织病理表现呈现慢性皮炎改变，角化不全，棘层肥厚，真皮乳头及真皮浅层淋巴细胞带状浸润，有异色症皮损可见到表皮萎缩，真皮浅层毛细血管扩张，并有噬黑素细胞。

四、鉴别诊断

1. 点滴状银屑病 急性发病，伴咽峡炎、扁桃腺炎，鳞屑层层叠叠呈云母

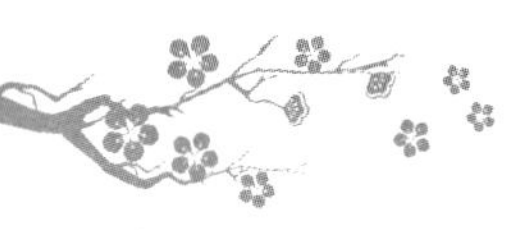

状，剥除后基底部可见点状出血。

2.玫瑰糠疹 长轴与皮纹平行的玫瑰红色皮疹上覆有糠秕状样鳞屑，位于躯干及四肢近心端，瘙痒程度不等，病程短，不易复发，真皮浅层有明显的炎性细胞浸润，可见乳头水肿。

3.扁平苔藓 皮损为紫红色的多角形扁平丘疹，鳞屑比较少且与下层贴合紧密而不易剥除，有Wickham纹，瘙痒程度较剧烈，有特异性病理改变。

4.蕈样肉芽肿浸润期 常为大的斑块状损害，浸润明显，瘙痒剧烈，伴消瘦、乏力及内脏损害。组织病理有特异性。

5.血管萎缩性皮肤异色症 好发于颈、胸及四肢，皮损局限，皮肤有明显萎缩、毛细血管扩张、散在色素沉着或色素减退斑。

6.丘疹坏死性结核疹 好发于四肢伸侧，为绿豆至豌豆大小丘疹、脓疱，色鲜红或暗红，部分中心坏死，覆暗褐色痂皮，下为浅溃疡，预后留疤，结核菌素试验(+)。

五、西医治疗方法

1.局部治疗 酌情选择糖皮质激素膏、卡泊三醇膏、他卡西醇膏、尿素膏、水杨酸膏、煤焦油膏、吡美莫司膏、咪喹莫特膏等。

2.光疗 中波紫外光照射(UVB)、308准分子激光照射。

3.系统治疗 本病无特效治疗，可根据病情酌情选用维生素制剂(维生素D、维生素E、维生素B、维生素C等)、抗生素(四环素、红霉素等)、糖皮质激素、氨苯砜、免疫抑制剂(环孢素A、甲氨蝶呤、雷公藤多苷、昆明山海棠、火把花根片等)、其他药物(抗组胺药、硫代硫酸钠、维甲酸类等)。

六、中医治疗方案

(一)辨证论治

1.风热外感，血热内盛证

【症状】多见于急性痘疮样苔藓样糠疹。发病突然，全身针头及黄豆大小红色丘疹，周有红晕，部分中心有出血坏死，结黑色痂皮，或伴有轻度发热，咽痛，头痛，大便秘结，小便黄。舌质红，舌苔黄，脉数。

【治法】疏风清热，清营凉血。

【常用方剂】银翘散、凉血地黄汤加减。

【常用药物】金银花、连翘、牛蒡子、竹叶、薄荷、芦根、水牛角、生地黄、牡丹皮、赤芍、玄参、黄芩、荆芥、知母、神曲、麦芽、砂仁、炙甘草。

2.肺胃津伤证

【症状】多见于慢性苔藓样糠疹。皮疹缓慢发生，迁延日久。淡红或褐红色，针头至豌豆大小丘疹、斑丘疹，孤立不融合，表面有灰褐色干燥性糠皮屑，皮肤粗糙，口干唇燥，便秘尿黄。舌质红，舌苔少，脉细。

【治法】滋阴生津。

【常用方剂】沙参麦冬汤合二至丸加减。

【常用药物】西洋参、沙参、麦冬、生地黄、玄参、玉竹、胡麻仁、桑叶、百合、山药、芡实、白扁豆、女贞子、墨旱莲、桑椹、鸡内金、甘草。

3.血虚风燥证

【症状】多见于小斑块型副银屑病。缓慢发生于躯干、四肢，椭圆形淡红色斑片，表面细糠屑，皮肤干燥，持续多年不退，面色无华，头晕乏力，口干咽干。舌淡红，舌苔薄黄，脉细。

【治法】养血疏风。

【常用方剂】当归饮子加减。

【常用药物】黄芪、当归、白芍、生地黄、川芎、玄参、麦冬、荆芥、防风、刺蒺藜、牛蒡子、桑叶、浮萍、木蝴蝶、炒山楂、炒神曲、炒麦芽。

4.血热血瘀证

【症状】多见于大斑块及苔藓型副银屑病。皮损为浸润性斑块，呈红色、褐红色或紫红色扁平状斑块，网状及斑纹状分布，基底浸润肥厚。舌质暗红，有瘀斑，舌苔少，脉细弦。

【治法】凉血，活血，软坚。

【常用方剂】凉血活血汤加减。

【常用药物】黄芪、当归、赤芍、生地黄、丹参、鸡血藤、三棱、莪术、白茅根、紫草、茜草、鬼箭羽、石见穿、夏枯草、香附、白花蛇舌草、红景天、炒山楂、炒神曲、炒麦芽。

5.脾虚中亏证

【症状】多见于大斑块及苔藓型副银屑病。皮肤萎缩，色素沉着，色素脱失，毛细血管扩张，暗红色浸润斑块，神疲乏力，纳呆腹满，形体羸瘦。舌质淡红，舌苔白，脉沉细。

【治法】健脾温中。

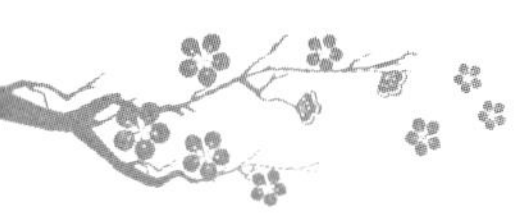

【常用方剂】补中益气汤加减。

【常用药物】黄芪、太子参、当归、白术、茯苓、陈皮、山药、芡实、白扁豆、莲子肉、灵芝、黄精、沙苑子、红景天、炙甘草。

（二）随症加减

1.咽痛 加山豆根、射干、蝉蜕、金银花、连翘。

2.风热 加六月雪、大青叶、牛蒡子、竹叶、薄荷、芦根。

3.血热 加羚羊角、水牛角、生地黄、牡丹皮、赤芍。

4.津伤 加知母、沙参、麦冬、百合、玄参。

5.血虚 加当归、白芍、生地黄、川芎、玄参、刺蒺藜。

6.脾虚 加太子参、神曲、砂仁、白术、茯苓、山药、白扁豆。

7.肾亏 加灵芝、黄精、沙苑子、山茱萸、芡实。

（三）中药外治

1.急性痘疮样苔藓样糠疹 选蝉蜕、桑叶、金银花、连翘、白鲜皮、六月雪各等份，水煎，取汁，湿敷患处，清热祛风。

2.慢性苔藓样糠疹 选百合、地肤子、生地黄、玄参、蛇床子、沙参各等份，水煎，取汁，湿敷患处，润燥祛风。

3.斑块型副银屑病 选当归、生地黄、赤芍、桃仁、紫草、防风、刺蒺藜、白鲜皮各等份，凉血，活血，祛风。

（四）其他治疗

1.穴位埋线疗法 辨证选用肺俞、风门、心俞、膈俞、肾俞、梁丘、三阴交、下巨虚等穴位，交替应用。

2.穴位注射疗法 注射用胸腺肽20mg，两侧足三里穴位注射，隔日1次。

3.刺络拔罐疗法 辨证选用大椎、陶道、大杼、曲池、合谷、伏兔、承山等穴位刺络拔罐。

4.经络走罐疗法 选背部手三阳经、足三阳经循行处走罐。

七、病案实录

病案一：急性痘疮样苔藓样糠疹（风热外感，血热内盛证）

孙某，男，11岁。2021年7月13日初诊。

【主诉】周身起红色丘疹15天。

【现病史】15天前，前胸、后背突发红色丘疹，米粒至绿豆大小，3天后逐渐增多，延及腹部、双上肢，无明显不适。现症见胸、腹、背、双前臂较密集粟粒及黄豆大小鲜红色丘疹、斑丘疹，部分丘疹顶有小水疱及褐色坏死，咽部潮红，悬雍垂潮红肿胀，左侧扁桃体轻度肿大，前后弓潮红肿胀。咽干咽痛，口干鼻燥，纳眠尚可。大便秘结，2～4天1行，小便色黄有异味。舌红，苔薄黄，脉浮数。体重45kg。

【西医诊断】急性痘疮样苔藓样糠疹。

【中医诊断】逸风疮（风热外感，血热内盛证）。

【治法】清热疏风，凉血清营。

【处方】银翘散、凉血地黄汤加减。

金银花12g、连翘12g、大青叶9g、板蓝根10g、淡竹叶6g、牛蒡子9g、生地炭9g、丹皮炭9g、玄参9g、薄荷6g、射干9g、金荞麦9g、赤芍10g、蝉蜕6g、神曲12g、鸡内金12g、甘草6g。7剂，每日1剂，水煎，早晚饭后分服。

【中成药】清热祛风颗粒：1袋/次，3次/日，口服。

【西药】

①罗红霉素胶囊：0.15g/次，2次/日，口服。

②地奈德乳膏：适量，1～2次/日，外用。

二诊：2021年7月13日。90%的皮疹消退。余无不适。

【处方】首诊方。7剂，每日1剂，水煎，早晚饭后分服。

三诊：2021年7月21日。皮疹基本消退，部分可见暗红色色素沉着。

疾病向愈，嘱停药观察，不适随诊。

病案二：斑块型副银屑病（血热血瘀证）

黄某，女，38岁。2014年6月13日初诊。

【主诉】双下肢起红斑2年余。

【现病史】2012年春天，发现左大腿起红斑，于当地医院就诊，诊断为结节性红斑，治疗后效果不明显，并逐渐延及右大腿及小腿，红斑不断增多、变大，后于北京某医院病理检查诊断为斑块型副银屑病。现症见双大腿、右小腿大小不等片状暗红色斑块16处，基底浸润，表面细小糠屑，最小红斑直径约4cm×2cm，最大红斑直径约12cm×6cm。平素易上火，口舌生疮，手足心烦热，心情烦闷，焦虑不安。月经提前，有黑血块。纳可，失眠。大便调，小便

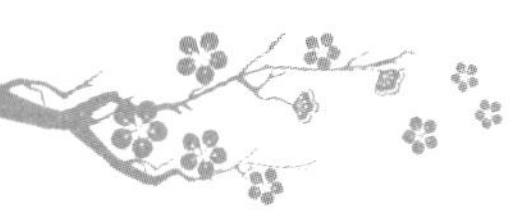

黄。舌暗，苔黄，脉细弦。

【西医诊断】斑块型副银屑病。

【中医诊断】逸风疮（血热血瘀证）。

【治法】清热凉血，活血化瘀。

【处方】凉血活血汤加减。

当归10g、赤芍12g、丹皮炭15g、生地炭15g、鬼箭羽12g、石见穿12g、白茅根15g、板蓝根12g、大血藤12g、忍冬藤12g、鸡血藤15g、半夏6g、枳实9g、厚朴9g、合欢花9g、柴胡9g、麦芽15g、神曲15g。10剂，每日1剂，水煎，早晚饭后分服。

【西药】

①注射用胸腺肽：80mg/次，1次/日，静脉滴注，10天为1个疗程，连用3个疗程。

②雷公藤多苷片：20mg/次，2次/日，口服。

③丁酸氢化可的松乳膏：适量，2次/日，外用。

【中医特色疗法】穴位埋线：膈俞、肺俞、心俞、肝俞、伏兔、血海、足三里、曲池、三阴交等穴位，每次选6~8个，交替进行埋线，2周1次。

后以首诊方为基本方，根据症状变化进行加减，连续治疗7周后皮疹完全消退，精神、情绪、睡眠均得到很大改善。

八、病案品析

【病案一品析】

丘疹色红，咽部潮红，结合体征、其他症状，以及二便、舌脉，诊断为急性痘疮样苔藓样糠疹，辨为风热外感、血热内盛证。治以清热疏风，凉血清营，方选银翘散、凉血地黄汤加减。方中金银花、连翘、大青叶、金荞麦、射干、板蓝根，清热解毒、凉血利咽；淡竹叶清热泻火、生津润燥，缓解口鼻干燥；薄荷、蝉蜕、牛蒡子，疏散风热、利咽透疹，缓解咽干、咽痛；生地炭、丹皮炭、玄参、赤芍，清热，凉血，消疹；神曲、鸡内金，消食和胃；甘草调和药性。中成药清热祛风颗粒祛风除湿、养阴清热。罗红霉素抗菌消炎，改善咽痛、咽部潮红及扁桃体肿大等。地奈德乳膏外用抗炎、抗增生及抗角化。诸法合用，风热得散，血热得清，皮疹消退，疾病向愈。

【病案二品析】

皮损为多处暗红色斑块，且平素易上火，火气通于心，心主神志，心火内炽，扰于心神，则心神失守，故见心烦失眠，焦虑不安；血热迫血妄行，可见身发暗红色斑块，月经提前，有黑血块，舌质暗红。综合病理检查结果，诊断为斑块型副银屑病血热血瘀证，治以清热凉血，活血化瘀，方用凉血活血汤加减。方中当归、赤芍、丹皮炭、生地炭、白茅根、石见穿，清热凉血，活血化瘀；鬼箭羽破除瘀血，破血消斑；大血藤、忍冬藤、鸡血藤，清热解毒，消瘀散结；半夏、枳实、厚朴，调畅气机；板蓝根清热；合欢花、柴胡，解郁安神，改善心烦、失眠；麦芽、神曲缓解药物对胃脘部的刺激，消食和胃。配合中医特色疗法穴位埋线对经络持久缓慢刺激。胸腺肽提高机体抵抗力、雷公藤多苷抗炎抑制免疫应答、丁酸氢化可的松乳膏改善皮损症状。中西合用，终获良效。

【小结】

副银屑病多为慢性病程，患者自觉症状较轻微，要注意与银屑病、玫瑰糠疹等疾病相鉴别。部分患者多年后可演变为蕈样肉芽肿，诊疗时要与患者充分沟通，以引起患者重视。本病急性期多为血热毒蕴，治宜凉血清热；后期多脾虚中亏、血瘀毒恋，治宜健脾温中、化瘀解毒。

九、预防调护

锻炼身体，提高体质，增强机体的抵抗力。忌食辛辣、刺激性食物，以及肥甘厚味等伤脾碍胃之品。多食用新鲜的蔬菜水果，注意饮食搭配，适当补充蛋白质。

（高海霞）

第三节　玫瑰糠疹

玫瑰糠疹是一种常见的红斑鳞屑性皮肤病，好发于青壮年，斑疹色红如玫瑰，脱屑像糠秕的急性自限性皮肤病。可归属于中医学“风热疮”“风癣”“子母癣”的范畴。

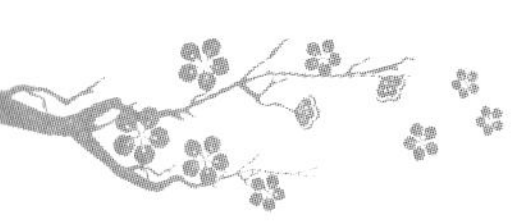

一、病因病机

西医学认为，玫瑰糠疹的病因比较复杂，可能与病毒感染、自身免疫、迟发型超敏反应、遗传、交叉感染和季节变化等有关。

中医学认为，玫瑰糠疹发病初期为外邪侵袭肺及皮毛；中期则出现热入营血，血热内盛，疹色鲜红；后期热伤津液，阴虚内热，从而致肌肤失养。

二、临床表现

好发年龄10～40岁，好发季节为冬春交替时，多数患者发病前有感冒病史，患者青少年和成年人较多。

1.典型皮损 特征性表现为发病初期的母斑，大多数会提前出现，在躯干部、股部、上臂处，边界清楚，形状为圆形或椭圆形淡色红斑，表面覆盖细碎鳞屑；发病1～2周后，躯干部陆续出现与母斑类似的比较小的红斑，形状亦为圆形或椭圆形，皮损长轴与皮肤的纹理方向一致。本病具有自限性，一般发病4～6周皮疹即可自行消退。

2.不典型表现 有多形红斑型、水疱型、紫癜型、顿挫型、巨大型、反向型、局限型、单侧型、丘疹型。

3.自觉症状 部分患者有轻度到中度瘙痒，少数患者可完全不痒或重度剧烈瘙痒，也有部分患者可出现轻度头痛、咽痛，伴有低热、颈部淋巴结肿大等症状。

三、诊断依据

1.典型皮损、自觉症状

2.辅助检查 血常规检查可见嗜酸性粒细胞及淋巴细胞数目轻微上升；皮肤镜检查可见特征性的外周白色鳞屑，无血管表现。

3.病理表现 表皮灶性角化不全，颗粒层减少，轻至中度棘层肥厚，灶性海绵形成，真皮血管周围淋巴细胞浸润。

四、鉴别诊断

1.股癣 好发于大腿根部，发病位置较固定，皮损呈环形，自觉瘙痒，真菌镜检培养阳性。

2.银屑病 皮损为大小不等的红色斑片，其上覆有较厚的银白色鳞屑，有薄膜现象，搔抓后有点状出血，病程较长，容易在感冒后或冬季反复发作。

五、西医治疗方法

1.外用药局部治疗 皮质类固醇激素软膏、润肤剂。

2.系统用药治疗 皮损比较严重的患者，可选用抗组胺药、抗病毒药、抗生素，严重时可使用少量的糖皮质激素。大环内酯类抗生素和阿昔洛韦推荐等级最高。

3.光疗 可选用UVB照射患处。

六、中医治疗方案

（一）辨证论治

1.风热犯表证

【症状】发病较急，皮疹形状为圆形或椭圆形斑疹，色泽淡红，表面覆盖有糠秕状鳞屑，头颈部及躯干多见，自觉瘙痒明显，可有轻度的发热，咽痛不适，轻微咳嗽，口渴，欲饮水。舌质微红，苔薄黄或少苔，脉浮微数。

【治法】清热疏风，辛凉透表。

【常用方剂】银翘散加减。

【常用药物】金银花、连翘、桑叶、浮萍、黄芩、薄荷、蝉蜕、板蓝根、大青叶、炒牛蒡子、白鲜皮、淡竹叶、芦根。

2.血燥津伤证

【症状】多见于后期，皮疹呈淡红色斑片，上覆干燥性糠秕状皮屑。大多数分布在躯干、四肢近端，发病时间较长，常伴有口渴，咽干，大便干燥，小便淡黄，自觉瘙痒明显。舌尖红，苔薄少，脉细微数。

【治法】养阴清热，润燥祛风。

【常用方剂】沙参麦冬汤加减。

【常用药物】沙参、麦冬、玄参、生地黄、枇杷叶、黄芩、金银花、连翘、薄荷、牛蒡子、荆芥、蔓荆子、蝉蜕、甘草。

3.血热蕴肤证

【症状】皮疹泛发密集，以上半身为重，可波及四肢，色泽鲜红或玫瑰红色，基底轻度浸润，少许糠秕状鳞屑，遇热后瘙痒加重，伴有身热头痛，口干

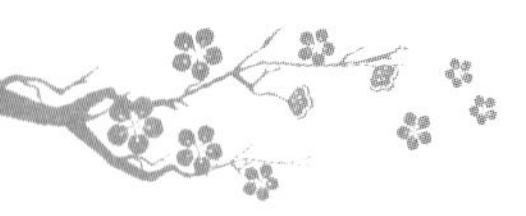

咽痛，大便干，小便黄。舌质鲜红，苔薄黄，脉弦数。

【治法】清营凉血，解毒透表。

【常用方剂】清营汤加减。

【常用药物】水牛角、生地黄、玄参、牡丹皮、赤芍、大青叶、连翘、金银花、白茅根、芦根、炒牛蒡子、桑白皮、黄芩、六月雪、蝉蜕。

（二）随症加减

1.瘙痒明显 加荆芥、防风、桑叶、浮萍、刺蒺藜、苦参。

2.发热明显 加知母、天竺黄、黄芩、生石膏。

3.咽喉痛 加金荞麦、锦灯笼、金莲花、金银花。

4.湿热明显 加黄连、黄柏、黄芩、苍术。

（三）中成药治疗

清热祛风颗粒、四季抗病毒合剂、银翘解毒丸、复方青黛胶囊、消银颗粒等。

七、病案实录

病案一：玫瑰糠疹（风热犯表证）

部某，男，25岁。2019年9月23日初诊。

【主诉】躯干部起红斑鳞屑5天。

【现病史】5天前感冒后，前胸部皮肤出现椭圆形小红斑，无任何感觉，未引起重视。3天前，发现胸背、双肋下起红斑。今晨颈项继出现皮疹，伴有轻度瘙痒。现症见前胸、后背、双腋下方、颈部、耳前皮肤散在椭圆形淡红斑，红斑长轴与皮纹方向一致，表面覆盖细碎鳞屑。纳眠可，二便调。舌红，苔薄黄，脉浮。

【辅助检查】真菌镜检：阴性。

【西医诊断】玫瑰糠疹。

【中医诊断】风热疮（风热犯表证）。

【治法】清热祛风，辛凉解表。

【处方】银翘散加减。

金银花12g、连翘10g、桑叶9g、浮萍9g、黄芩9g、薄荷6g、蝉蜕6g、葛根9g、板蓝根10g、大青叶15g、炒鸡内金10g、炒牛蒡子10g、白鲜皮9g、淡竹叶6g、芦根15g。7剂，每日1剂，水煎，早晚饭后分服。

二诊：2019年10月1日。皮疹大部分消退。

【处方】首诊方。7剂，每日1剂，水煎，早晚饭后分服。

后电话随访，皮疹已痊愈，部分留有淡褐色色素沉着。

病案二：玫瑰糠疹（血燥津伤证）

吴某，男，23岁。2018年10月10日初诊。

【主诉】躯干起红色皮疹1周。

【现病史】患者前胸部、腹部可见多处大小不等的皮疹，呈椭圆形，色泽淡红，干燥，上覆秕状鳞屑，皮损长轴与皮纹一致，后延至四肢近端，伴口渴，口干，自诉瘙痒明显。大便干燥，小便淡黄。舌尖红，苔少，脉细数。

【辅助检查】真菌镜检：阴性。

【西医诊断】玫瑰糠疹。

【中医诊断】风热疮（血燥津伤证）。

【治法】养阴润燥，凉血祛风。

【处方】沙参麦冬汤加减。

沙参9g、麦冬9g、玄参9g、生地黄9g、枇杷叶10g、黄芩10g、金银花9g、连翘10g、薄荷6g、牛蒡子10g、荆芥10g、蔓荆子10g、蝉蜕6g、焦六神曲9g、甘草6g。7剂，每日1剂，水煎，早晚饭后分服。

【中药外治法】口服方熬完后剩下的药渣加少量水煮开，擦洗患处，每日1次。

【西药】丙酸氟替卡松乳膏：2次/日，外用。

后电话随访，服药后皮疹明显好转，因事不能复诊，自行首诊方继续口服外用7天，皮疹消退，皮肤仍稍有干燥，嘱外用润肤剂。

八、病案品析

【病案一品析】

青壮年男性，素体阳盛，外感风热，内外合邪，搏结郁于肌肤而发病，舌象、脉象皆为风热侵袭的表现。治以银翘散加减疏散风热、辛凉解表为主。方中蝉蜕、薄荷透疹，引邪外出；山药、鸡内金健脾益气，防过用寒凉之药中伤脾胃。全方祛邪、透疹、扶正为一体，再加外用药物直达病所，内外同治，收效良好。

【病案二品析】

平素喜食辛辣刺激食物，致体内血热内蕴，适逢秋燥之气，燥邪伤津化

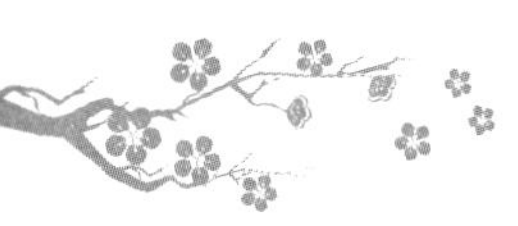

热，血热邪气外郁于肌肤而成糠疹。沙参麦冬汤养阴润燥、凉血祛风；白扁豆、炒麦芽、六神曲，使全方长于凉血养阴而又不滋腻碍于脾胃；黄芩、枇杷叶，清肺热；金银花、连翘、荆芥、蔓荆子，疏散风热；薄荷、蝉蜕、牛蒡子，透疹外出。诸药合用，直达病所。

【小结】

玫瑰糠疹是时邪病，初期时邪侵犯肺及皮毛，治以清热祛风，多用金银花、连翘等药物；中期热入营血，治以清热凉血，多用生地黄、水牛角等药物；后期热伤津液，治以养阴清热为主，多用沙参、麦冬等药物。玫瑰糠疹患者初期皮疹表现不明显，要注意仔细询问病史以和其他疾病鉴别，并可通过患者描述寻找母斑，增加辨病精准度。

九、预防调护

避免到人群聚集的场所。保持皮肤干净，适量涂抹温和无刺激性的保湿润肤剂。忌食辛辣刺激食物，如生葱、辣椒、大蒜等，忌食牛羊肉、海鲜等。避免热水烫洗，不使用碱性的洗浴用品。

（史　雁）

第四节　多形红斑

多形红斑是一种免疫介导的急性炎症性皮肤病，呈急性、自限性，以靶形或虹膜状红斑为典型皮损，常伴有不同程度的黏膜损害，少数有内脏损害。冬春好发。可归属于中医“猫眼疮”“寒疮”的范畴。

一、病因病机

西医学认为，多形红斑病因复杂，感染、药物、某些疾病以及物理因素等均可引起本病。

中医学认为，外感风热、寒湿，湿热内侵、血热内蕴等外来或内生之邪停滞经络，致气血运行不畅，凝聚局部而发为本病。《医宗金鉴·外科心法要诀·猫眼疮》记载：“猫眼疮名取象形……脾经湿热外寒凝”。《疮疡经验全书·寒疮》称其为“寒疮”，认为系脾经湿热复感外寒凝结而成。

二、临床表现

根据皮损形态的不同，可分为红斑–丘疹型、水疱–大疱型，以及重症多形红斑。

1. 红斑–丘疹型 以红斑、丘疹、斑丘疹、虹膜状损害为主，好发于四肢远端、面部、伸侧皮肤，黏膜损害常限于口腔，有同形反应，有自限性，但易反复。

2. 水疱–大疱型 红斑上出现水疱、大疱、血疱，口腔及外阴出现红斑、水疱、糜烂，眼结膜炎等，常伴发热、头身疼痛等全身症状。

3. 重症多形红斑 皮损为鲜红色或紫红色斑上很快发生水疱、大疱、血疱，数日扩散全身，全身症状重，伴发严重的黏膜损害及眼部损害。

三、诊断依据

通过典型皮损结合组织病理学可确诊。组织病理学基本改变为角质形成细胞坏死，基底细胞液化变性，表皮下水疱形成。

四、鉴别诊断

1. 离心性环状红斑 环状皮损呈远心性分布，病理组织学无角质形成细胞坏死。

2. 药疹（多形红斑型） 多由于使用某些药物引起，停药后皮疹好转，结合病史有助于鉴别。

五、西医治疗方法

1. 系统治疗 轻症病例，对症止痒、止痛治疗，如口服抗组胺药；病情较重时，可予糖皮质激素、抗病毒、抗感染、沙利度胺、氨苯砜、羟氯喹、左旋咪唑、硫唑嘌呤、免疫球蛋白、吗替麦考酚酯等。

2. 局部外用 皮损处予糖皮质激素；口腔糜烂、疼痛，可予外用强效糖皮质激素凝胶，含利多卡因、苯海拉明、抗酸剂（氢氧化铝、氢氧化镁）的漱口液；眼部受累，可在眼科医师指导下外用糖皮质激素滴眼液、透明质酸滴眼液等。

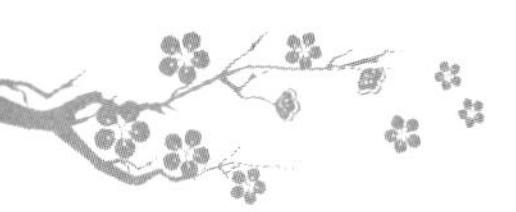

六、中医治疗方案

（一）辨证论治

1.风热侵袭证

【症状】多见于红斑－丘疹型，以快速发生、进展迅速的红斑、斑丘疹、环形红斑、淡红色风团、靶形红斑为多见，头面上肢为多，瘙痒，发热咽干，周身酸困。舌质红，舌苔薄黄，脉浮数。

【治法】清热疏风，消肿止痒。

【常用方剂】消风散、银翘散加减。

【常用药物】金银花、连翘、防风、荆芥、牡丹皮、生地黄、牛蒡子、竹叶、芦根、白茅根、苦参、薄荷、蝉蜕、苍术、神曲、甘草。

2.寒湿血瘀证

【症状】多见寒冷性多形红斑，常见于春初、秋末；或冬季发作。皮疹呈暗红色，似冻伤，伴有水疱，状如猫眼，遇冷加重增多，四肢不温，手足皮肤紫绀、湿凉，畏寒喜暖。舌质淡红，舌苔白，脉沉。

【治法】温脉散寒，除湿活血。

【常用方剂】羌活胜湿汤合当归四逆汤加减。

【常用药物】羌活、独活、络石藤、桂枝、细辛、防风、当归、蔓荆子、鸡血藤、藁本、赤芍、川芎、姜黄、通草、白术、炙甘草。

3.湿热内蕴证

【症状】多见于水疱－大疱型，鲜红色红斑上水疱、大疱，糜烂渗液，渗出物色黄黏稠，瘙痒，口干口苦，大便秘结或溏稀，小便黄赤。舌质红，舌苔黄腻，脉滑。

【治法】清利湿热，凉血消斑。

【常用方剂】甘露消毒丹加减。

【常用药物】茵陈、滑石、土茯苓、广藿香、薏苡仁、白蔻仁、芡实、黄芩、黄柏、泽泻、车前子、连翘、金银花、马齿苋、白鲜皮、苦参、苍术、甘草。

4.血热壅盛证

【症状】多见于重症多形红斑，全身突然爆发泛发性鲜红色斑片，红斑上迅速出现水疱、大疱、血疱，口腔、外阴、眼部黏膜同时发生红斑水疱，糜烂渗液，壮热、头项骨节强痛。

【治法】清热凉血，清营解毒。

【常用方剂】清营汤、普济消毒饮合犀角地黄汤加减。

【常用药物】水牛角、生地黄、金银花、连翘、牡丹皮、玄参、赤芍、马勃、牛蒡子、大青叶、板蓝根、黄芩、黄连、神曲、麦芽、甘草。

（二）随症加减

1.头面甚者 加升麻、天麻、钩藤、葛根。

2.上肢甚者 加桑枝、鸡血藤、大血藤、忍冬藤。

3.下肢甚者 加板蓝根、独活、白茅根、茜草根、瓜蒌根。

4.咽痛者 加北豆根、牛蒡子、马勃、射干。

5.骨节强痛者 加老鹳草、伸筋草、海风藤、牛膝。

6.瘙痒甚者 加白鲜皮、蝉蜕、地肤子、蔓荆子。

7.壮热者 加羚羊角粉、生玳瑁、知母、生石膏、天竺黄。

（三）中药外治

1.寒冷型 炮姜、桂枝、艾叶、当归各30g，大葱1根，水煎浸泡。

2.红斑丘疹型 黄芩、黄柏、白鲜皮、苦参各30g，水煎外敷。

3.水疱糜烂、渗液 马齿苋、黄柏、龙胆、枯矾、儿茶各30g，水煎外敷。

（四）其他治疗

1.刺络拔罐 适用于风热、血热、湿热者，选用大椎、大杼、肺俞、曲池、合谷、阳陵泉、足三里等穴位。

2.艾灸疗法 适用于血瘀寒聚者，选用涌泉、神阙、足三里、三阴交、阴陵泉、关元、腰阳关、百会、伏兔、肾俞、脾俞等穴位。

七、病案实录

病案一：寒冷性多形红斑（寒湿血瘀证）

邹某，女，18岁。2015年11月5日初诊。

【主诉】双手、双足起红斑、水疱，伴瘙痒反复发作3年。

【现病史】2012年11月，双手、双足起红斑，部分红斑上有小水疱，瘙痒剧烈，自抹皮炎平后好转，春天暖和后自行消退，后每年10月底左右发作。现症见双手、双足轻度浮肿，双足背、踝周、双手背、腕周大小不等环状红斑、虹膜状红斑、丘疹，少数有小水疱。平素手足不温，到秋冬季节手足冰凉、发紫，恶寒喜暖，纳眠尚可，小便清长，大便溏。舌质淡红，舌苔白，舌边瘀斑，脉沉细。

【西医诊断】寒冷性多形红斑。

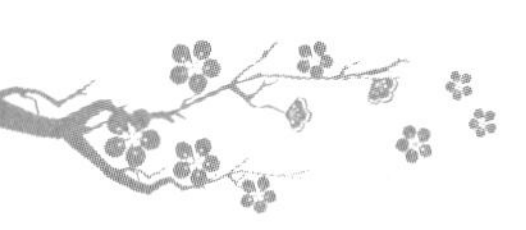

【中医诊断】寒疮（寒湿血瘀证）。

【治法】温脉散寒，除湿活血。

【处方】当归四逆汤合羌活胜湿汤加减。

黄芪30g、当归12g、桂枝12g、细辛3g、通草6g、赤芍10g、川芎9g、炮姜15g、白术12g、红花6g、鸡血藤15g、续断9g、羌活9g、独活9g、桑寄生9g、炙甘草9g。7剂，每日1剂，水煎，早晚饭后分服。

【中药外治方】当归30g、艾叶30g、乳香10g，生姜5片、大葱1根，水煎取汁，外敷患处（避开溃烂处）。

后以首诊方根据症状加减变化，服药21剂后红斑消退，手足冰凉明显减轻。嘱患者每年立秋开始，即用首诊外敷方浸泡手足，每日1次，直至来年春天。后随访，3年未复发。

病案二：多形红斑（风热侵袭，热入营血证）

刘某，女，36岁。2018年4月26日初诊。

【主诉】四肢起红斑，口唇溃烂4年。

【现病史】2014年3月发现右手指及手腕起红斑，逐渐发展至双足背、踝周、左手背、面部，瘙痒，上下口唇反复起皮疹，溃烂，影响进食。反复发作，时轻时重，感冒时皮疹鲜红有小水疱，曾服强的松可消退，停药复发。现症见额部、左手背、手腕、足背踝周多数大小不等环形红斑、靶形红斑、斑丘疹、红色风团，下唇溃烂面上结褐痂。自觉口干鼻燥，咽喉干痛。喜冷饮，便秘尿赤。舌质鲜红，舌苔黄，脉数。

【西医诊断】多形红斑。

【中医诊断】猫眼疮（风热侵袭，热入营血证）。

【治法】清热疏风，凉血和营。

【处方】银翘散合清营汤加减。

金银花15g、连翘15g、防风9g、荆芥9g、蝉蜕6g、薄荷6g、竹叶6g、生地黄10g、牡丹皮9g、芦根12g、大青叶15g、玄参10g、板蓝根10g、水牛角15g、牛蒡子9g、鸡内金9g、神曲15g、甘草6g。14剂，每日1剂，水煎，早晚饭后分服。

【西药】

①注射用胸腺肽：60mg/次，1次/日，静脉滴注，连用15天。

②氯雷他定口腔崩解片：10mg/次，1次/日，口服。

③维生素C片：0.2g/次，3次/日，口服。

二诊：2018年5月11日。皮肤基本恢复正常，其余症状均有减轻。

【处方】首诊方。14剂，每日1剂，水煎，早晚饭后分服。

后随访，2年未复发。

八、病案品析

【病案一品析】

素体阳虚，卫外功能失常，易被寒邪所犯，阳气被寒邪所遏，不能温煦肌肤，故而发病。方用当归四逆汤、羌活胜湿汤温通经脉，散寒除湿。加用黄芪益气，增强卫外功能；红花、鸡血藤活被寒所凝之血；续断、桑寄生补益肝肾，强壮骨节。全方共达温补气血，活血通经之功。

【病案二品析】

感冒时皮疹鲜红有小水疱，为卫分有热；有大小不等红斑、斑丘疹，为热入营分，故卫营同治，选用银翘散合清营汤加减。恐大队寒凉药伤胃，加用鸡内金、神曲健脾和胃。

【小结】

多形红斑病属血分，再分寒热。辨证先确定病性，即可把握总体用药方向。血热宜凉血，血瘀宜活血，再配以疏风清热、清热利湿、温经通脉等具体论治。多形红斑病因复杂，中西结合，双管齐下，能显著增加疗效，缩短疗程。

九、预防调护

注意保暖，避免寒冷，忌食海鲜、辛辣发物。有糜烂渗出处注意护理，及时换药。

（冯瑞琳）

第五节　红皮病

红皮病又称剥脱性皮炎，是以全身皮肤弥漫性潮红及大量脱屑为特征，有90%以上皮肤受累。病因复杂，可继发于其他皮肤病、药物反应和恶性肿瘤等，炎症性皮肤病相关的红皮病最常见。

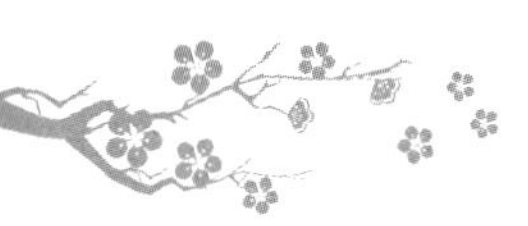

一、病因病机

西医学认为，红皮病多由其他皮肤病失治、误治引起。恶性肿瘤、药物反应，以及一些目前尚不明确的因素亦可引起。

中医学认为，先天禀赋不足，外感毒邪之气，或滥用药物，致使风热、湿热、血热相互搏结，向外蒸蕴肌肤，向内损伤脏腑，热邪日久，伤津耗气，致气阴两虚，肌肤失养。急性红皮病多为风热侵袭、湿热熏蒸、血热蕴肤；慢性红皮病多为气阴两虚。

二、临床表现

红皮病根据起病急缓和病程长短，可分为急性和慢性两种。

1.急性红皮病　急性发作的泛发性潮红斑、弥漫性肿胀、渗出、浸润、脱屑累及全身90%以上的皮肤；口腔、外阴等黏膜出现糜烂、溃疡、渗出；毛发脱落随病情进展而加重；指（趾）甲可出现增厚或萎缩、浑浊、凹陷等，还可伴不同程度淋巴结肿大、肝脾肿大。

2.慢性红皮病　为急性红皮病迁延所致，表现为顽固不愈或反复发作的皮肤潮红、肿胀、脱屑，易继发其他系统性损害。

三、诊断依据

根据典型的临床表现可确诊。

四、鉴别诊断

1.湿疹　湿疹以反复发作的多形性皮损伴渗出为典型临床表现。红皮病则为泛发全身的红斑伴脱屑。湿疹由于用药不当或不良刺激可继发红皮病。

2.银屑病　银屑病可见大小不等、边界清楚的红斑，周围有红晕，红斑上覆盖银白色疏松鳞屑，刮除后可见薄膜现象、点状出血，红皮病则无上述特殊表现。银屑病治疗不当可继发红皮病。

五、西医治疗方法

积极寻找病因，在营养支持治疗前提下，针对原发病加强治疗。

1.系统治疗　对症治疗，维持电解质平衡；糖皮质激素；抗组胺药物；抗感染治疗。银屑病引起者，可用维甲酸类药物、免疫抑制剂等。

2.局部治疗 植物油外涂皮肤薄嫩处；糖皮质激素乳膏选用低浓度和低效度外用；出现糜烂渗出者，3%硼酸溶液局部湿敷。

六、中医治疗方案

（一）辨证论治

1.风热侵袭证

【症状】全身皮肤泛发性红斑，色淡红，轻度肿胀，肢体酸困、瘙痒。舌淡红，苔薄黄，脉浮数。

【治法】疏风清热。

【常用方剂】银翘散加减。

【常用药物】金银花、连翘、炒牛蒡子、六月雪、荆芥、防风、蝉蜕、薄荷、知母、紫草、白茅根、茜草、牡丹皮、生地黄、淡竹叶、甘草、砂仁。

2.湿热熏蒸证

【症状】全身皮肤泛发红斑，色潮红，弥漫性肿胀，红斑处触之身热。水疱糜烂、渗液，渗出物黄稠黏腻。便溏，小便黄赤。舌红，苔黄腻，脉滑数。

【治法】清热利湿。

【常用方剂】四妙丸合碧玉散加减。

【常用药物】滑石、甘草、青黛、苍术、黄柏、薏苡仁、冬瓜皮、广藿香、煅瓦楞子、茯苓皮、牡丹皮、赤芍、生地黄、白鲜皮、苦参、猫爪草、茵陈。

3.血热蕴肤证

【症状】全身皮肤泛发性红斑，色赤红，浸润、肿胀明显，触之身热，喜凉，黏膜充血、糜烂或溃疡，大便干结，小便短赤。舌红绛，苔黄，脉数。

【治法】清热凉血。

【常用方剂】犀角地黄汤加减。

【常用药物】水牛角、生地黄、牡丹皮、玄参、赤芍、黄连、栀子、金银花、大青叶、板蓝根、荷叶炭、紫草、茜草、六神曲、炙甘草。

4.气阴两虚证

【症状】全身红斑反复发作，皮肤呈红灰色，干燥脱屑，瘙痒，自汗或盗汗，神疲乏力，口渴，五心烦热，发枯，脱发，爪甲不荣。舌红裂纹，少苔，脉细数。

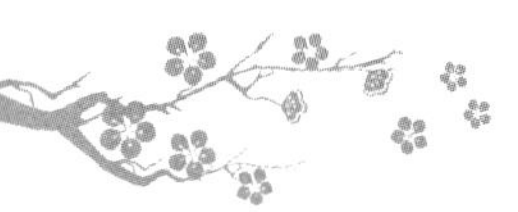

【治法】益气养阴。

【常用方剂】生脉散加减。

【常用药物】黄芪、西洋参、熟地黄、五味子、麦冬、玄参、墨旱莲、女贞子、灵芝、防风、荆芥、炒蒺藜、知母、白扁豆、山药、炙甘草。

（二）随症加减

1.口舌溃烂 加黄连、生地黄、莲子心、甘草梢、竹叶。

2.发枯、发脱 加桑椹、菟丝子、黑芝麻、何首乌、熟地黄。

3.甲混浊、萎缩 加白芍、当归、熟地黄、枸杞子、丹参。

4.潮红明显 加玳瑁、羚羊角、大蓟炭、小蓟炭、藕节炭。

5.瘙痒严重 加荆芥、防风、白鲜皮、蔓荆子、威灵仙。

6.肿胀明显 加茯苓皮、猪苓、冬瓜皮、广藿香、车前子、泽泻。

7.反复发作 加太子参、党参、黄芪、当归、白芍、生地黄、灵芝。

七、病案实录

病案一：红皮病型银屑病（湿热熏蒸证）

杨某，男，49岁。2021年12月3日初诊。

【主诉】全身片状红斑鳞屑23年，泛发性潮红、肿胀2年。

【现病史】23年前，无明显诱因全身出现散在、多发的片状红斑，伴大量脱屑。就诊后确诊为“银屑病”，予以对症治疗。此后，病情时而反复。2年前，自行外用民间偏方药膏后出现全身泛发性红肿，在当地医院口服药物治疗（具体药物不详），时好时坏，发现食用辛辣食物、海鲜后，或外用药膏后加重。现症见四肢、躯干皮肤弥漫性潮红、肿胀；伴细碎糠屑，双下肢、双足凹陷性水肿。肢体沉重，小便黄赤，大便黏腻而不爽。舌红，苔黄厚腻，脉滑数。体重70kg。

【辅助检查】血常规：白细胞 11×10^9/L、中性粒细胞百分比80%。

【西医诊断】红皮病型银屑病。

【中医诊断】白疕（湿热熏蒸证）。

【治法】清利湿热，凉血消斑。

【处方】四妙丸合碧玉散、犀角地黄汤加减。

滑石20g、薏苡仁20g、芡实20g、炒白扁豆20g、炒苍术10g、水牛角30g、冬瓜皮20g、广藿香10g、白茅根12g、黄柏12g、牡丹皮12g、赤芍9g、生地黄10g、青黛3g、菝葜15g、猫爪草10g、茯苓皮20g、甘草6g。14剂，每日1剂，水煎，早晚饭后分服。

【西药】司库奇尤单抗注射液：300mg，皮下注射。

二诊：2021年12月18日。症状明显好转，80%红斑消退、水肿消退。四肢、前胸皮肤基本恢复正常，下肢、背部仍有暗红斑，上覆鳞屑。皮肤干燥、瘙痒，脱大量糠屑。纳眠可，二便调。舌质红，苔黄腻，脉滑数。

【辨证分型】湿热津伤证。

【处方】首诊方去水牛角、赤芍、白茅根，加玄参、麦冬、桑叶、防风。14剂，每日1剂，水煎，早晚饭后分服。

【西药】司库奇尤单抗注射液：300mg，皮下注射。

3个月后随访，全身皮肤基本恢复正常，余无明显不适。

病案二：红皮病、湿疹（血热蕴肤证）

孙某，男，67岁。2021年6月4日初诊。

【主诉】头部、身体起皮疹4个月，全身皮肤发红、瘙痒7天。

【现病史】4个月前，在热带旅游，每日食用海鲜。暴晒后头部及后颈出现皮疹，瘙痒，颜面部脱屑，双上肢皮肤发红，双手脱屑、增厚、结痂，于当地医院就诊，诊断为“多形性日光疹”“湿疹”，予以药物治疗，病情时好时坏，反复发作。7天前，药皂洗澡后皮疹加重，面部及全身皮肤潮红、浮肿，周身灼热，喜冷恶热，奇痒难忍，影响睡眠。现症见面部及全身皮肤弥漫性、肿胀性红斑，触之皮温高。面红耳赤，大便干，小便短赤。口内潮红，舌尖溃疡，舌质鲜红，苔黄，脉数。

【辅助检查】血常规：白细胞12×10^9/L、中性粒细胞百分比82%。

【西医诊断】红皮病、湿疹。

【中医诊断】湿疮（血热蕴肤证）。

【治法】清热凉血。

【处方】犀角地黄汤加减。

水牛角30g、牡丹皮10g、生地黄10g、赤芍10g、茯苓15g、薏苡仁30g、威灵仙10g、海风藤10g、炒蒺藜30g、玄参15g、炒白扁豆30g、黄柏10g、白鲜皮10g、地肤子10g、知母12g、六月雪10g、薄荷6g。7剂，每日1剂，水煎，早晚饭后分服。

【中成药】凉血消银丸：1丸/次，3次/日，口服。

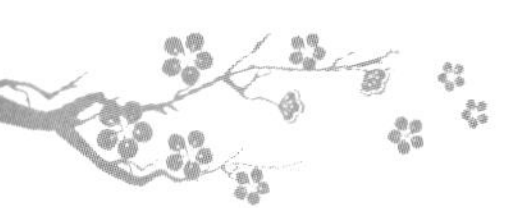

【西药】

①复方甘草酸苷注射液：40ml/次，1次/日，静脉滴注。

②盐酸依匹斯汀胶囊：10mg/次，1次/日，口服。

二诊：2021年6月12日。上半身潮红减轻，仍瘙痒，身上有针刺感，双下肢浮肿但潮红减轻，纳呆痞满。舌红，苔黄腻，脉滑。

【辨证分型】湿热内蕴证。

【治法】清热利湿。

【处方】广藿香15g、滑石30g、甘草6g、薏苡仁30g、炒芡实30g、车前子15g、牡丹皮15g、生白术30g、白鲜皮9g、地肤子10g、炒蒺藜9g、威灵仙9g、苦参10g、炒白扁豆30g、厚朴10g、徐长卿10g、天麻12g、赤芍10g。14剂，每日1剂，水煎，早晚饭后分服。

【中成药】清热利湿胶囊：4粒/次，3次/日，口服。

三诊：2021年6月28日。全身潮红斑消退，皮肤恢复正常色泽。纳眠可，二便调。舌偏红，苔薄黄腻，脉弦滑。

【中成药】清热利湿胶囊：4粒/次，3次/日，口服。

1个月后随访，皮损基本消退，皮肤仍稍干燥，嘱患者注意皮肤保湿，不适随诊。

八、病案品析

【病案一品析】

本案系银屑病引发的红皮病，结合皮损及舌脉辨为湿热熏蒸证，治以四妙散合碧玉散加减。加冬瓜皮、广藿香、茯苓皮加强祛湿作用；牡丹皮、生地黄、水牛角、白茅根凉血消斑；猫爪草、菝葜祛湿消肿。按照患者的体重，皮下注射司库奇尤单抗注射液300mg，每周1次，连用5周，然后皮下注射司库奇尤单抗注射液150mg，每月1次，连用6个月。在中药辨证施治基础上加用生物制剂，能显著缩短病程。

【病案二品析】

患者初诊全身皮肤弥漫性、浮肿性红斑，舌质鲜红，苔黄，脉数，辨为血热蕴肤证，方选犀角地黄汤加减。二诊纳呆痞满，下肢肿胀，舌红，苔黄腻，脉滑，辨为湿热内蕴，且湿重于热，方用三仁汤合碧玉散加减，加牡丹皮、赤芍清热凉血。

【小结】

红皮病以全身潮红斑为主要特征，中医学认为血热为主要因素，因此清热凉血之法贯穿于各种证型治疗之中。除用牡丹皮、水牛角等凉血药外，还可用丹皮炭、地黄炭、茜草炭、金银花炭、荷叶炭、藕节炭等清营凉血类的炭类药物收缩血管、减轻红斑、消退浮肿。层层脱屑系阴液损耗，难以濡润肌肤，故加滋阴药以滋阴润燥。

九、预防调护

忌食鱼腥、辛辣发物，予高蛋白饮食，补充维生素。注意皮肤的清洁、保湿。注意劳逸结合。

（冯瑞琳）

第六节　扁平苔藓

扁平苔藓是一种发生于皮肤、毛囊、黏膜和指（趾）甲的一种病因不明的慢性炎症性疾病，皮损通常为紫红色多角形瘙痒性扁平丘疹，有特征性组织病理学变化。可归属于中医“紫癜风”的范畴。

一、病因病机

西医学对扁平苔藓的病因认识尚不明确，可能与遗传、自身免疫、感染、精神神经功能失调、药物、慢性病灶、代谢、内分泌紊乱等多种因素有关。目前认为，扁平苔藓的发病机制主要是通过各种细胞因子介导的T淋巴细胞免疫反应，继发体液免疫。

中医学认为，素体脾胃运化失常，外感风热、风湿之邪客于肌肤腠理，凝滞于血分，或日久肝肾不足，阴虚内热，虚火上炎而致扁平苔藓。

二、临床表现

1.病程慢性，易反复发作

2.好发部位　可发于体表任何部位，四肢多于躯干，四肢屈侧多于伸侧，

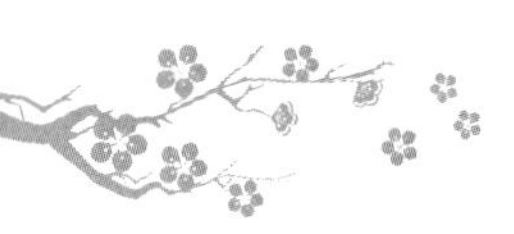

尤以腕屈侧、踝周围、股内侧、胫前、手背和龟头最易受累。30%～70%可累及黏膜，以口腔黏膜损害最多，最常见于颊黏膜后侧，其次是舌腹侧、舌背、齿龈、腭部、扁桃体、唇部及咽喉等。

3.皮损特征 为多角形、紫红色扁平丘疹。初起时为针帽或粟粒大，可逐渐增大到蚕豆大，境界清楚，表面有蜡样光泽，可见白色光泽小点或细浅的白色网状条纹（Wickham纹），为特征性皮损。常伴有不同程度的瘙痒。

三、诊断依据

根据典型的皮损形态、颜色、发病部位，以及损害排列均有特征性，多伴瘙痒，结合组织病理、皮肤镜检查可明确诊断。

四、鉴别诊断

1.银屑病 红斑基础上有云母片状银白色鳞屑，易于剥离，刮除后可见薄膜和点状出血。

2.苔藓样药疹 皮疹分布对称，有明确的服药史，停服过敏的药物及治疗后皮疹可逐渐消退。

五、西医治疗方法

1.局部治疗 糖皮质激素制剂：地奈德乳膏、丙酸氟替卡松乳膏；钙调磷酸酶抑制剂：他克莫司软膏；维A酸乳膏；肤疾宁；窄谱UVB治疗；激素封闭疗法等。

2.全身系统治疗 糖皮质激素、维A酸制剂、免疫抑制剂、免疫调节剂、抗组胺药等。

六、中医治疗方案

（一）辨证论治

1.风热搏肤，热入营血证

【症状】皮疹鲜红色、扁平点滴状，发展迅速，波及多处皮肤及全身，瘙痒剧烈。口干唇燥，小便黄赤，大便燥结。舌质红，苔薄黄，脉浮数。

【治法】清热疏风，凉血解毒。

【常用方剂】银翘散、清营汤加减。

【常用药物】金银花、连翘、防风、荆芥、牛蒡子、蝉蜕、薄荷、竹叶、芦根、浮萍、白鲜皮、水牛角、生地黄、赤芍、牡丹皮、玄参、神曲、麦芽、甘草等。

2.脾胃湿热证

【症状】扁平皮疹融合成浸润肥厚斑块，表面有水疱渗液。口腔或外阴起皮疹，糜烂疼痛。舌质红，苔黄腻，脉弦滑。

【治法】清热利湿，涤痰散结。

【常用方剂】除湿胃苓汤加减。

【常用药物】苍术、白术、茯苓、猪苓、滑石、泽泻、白鲜皮、苦参、夏枯草、莪术、赤芍、黄柏、芡实、海藻、栀子、厚朴。

3.肝肾阴亏证

【症状】皮疹反复发作，口腔或外阴皮疹迁延不愈。精神疲惫，腰膝酸软，头晕脑胀，五心烦热。舌质红，苔少，脉沉细。

【治法】补肾填精，养阴清热。

【常用方剂】一贯煎、青蒿鳖甲汤加减。

【常用药物】生地黄、麦冬、沙参、女贞子、山茱萸、墨旱莲、枸杞子、青蒿、鳖甲、知母、黄柏、芡实、山药、白扁豆、赤芍、牡丹皮、甘草。

4.气滞血瘀证

【症状】皮疹呈紫褐色、灰褐色或黑红色，或色素沉着经久不退。舌质暗，苔白，脉沉涩。

【治法】活血散瘀，行气退斑。

【常用方剂】血府逐瘀汤加减。

【常用药物】当归、黄芪、赤芍、川芎、桃仁、地龙、红花、香附、枳壳、莪术、三棱、全蝎、乌梢蛇、天麻、白鲜皮、神曲、鸡内金。

5.痰聚血瘀证

【症状】皮疹呈疣状增殖肥厚，或浸润肥厚斑块，经久不愈。舌质暗红，苔白腻，脉滑。

【治法】化痰散结，行血软坚。

【常用方剂】海藻玉壶汤加减。

【常用药物】海藻、昆布、浙贝母、半夏、黄芪、当归、川芎、生龙骨、生牡蛎、夏枯草、乳香、莪术、全蝎、地肤子、鸡内金、神曲。

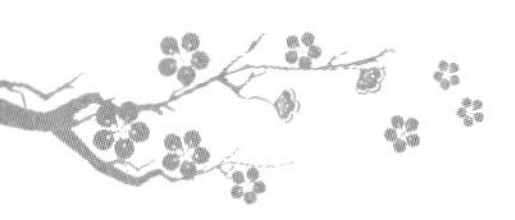

（二）中成药治疗

1. 口服中成药

①皮肤病血毒丸：清血解毒，消肿止痒，用于扁平苔藓风湿热证。

②知柏地黄丸：滋阴降火，用于扁平苔藓肝肾阴虚证。

2. 外用中成药

①康复新液：用于黏膜溃疡者，稀释后漱口或湿敷。

②锡类散：用于黏膜溃疡者。

③三黄洗剂：用于疾病初起，皮损颜色鲜红、瘙痒者。

④百部酊或川槿皮酊：用于病程日久，皮损色暗、瘙痒剧烈者。

（三）其他治疗

1. 中药外用

①口腔或外阴扁平苔藓：金银花、锦灯笼、金莲花、诃子、儿茶，水煎漱口或清洗外阴后，喷撒锡类散、珠黄散、双料喉风散。

②皮肤扁平苔藓：百部、路路通、艾叶、地肤子水煎外洗。

2. 火针治疗　用于肥厚性疣状扁平苔藓，每周1次。

3. 梅花针治疗　叩打皮损局部至少许出血，每周2次。

4. 艾灸治疗　雀啄灸、回旋灸、隔姜灸交替应用。

七、病案实录

病案一：扁平苔藓（风热搏肤，热入营血证）

郭某，男，18岁。2010年6月15日初诊。

【主诉】全身起红色皮疹伴瘙痒2个月，加重20天。

【现病史】2个月前无明显诱因双上肢起少许红色皮疹，瘙痒，未引起重视，劳累加食鱼虾后，近20天病情加重，皮疹泛发全身，奇痒难忍，于当地医院诊断为扁平苔藓，用药后效果不佳（具体药物不详）。现症见四肢、躯干、颈、手足背泛发性绿豆到蚕豆大小，红色及紫红色扁平多角形皮疹，泛发密集，部分融合成片，表面有透明皮屑及灰白色网纹。自觉遇热痒甚，吹冷风减轻，恶热喜凉。口干苦喜冷饮，周身烦热，眠差，小便黄赤，大便干燥。舌质鲜红，苔黄，脉浮数。

【西医诊断】急性泛发性扁平苔藓。

【中医诊断】紫癜风（风热搏肤，热入营血证）。

【治法】清热疏风，凉血解毒。

【处方】银翘散合清营汤。

金银花15g、连翘15g、牛蒡子10g、芦根10g、薄荷6g、防风9g、荆芥9g、生地黄12g、水牛角30g、牡丹皮12g、赤芍12g、玄参9g、白鲜皮12g、浮萍9g、桑叶9g、六神曲15g。7剂，每日1剂，水煎，早晚饭后分服。

【西药】注射用胸腺肽：50mg，加生理盐水100ml，静脉滴注，连用15天。

后在首诊方基础上加减变化，连续服药3周。（此处诊次略去）

二诊：2010年7月16日。皮疹基本消退，留有淡褐色素沉着。

【处方】血府逐瘀汤加减。

当归12g、赤芍15g、丹参12g、桃仁10g、红花6g、苏木10g、鬼箭羽9g、石见穿12g、香附9g、僵蚕9g、甘草6g。7剂，每日1剂，水煎，早晚饭后分服。

3个月后随访，色素沉着基本消退。

病案二：扁平苔藓（肝肾阴虚证）

孙某，女，65岁。2021年2月18日初诊。

【主诉】口腔溃烂疼痛6年，身起紫红色皮疹伴瘙痒1年。

【现病史】2016年发现口腔溃烂，当地医院诊断为口腔扁平苔藓，口服羟氯喹、雷公藤多苷、环磷酰胺等药物治疗。2019年，口腔皮疹增多，溃烂疼痛，不能进食，手腕、双下肢起黑红色皮疹，奇痒难忍，再次口服羟氯喹治疗，效果不明显。现症见双颊黏膜、左侧舌缘、上齿龈大小不等糜烂面，中心充血、潮红，周边有灰白色网纹；右手腕及双下肢散在大小不等紫红色扁平状皮疹。口干舌燥喜饮，手足心发热，头部多汗，腰背酸困。舌质红，舌体瘦，苔少，脉细。

【西医诊断】扁平苔藓。

【中医诊断】紫癜风（肝肾阴虚证）。

【治法】滋阴补肾，养阴清热。

【处方】一贯煎、青蒿鳖甲汤加减。

北沙参10g、生地黄10g、麦冬10g、玄参10g、玉竹12g、石斛10g、女贞子10g、墨旱莲20g、龟甲10g、知母10g、黄连6g、金银花10g、赤芍10g、鸡内金12g、山药30g、珍珠母30g、煅龙骨30g、浮小麦15g。10剂，每日1剂，水煎，早晚饭后分服。

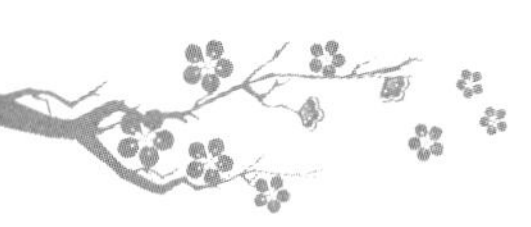

【中药外治方】金银花6g、锦灯笼6g、细辛3g、儿茶6g，开水浸泡后漱口，3～5次/日，口腔疮面喷锡类散。

二诊：2021年3月2日。口腔溃疡基本愈合，疼痛感基本消失，皮疹仍痒。口干渴，手足心热，出汗多，腰酸困。

【处方】首诊方去珍珠母、金银花、黄连，加乌梢蛇12g、蝉蜕6g、白僵蚕10g。14剂，每日1剂，水煎，早晚饭后分服。

1个月后随访，皮疹基本消退，有少许色素沉着，偶有瘙痒。

八、病案品析

【病案一品析】

患者学业繁重，思虑伤脾，喜食海鲜及辛辣、油腻食物，脾胃湿热蕴结，外蕴肌肤而发病。治以银翘散合清营汤加减清热凉血，消斑止痒。方中金银花、连翘、牛蒡子、薄荷、桑叶、浮萍、荆芥、防风清热祛风止痒；风热袭表，易耗伤阴血，瘀阻血脉，加芦根清热养阴；水牛角、赤芍、生地黄、牡丹皮、玄参养血，凉血，活血，寓“治风先治血，血行风自灭”之意；白鲜皮加强清热燥湿止痒之功；神曲消食护胃。诸药合用，祛邪之中风热得清、血脉调和，则痒止疹消。

【病案二品析】

患者年迈，素体禀赋不足，湿热蕴结，日久热耗肝肾阴血而发病。治以一贯煎合青蒿鳖甲汤加减滋阴补肾，养阴清热。方中沙参、生地黄、麦冬、玄参、玉竹、石斛、女贞子、墨旱莲滋阴，补益肝肾；知母、鳖甲滋阴潜阳；黄连、金银花清解余热；赤芍凉血活血；山药养脾阴；鸡内金消食健脾；日久伤阴耗液，阴不敛阳而致汗出，予珍珠母、煅龙骨、浮小麦重镇潜阳敛汗。诸药合用，共奏滋阴补肾，养阴清热之功。

【小结】

黏膜扁平苔藓多为阴亏津伤，口腔扁平苔藓多见胃阴虚，用沙参麦冬汤、玉女煎、增液汤治疗效果颇佳；外阴扁平苔藓多见肝肾阴虚，用一贯煎、二至丸、六味地黄丸治疗效果颇佳。

紫癜风与患者先天禀赋不耐密切相关，素体阴阳两虚，外感六淫之邪，阴虚从阴化热，阳虚从阳化寒。在疾病后期，阴虚加沙参、生地黄、石斛、女贞子、墨旱莲滋阴补肾，阳虚加菟丝子、附子、肉桂温阳。紫癜风容易色素沉着，经久不退，在辨证论治的基础上加入赤芍、莪术、红景天等活血消斑药，利于疾病痊愈。

九、预防调护

注意休息，避免精神紧张、焦虑。忌食辛辣、刺激性食物。勿用热水洗浴及过度搔抓皮肤，以免产生同形反应而扩散疾病。口腔黏膜受累者应注意保持口腔清洁，避免酗酒、吸烟等刺激。

（陈　战）

第七节　硬化性苔藓

硬化性苔藓又称硬化萎缩性苔藓、白色苔藓、硬斑病性扁平苔藓及Csillag病。本病是一种病因尚未完全明确的慢性炎症性皮肤黏膜疾病，以白色萎缩、硬化性皮疹或斑块为特点，被认为是扁平苔藓的一种类型，具有典型的临床表现和病理变化。中医古籍并无本病的记载，根据症状、体征，发于皮肤者，可归于“皮痹”的范畴；发于外阴者，可归于“阴痒”“阴蚀”“阴痛”“外阴干枯症”的范畴。

一、病因病机

西医学对硬化性苔藓的病因尚不完全明确，目前倾向如下学说：

1.免疫学说　患者血清中可检测到抗细胞外基质糖蛋白抗体，皮损组织中有大量CD4+、CD8+淋巴细胞浸润，20%患者伴有免疫系统疾患，如斑秃、白癜风、甲状腺疾病等，提示本病可能与细胞免疫及体液免疫反应有关。

2.遗传因素　常有家族史，患者HLA多个基因位点阳性，对硬化性苔藓易感性强。

3.内分泌因素　本病多见于绝经前后女性，其血清双氢睾酮含量较低。

4.感染　外阴硬化性苔藓多与HPV病毒及细菌感染有关。

5.代谢异常　胶原合成异常，成纤维细胞合成过多胶原。

6.物理刺激　局部摩擦、日晒、放射治疗等均可诱发本病。

中医学认为，脾主运化水谷精微而达躯干、四肢、肌肉、皮肤，本病发

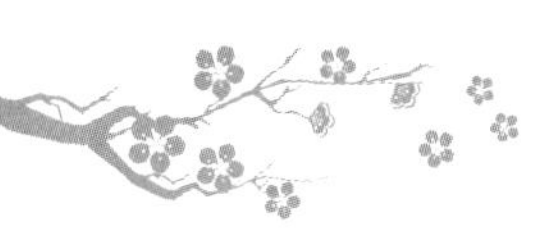

生于头、面、四肢、胸背皮肤处，为脾虚失运，水谷精华失养于肌肤；肝经绕阴器，肾经过二阴，病发于肛门、外阴处，多系肝郁气滞、血瘀阻滞、气血无能濡养，日久肝肾亏损，从而导致二阴失养。

二、临床表现

男女都可发病，女性多于男性；任何年龄均可发病，多见于中年人，绝经期女性多见，儿童少见。

皮损为白色或象牙白色，开始为米粒大小斑点，散在、集簇，此时并不发硬，当融合成斑片状时，皮肤发硬，缺乏弹性，表面起微皱，出现羊皮纸样萎缩，毛囊口和汗孔扩张时伴有小角质栓。

本病多见于男性龟头，女性外阴、肛门。女性发于阴部及肛门处，分布形态像哑铃状；男性发于龟头或包皮处时，因硬化而使阴茎勃起困难，最后均会发生萎缩。肛门生殖器外硬化苔藓多发生于躯干上部、颈部、上背、腋窝、臀部、大腿内侧、乳房、手腕内侧等。少数伴发鳞癌、疣状癌等恶性肿瘤。

三、诊断依据

根据典型的临床表现及病理表现可诊断。组织病理表现为表皮角化过度，角栓形成，棘层萎缩，皮突消失，基底细胞液化变性，色素失禁，真皮上部胶原纤维均质变性，真皮中部有致密的淋巴细胞浸润。

四、鉴别诊断

1.萎缩性扁平苔藓 初期损害为紫红色扁平丘疹，中央逐渐萎缩，可呈淡白色，其外围可见紫红色扁平小丘疹。病理变化有特征性。扁平苔藓一般累及小阴唇内侧，为光泽性红斑，触碰后容易出血；硬化性苔藓则常累及小阴唇外侧，阴道和口腔黏膜不受累。

2.硬斑病 皮损为境界清楚的斑状或点滴状水肿性硬肿斑，边缘有紫色红晕，中心呈黄白色。点滴状硬皮病与硬化性苔藓可在某些损害上重叠或共存，此时毛囊性角栓的存在是最好的识别方法。

3.斑状萎缩 躯干上部的淡蓝白色萎缩性斑片，稍隆起，触之有疝孔样的感觉。

4.白癜风 仅为色素脱失斑，呈乳白色，既不萎缩，也不硬化。

五、西医治疗方法

1.系统用药治疗 可选择阿维A、异维A酸等维甲酸类药物；骨化三醇、阿尔法骨化醇等维生素D衍生物；雷公藤多苷；维生素A、维生素C、维生素K、维生素E；抗疟药等。感染者，可选用阿奇霉素、罗红霉素等抗生素；干燥性龟头炎，可选用司坦唑醇（吡唑甲睾酮）、纤维溶解剂。

2.外用药局部治疗 糖皮质激素注射液皮损内注射、糖皮质激素软膏、钙调磷酸酶抑制剂、2%丙酸睾酮软膏、黄体酮软膏、乙烯雌酚软膏、维A酸软膏、煤焦油膏、黑豆馏油膏。

六、中医治疗方案

（一）辨证论治

1.脾虚中亏证

【症状】多发于皮肤，淡白色圆形或多角形扁平丘疹融合成片，或象牙白色斑片状萎缩凹陷，质地发硬，呈现羊皮纸样外观，伴神疲乏力，纳差腹胀。舌质淡红，舌苔白，脉沉细。

【治法】健脾培中。

【常用方剂】补中益气汤加减。

【常用药物】太子参、黄芪、白术、茯苓、炒白扁豆、炒山药、炒芡实、陈皮、当归、莪术、三棱、红景天、灵芝、黄精、柴胡、炙甘草。

2.肝郁气滞证

【症状】多见于更年期女性，外阴、肛门起皮疹，呈瓷白色，发硬、萎缩、溃烂，瘙痒剧烈。心烦意乱，失眠多梦，潮热多汗。舌质红，苔薄黄，脉弦。

【治法】疏肝理气。

【常用方剂】疏肝活血汤加减。

【常用药物】柴胡、郁金、青皮、陈皮、当归、赤芍、丹参、桃仁、三七、全蝎、蝉蜕、白鲜皮、女贞子、菟丝子、百合、夜交藤、炒山楂、炒神曲、炒麦芽。

3.命门火衰证

【症状】女性外阴干枯，大、小阴唇、阴蒂萎缩，外阴皮肤象牙白样萎缩硬化；或男性龟头包皮干燥、硬化、萎缩，包茎嵌顿，排尿不畅；或皮肤呈现

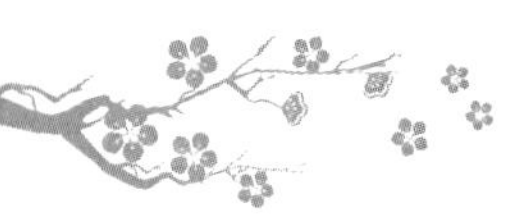

斑片羊皮纸样硬化萎缩。腰腿酸软，畏寒肢冷，腹胀便溏。舌质淡红，舌苔白，脉沉细。

【治法】温阳补肾。

【常用方剂】右归饮加减。

【常用药物】巴戟天、淫羊藿、肉苁蓉、枸杞子、菟丝子、怀牛膝、熟地黄、山药、芡实、泽泻、当归、赤芍、红花、红景天、乌梢蛇、僵蚕、甘草。

4. 肾水不足证

【症状】羊皮纸样硬化萎缩性斑片分布于胸、背、四肢、外阴、肛门。伴眩晕耳鸣，腰酸膝软，遗精早泄，五心烦热。舌质红，舌苔少，脉细数。

【治法】壮水滋阴。

【常用方剂】知柏地黄汤、青蒿鳖甲汤加减。

【常用药物】鳖甲、青蒿、知母、黄柏、生地黄、女贞子、墨旱莲、山茱萸、黄精、山药、白扁豆、当归、川芎、威灵仙、神曲、甘草。

（二）随症加减

1. **病在外阴** 加酒萸肉、杜仲、菟丝子、巴戟天。
2. **病在肛周** 加百合、麦冬、火麻仁、阿胶。
3. **病在胸腹** 加当归、柴胡、白芍、白术、白扁豆、山药。
4. **病在背部** 加葛根、桂枝、鸡血藤、络石藤。
5. **病变萎缩** 加太子参、西洋参、黄芪、灵芝、芡实。

（三）中成药治疗

补中益气丸、参苓白术散、小金丸、软坚散结胶囊、灵芝益气胶囊（山西省中医院院内制剂）。

（四）中药外治

1. **温通活血方** 艾叶、麻黄、炮姜、肉桂、当归、路路通、红花、乳香、刘寄奴各等份，水煎外敷。

2. **益气补肾方** 黄芪、党参、仙茅、淫羊藿、巴戟天、王不留行、地龙、青风藤各等份，水煎外洗。

（五）其他治疗

1. **艾灸** 局部艾灸，1次/日。
2. **梅花针治疗** 局部叩击，3天1次。
3. **火罐疗法** 局部走罐、闪罐、刺络拔罐（发于皮肤者），交替应用，隔日1次。

4.针灸疗法 局部采用围针法。

七、病案实录

病案一：硬化性萎缩性苔藓（脾虚肝郁证）

邵某，女，39岁。2016年7月31日初诊。

【主诉】左腹部皮肤起硬化性皮疹1年。

【现病史】1年前，左腹起一片皮疹，有轻度痒感，自行外涂复方蛇脂膏未见好转，几个月后皮疹增大，颜色变白，皮肤发硬，于当地医院就诊做病理检查诊断为硬化萎缩性苔藓，予口服火把根片、羟氯喹，外用维A酸软膏。现症见左上腹约手掌大小淡白色萎缩性斑片，触之有硬感，边界清楚，呈现羊皮纸样外观。平素精神疲惫，头晕乏力，背腹发凉，喜热恶冷，腹胀便溏，咽部有异感，心情烦闷，失眠多梦。舌质淡红，舌苔白，脉沉弦细。

【西医诊断】硬化性萎缩性苔藓。

【中医诊断】皮痹（脾虚肝郁证）。

【治法】补脾疏肝。

【处方】补中益气汤、疏肝活血汤加减。

太子参15g、黄芪20g、炒白术12g、炒山药20g、炒芡实20g、茯神10g、当归9g、川芎9g、白芍12g、柴胡6g、半夏6g、厚朴9g、枳壳9g、益智仁9g、远志9g、炙甘草6g。14剂，每日1剂，水煎，早晚饭后分服。

【西药】强的松龙注射液：2ml加2%利多卡因2ml，局部封闭，每周1次，连续4次。

后以首诊方加减变化连续服药42剂，局部封闭4次后，萎缩及皮肤硬化明显好转，羊皮纸外观改变，大部分皮损恢复。

病案二：硬化性萎缩性苔藓（脾肾两虚证）

张某，女，58岁。2021年4月2日初诊。

【主诉】腰、背皮肤变白发硬2年。

【现病史】2年前，无明显诱因腰、背起皮疹，因无明显不适，未诊治。1年前，发现皮疹不断扩大，皮肤变白、发硬，时有痒感，当地医院以神经性皮炎治疗，效果不明显。现症见背中部至腰约4个手掌大小，淡白色萎缩性斑片，有羊皮纸样萎缩纹，质地发硬，上有少许出血斑。平素腰腿酸痛，下肢发

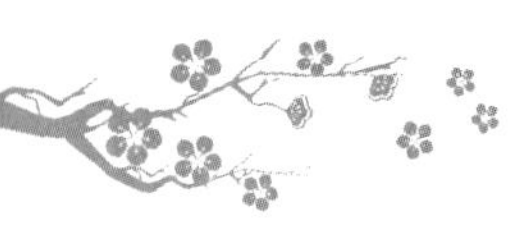

凉，双膝疼痛，疲惫乏力，大便溏稀，胃脘恶凉，口干眼涩咽燥。舌质淡红，舌苔白，脉细。

【西医诊断】硬化萎缩性苔藓。

【中医诊断】皮痹（脾肾两虚证）。

【治法】温脾补肾。

【处方】补中益气汤、右归饮加减。

黄芪10g、西洋参10g、菟丝子10g、淫羊藿10g、续断10g、桑寄生10g、煨豆蔻10g、炒白术30g、炒山药15g、茯苓10g、诃子肉10g、红景天9g、麦冬10g、沙参9g、白鲜皮9g、地肤子9g、甘草6g。14剂，每日1剂，水煎，早晚饭后分服。

【中药外治】每晚用内服方药渣煎汤取汁局部热敷15分钟，后局部艾灸30分钟。

【西药】0.1%他克莫司软膏、丙酸氟替卡松乳膏：局部交替外涂，2次/日。

后以首诊方为基础方随症加减变化，连续治疗3个月（此处诊次略去），背部淡白斑大部分消退，皮肤变软，萎缩明显好转，基本恢复正常皮色。

二诊：2021年7月22日。近期自觉口干口渴，手足心发热，腰膝酸痛，大便溏，小便正常。舌质偏淡，苔薄白，脉细。

【辨证】脾肾两虚证（肾阴虚、脾阳虚）。

【治法】滋肾阴，培脾土。

【处方】青蒿9g、醋鳖甲15g、知母10g、黄柏9g、生地黄10g、麦冬9g、沙参9g、酒萸肉9g、女贞子9g、墨旱莲12g、枸杞子9g、炒芡实20g、炒山药20g、炒白扁豆20g、赤芍9g、甘草6g。14剂，每日1剂，水煎，早晚饭后分服。

2个月后随访，皮损变软，基本恢复正常。

八、病案品析

【病案一品析】

补中益气汤为金元四大家之一李东垣的名方，为主治脾胃气虚发热的代表方剂。患者平素精神疲惫，头晕乏力，背腹发凉，喜热恶冷，腹胀便溏，采用补中益气汤健脾补气，调和肝脾。患者平素情志不畅，肝气郁结，郁而化火，遂加入柴胡疏肝散疏肝理气。本案重视整体与局部的关系，调理肝脾，从肝脾论治，且联合西药外治，取得较好的临床疗效。

【病案二品析】

本案病位较局限，但从中医整体思维出发，是在脏腑功能失调的内因基础上，复感风、热、燥、湿等外邪而发病，是内因、外因相互作用的结果，主要病机为肝肾阴虚兼肝经湿热。临证治疗时，应根据不同的时期（如急性期、中后期）相对应的不同的临床证候，分期而治：急性期当以清热、祛湿、止痒为重；中后期主要责之肝肾阴虚，用药着重滋补肝肾。本案选用补中益气汤、右归饮加减，脾肾阴阳双补，疗效颇佳。

【小结】

硬化性苔藓病机以本虚为主，主要为肝、脾、肾不足，精血两亏或阳气不足，使外阴、皮肤局部失养。治疗时，注重整体与局部的思想；辨证时，根据局部体征及主诉、兼症、舌脉辨虚实。一般而言，阴部干涩或瘙痒，局部皮肤干萎变白，伴头晕目眩，耳鸣腰酸，舌红，苔少，脉沉细者，为肝肾阴虚；瘙痒不甚，局部皮肤黏膜变薄、变脆，色白，弹性减弱，阴蒂、阴唇萎缩平坦，甚或黏连，性欲淡漠，形寒肢冷，纳差便溏，舌质淡胖，脉沉细无力者，为脾肾阳虚；外阴瘙痒，干燥易皲裂，面色萎黄，心悸怔忡，舌质淡，脉细弱者，为心脾两虚。辨证准确，对症下药，内外结合，方可取得良效。

九、预防调护

调畅情志，保持良好心态；饮食清淡，营养均衡。避免局部机械损伤，不穿紧身衣、不用硬质车座等。尿液能够诱导和加剧病情，需尽量避免皮肤接触尿液，嘱患者排尿后拭干，排尿前后或游泳前后使用保湿霜保护皮肤。

（田元春）

第十章
血管性皮肤病

第一节　过敏性紫癜

过敏性紫癜又称IgA血管炎，是一种由IgA型抗体介导的变态反应性毛细血管和细小血管炎，为非血小板减少性的紫癜，好发于足踝及双下肢，可累及关节、消化道、肾脏。可归属于中医学“葡萄疫”“紫斑”“斑毒”“紫癜”的范畴。

一、病因病机

西医学认为，过敏性紫癜病因复杂，可由感染（链球菌、葡萄球菌、病毒）、食物、药物、昆虫叮咬、食物添加剂等导致，也可能继发于恶性肿瘤、器官非特异性自身免疫病等。发病机制多为Ⅲ型变态反应。

中医学认为，葡萄疫为血不循经，出于脉络之外，留着腠理之间，而成瘀斑、瘀点。血出脉外之因有虚有实，虚证有脾虚失摄、阴虚血热、肾阳虚损；实证有湿热浸淫、风热侵袭、血热妄行、气滞血瘀。

二、临床表现

过敏性紫癜好发于儿童和青少年，且男性多于女性。发病前1～3周，常有上呼吸道感染、低热、头痛、咽痛、乏力、全身不适等前驱症状。皮损为针尖到黄豆大小的稍微隆起的斑丘疹、瘀点、瘀斑，部分可融合成片状。常见于双下肢、足踝、臀部，以小腿伸侧为主，严重者可波及躯干、上肢，常对称发作。临床分型有：单纯型、关节型、肾型、腹型，以及混合型（出现上述2种或2种以上者，称混合型）。

三、诊断依据

1.单纯皮肤型紫癜　多发于双侧足踝或双下肢，少数为全身泛发出血点，以对称分布的瘀点、瘀斑为主；血液检查中血小板计数、凝血时间、凝血因子均正常；尿粪常规均正常。

2.腹型紫癜　皮肤表现合并腹痛，大便隐血试验可呈阳性。

3.关节型紫癜　皮肤表现合并急性关节炎或者关节痛表现。

4.肾型紫癜　皮肤表现，以及蛋白尿、血尿、红细胞管型尿。组织学检查伴有IgA沉积的皮肤白细胞碎裂性血管炎，或伴有IgA沉积的增生性肾小球肾炎等。

5.混合型紫癜　含上述两种或两种以上类型的临床表现。

四、鉴别诊断

1.特发性血小板减少性紫癜　出血症状较重，实验室检查血小板减少。皮肤及黏膜发生广泛严重的出血，除瘀点、大片瘀斑外，甚至可见血疱、血肿，可伴有口腔、鼻腔、胃肠道、泌尿生殖道出血，严重者颅内出血危及生命。血小板的减少可致出血时间延长。

2.进行性色素性紫癜性皮肤病　鉴别点为辣椒粉样的细小瘀点，成年男性多见。新发皮疹为双下肢辣椒粉样瘀点，时间久转变为棕褐色，病程缓慢，活动后加重，呈进行性发展，多不伴内脏损害，亦可自行消退，预后良好。

五、西医治疗方法

过敏性紫癜多数具有自限性，治疗以平卧休息，避免长时间站立活动、对症治疗为主。首先寻找致病因素，停用可疑致敏食物、药物，祛除感染病灶等。表现于皮肤的紫癜，外用糖皮质激素；关节痛明显时，予非甾体类抗炎药；腹型紫癜，系统使用止血药、糖皮质激素或联合细胞毒药物环磷酰胺等；严重的肾型紫癜，伴有肾功能损伤、大量蛋白尿者，系统使用糖皮质激素治疗。

六、中医治疗方案

（一）辨证论治

1.风热伤络证

【症状】皮损为鲜红色出血点，突然发生，皮疹密布，除双下肢外，躯

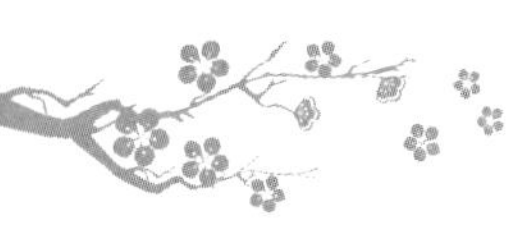

干、上肢、颈面也有出血点发生，同时伴有淡红色丘疹、风团块、猫眼疮等损害，可伴有疲乏、口干咽痛、身热，或关节酸痛等。舌质红，苔薄黄，脉浮数。

【治法】清热疏风，凉血止血。

【常用方剂】牛蒡解肌汤、凉血五根汤加减。

【常用药物】牛蒡子、蝉蜕、丹皮炭、黄芩炭、连翘、薄荷、生地炭、玄参、藕节炭、白茅根、茜草根、紫草根、板蓝根、赤芍、白及。

2.血热妄行证

【症状】皮损可见出血斑点及血疱，呈鲜红色，伴坏死、溃烂，关节肿疼，腹痛，呕血，便血，发热头痛，周身酸痛。舌质红绛，苔薄黄，脉洪数。

【治法】清营凉血，活血止血。

【常用方剂】十灰散、犀角地黄汤加减。

【常用药物】水牛角、生地炭、大蓟炭、小蓟炭、白茅根、荷叶炭、丹皮炭、棕榈炭、侧柏叶炭、赤芍、苏木、石见穿、血见愁。

3.气滞血瘀证

【症状】出血点色泽紫暗，压之不褪色，经久不退，迁延缠绵不愈，肌肤甲错，舌质紫暗，有瘀点。舌苔薄白，脉细涩。

【治法】活血止血，行气散瘀。

【常用方剂】失笑散、补阳还五汤加减。

【常用药物】五灵脂、蒲黄炭、黄芪、当归、赤芍、桃仁、川芎、地龙、水蛭、三七、血余炭、仙鹤草、地榆炭、白及、香附、厚朴、炒白术、炙甘草。

4.湿热血瘀证

【症状】以双下肢出血点为主，部分可出现紫色血斑、血疱，伴有双侧足踝肿胀疼痛，行走及屈伸困难，四肢肌肉酸痛、沉重，纳呆，腹胀、腹痛，神疲乏力，口干不欲饮，可见便血或黑便，小便赤。舌红，苔黄腻，脉滑数。

【治法】清热除湿，活血通络。

【常用方剂】宣痹汤合凉血五根汤加减。

【常用药物】防己、苦杏仁、滑石、连翘、山栀、薏苡仁、半夏、晚蚕沙、赤小豆皮、白茅根、瓜蒌根、茜草根、紫草根、板蓝根。

5.脾不统血证

【症状】出血点反复发作，此起彼伏，发作缓慢，迁延日久，神倦乏力，纳呆便溏，面色不华，头痛、头晕。舌质淡红，舌苔白，脉虚细。

【治法】健脾，补气，摄血。

【常用方剂】归脾汤加减。

【常用药物】党参、黄芪、焦白术、茯神、当归、赤芍、红景天、木香、龙眼肉、炮姜炭、仙鹤草、地榆炭、棕榈炭、白及、血余炭、炙甘草。

6.脾肾阳虚证

【症状】出血点色泽暗紫，日久不消，遇冷加重。腰腿酸重，下肢发凉，关节酸痛，面色㿠白，腹胀便溏。舌质淡红，舌苔白，脉沉细。

【治法】补肾温脾，固摄止血。

【常用方剂】黄土汤、右归丸加减。

【常用药物】伏龙肝、人参、焦白术、熟地炭、鹿角胶、山茱萸、菟丝子、桑寄生、杜仲、当归、赤芍、川芎、藕节炭、续断炭、白茅根、大蓟炭、血见愁、三七、甘草。

7.阴虚血热证

【症状】鲜红色出血点，反复发生，兼有血尿、蛋白尿、管型尿、腰酸膝软，手足心热，周身虚热，面色红赤，口干渴。舌质红，舌苔少，脉细数。

【治法】壮水滋阴，凉血止血。

【常用方剂】大补阴丸、左归丸加减。

【常用药物】知母、炒黄柏、龟甲、熟地炭、山茱萸、枸杞、菟丝子、山药、芡实、丹皮炭、女贞子、墨旱莲、大蓟炭、白茅根、白及、诃子、煅瓦楞子、甘草。

（二）随症加减

1.发热头痛　加知母、芦根、生石膏、牛蒡子。

2.咽喉疼痛　加北豆根、金荞麦、锦灯笼、马勃。

3.关节疼痛　加羌活、独活、桑寄生、秦艽、豨莶草。

4.腹痛　加延胡索、白芍、木香、厚朴、枳壳。

5.便血　加槐角、槐花炭、地榆炭、防风炭。

6.腰膝酸软　加牛膝、金毛狗脊、肉苁蓉、覆盆子。

7.血疱坏死　加水牛角、玳瑁、羚羊角、天竺黄。

8.五心烦热　加知母、龟甲、鳖甲、黄柏。

（三）中成药治疗

复方仙鹤颗粒（山西省中医院院内制剂）、裸花紫珠片、固本止血胶囊

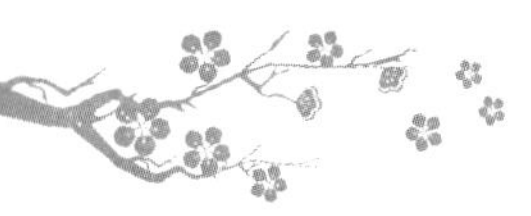

（山西省中医院院内制剂）、复方小蓟胶囊（山西省中医院院内制剂）、云南白药、血府逐瘀丸等。

七、病案实录

病案一：过敏性紫癜（风热伤络证）

李某，女，12岁。2020年1月29日初诊。

【主诉】双下肢散在出血点10余天。

【现病史】15天前，出现咽痛、高热、咳嗽、头痛、鼻塞等症状，自行口服感冒药（具体药物不详）后好转，停药后发现足背处散在出血点，针尖大小，鲜红色，平铺于皮肤表面，无明显自觉症状，伴咽干、咽痛。现症见双侧足背、足踝及双侧下肢小腿处，密集针尖大小出血点，颜色鲜红，压之不褪色。咽部红肿充血，疼痛。未见明显腹痛、关节肿痛等。纳可，大便干燥，小便正常。舌质红，苔薄，脉浮。

【辅助检查】

①血常规：白细胞 12.2×10^9/L；血小板 324×10^9/L。

②尿常规：潜血（－）、蛋白质（－）。

③血浆凝血酶原时间：10.5秒。

④粪便常规：潜血（－）。

【西医诊断】过敏性紫癜。

【中医诊断】葡萄疫（风热伤络证）。

【治法】清热疏风，凉血止血。

【处方】牛蒡解肌汤、凉血五根汤加减。

牛蒡子6g、丹皮炭6g、黄芩炭6g、鸡内金3g、连翘6g、薄荷3g、生地炭6g、玄参3g、白茅根6g、紫草根6g、板蓝根6g、赤芍6g。7剂，每日1剂，水煎，早晚饭后分服。

【中成药】复方仙鹤颗粒：1袋/次，2次/日，口服。

【西药】

①维生素C片：0.2g/次，2次/日，口服。

②维D钙咀嚼片：1片/次，1次/日，口服。

嘱患者卧床休息，禁止活动，每周查尿常规。

二诊：2020年2月6日。双下肢出血点基本消退，未见明显咽痛。复查血、尿常规，未见明显异常。

【处方】首诊方。7剂，每日1剂，水煎，早晚饭后分服。

【中成药】复方仙鹤颗粒：1袋/次，2次/日，口服。

1个月后随访，皮肤未见新起出血点，复查血常规、尿常规未见明显异常。

病案二：过敏性紫癜（脾不统血证）

张某，男，8岁。2021年8月20日初诊。

【主诉】双下肢出血点反复2年，加重1周。

【现病史】2年前，无明显诱因，发现双下肢出血点，未伴随其他不适，当地医院诊断为过敏性紫癜，口服氯雷他定片、芦丁片、复方甘草酸苷片后好转。此后，每遇劳累则病情复发。1周前，发现双下肢、腹部密集出血点。现症见双下肢及足踝处、腹部密集针尖大小出血点，双下肢部分区域可见数个紫斑，花生豆大小，颜色鲜红，部分紫红，压之不褪色。腹部压痛（－），关节压痛（－）。神倦乏力，纳呆便溏，面色不华，睡眠差。舌质淡红，苔白，脉细。

【辅助检查】

①血常规：白细胞 7×10^9/L；血小板 265×10^9/L。

②尿常规：潜血（－）、蛋白质（－）。

③凝血系列：（－）。

④粪便常规：潜血（－）。

【西医诊断】过敏性紫癜。

【中医诊断】葡萄疫（脾不统血证）。

【治法】健脾益气，摄血止血。

【处方】归脾汤加减。

党参8g、黄芪4g、焦白术8g、茯苓4g、当归3g、赤芍3g、木香3g、龙眼肉3g、炮姜炭2g、仙鹤草4g、地榆炭4g、棕榈炭4g、白及3g、血余炭6g、炙甘草2g。7剂，每日1剂，水煎，早晚饭后分服。

【中成药】复方仙鹤颗粒：半袋/次，2次/日，口服。

【西药】

①维生素C片：0.1g/次，2次/日，口服。

②维D钙咀嚼片：1片/次，1次/日，口服。

嘱患者卧床休息，避免过度劳累，7日后复查尿常规。

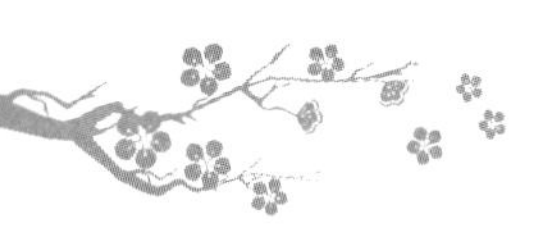

二诊：2021年8月29日。腹部出血点基本变暗，双下肢出血点部分消失变暗。饮食一般，大便成形，但不规律。舌质淡红，舌苔白，脉细。复查尿常规未见异常。

【处方】首诊方加山药12g、白扁豆12g、陈皮6g。7剂，每日1剂，水煎，早晚饭后分服。

三诊：2021年9月8日。未见新的出血点，纳食可，大便基本正常。舌质淡红，舌苔白，脉细。

【处方】党参8g、黄芪4g、焦白术8g、茯苓4g、当归3g、赤芍3g、木香3g、龙眼肉3g、炙甘草2g、山药12g、白扁豆12g、陈皮6g。10剂，每日1剂，水煎，早晚饭后分服。

嘱患者每半月复查尿常规，连续3个月。

半年后随访，未再复发，复查尿常规未见明显异常。

八、病案品析

【病案一品析】

本案依据卫气营血辨证思路，选用牛蒡解肌汤清热解毒。牛蒡解肌汤不仅可治疗上焦头面、颈项部疮疡，还可治疗咽部疼痛、红肿。方中薄荷、荆芥疏散风热；牛蒡子、连翘消肿解毒。风热外邪侵袭卫分，先清卫分余热；日久热邪入里，深入营血，血热妄行导致下焦出血点，用凉血五根汤凉血，活血，止血，解毒化斑，选其根性下沉，多走下肢。清上凉下，疾病可愈。

【病案二品析】

脾虚致脾不统血，血不归经，从而外溢肌肤形成紫癜，方选归脾汤。方中人参、黄芪、白术、甘草补脾益气，气旺则血生，补气则能摄血，气为血之帅，使血液重新归经。病情反复发作，迁延不愈，属虚证，临证宜补虚治本，固本摄血。药物炒炭除具有药物本身的功效外，更增强了止血的功效，炮姜炭温经止血，地榆炭、棕榈炭、血余炭等炭类药物清热止血。通过收缩毛细血管，降低毛细血管通透性，达到消除紫癜之目的。

【小结】

治疗过敏性紫癜，首先应积极寻找病因，及时排除可疑因素，明确疾病类型，并结合实验室检查确定类型。单纯型、关节型紫癜病情相对稳定，预后良好，多数患者经过治疗可以痊愈；腹型、肾型紫癜则应引起重视，积极对症治疗，并严密观察病情进展。

中医治疗过敏性紫癜，首先应明确疾病虚实。一般情况下，疾病初期以邪实为主；病程迁延日久，反复发作，多为虚实夹杂或虚证。临证中，亦应重视脏腑辨证、卫气营血辨证的运用，根据皮损及全身表现辨别疾病的分型。临床中，除最常见的血热损伤脉络外，风热伤络、湿热血瘀、气滞血瘀等实证，脾虚失摄、脾肾阳虚、阴虚火旺等虚证，以及虚实夹杂证亦并不少见。

血溢脉外之离经之血形成瘀血。瘀血既是疾病的外在表现，又是病理产物，还是致病因素。因此，单纯凉血止血疗效欠佳时，应考虑瘀血的因素，予以活血祛瘀。腹型紫癜若痛处固定不移，除考虑湿热蕴阻外，还应考虑瘀血阻滞肠胃，加用桃仁承气汤等去除瘀血以缓急止痛。

九、预防调护

过敏性紫癜急性期应严格卧床休息，并抬高双下肢，避免长时间站立、剧烈活动。积极寻找并祛除可疑致病因素。腹型紫癜病情发展迅速，需根据病情来严格控制饮食，流食为主，以防食物引起消化道出血。

（潘翠翠）

第二节　变应性皮肤血管炎

变应性皮肤血管炎是一种由免疫复合物沉积引起的真皮浅层小血管及毛细血管炎症，主要表现为出血性丘疹、溃疡、结节、坏死等，发病部位在小腿及足踝，组织病理学表现为主要累及真皮上部毛细血管和小血管的白细胞碎裂性血管炎。全身症状可有发热、乏力、关节疼痛，部分患者可发生累及肾脏、肺、胃肠道的内脏损害。

一、病因病机

西医学对变应性皮肤血管炎的发病机制尚未完全明确，可能是细菌、病毒、药物或化学品等的刺激，导致机体敏感性增加，产生相应抗体，进而导致机体发生Ⅲ型变态反应，免疫复合物沉积在皮肤毛细血管或小血管内皮上，产

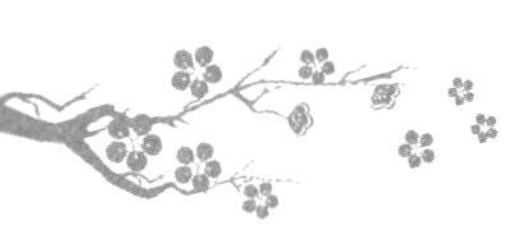

生皮损。外源因素包括细菌感染、病毒感染、寄生虫、药物、化学制剂等；内源因素包括一些系统性疾病及恶性肿瘤等。

中医学认为，变应性皮肤血管炎可归属于“瘀血流注”“梅核丹”“瓜藤缠”的范畴。先天禀赋不足，素体阳虚，阳虚不能温煦运行血液，寒由内生，寒邪凝滞，血瘀脉络；脾胃湿热，湿热内蕴，郁久化热、化毒，湿热毒邪流溢肌肤，损伤脉络；素体血热，毒邪外侵，致使血热毒炽，燔灼肌肤，迫血外溢；久病气血亏虚，气虚则血行无力，血液瘀滞，无能载气，致气滞血瘀于脉络皮肤。

二、临床表现

变应性皮肤血管炎多见于青年人，发病前常有上呼吸道感染史。可多种损害同时存在，但以紫癜、结节、坏死和溃疡为特征。初起为粟粒到绿豆大小红色斑丘疹、紫癜，后逐渐增大发展为水疱或血疱，也可出现暗红色结节，坏死后可形成溃疡、血痂，常留下萎缩性瘢痕。好发于小腿、踝部及上肢，呈对称分布，也可累及躯干。自觉疼痛或烧灼感。少数患者可伴有肾脏、胃肠、神经系统等的并发症。

实验室检查可有红细胞沉降率测定加快，补体下降。部分患者可有贫血，白细胞及嗜酸性粒细胞增高。肾脏受累者，可有血尿、蛋白尿及管型。血小板计数一般正常，急性期可暂时下降。

组织病理学检查表现为白细胞碎裂性血管炎，真皮上部小血管内皮肿胀、血管闭塞、血管壁纤维蛋白渗出、变性及坏死，红细胞外溢，血管壁及周围中性粒细胞浸润伴有核碎裂。

三、诊断依据

根据病史、皮损形态、分布部位特点、实验室检查及组织病理学检查可明确诊断。

四、鉴别诊断

1.丘疹坏死性结核疹 患者有结核病史，或有结核感染灶，结核菌素试验呈阳性，主要表现为质地坚硬的毛囊性丘疹、结节、溃疡等，一般不出现紫癜、血疱。

2.过敏性紫癜 多发生于儿童及青少年，皮损形态相对单一，主要为双下肢对称分布的紫癜、瘀点、瘀斑，可伴有关节痛，部分病例可累及肾脏和胃肠道。直接免疫荧光可见IgA沉积于血管壁。

3.结节性多动脉炎 主要表现为皮下结节，沿小动脉分布，有疼痛感，皮肤组织病理表现为小动脉的炎症和坏死。

五、西医治疗方法

1.科学防护 避免长时间站立，注意休息，抬高患肢。

2.病因治疗 停用可疑致病药物，积极治疗原发病。

3.糖皮质激素 常应用波尼松（1mg/kg/d）。若红细胞沉降率测定和C-反应蛋白下降并趋于正常，激素可逐渐减量。危重者可予大剂量甲泼尼龙冲击治疗。

4.免疫抑制剂 可选环磷酰胺、硫唑嘌呤、环孢素等。

5.血管扩张剂及抗血小板聚集类药物 前列地尔注射液、阿司匹林等。

6.靶向治疗 病情严重，顽固难愈者，可选择英夫利昔单抗、阿达木单抗、依那西普等。

7.其他 抗组胺药、非甾体抗炎药、氨苯砜、羟氯喹。

六、中医治疗方案

（一）辨证论治

1.阳虚寒凝证

【症状】皮疹呈紫褐色斑片或紫红色斑丘疹，暗红色结节，溃烂，经久不愈。腰背发凉，手足不温，恶寒喜热。舌质淡红，苔白，脉沉细。

【治法】温阳散寒。

【常用方剂】阳和汤、当归四逆汤加减。

【常用药物】鹿角胶、黄芪、熟地黄、肉桂、麻黄、炮姜、党参、当归、川芎、赤芍、红花、鸡血藤、牛膝、细辛、白术、茯苓、炙甘草。

2.湿热蕴滞证

【症状】双下肢水肿，以踝周为重，紫癜性斑块上有水疱，溃烂面渗液黄稠。关节疼痛，大便黏腻，小便黄赤。舌质红，舌苔黄腻，脉滑数。

【治法】清热利湿。

【常用方剂】四妙散、五苓散加减。

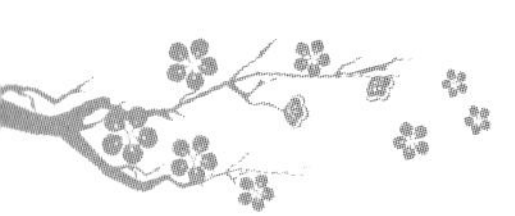

【常用药物】苍术、黄柏、薏苡仁、怀牛膝、茵陈、土茯苓、猪苓、泽泻、白术、茯苓、黄芪、桂枝、地龙、络石藤、海风藤、虎杖、赤芍、当归、炙甘草。

3.血瘀阻络证

【症状】皮疹呈紫褐色样斑块损害，或暗红色结节性红斑，结节质地坚实，有压痛，溃疡周围呈紫褐色，反复迁延。舌质紫暗，舌苔白，脉细涩。

【治法】活血化瘀，益气通络。

【常用方剂】补阳还五汤加减。

【常用药物】黄芪、当归、川芎、红花、桃仁、三棱、莪术、地龙、乌梢蛇、蒲黄、五灵脂、香附、益母草、通草、路路通、甘草、神曲、麦芽。

4.血热毒炽证

【症状】发病急，进展快，下肢或躯干、上肢突然爆发紫癜、血疱、紫红色斑块、斑丘疹、风团、结节、坏死样溃疡，伴灼热疼痛。发热，头痛，周身酸痛，口干口苦，便秘或便血，小便黄。舌质鲜红，苔黄，脉数。

【治法】清营凉血，解毒敛疮。

【常用方剂】犀角地黄汤、四妙勇安汤加减。

【常用药物】水牛角、玳瑁、地黄炭、玄参、赤芍、丹皮炭、当归、金银花、大血藤、忍冬藤、夜交藤、白茅根、紫草根、板蓝根、神曲、鸡内金、炙甘草。

（二）随症加减

1.下肢浮肿 加冬瓜皮、茯苓皮、五加皮、泽泻。

2.关节痛 加络石藤、海风藤、桑寄生、续断。

3.出血斑 加蒲黄炭、棕榈炭、五灵脂、藕节炭。

4.结节红斑 加浙贝母、牡蛎、莪术、荔枝核。

5.创口不愈 加黄芪、乳香、没药、阿胶。

6.便血 加地榆炭、槐角、仙鹤草、伏龙肝、藕节炭。

7.咳血 加白及、小蓟、诃子、血余炭。

8.肾脏损害 加山茱萸、覆盆子、菟丝子、黄精、芡实。

9.反复发作 加西洋参、灵芝、黄精、黄芪、当归、红景天。

（三）中成药治疗

参芎葡萄糖注射液、红花注射液、疏血通注射液、黄芪注射液、裸花紫珠片、蛭芎胶囊等。

（四）中药外治

1.紫斑、丘疹、结节、风团者 苏木10g、黄柏10g、赤芍10g、鬼箭羽10g，水煎取汁外敷，后七厘散油调外涂，或麝香痔疮膏外用。

2.溃烂者 乳香10g、没药10g、黄芪10g、儿茶10g、金银花10g、花蕊石10g、白及10g，水煎取汁外敷，后生肌膏外用。

（五）其他治疗

1.刺络放血疗法 常规消毒，以三棱针点刺委中穴，使之出血，每周2～3次，适用于血热炽盛证和湿热蕴滞证。

2.灸法 点燃艾条灸局部（溃疡面和红斑结节）及涌泉、足三里、三阴交、太溪、复溜、血海、梁丘、命门、肾俞等穴位。

3.穴位埋线疗法 常选肾俞、膈俞、脾俞、肝俞、足三里、伏兔、承山、三阴交、血海、梁丘、阴陵泉等穴位。

七、病案实录

病案一：变应性皮肤血管炎（血热毒炽证）

王某，男，54岁。2020年7月15日初诊。

【主诉】双下肢起紫斑、破溃2个月。

【现病史】2个月前，发现双下肢起少许红斑，无明显不适，未经治疗。2020年6月下旬感冒扁桃体发炎后，皮疹突然爆发，双下肢、臀部、腰部出现多处紫斑、结节，部分溃烂，灼热疼痛，头痛头晕，周身躁热，口干口苦，大便干结，小便黄，双下肢皮疹处喜凉恶热。外院诊断为变应性皮肤血管炎，予以口服强的松、火把花根片、沙利度胺治疗。为寻求中医药治疗，遂来我院。现症见双下肢、左臀部、腰部散在大小不等紫红色斑块、出血点、红色风团、紫红色结节，部分溃破，左腿胫前下1/3处及内踝处约指甲盖大小紫褐色溃烂面，上有黄色渗液。舌质鲜红，舌苔薄黄，脉数。

【西医诊断】变应性皮肤血管炎。

【中医诊断】瘀血流注（血热毒炽证）。

【治法】清营凉血，解毒敛疮。

【处方】犀角地黄汤、四妙勇安汤加减。

水牛角15g、生地炭10g、丹皮炭12g、金银花炭15g、龙葵15g、当归9g、玄参12g、赤芍12g、白茅根15g、大青叶9g、紫草9g、乳香6g、白及6g、煅

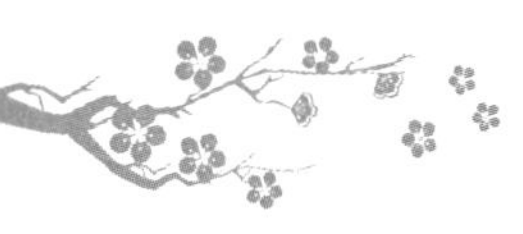

瓦楞子12g、黄芪12g、神曲12g、炙甘草6g。14剂，每日1剂，水煎，早晚饭后分服。

【中药外治方】金银花10g、乳香10g、没药10g、枯矾10g、儿茶10g、黄芪10g。水煎取汁外敷后溃疡面撒象皮粉。

【中成药】

①雷公藤多苷片：20mg/次，2次/日，口服。

②迈之灵片：2片/次，2次/日。

【中医特色疗法】刺络放血疗法：双侧委中穴刺络放血，2次/周。

后以首诊方加减变化连续服用37剂后，皮疹消退，疮面愈合，遗留色素沉着，头晕、头痛及周身躁热均好转。后随访，2年未复发。

病案二：变应性皮肤血管炎（阳虚寒凝证）

樊某，女，19岁。2011年11月15日初诊。

【主诉】双下肢起皮疹，溃烂疼痛3年。

【现病史】2009年发现双下肢起紫斑、丘疹、皮下结节、溃烂，伴疼痛，当地医院按结节性红斑治疗，时好时坏，病情反复发作。2010年，于某医院行病理检查，诊断为变应性皮肤血管炎。现症见双足背及小腿散在大小不等紫褐色样斑块、结节性红斑、暗红色丘疹、出血斑点、血疱，部分坏死溃烂、结痂。平素恶寒喜热，手足冰凉，冬季手足发绀，纳差腹胀，便溏。舌质淡红，舌体胖大，苔白，脉沉细。

【西医诊断】变应性皮肤血管炎。

【中医诊断】瘀血流注（阳虚寒凝证）。

【治法】温阳散寒，活血化瘀。

【处方】阳和汤合理中丸加减。

人参12g、白术15g、炮姜12g、熟地炭9g、肉桂9g、麻黄9g、黄芪30g、当归9g、赤芍9g、川芎9g、鸡血藤12g、海风藤9g、芡实15g、茯苓12g、怀牛膝9g、续断9g、三七6g、乳香6g、炙甘草6g。14剂，每日1剂，水煎，早晚饭后分服。

【中成药】迈之灵片：2片/次，2次/日。

【中医特色疗法】

①皮疹处水油各半调七厘散外用。

②溃烂处用生理盐水冲洗后外用生肌膏。

③艾条灸局部及足心，1次/日。

④穴位埋线法：肾俞、命门、膈俞、肝俞、脾俞、血海、梁丘、足三里、三阴交、天枢等穴位，每次选6～8个埋线，1次/2周。

后以首诊方加减变化，连续服用2个月后，皮疹消退，疮面愈合，形寒肢冷均改善。后随访，3年未复发。

八、病案品析

【病案一品析】

本案患者感冒扁桃体发炎后病情加重，双下肢对称分布紫红色斑块，灼热疼痛，破溃、糜烂，黄色渗液，舌质鲜红，脉数，证属血热毒炽，予犀角地黄汤清营凉血，合四妙勇安汤解毒敛疮，加减变化治疗1月，余皮损消退。变应性皮肤血管炎是异常免疫反应所致，雷公藤是治疗自身免疫疾病的重要药物。疗程通常1～3个月。一般3～4周有明显疗效，疼痛、皮损消退，可留色素沉着或萎缩性瘢痕。

【病案二品析】

患者发病之初被误诊为“结节性红斑”，治疗效果欠佳，后经病理检查确诊为“变应性皮肤血管炎”。皮损色泽暗红，溃烂，经久不愈，患者平素恶寒喜热，手足冷，腹胀便溏，结合舌脉，辨证当属阳虚寒凝证。寒凝血瘀，阻于经络，故用药着重温经散寒，通络活血，回阳止痛。

【小结】

变应性皮肤血管炎早期多为实证、热证，可表现为血热毒炽、湿热蕴滞，致使血瘀凝聚、脉络郁滞，故治以凉血解毒，清热利湿，佐以活血化瘀、疏通脉络。本病皮疹虽为多形态，但紫癜、紫斑、瘀斑、血疱、结节、坏死性溃疡是常见的典型表现，中医学认为与血瘀有密切关系，因此活血化瘀贯穿本病治疗的始终。本病一旦发生溃疡难以愈合，多为正气不足，中气虚损，因脾主肌肉四肢，应益气培中以治之，方选补中益气汤；若溃疡经久不愈，形寒肢冷，应温阳补肾，方选阳和汤、金匮肾气丸；若溃疡面肉芽不新，生长缓慢，伴有疲乏头晕，方选十全大补丸。在治疗时，可适当加用花蕊石、煅龙骨、血竭、乳香、黄芪等收敛生肌之品。

九、预防调护

注意保暖，居住环境温度适宜，寒冷季节外出时应增加衣物，避免接触

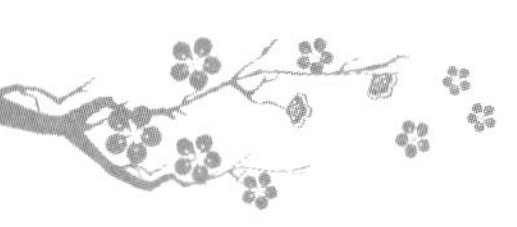

冷水。戒烟，避免饮用含咖啡因类的饮料，低脂、低糖饮食，保持情绪稳定。避免患肢受压，衣裤、鞋袜要宽松柔软。避免长时间站立或久坐，必要时裹弹力绷带或穿弹力袜。避免搔抓和用力擦洗患肢，以防皮肤损伤，已破溃皮肤应保持局部清洁，及时治疗，多食用高蛋白及富含维生素的食物，促进伤口愈合。

（丁小媛）

第三节　结节性红斑

结节性红斑是一种主要累及真皮血管和皮下脂肪组织的炎性皮肤病。因其结节多发，缠绕小腿，好似瓜藤缠绕，中医命名为“瓜藤缠”。根据发病位置、形态等又称“三里发”“梅核丹”“梅核火丹”“痰核”“肌衄”等。好发于青年女性，常反复发作，以春秋季发病为多。

一、病因病机

西医学认为，结节性红斑的发生与感染因素（溶血性链球菌、结核杆菌、麻风、其他分枝杆菌、病毒、肠道细菌、衣原体、支原体、螺旋体等）、药物因素（磺胺类、溴剂、碘剂、口服避孕药物等）、雌激素、其他疾病（自身免疫病、结节病、溃疡性结肠炎、局限性肠炎、白塞综合征、恶性肿瘤等）有关。发病机制可能是由以上多种因素而引发的一种迟发性过敏反应；也有人认为是免疫复合物沉积于脂肪小叶间隔的小静脉所造成。

中医学认为，结节性红斑的发生可能有以下几种原因：

1. 湿热血瘀　素体有热，复感外界湿热，湿热相搏，致使气血运行不畅，瘀积于皮下。

2. 血热血瘀　血分有热，复感外界热邪，血与热互结，热伤脉络，血溢脉外，从而瘀积于皮下。

3. 气滞血瘀　素体气血瘀滞，从而导致气血运行不畅，瘀血阻滞于脉络，郁积于皮下。

4. 阳虚血瘀　先天禀赋不足，虚阳不能温运气血于经脉中，导致血瘀脉外，积聚皮下。

二、临床表现

1. 急性结节性红斑 春季多发，多见于20～30岁女性。起病急，可伴有发热头痛，关节痛，全身酸困。以双胫前、双小腿外侧多发，也可见于上肢、躯干及面颈部位。皮疹多为红色皮下结节，大小不等，略高出皮面，边界不清，自觉疼痛或触痛，初期多为鲜红色，后可变成青紫色，部分结节肉眼无法看见，但可触及。不会发生溃烂，愈后皮肤无萎缩、无瘢痕。病程6～8周，常反复发作，常伴有关节痛，常累及膝关节和踝关节。

2. 慢性结节性红斑 发病年龄较大，病程可持续数月至数年，且常伴关节疼痛；皮损可单发或多发，慢慢向周围延伸且呈环状，无或轻微痛感，可持续1～2年，不破溃。

三、诊断依据

根据典型的临床表现，结合辅助检查可确诊。

多见白细胞、红细胞沉降率测定、CRP、抗链O升高；组织病理表现为脂肪小叶间隔性脂膜炎，真皮深层血管周围炎，中小血管内膜增生，管壁淋巴细胞及中性粒细胞浸润，红细胞外渗。

四、鉴别诊断

1. 硬红斑 起病较慢，结节多见于小腿屈侧，数目较少，疼痛较轻，可相互融合成斑块，易破溃，可留瘢痕。组织病理检查可见结核样结构，表现为皮下组织的小叶性脂膜炎。

2. 变应性血管炎 皮损表现呈多形性，可同时出现出血性斑丘疹、紫癜、血疱、坏死、结节、溃疡等，愈后可留色素沉着或较为浅表的瘢痕，重症可累及内脏。

五、西医治疗方法

1. 一般治疗 急性发作期卧床休息，抬高患肢；积极寻找病因，治疗原发病。

2. 系统治疗 非甾体消炎药、糖皮质激素、氨苯砜、羟氯喹、碘化钾、昆明山海棠、雷公藤多苷、火把花根片等。

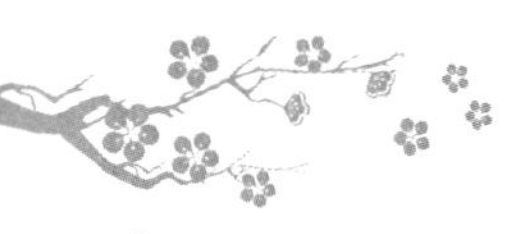

3.局部外治 糖皮质激素软膏、樟脑软膏、氟芬那酸丁酯软膏、丁苯羟酸乳膏等。

六、中医治疗方案

（一）辨证论治

1.湿热血瘀证

【症状】多数红斑结节，灼热肿疼，下肢漫肿，关节酸痛，轻度发热，头痛，口干，咽痛，大便黏腻，小便黄赤。舌苔黄腻，脉滑数。

【治法】利湿清热，活血化瘀。

【常用方剂】四妙散合桃红四物汤加减。

【常用药物】苍术、黄柏、薏苡仁、牛膝、当归、赤芍、川芎、红花、莪术、桃仁、白术、茯苓、泽泻、鸡血藤、炙甘草。

2.血热血瘀证

【症状】鲜红色结节，红肿热痛，高出皮面，遇热痛甚，躁热心烦，发热头痛，肢体酸困，大便秘结，小便黄赤。舌质红，舌苔薄黄，脉数。

【治法】凉血化斑，活血通络。

【常用方剂】凉血五根汤、四物汤加减。

【常用药物】白茅根、茜草根、紫草根、板蓝根、天花粉、当归、赤芍、川芎、生地炭、丹皮炭、苏木、大血藤、忍冬藤、地龙、鬼箭羽、鸡内金、甘草。

3.气滞血瘀证

【症状】结节呈暗红色，质地坚实，疼痛，触之痛甚，反复发作，迁延多年，肌肤甲错，身体羸瘦，关节疼痛。舌质紫暗，舌苔白，脉细涩。

【治法】活血化瘀，行气散结。

【常用方剂】补阳还五汤加减。

【常用药物】黄芪、当归、川芎、桃仁、红花、地龙、红景天、三棱、莪术、牡蛎、海风藤、乌梢蛇、荔枝核、橘核、砂仁、甘草。

4.阳虚血瘀证

【症状】结节呈暗红色，疼痛，遇冷痛甚，反复缠绵多年不愈，关节疼痛，形寒肢冷，腰以下冷甚，如坐水中。舌质淡红，舌苔白，脉沉迟。

【治法】温阳散寒，活血化瘀。

【常用方剂】肾着汤合身痛逐瘀汤加减。

【常用药物】焦白术、干姜、茯苓、炙甘草、桂枝、当归、红花、桃仁、川芎、泽兰、没药、地龙、秦艽、牛膝、桑寄生、川断、巴戟天。

（二）随症加减

1.关节痛者 加秦艽、老鹳草、海风藤、松节。

2.下肢浮肿者 加茯苓皮、泽泻、车前草、冬瓜皮。

3.结节大而坚实者 加海藻、昆布、夏枯草、龙骨、土贝母。

4.发热头痛、咽痛者 加薄荷、牛蒡子、鸭跖草、北豆根。

5.疼痛甚者 加延胡索、川楝子、莪术、乳香、没药。

6.缠绵迁延难愈者 加炒杜仲、淫羊藿、巴戟天、桑寄生、金毛狗脊、千年健。

（三）中成药治疗

软坚散结胶囊、灵芝益气胶囊、血府逐瘀丸、小金丸、大黄䗪虫丸、迈之灵片。

（四）中药外治

1.结节较大，红肿灼热疼痛者 芒硝、大黄、蒲公英、车前草、紫花地丁，煎水取汁冷敷，后以茶水调敷如意金黄散、赛金化毒散；或紫金锭、珍黄丸酒调后外涂，每日2次。

2.结节颜色暗红，质地较硬者 炮姜、紫草、赤芍、当归、乳香，水煎外洗后以七厘散、跌打丸水调外涂，每日2次。

（五）其他治疗

艾灸 局部皮损艾灸，每日2次。

七、病案实录

病案一：结节性红斑（血热血瘀证）

王某，女，27岁。2018年4月20日初诊。

【主诉】双下肢红斑、结节，伴疼痛2周。

【现病史】2周前，感冒后双小腿出现红色肿块，当地医院诊断为“丹毒”，予消炎药口服后，感冒、咽痛好转，但小腿部红斑无明显改善，右大腿也出现红斑，右踝、膝关节疼痛，红斑处灼热痛，喜凉怕热，遇热痛剧，口干咽痛，

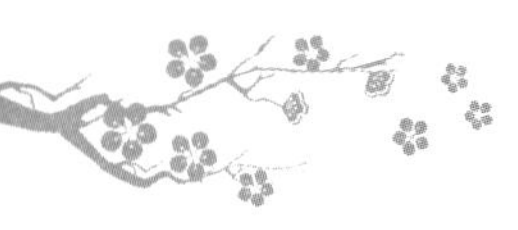

大便秘结，小便黄。现症见双小腿胫前及伸侧多发大小不等红斑、结节，高出皮面，表面鲜红，皮温较高，触痛明显。舌质红，舌苔薄黄，脉数。

【西医诊断】结节性红斑。

【中医诊断】瓜藤缠（血热血瘀证）。

【治法】凉血化斑，活血通络。

【处方】凉血五根汤、四物汤加减。

紫草15g、茜草10g、白茅根15g、板蓝根12g、瓜蒌根9g、当归9g、赤芍9g、地龙9g、没药9g、川芎9g、五灵脂9g、秦艽9g、牛膝9g、大血藤9g、忍冬藤9g、神曲15g、甘草6g。7剂，每日1剂，水煎，早晚饭后分服。

【中成药】珍黄丸：局部酒调外用，2次/日。

后以首诊方随症加减变化，服用21剂，红斑消退，全身诸症消失。

病案二：结节性红斑（阳虚血瘀证）

高某，女，25岁。2019年2月12日初诊。

【主诉】双下肢起红斑，伴疼痛1个月。

【现病史】1个月前患扁桃体炎，1周后右小腿出现红斑、结节，压之有疼痛，未重视无治疗，春节期间大量食用海鲜及饮酒后，红斑逐渐增多，并延至左腿，疼痛不适。现症见双小腿胫前及伸侧多发大小不等红斑、结节，略高出皮面，呈紫红色，红斑周围皮肤肿胀。头痛、头晕，疲乏无力，周身酸困，喜热恶寒，双下肢冰冷，双膝关节酸痛，纳眠尚可，二便正常。舌淡红，苔白，脉沉细。

【西医诊断】结节性红斑。

【中医诊断】瓜藤缠（阳虚血瘀证）。

【治法】温阳散寒，活血化瘀。

【处方】肾着汤、身痛逐瘀汤加减。

黄芪30g、白术15g、茯苓15g、干姜10g、炙甘草9g、当归9g、赤芍9g、川芎9g、桃仁9g、红花6g、地龙9g、乌梢蛇9g、川断12g、桑寄生12g、乳香9g、橘核12g。14剂，每日1剂，水煎，早晚饭后分服。

【中药外治方】炮姜10g、紫草10g、赤芍10g、当归10g、乳香10g。水煎取汁外敷，后外涂积雪苷膏，2次/日。

【中成药】雷公藤多苷片：2片/次，3次/日，口服。

【中医特色疗法】艾灸：选局部及涌泉穴艾灸，1次/日。

后以首诊方为基本方，随症加减变化，连续服用45剂后，红斑消退，下肢发凉、恶寒怕冷、膝关节疼痛等症状基本消失。

八、病案品析

【病案一品析】

外受风寒，内有郁热，血与热结，热伤脉络，血溢脉外，瘀积皮下，证属血热血瘀，治以凉血化斑，活血通络。方中紫草、茜草、白茅根、板蓝根、瓜蒌根凉血消斑；当归、赤芍、地龙、川芎活血通络；五灵脂、没药通络止痛；秦艽、牛膝通达下肢；大血藤、忍冬藤加强解毒通络，活血化瘀之功；神曲护胃；甘草调和诸药。全方重用凉血之药，配以活血之品，达凉血消斑之功，再加以通达下肢之引经药，引药效于下肢皮下。

【病案二品析】

本案属阳虚血瘀证，故用干姜、地龙、乌梢蛇、川断、桑寄生温阳散寒。气虚会导致阳虚，阳虚亦会引起气虚，阳主气，气全则神旺，故使用黄芪、白术、茯苓等补气之药补气温阳。气行则血行，气滞则血瘀；气为血之帅，血为气之母；气是血液生成和运行的动力；血是气的化生基础和载体。遂方中用川芎、桃仁、红花、当归、赤芍等活血通络之药，加乳香、橘核以加强通络止痛之功。全方气血双补，共达温阳散寒，活血化瘀之效。患者病程较长，配以局部及涌泉穴艾灸，内外通达，同时口服通络止痛之中成药，共同迅速缓解疼痛，促进疾病的康复。

【小结】

结节性红斑反复发作，以红斑、结节、疼痛为主，中医辨证多为血瘀。腿肿胀为湿郁之象，若疲乏无力，周身酸重，喜热恶寒，双下肢冰冷，双膝关节酸痛，提示尚有气虚之质。《医林改错》云："元气既虚，必不能达于血管，血管无气，必停留而瘀。"气为血之帅，气的能量不足，无法推动血液的流动，久而久之，就容易形成血瘀。瓜藤缠的发生为多种因素造成血瘀阻络，气血运行不畅，活血化瘀应贯穿治疗的始终。本病女性患者较多，系因女性以血为本，不论月经、胎孕、产褥，都是以血为用，动易耗血，冲任受损，气血不调，血病则气不能独化，气病则血不能独行，气滞则血瘀，营卫失和，易受外邪，而成此病。

九、预防调护

急性期应卧床休息，抬高患肢，以减轻局部肿痛。忌食辛辣、醇酒厚味。

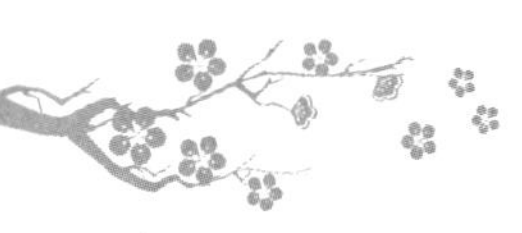

患病期间，避免强体力劳动，或激烈体育活动。积极寻找病因，对感染病灶进行及时治疗。

（田元春）

第四节　白塞综合征

白塞综合征是一种以慢性复发性口腔及外阴溃疡和眼部病变为特征的疾病，故称口－眼－生殖器三联综合征。本病多见于东亚、中东、地中海沿岸等地区。在我国，本病好发于20～40岁女性，是一种慢性系统性血管炎症性疾病，病情呈发作－缓解交替变化，除少数累及内脏外，大多数预后良好。

一、病因病机

西医学对白塞综合征的病因认识尚不完全明确，一般认为与遗传因素、细菌感染、病毒感染、免疫异常等有关。

白塞综合征可归属于中医学“狐惑病”的范畴。《金匮要略·百合狐惑阴阳毒病脉证治》中记载：“狐惑之为病，状如伤寒，默默欲眠，目不得闭，卧起不安。蚀于喉为惑，蚀于阴为狐，不欲饮食，恶闻食臭，其面乍赤，乍黑，乍白，蚀于上部则声嗄，甘草泻心汤主之；蚀于下部则咽干，苦参汤洗之；蚀于肛者雄黄熏之；病者脉数，无热，微烦，默默但欲卧，汗出，初得三四日，目赤如鸠眼；七八日，目四眦黑，若能食者，脓已成也，赤小豆当归散主之”。本病主要发生在手少阴心经、足厥阴肝经、足少阴肾经、足太阴脾经循行部位。心开窍于舌；肝经绕阴器，开窍于目；肾司二阴；脾主肌肉四肢，因此本病主要与心、肝、脾、肾有关。肝热、心火、脾湿、肾虚是本病发生的主要因素，病因病机为心火上炎，热灼口舌及咽喉；肝郁气滞，气郁化火，熏灼眼目、口舌、二阴；脾失运化，湿热内蕴，上蒸口眼，下泛二阴，外淫肌肤；肾精亏损，肝血不足，上不能涵目，中不能润口舌，下不能滋二阴；脾肾阳虚，因病情迁延缠绵，日久脾肾两亏，肾阳不温，脾阳不振，五脏皆病。

二、临床表现

1. 口腔溃疡　舌、口唇、上颚、咽部、齿龈、颊部溃疡，溃疡较深，覆盖有灰白色假膜，疼痛，严重者影响进食，反复发作，多数溃疡可自行愈合，一般不留瘢痕，溃疡大而深者易留瘢痕。

2. 生殖器溃疡 男性的阴囊、阴茎、龟头，女性阴唇、阴道以及宫颈等处多见；也可发生于肛门、直肠、尿道、会阴部。

3. 眼部损害 以角膜炎、虹膜炎、睫状体炎、脉络膜炎、视神经炎为多见，损害出现较口腔和生殖器为晚，一年或数年后发生，部分患者可以一直无眼部病变。

4. 皮肤症状 比较常见，往往早期出现。毛囊炎样和痤疮样无菌性皮疹，抗生素治疗无效；结节性红斑样损害，主要发生在上肢，蚕豆至核桃大小；针刺反应阳性，无菌针头刺入前臂内侧皮内，24～48小时后出现无菌脓疱。

5. 关节病变 以不对称性关节受累为特征，大关节好发，膝关节发病率最高，关节红、肿、热、痛，以及关节腔积液，伴发热，红细胞沉降率测定加快及皮下结节性红斑样损害。

6. 神经系统损害（神经系统型白塞综合征） 病变主要侵犯中枢神经，包括大脑、小脑、脑干、颅神经、脊髓。临床表现为脑炎症候群、脑干症候群、脑膜–脊髓炎症候群、颅内高压症候群，如高热、头痛、呕吐、抽搐、颈项强直、手足麻木、偏瘫等。极少初发，大多5年后发病，亚洲国家发病率低，约为10%左右。

7. 血管病变（血管型白塞综合征） 基本病变是动静脉炎，大、中、小血管均可受累。静脉病变多见。常见四肢复发性、浅表性或深在性静脉炎，可引起患肢局部肿胀、发绀、疼痛、溃疡。也可并发上下腔静脉炎、肝静脉炎等。动脉受累表现为动脉瘤、动脉阻塞。患者若动脉瘤破裂，则后果很严重。

8. 消化系统损害（肠型白塞综合征） 较常见，表现为非特异性胃肠炎和溃疡，多有腹痛、腹泻、腹胀、便秘，严重者可引起消化道穿孔。溃疡可发生于全消化道任何部位，但以回盲部多见。

9. 其他 累及心脏，可引起心包炎、心肌炎，可有心率失常、传导阻滞、气短胸痛。累及肺部，可引起间质性肺炎、胸膜炎、支气管溃疡，引起咳嗽，大量咳血、咯血而危及生命；累及肾脏，可引起急性肾小球肾炎、继发性IgA肾病，出现蛋白尿和血尿；引起附睾炎，局部肿胀疼痛；外可合并肌炎、胰腺炎、胆囊炎、腮腺炎等。

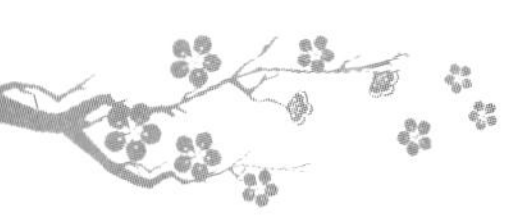

三、诊断依据

1.溃疡 复发性口腔溃疡，一年至少发作3次，包括大溃疡和小溃疡。复发性生殖器溃疡，或溃疡后留有瘢痕。

2.眼睛病变 前色素膜炎或后色素膜炎、视网膜血管炎。

3.皮肤病变 结节性红斑样损害、假性毛囊炎、无菌脓疱样丘疹，或非青春期且未服糖皮质激素，出现痤疮样皮疹。

4.针刺反应阳性 以无菌针头刺于前臂皮内，经24～48小时后在针眼处有直径＞2mm的丘疹或脓疱。

必须具备复发性口腔溃疡，并至少合并第2～4项中的任意两项。

四、鉴别诊断

1.急性女阴溃疡 好发于青年女性，起病急，发病部位多在大、小阴唇的内侧和前庭黏膜。本病不同于白塞综合征，无眼部及内脏损害。

2.阿弗他口腔炎 有口腔溃疡，但无眼部、外阴及皮肤病变，针刺反应阴性。

3.结节性红斑 好发于小腿的急性炎症，表现为皮下疼痛性结节，青年女性较多，春秋季多见，无口腔、阴部及眼部损害。

五、西医治疗方法

糖皮质激素、免疫抑制剂、免疫调节剂、肿瘤坏死因子受体拮抗剂、溶栓抗凝剂、动脉瘤手术或介入治疗等。

六、中医治疗方案

（一）辨证论治

1.心火上炎证

【症状】口舌生疮，疼痛难忍，全身多处脓疱，此起彼伏，面赤口渴，心烦懊恼，焦躁不眠，小便短赤，大便秘结。舌尖红赤，苔薄黄，脉数。

【治法】清心泻火。

【常用方剂】甘草泻心汤、导赤散加减。

【常用药物】黄芩、黄连、甘草、生地黄、栀子、淡豆豉、石膏、知母、木通、金银花、连翘、薄荷、竹叶、灯心草、炒山楂、炒神曲、炒麦芽。

2.肝经风热证

【症状】目赤肿痛，视物不清，头痛、头晕，耳鸣目眩，烦躁易怒，口舌生疮，外阴溃烂，大便秘结，小便黄赤。舌红，苔薄黄，脉弦。

【治法】清肝泻火。

【常用方剂】泻青丸、龙胆泻肝丸加减。

【常用药物】龙胆、防风、栀子、当归、川芎、白菊花、青葙子、石决明、密蒙花、谷精草、柴胡、炒山楂、炒神曲、炒麦芽、木贼、赤芍。

3.脾湿化热证

【症状】口舌溃烂，口苦口臭，双目肿痛，肛门及外阴溃烂伴有脓液、痂皮；下肢红斑结节、发绀、肿胀、溃烂；毛囊炎性丘疹及疖肿。大便燥结，小便黄。舌质红，苔黄腻，脉弦滑。

【治法】除湿清热。

【常用方剂】泻黄散、四妙散、四妙勇安汤加减。

【常用药物】广藿香、栀子、石膏、甘草、防风、苍术、黄柏、牛膝、滑石、薏苡仁、当归、金银花、大血藤、玄参、金莲花、炒山楂、炒神曲、炒麦芽。

4.肝肾阴虚证

【症状】长期低烧不退，五心烦热，腰膝酸软，耳鸣目眩，头痛、头晕，口渴咽干，目赤肿痛，视物不清，口舌生疮，二阴溃烂，小便短赤，大便干燥。舌红，苔少，脉细数。

【治法】滋补肝肾。

【常用方剂】一贯煎、大补阴丸加减。

【常用药物】山萸肉、生地黄、枸杞、麦冬、沙参、知母、黄柏、龟甲、当归、女贞子、墨旱莲、山药、胡黄连、甘草、炒山楂、炒神曲、炒麦芽。

5.脾肾阳虚证

【症状】神疲乏力，少气懒言，食欲不振，脘腹胀满，大便溏泻；形寒肢冷，腰膝酸困；口舌生疮及外阴溃烂反复发作，此起彼伏，迁延不愈。舌体胖大，舌质淡红，苔白滑，脉沉细。

【治法】温补脾肾。

【常用方剂】补中益气汤、右归丸加减。

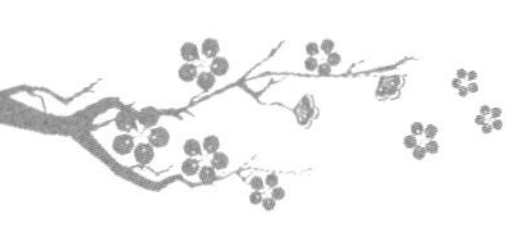

【常用药物】人参、黄芪、肉桂、山茱萸、淫羊藿、菟丝子、杜仲、白术、山药、茯苓、陈皮、干姜、当归、红景天、竹叶、灯心草、甘草。

（二）随症加减

1.腹痛、腹泻者　加肉豆蔻、炒白术、炒山药、炒白扁豆、白芍、五味子。

2.腹痛、便秘者　加肉苁蓉、郁李仁、全瓜蒌、火麻仁、枳实。

3.关节疼痛者　加松节、老鹳草、桑寄生、川续断、海风藤、乌梢蛇。

4.假性毛囊炎者　加白花蛇舌草、半枝莲、龙葵、白英、重楼。

5.结节红斑者　加三棱、苏木、地龙、红花、龙骨、牡蛎。

6.静脉炎者　加路路通、川芎、泽兰、土茯苓、络石藤、赤小豆。

7.眼部症状严重者　加谷精草、青葙子、菊花、决明子、密蒙花。

8.口腔溃疡严重者　加血竭、儿茶、龙骨、锦灯笼、金莲花、天竺黄。

9.外阴溃烂严重者　加土茯苓、黄柏、生薏苡仁、滑石、马齿苋、没药、白及、白蔹、珍珠母、煅牡蛎。

（三）中成药治疗

补肝益肾丸（山西省中医院院内制剂）、牛黄清火胶囊、二决明目胶囊（山西省中医院院内制剂）、杞菊决明胶囊（山西省中医院院内制剂）、杞菊地黄丸、六味地黄丸。

（四）中药外治

1.口腔溃疡漱口方　蒲公英、金银花、锦灯笼、诃子、灯心草，水煎，取汁含漱，每日3～5次。然后外用双料喉风散、珠黄散、锡类散、西瓜霜、冰硼散等，交替使用。

2.外阴、肛门溃疡外用方　苦参、金银花、乳香、儿茶、蛇床子、黄柏，水煎取汁外敷，每日1～2次。然后外用黄连膏、生肌膏、积雪苷膏、珍珠粉、锡类散、珠黄散等，交替使用。

（五）其他治疗

穴位埋线　①眼部病变：选太冲、太溪、曲池、肝俞、胆俞等穴位埋线。②口腔溃疡：选心俞、脾俞、胃俞、阳陵泉、梁丘、天枢等穴位埋线。③外阴肛门溃疡：选承山、飞扬、肾俞、肝俞、胆俞、关元等穴位埋线。④结节红斑：选膈俞、阴陵泉、血海、足三里、肾俞等穴位埋线。

七、病案实录

病案一：肠型白塞综合征（脾肾阳虚证）

魏某，女，34岁。2019年5月28日初诊。

【主诉】口腔及外阴溃烂3年，腹痛、腹泻1年。

【现病史】2016年口舌生疮、外阴溃烂、疼痛，皮肤不断发生疖肿，医院诊断为白塞综合征。2017年4月，口腔、外阴溃烂再次复发，疼痛不适，伴食欲不佳，腹胀痞满。现症见口腔右颊黏膜、右舌缘及咽部各有一个约绿豆大小的溃疡；左侧小阴唇内侧甲盖大小溃疡面，潮红、肿胀，表面有白色分泌物。面色萎黄，形体消瘦，腰酸背痛，下肢发凉，手足冰冷，神疲乏力，腹痛；腹泻，5~10次/日。舌质淡红，苔白，脉沉细。

【辅助检查】结肠镜检查：升结肠火山口样溃疡面。

【西医诊断】肠型白塞综合征。

【中医诊断】狐惑病（脾肾阳虚证）。

【治法】温脾补肾。

【处方】补中益气汤合右归饮加减。

黄芪40g、太子参10g、肉桂10g、炒白术20g、炒白扁豆30g、陈皮9g、茯苓12g、肉豆蔻12g、诃子9g、干姜12g、赤石脂15g、山茱萸12g、菟丝子12g、淫羊藿12g、当归9g、炒白芍12g、炙甘草6g。7剂，每日1剂，水煎，早晚饭后分服。

【西药】

①强的松片：40mg/次，早晨8点顿服。

②碳酸钙D_3片：1片/日，口服。

③氯化钾缓释片：0.5g/次，2次/日，口服。

【局部治疗】

1.口腔溃疡 ①康复新液，3次/日，漱口。②锡类散、重组牛碱性成纤维细胞生长因子凝胶：3次/日，交替外用。

2.外阴溃疡 苦参、金银花、乳香、儿茶、蛇床子、黄柏，水煎取汁，2次/日，溻敷外阴；锡类散、重组牛碱性成纤维细胞生长因子凝胶：3次/日，交替外用。

【中医特色疗法】穴位埋线：足三里、脾俞、肾俞、气海俞、三阴交、梁丘、天枢、胃俞等穴位，交替选用，每次选穴8个，共埋线4次。

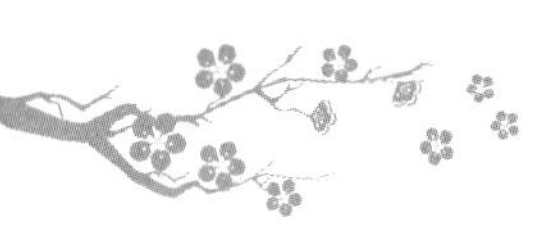

后以首诊方为基础方，随症加减变化，连续治疗4个月后，大便恢复为1~2次/日，口腔溃疡、外阴溃疡愈合，精神好转，恶寒改善。

病案二：白塞综合征（肝肾阴虚、气血瘀阻证）

刘某，女，23岁。2012年7月2日初诊。

【主诉】口腔溃烂、下肢红斑3年，外阴溃烂1年。

【现病史】2009年6月，口腔溃烂、疼痛，影响进食，伴双下肢起红斑，疼痛。1年前，发现外阴溃烂、疼痛，月经前后加重。现症见舌尖、右舌缘、上下齿龈、双颊共有6个大小不等的溃疡，表面有灰白假膜；右侧大阴唇内侧及左侧小阴唇内侧各有1个溃疡，溃疡较深，周边潮红，有黄色分泌物；双下肢散在红斑、结节，约花生到核桃大小，压痛。平素口干舌燥，喜饮水，半夜经常因口渴而苏醒，手足心烦热，腰酸，双下肢酸软。舌质红，苔少，脉细。

【西医诊断】白塞综合征（不完全型）。

【中医诊断】狐惑病（肝肾阴亏，气血瘀阻证）。

【治法】滋补肝肾，活血通络。

【处方】大补阴丸、一贯煎加减。

生地黄12g、山茱萸10g、枸杞子12g、龟甲12g、知母12g、黄柏9g、沙参20g、麦冬20g、玄参15g、胡黄连9g、当归10g、地龙9g、赤芍12g、红花6g、生山药12g、芡实12g、甘草6g。14剂，每日1剂，水煎，早晚饭后分服。

【西药】

①注射用胸腺肽：60mg/次，1次/日，静脉滴注，15天1个疗程。

②雷公藤多苷片：20mg/次，2次/日，口服，连续服用1个月。

【局部治疗】

1.口腔溃疡 锦灯笼10g、细辛3g，儿茶10g，泡水含漱后，用双料喉风喷散溃疡面，3次/日。

2.外阴溃疡 1∶5000高锰酸钾液坐浴10分钟后，用中药液（煅龙骨30g、儿茶10g、金银花10g、马齿苋10g、甘草10g水煎取汁）溻敷，后锡类散与珍珠粉3∶1混匀外用。

3.下肢红斑 多磺酸粘多糖软膏与丙酸氟替卡松乳膏交替外涂。

二诊：2012年7月19日。口干口渴减轻，口腔溃疡、外阴溃疡疼痛感减轻，双下肢红斑有所缩小，压痛减轻。舌质红，苔少，脉细。

【处方】首诊方加莪术12g、怀牛膝12g。14剂，每日1剂，水煎，早晚饭后分服。

余治疗方案同前。

三诊：2012年8月8日。不思饮食，胃脘痞满，腹胀。便溏，3～4次/日。腰酸腿软，手足轻度烦热，口渴。舌体胖大，舌质淡红，苔白滑，脉沉细。

【辨证】脾肾两虚，血瘀阻络。

【治法】健脾补肾，活血通络。

【处方】参苓白术散、二至丸加减。

太子参12g、白术12g、炒白扁豆15g、茯苓10g、炒山药15g、芡实15g、神曲15g、女贞子12g、墨旱莲10g、鳖甲15g、胡黄连6g、当归10g、莪术10g、三棱10g、五灵脂12g、炙甘草6g。14剂，每日1剂，水煎，早晚饭后分服。

后以三诊方随症加减连续用药3个月，溃疡愈合，红斑消失。后随访，2年未复发。

八、病案品析

【病案一品析】

面色萎黄，神疲乏力，食欲不佳，伴有腹泻，且腰酸背软，下肢发凉，手足冰冷，为脾肾阳虚之象，结合舌质淡红，舌苔白，脉沉细，符合脾肾阳虚之证，治以温脾补肾为主，方选补中益气汤合右归饮加减治疗。方中大剂量黄芪补气；太子参、炒白术、炙甘草加强补气之功；炒白扁豆、陈皮、茯苓、干姜、肉桂健脾温阳；山茱萸、诃子、菟丝子、淫羊藿补肾壮阳；辅以少量当归、白芍养阴生肌，促使溃疡修复；赤石脂、肉豆蔻涩肠止泻。诸药合用，共奏温脾补肾、涩肠止泻之功。

【病案二品析】

素来口干舌燥，喜饮水，加之手足心烦热，舌质红，苔少，脉细，为典型阴虚之象，腰酸软，双下肢酸软为肾虚之象。病程日久，外阴溃疡色深，下肢较大红斑结节，压痛，此久病气血瘀阻所致。辨为肝肾阴亏，气血瘀阻证，治以滋补肝肾，活血通络，方选大补阴丸、一贯煎加减。方中生地黄、山茱萸、枸杞子、龟甲、知母、沙参、麦冬、生山药、当归、玄参、芡实养阴为主，滋补肝肾；地龙、赤芍、红花活血通络；黄柏、胡黄连兼顾阴虚所致五心烦热；甘草调和诸药。诸药合用，标本兼顾，疗效颇佳。二诊时，病情减轻，效不更方，加莪术、怀牛膝增强活血通络之功。三诊时，不思饮食，胃脘痞满，腹胀便溏，腰酸腿软系脾肾两虚之象，且舌胖大，质淡红，苔白滑，脉沉

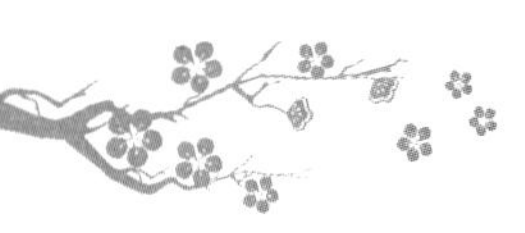

细，故治以参苓白术散合二至丸加减。经健脾补肾，活血通络，溃疡愈合，红斑消失，疾病痊愈。

【小结】

白塞综合征临床表现不同，预后不同，大多数患者长期处于发作-缓解交替出现的状态，部分患者经过有效治疗后可痊愈。白塞综合征中西医结合治疗临床治愈率高，疗程短，缓解期长。早期重在清心、泻肝、利湿；中期加以培土健脾；后期加以滋补肝肾。除了眼部病变、神经系统损害、坏死性溃疡外，一般患者单纯中药治疗可收到良好效果。提高机体免疫力，有利于疾病缓解及减少复发。本病反复发作，疗程长，一般需要3～6个月长期服药，要鼓励患者树立战胜疾病的信心。

九、预防调护

注意休息，生活起居规律，保持精神愉快。清淡饮食，忌烟酒及辛辣发物。注意口腔清洁，防止损伤黏膜，保持皮肤清洁，保持外阴干燥。

（李承平）

第五节　急性发热性嗜中性皮病

急性发热性嗜中性皮病又名斯威特综合征、斯威特病、Gomm-Button病。主要表现为发热，四肢、面、颈部急性发作的疼痛性红色丘疹、斑块或结节，伴末梢血嗜中性粒细胞增多。

一、病因病机

西医学对急性发热性嗜中性皮病的病因认识尚不完全明确，可能与以下因素有关：

1.感染　发病前可有上呼吸道感染，如咽炎、扁桃体炎、支气管炎、流感综合征等。

2.药物　如粒细胞集落刺激因子（G-CSF）、全反式维A酸、米诺环素、甲氧苄啶-磺胺甲噁唑、卡马西平、肼屈嗪和口服避孕药。

3.肿瘤 20%～25%的病例与恶性肿瘤有关，该病的皮肤表现以恶性肿瘤为最初表现或先于诊断恶性肿瘤数月到数年，该病反复发作可提示潜在肿瘤的发生。

4.与其他疾病伴发 如白塞综合征、结节性红斑、类风湿关节炎和甲状腺疾病等。

5.外伤 发生于皮肤外伤后。

6.家族遗传 有少数家族性发病现象，可能与HLA-BW54相关。

致病机制不甚明确，可能是对细菌、病毒等抗原物质产生的变态反应，即免疫复合物Ⅰ型变态反应、细胞因子异常调节，中性粒细胞功能的改变，部分病例有不典型的ANCA存在。

急性发热性嗜中性皮病可归属于中医学“丹”的范畴。素体蕴热，外感风热湿毒之邪；或禀赋不足，复感外邪，积留肌肤而发病。风热之邪犯肺，卫气不宣，邪郁腠理，热在气分而发热，头痛，咽痛，身痛，蕴久化毒，毒热入营血，而发红斑。脾虚失运，水湿内停，复感热毒，水热互结，滞留肌肤，发为红斑、水疱、脓疱。

二、临床表现

常发生于中年女性，夏季多见，与感染、溃疡性结肠炎等有关。特征性临床表现：高热、中性粒细胞增高、红细胞沉降率测定加快；不对称分布的皮肤突发的境界清楚的红色至紫色疼痛性浸润性丘疹、结节、斑块、假性水疱，部分可有真性水疱、脓疱，多见于四肢和面、颈部，可自行消退；易复发，有潜在恶性病者更易复发。可累及眼部、骨骼肌肉、神经系统、肾脏、心脏、肺脏。

组织病理表现：表皮常正常，可有轻度角化不全，海绵形成，极少数病例可有中性粒细胞移入到表皮，形成角层下脓疱。真皮乳头明显水肿，偶可形成表皮下疱，真皮浅、中层毛细血管扩张，内皮细胞肿胀，真皮上部密集的以中性粒细胞为主的浸润，有中性粒细胞核固缩和碎裂（核尘），间有淋巴细胞、嗜酸性粒细胞和组织细胞，浸润常为弥漫性，真皮全层甚至皮下均可有类似浸润。也可在血管周围、汗腺周围或真皮上部呈带状分布。

三、诊断依据

根据本病特有的临床表现，结合组织病理变化可诊断。

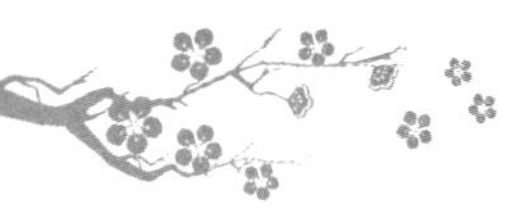

1.主要标准

（1）典型皮损的急性发作：突发性触痛性红色斑块和结节，偶有水疱、脓疱或大疱。

（2）组织病理学表现：真皮中主要以中性粒细胞的浸润为主，无白细胞碎裂性血管炎的表现。

2.次要标准

（1）有先于本病的非特异性呼吸道或胃肠道感染或预防接种史或相关的疾病。炎症性疾病，如慢性自身免疫性疾病、感染；血液系统增生性疾病或实体恶性肿瘤；妊娠。

（2）伴有一段时间的发热，体温＞38℃，或有全身不适。

（3）发作时异常的实验室检查结果，需要4条中的3条：红细胞沉降率测定（ESR）＞20mm/h、白细胞计数＞8×10^9/L、外周血中性粒细胞（分叶细核及杆状核）＞70%、CRP升高。

（4）糖皮质激素及碘化钾治疗效果好。

诊断必需满足以上的两条主要标准和四条次要标准中的两条标准。

四、鉴别诊断

1.白塞综合征 有口腔溃疡、生殖器溃疡，以及眼部症状（如眼色素层炎），可有毛囊炎样或多形红斑损害。

2.结节性红斑 多发生于中青年女性，主要为双小腿伸侧为主的疼痛性红色结节，表面不发生假性水疱，组织病理学表现为脂肪小叶间隔性脂炎改变。

3.坏疽性脓皮病 开始为丘脓疱疹，然后发生溃疡。

五、西医治疗方法

1.祛除诱因 如感染、肿瘤、药物等。

2.系统使用糖皮质激素 泼尼松开始用量0.5～1mg/kg·d，发热及皮损消退以后即渐减量直至停药。疗程4～6周，但有时需用低剂量长期维持，以防止复发。

3.其他药物 碘化钾、秋水仙碱及雷公藤制剂亦可获满意效果，可作为轻型的一线治疗；氨苯砜、多西环素、环孢素和霉酚酸酯也有效，但治疗期间需注意不良反应的发生；也可用沙利度胺、环磷酰胺、硫唑嘌呤、血浆置换等。

注射糖皮质激素可作为辅助疗法治疗局限性皮损。

六、中医治疗方案

（一）辨证论治

1.风热外感证

【症状】皮损可见红色斑块，略高出皮面，触摸有实质感，部分呈环状隆起，有假性水疱，边界清楚，压痛明显，发热、头痛、咽痛、周身酸重不适。舌质红，苔薄黄，脉浮数。

【治法】清热疏风，解毒利咽。

【常用方剂】银翘散加减。

【常用药物】石膏、知母、金银花、连翘、淡竹叶、炒牛蒡子、薄荷、马勃、大青叶、芦根、六月雪、炒蔓荆子、升麻、桑叶、炙甘草、焦六神曲、炒麦芽。

2.湿热毒盛证

【症状】皮损呈红色浸润性斑块，高出皮面，触摸有实质感，外周呈环堤状隆起，周边多发性假性水疱，边界清楚，压痛明显，头重如裹，胸胁痞满，肢体沉重，纳呆便溏。舌质红，苔黄腻，脉弦滑。

【治法】清热利湿，凉血活血。

【常用方剂】碧玉散、二妙散加减。

【常用药物】滑石、青黛、甘草、苍术、黄柏、猪苓、泽泻、土茯苓、车前子、忍冬藤、马齿苋、大血藤、牡丹皮、赤芍、生地黄、焦六神曲。

3.热入营血证

【症状】猩红色斑块，约甲盖至核桃大小不等，高出皮面，边缘隆起呈堤状，有假性水疱，基底浸润有实质感，局部灼热疼痛，口干舌燥，周身燥热。舌质鲜红，苔少，脉数。

【治法】清热凉血，解毒消斑。

【常用方剂】犀角地黄汤加减。

【常用药物】水牛角、生地黄、玄参、牡丹皮、赤芍、大青叶、炒牛蒡子、山豆根、白茅根、紫草、茜草、山药、炒白扁豆、焦六神曲、甘草、金银花。

（二）随症加减

1.咽痛　加射干、胖大海、金莲花、金银花、锦灯笼。

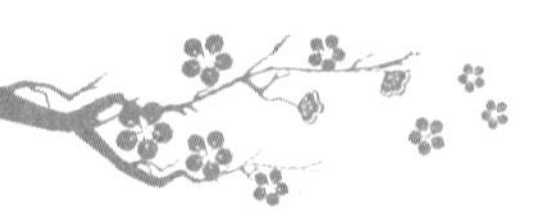

2.发热 加生石膏、知母、寒水石、天竺黄、羚羊角。

3.水疱 加茯苓、泽泻、滑石、广藿香、萆薢。

4.脓疱 加土茯苓、紫花地丁、龙葵、蒲公英、白花蛇舌草。

5.脾虚泄泻 加太子参、炒白术、炒山药、煨肉豆蔻、五味子。

6.关节痛 加鸡血藤、松节、海风藤、续断、桑寄生。

7.结膜炎 加青葙子、决明子、白菊花、密蒙花。

（三）中药外治

乳香、赤芍、龙葵、白鲜皮、地肤子、苦参、芒硝、花蕊石、大黄各等份，水煎取汁，外敷皮损处，2次/日。

七、病案实录

病案一：急性发热性嗜中性皮病（风热外感证）

荆某，女，46岁。2016年2月23日初诊。

【主诉】身起红色斑块5天。

【现病史】5天前，发烧、头痛、咽痛，自行口服阿莫西林、银翘解毒片后头痛、发热有所缓解，48小时后，颈部、面部、上肢出现红斑，轻度疼痛，口干口苦，头痛咽痛，周身酸重，小便黄赤，大便干燥，纳食减少。就诊于社区医院，查血常规示WBC 12.1×10^9/L，诊断为急性发热性嗜中性皮病，给予甲泼尼龙治疗。患者不愿意服用激素，遂来我科要求服用中药治疗。现体温37℃，后颈部、左颊、双手背、上肢，多发钱币到鸡蛋大小红色斑块，略高出皮面，触摸有实质感，部分呈环形状隆起，有假性水疱，边界清楚，压痛明显。舌质红，苔薄黄，脉浮数。

【西医诊断】急性发热性嗜中性皮病。

【中医诊断】丹（风热外感证）。

【治法】清热祛风，解毒利咽。

【处方】银翘散加减。

金银花12g、连翘12g、牛蒡子10g、马勃6g、大青叶15g、板蓝根12g、薄荷6g、六月雪12g、升麻6g、生地黄12g、玄参10g、牡丹皮12g、六神曲15g、知母12g、生石膏30g。7剂，每日1剂，水煎，早晚饭后分服。

【局部治疗】丁酸氢化可的松乳膏、醋调紫金锭，交替外用，每日各1次。

二诊：2016年3月2日。头痛、身痛、咽痛好转。皮疹变平，色变暗，部分有所消退。大便稀，3次/日。纳差，眠尚可。

【处方】首诊方去生石膏、知母，加白术15g、鸡内金9g。7剂，每日1剂，水煎，早晚饭后分服。

1个月后随访，皮疹消退，遗留淡褐色斑，余无明显不适。

病案二：急性发热性嗜中性皮病（热入营血证）

刘某，男，49岁。2021年5月20日初诊。

【主诉】身起红色斑块3天。

【现病史】3天前，无明显诱因手背、右胳膊及颈部突然起红色斑块，逐渐增多。1天前，发现右下肢多处起红色斑块，局部灼热疼痛。现症见颈部、左手背、右前臂、右腿胫前多数鲜红色斑块，约甲盖至核桃大小不等，略高出皮面，部分边缘隆起呈堤状，有假性水疱，触痛明显，有实质感。口干喜冷饮，周身烦热。小便黄，大便干，纳食、睡眠均正常。舌质鲜红，苔薄黄，脉数。

【辅助检查】

①血常规：WBC 11.3 × 10^9/L。

②红细胞沉降率测定：未见异常。

【西医诊断】急性发热性嗜中性皮病。

【中医诊断】丹（热入营血证）。

【治法】清热凉血，解毒消斑。

【处方】犀角地黄汤加减。

水牛角15g、牡丹皮12g、生地黄12g、赤芍9g、大青叶12g、紫草9g、茜草10g、白茅根15g、金银花12g、黄芩9g、沙参12g、麦冬10g、神曲15g、鸡内金9g、甘草6g。7剂，每日1剂，水煎，早晚饭后分服。

【中药外治法】醋乳香10g、赤芍10g、龙葵10g、白鲜皮10g、地肤子10g、苦参10g、芒硝10g、花蕊石10g、大黄10g。3剂，打细粉，开水调和，放置温热后外敷，2次/日。

二诊：2024年5月28日。皮疹减退，诸症缓解。

【处方】首诊方。7剂，每日1剂，水煎，早晚饭后分服。

【中药外治法】首诊外治方。3剂，打细粉，开水调和，放置温热后外敷，2次/日。

后随访，皮疹消退，余无不适。

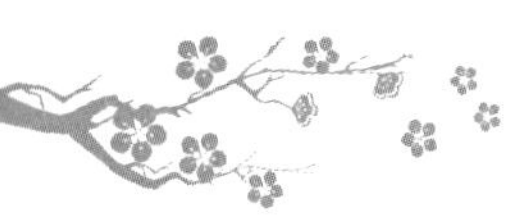

八、病案品析

【病案一品析】

中年女性，急性起病，“发热、咽痛、头痛，脉浮数”提示为风热之邪侵及卫表而发病，方以银翘散清热祛风的同时，加六月雪、升麻发表透疹、清热解毒；生地黄、玄参、牡丹皮养阴清热；知母、生石膏泻火除烦；神曲固护中焦脾胃。二诊时，头部风热外感症状明显减轻，疹色转暗，便稀，纳差，故去苦寒之石膏、知母，加白术、鸡内金健脾祛湿，使正盛邪去。

【病案二品析】

中年男性，急性起病，“口干喜冷饮，周身燥热，小便黄，大便干”等全身症状呈现一派阳热征象。局部存在鲜红斑块，系热邪迫血，外溢肌表所致。方以犀角地黄汤清热凉血、解毒消斑，加大青叶、紫草、白茅根、茜草清热凉血；金银花、连翘清热解毒；沙参、麦冬养阴清热；神曲、鸡内金、甘草固护中焦胃气。全方攻补兼施，疾病痊愈。

【小结】

急性发热性嗜中性皮病，以发热，伴起疼痛性红色斑块为特点，可归属于中医“丹”的范畴。“丹”的发病多系阳邪所致，风热外感、毒邪侵袭、湿热毒盛、热入营血等为常见致病因素。因此，在疾病发作期，常采用清热疏风、清热解毒、清热除湿、清热凉血等治法。需要注意的是，在疾病后期，即皮疹消退期，不可一味苦寒清热，而应加用育阴、运脾、活血之品。因凡患此疾病者，多阳常有余而阴常不足，可根据个体不同，选用沙参、麦冬、玄参、生地黄、女贞子、墨旱莲、鸡子黄等药物育肺阴、养胃阴、滋肾阴。脾主运化水谷精微，主肌肉四肢，苦寒药物易损伤脾的运化功能。脾失运化，余毒容易滞留，可选用党参、苍术、白术、茯苓、神曲、砂仁等药物健运脾气，使正气盛而邪自去。疾病后期，毒热虽然已经祛除，但因毒邪蕴滞造成肌肤气血瘀滞，郁于肌肤，可选用赤芍、川芎、鸡血藤、乳香、石见穿、鬼箭羽等药物加速色素沉着的消退。

九、预防调护

避免外伤及感染，避免劳累，若伴原发病积极治疗。饮食清淡，忌食辛辣、腥膻发物。戒烟酒，高蛋白、低盐、低糖饮食，多食新鲜蔬菜和水果。避免过度紧张劳累，保持生活规律，情绪稳定。

（孙瑞晗）

第六节 臁疮

臁疮是一种深在的非大疱性脓疱疮，也称深脓疮，皮损炎症较脓疱疮深，可侵及真皮形成坏死和溃疡，愈后留有瘢痕和色素沉着。中医古籍中将臁疮分为内臁疮和外臁疮。因其病位在裙边、裤口附近，故俗称“老烂腿”“裤口毒”“裙边疮”。

一、病因病机

西医学认为，臁疮的病原菌多数为B型溶血性链球菌，少数为金黄色葡萄球菌，也可有两者混合感染，此外，致病菌还有绿脓杆菌、大肠杆菌及其他腐生菌等。营养不良、体弱、个人卫生状况较差也可诱发本病。臁疮常继发生于疥疮、水痘、糖尿病、虫咬等疾病之后。

中医学认为，臁疮是由风、湿、热、毒、瘀诸邪相互搏结而成，导致肌肤紫黑、溃损，痒痛不时。“因虚致瘀、因瘀致腐、因腐至虚”，三者互为因果，相互影响。“虚”之为病，多因先天禀赋不足或久病正虚，营卫不和，气虚则血瘀，血瘀则经络阻滞，脉络不通，肌肤失养，从而使局部之瘀加重，若此时复染毒邪，邪盛正虚，积聚不散，日久化热，熏蒸肌肤，热盛肉腐则发为臁疮；或为风热湿毒聚集，湿热下注，经络痹阻，气血不通，局部皮肤失于濡养，湿毒浸淫则发为臁疮。

二、临床表现

臁疮初起为高粱米到豌豆大小水疱或脓疱，基底有炎症浸润，后炎症不断扩散并向深部发展，中心坏死，形成黑褐色污秽痂皮，严重者呈蛎壳状，脓液从四周溢出，痂皮不易剥离，去除后则出现境界清楚的圆形或椭圆形溃疡，周边陡峭，基底较硬。皮损常为数个乃至数十个左右，好发于下肢及臀部，偶可发生于其他部位。自觉有烧灼、痒及疼痛感。一般无全身症状，但身体虚弱，机体免疫机能低下者，若皮损较多，则可见病损发展快，形成深在性坏死性溃疡，称为坏疽性臁疮或恶液质性臁疮，预后多不良，常伴发败血症、肺炎，甚至导致死亡。

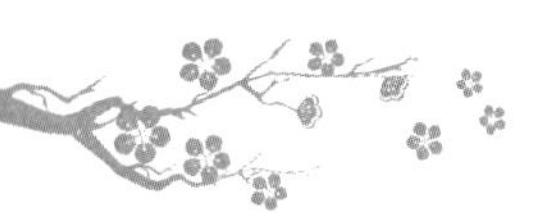

三、诊断依据

根据典型的临床表现，以及化脓、潮湿基底面分泌物培养可确诊。必要时进行皮肤活检及深部组织革兰氏染色及细菌培养。

四、鉴别诊断

1.脓疱疮 损害仅为水疱、脓疱及结痂，不形成溃疡。

2.丘疹坏死性结核疹 大部分为散在性小丘疹、脓疱及结痂，痂去后则呈现米粒到黄豆大小溃疡，无深在性、穿掘性溃疡。

3.变应性血管炎 可有紫癜、丘疹、结节及溃疡。病理检查见血管壁有纤维蛋白样变性及坏死性血管炎的表现。

五、西医治疗方法

1.一般治疗 增加营养，增强机体抵抗力，注意皮肤清洁卫生，积极治疗诱发疾病。

2.系统治疗 可使用青霉素、氯唑西林钠、头孢菌素、克林霉素、红霉素等抗生素，或根据病原学检查及药敏试验用药。

3.局部治疗 保持疮面清洁，如痂皮厚者，可用1：5000高锰酸钾溶液或0.1%依沙吖啶浸洗或湿敷去痂，再外涂复方新霉素软膏、莫匹罗星软膏、0.5%氧氟沙星乳膏、夫西地酸软膏、复方多黏菌素B软膏等。

六、中医治疗方案

（一）辨证论治

1.湿热下注证

【症状】疮面腐暗，脓水浸淫，秽臭难闻，四周漫肿灼热，渗液黄稠，痛痒时作，甚者恶寒发热，口渴，便秘，溲赤。舌红，苔黄腻，脉滑数。

【治法】清热，利湿，解毒。

【常用方剂】三妙丸合五味消毒饮加减。

【常用药物】苍术、黄柏、川牛膝、金银花、紫花地丁、蒲公英、野菊花、天葵子、赤芍、滑石、甘草。

2.脾虚湿盛证

【症状】病程日久，疮面色暗，渗水浸淫，患肢浮肿，伴纳呆，腹胀，便溏，面色萎黄。舌淡，苔白腻，脉沉无力。

【治法】健脾利湿。

【常用方剂】参苓白术散加减。

【常用药物】太子参、白术、茯苓、山药、芡实、莲子肉、牛膝、薏苡仁、花蕊石、白及、赤石脂、甘草。

3.气虚血瘀证

【症状】溃烂多年，腐肉已脱，疮面苍白，肉芽色淡，周围肤色暗黑，板滞木硬，伴倦怠乏力。舌淡紫或有瘀斑，苔白腻，脉细涩。

【治法】益气活血，祛瘀生新。

【常用方剂】补阳还五汤加减。

【常用药物】黄芪、党参、当归、赤芍、川芎、地龙、煅龙骨、乳香、煅瓦楞子、甘草、红景天。

4.肾亏血瘀证

【症状】多见于内臁，溃疡反复多年，创面及周围呈紫褐色，腐肉污秽，皮塌肉陷，渗液清稀，伴腰膝酸困，形寒肢冷。舌质淡红，舌苔薄白，脉沉细。

【治法】温肾助阳，活血生肌。

【常用方剂】阳和汤加减。

【常用药物】鹿角胶、熟地黄、炮姜、麻黄、黄芪、肉桂、山茱萸、牛膝、当归、桃仁、没药、海螵蛸、赤石脂。

（二）随症加减

1.发热恶寒者 加生石膏、知母、紫苏叶、淡豆豉、荆芥。

2.浮肿严重者 加猪苓、泽泻、赤小豆、茯苓、车前子。

3.脓性分泌物多者 加大血藤、忍冬藤、马齿苋、败酱草、紫花地丁。

4.疮面不敛者 加象皮、黄芪、黄精、灵芝、花蕊石、血竭、白蔹。

（三）中成药治疗

迈之灵片、血府逐瘀丸、蛭芎胶囊、裸花紫珠片、灵芝益气胶囊等。

（四）中药外治

1.初起局部红肿 马齿苋、黄柏、大青叶、赤芍等药物煎水取汁湿敷或溻

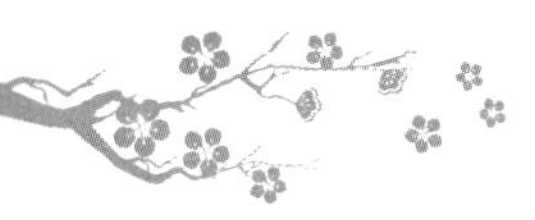

渍，然后金黄膏、珍黄胶囊调糊外涂，2次/日。

2.溃疡期 ①黄柏、马齿苋、龙胆、金银花、枯矾、花蕊石、赤石脂、白及，煎水溻敷；②象皮粉、乳香、白及、金银花、黄柏、血竭、花蕊石，打细粉泡水溻渍。

七、病案实录

病案一：臁疮（气虚血瘀证）

王某，男，28岁。2017年11月15日初诊。

【主诉】左下肢红斑、溃疡7年余，复发20天。

【现病史】7年前，因双下肢出现湿疹，就诊于当地医院，治疗后好转，但左下肢内侧突然出现一钱币大小的溃疡，后逐渐扩大，于当地住院治疗后基本恢复，后无明显诱因反复出现溃疡，治疗可好转，查血常规、尿常规，以及风湿、免疫、结核等化验无异常。近20天，病情再次复发加重，疮面色暗，黄水浸淫。现症见左下肢内侧5cm×6cm的溃疡，疮面色暗，湿润浸淫，腐肉已脱，肉芽色淡，患肢稍浮肿。面色萎黄，纳食尚可，便溏，面色萎黄。舌淡，苔白腻，脉沉无力。

【西医诊断】臁疮。

【中医诊断】臁疮（气虚血瘀证）。

【治法】益气活血，祛瘀生新。

【处方】补阳还五汤加减。

黄芪30g、党参12g、鹿角胶6g、当归9g、赤芍12g、川芎12g、麻黄6g、生地黄10g、桂枝10g、鸡血藤15g、山药30g、茯苓10g、白术10g、乳香6g、煅龙骨30g、花蕊石15g。14剂，每日1剂，水煎，早晚饭后分服。

【中药外治方】黄柏15g、马齿苋15g、龙胆9g、枯矾20g、花蕊石15g、金银花10g、赤石脂15g、白鲜皮10g、地肤子10g、苦参10g。3剂，水煎外敷，2次/日。

后以首诊方为基础方，加减变化连续服药60剂，配合每日中药溻渍，溃疡基本愈合。

病案二：臁疮（湿热下注证）

胡某，女，87岁。2022年01月03日初诊。

【主诉】左下肢溃疡反复发作40年。

【现病史】40年前，患者出现左下肢静脉炎、瘀积性溃疡，左小腿皮肤紫暗、瘀黑，左踝部皮肤时有破溃，1993年曾到北京某医院住院治疗而未完全治愈。左踝部溃疡流脓痒痛，经输液抗炎、口服中药汤剂、半导体激光照射，以及外用康复新液、莫匹罗星软膏等治疗，症状稍减。2021年12月底，患者自行到药店购买多磺酸粘多糖乳膏外擦后病情加重，遂来就诊。现左踝上方可见7cm×8cm的溃疡，环绕足踝，肉芽乌晦，脓腐较多，左小腿自膝下及足背肿胀、表皮脱落、脓水淋漓，有大量黄色渗出液，有异味。饮食尚可，二便调。舌红，苔黄腻，脉弦数。

【西医诊断】臁疮。

【中医诊断】臁疮（湿热下注证）。

【治法】清热，利湿，解毒。

【处方】三妙散合五味消毒饮加减。

苍术9g、牛膝19g、黄柏6g、薏苡仁20g、制乳香6g、煅瓦楞子12g、水蛭2g、甘草6g、金银花9g、蒲公英9g、紫花地丁9g、黄芪30g、丹参9g、当归9g、桃仁9g、神曲12g。14剂，每日1剂，水煎，早晚饭后分服。

【中药外治方】

1.中药外敷方 黄芪10g、金银花20g、连翘20g、黄柏12g、白及6g、赤芍10g、乳香6g、没药6g。水煎，外洗溻渍，1次/日。

2.中药外涂方 象皮粉1g、乳香6g、白及6g、金银花9g、黄柏6g、血竭2g、花蕊石15g。3剂，打细粉外用。

局部庆大霉素注射液清洁疮面后，用中药外敷方溻渍，后再撒中药外涂方细粉，每日1次。

二诊：2022年1月17日。疮面明显缩小，已闻不到臭秽气味，肉芽见红活。

【处方】首诊方。14剂，每日1剂，水煎，早晚饭后分服。

后以首诊方为基础方加减变化服用50余剂，溃疡愈合。

八、病案品析

【病案一品析】

患者病程较长，久病则脾肾亏虚，气血生化乏源，气血两虚而无力运血，则创面经久不愈，病情反复。选用补阳还五汤益气活血，祛瘀生新。方中黄

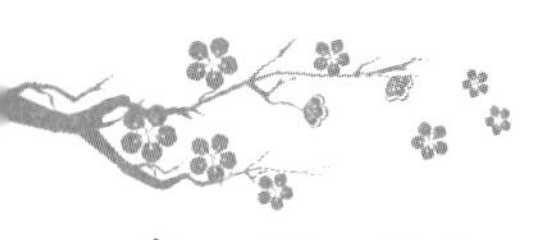

芪、党参、鹿角胶补气血；山药、茯苓、白术健脾补气；当归、赤芍、川芎、鸡血藤、生地黄活血补血，滋阴通络；麻黄、桂枝辛散通络；乳香、煅龙骨、花蕊石收敛生肌。“外科之法，最重外治”，故结合中药溻渍，有效促进肉芽生成。

【病案二品析】

患者年老体衰，日久耗损正气，气虚则运化失司，湿浊内生，湿热下注，热盛肉腐而成溃疡；湿邪为患，流注下肢，瘀而化热，湿热熏蒸于肌肤，热盛肉腐，发为臁疮，故治以清热，利湿，解毒。方中苍术、牛膝、黄柏、薏苡仁清利下焦湿热；金银花、蒲公英、紫花地丁清热解毒；丹参、当归、桃仁活血通络；黄芪补气行血；制乳香、煅瓦楞子敛疮生肌；少量血肉有情之品水蛭破血逐瘀，通经消癥；神曲健脾护胃。臁疮外治的基本原则是祛腐生肌，用消肿排脓、活血化瘀、利湿解毒、祛腐生肌之中药外用，可熏洗，可外敷等，目的皆为通过“煨脓长肉”来促进创面愈合。内外合治，疗效颇佳。

【小结】

臁疮是一个系统性、复杂性、难治性、慢性疾病，以虚为本，瘀和腐为标。“虚”贯穿疾病发展的始终，不论哪种证型，都应适当加入一些黄芪、当归等补气血药；“瘀”决定了病变发展的程度，“腐”为疾病的最终表现，因此，活血化瘀、祛腐生肌贯穿于疾病治疗的始终。“头有疮则沐，身有疮则浴”，中药外敷及溻渍疗法对臁疮的治疗能起到非常理想的外治效果。

九、预防调护

注意皮肤清洁。避免久站、久行，抬高患肢。禁止搔抓及挤压患处。加强营养，避免食用辛辣、刺激之品。积极治疗原发疾病。

（田元春）

第十一章 皮肤附属器疾病

第一节 痤疮

痤疮是一种主要发生在青春期的毛囊和皮脂腺单位的慢性炎症性皮肤病，可累及面部、胸背，具有一定的损容性，对患者的身心健康产生较大影响。俗称“粉刺”“青春痘”，中医称“肺风粉刺”。

一、病因病机

西医学认为，痤疮的病因尚不完全明确，可能与皮脂腺分泌过多、毛囊皮脂腺堵塞、细菌感染和炎症反应、免疫反应及遗传因素有关。

中医学认为，素体阳热偏盛，肺经蕴热，复受风邪，熏蒸面部而发为痤疮；或过食辛辣、肥甘、厚味，上蒸颜面而致痤疮；或脾气不足，运化失常，湿浊内停，郁久化热，热灼津液，煎炼成痰，湿热痰瘀凝滞肌肤而发为痤疮。

二、临床表现

痤疮好发于青少年，发病部位以面部、胸部和背部为主，皮损主要表现为粉刺、炎性丘疹、脓疱、结节、囊肿等，炎症性皮损消退后，可遗留色素沉着、持续性红斑和凹陷性瘢痕或增生性瘢痕。

三、诊断依据

痤疮根据发病年龄、部位、典型皮损可诊断，必要时行血常规检查、C-反应蛋白测定、红细胞沉降率测定、性激素检查、脓汁培养、胰岛素样生长因子-1（IGF-1）测定、胰岛素检查、生长激素检查进一步明确病情。

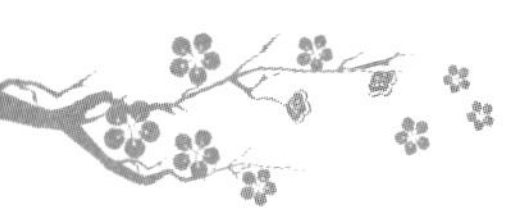

四、鉴别诊断

1.颜面播散性粟粒性狼疮 好发于脸颊、前额和下巴，上下眼睑的堤状病变具有诊断意义。多发于年轻男性和中年男性，病变表现为炎性丘疹、脓疱、结节，表面有坏死性结痂，炎性潮红较严重，病理为结核样改变，愈合后会留下毁容和凹陷的瘢痕。

2.玫瑰痤疮 多发于中年，分布在以鼻子为中心的菱形区域，即额头、脸颊和下颌，皮损以红斑、丘疹、脓疱、毛细血管扩张和鼻部增生肥大为主，可与痤疮同时发生。

五、西医治疗方法

1.外用药物治疗 是痤疮的基础治疗。轻度痤疮及轻中度痤疮可以外用药物治疗为主；中重度痤疮及重度痤疮在系统治疗的同时辅以外用药物治疗。常用治疗药物有维A酸类药物（维A酸软膏、阿达帕林、他扎罗汀）、抗菌药物（过氧化苯甲酰、红霉素、林可霉素、克林霉素、氯霉素、氯洁霉素及夫西地酸等）。壬二酸、二硫化硒、硫黄和水杨酸等也可备选使用。

2.系统用药治疗

（1）抗菌药物：首选四环素类药物，如多西环素、米诺环素等，不能耐受或有禁忌证时，可考虑大环内酯类药物，如红霉素、罗红霉素、阿奇霉素等。疗程建议不超过8周。

（2）维A酸类：异维A酸和维胺酯，通常应用不少于16周，皮损控制后可适当减少剂量巩固治疗2～3个月或更久。

（3）激素治疗：抗雄激素治疗，常用雌激素、孕激素、螺内酯及胰岛素增敏剂等。糖皮质激素适用于重度炎性痤疮的早期治疗，疗程不超过4周。

3.物理与化学治疗 主要包括光动力、红蓝光、激光与光子治疗、化学剥脱治疗等，作为痤疮辅助或替代治疗，以及痤疮后遗症处理的选择。

六、中医治疗方案

（一）辨证论治

1.湿热毒盛证

【症状】面部以炎症性皮疹为多，皮疹鲜红，多为丘疹、脓疱，疼痛，毛孔粗大，皮肤油腻光亮。舌质鲜红，苔黄腻，脉滑数。

【治法】清热利湿，凉血解毒。

【常用方剂】土茯苓汤加减。

【常用药物】土茯苓、白头翁、茵陈、萆薢、黄芩、黄柏、鱼腥草、白花蛇舌草、半边莲、半枝莲、金银花、当归、赤芍、川芎、莱菔子、鸡内金。

2.痰湿瘀阻证

【症状】皮疹以白头粉刺、黑头粉刺、硬结性皮疹、瘢痕疙瘩皮疹、囊肿性皮疹为多，毛孔扩张，皮脂分泌旺盛，面色垢暗。舌质红，舌苔白腻，脉滑。

【治法】除湿散结，活血解毒。

【常用方剂】祛湿散瘀汤加减。

【常用药物】土茯苓、茵陈、茯苓、浙贝母、海藻、昆布、三棱、莪术、当归、赤芍、川芎、香附、蒲公英、鱼腥草、八月札、黄芩、六神曲。

3.脾虚湿盛证

【症状】皮疹呈多形态，有炎性丘疹、脓疱，黑白头粉刺、囊肿等，皮脂分泌旺盛，皮肤油腻，面色萎黄、晦暗。平素胃脘不适，腹胀便溏。舌质淡红，舌苔白腻，脉细。

【治法】健脾运湿，解毒活血。

【常用方剂】健脾消痤汤加减。

【常用药物】山药、白扁豆、薏苡仁、芡实、茯苓、肉豆蔻、枳壳、白花蛇舌草、半边莲、紫花地丁、鱼腥草、当归、赤芍、益母草、桑白皮、败酱草。

4.冲任湿热证

【症状】月经前皮疹加重，平素较轻，皮疹形态多样，有炎性丘疹、脓疱性丘疹、黑白头粉刺、结节、囊肿等，伴毛孔粗大，皮脂分泌旺盛，皮肤油腻发亮。舌偏红，苔薄黄腻，脉弦滑。

【治法】利湿解毒，调理冲任。

【常用方剂】调冲消痤方加减。

【常用药物】当归、赤芍、郁金、益母草、土茯苓、茵陈、黄柏、黄芩、白花蛇舌草、鱼腥草、半边莲、半枝莲、马齿苋、蛇莓、莱菔子、鸡内金。

（二）随症加减

1.反复发作 加黄芪、当归、灵芝、冬虫夏草、百合。

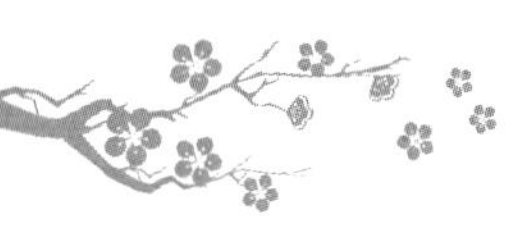

2.脾虚 加白术、山药、白扁豆、鸡内金、神曲等。

3.油脂分泌旺盛 加赤小豆、白头翁、滑石、萆薢、泽泻、土茯苓。

4.囊肿 加土贝母、夏枯草、海藻、牡蛎。

5.便秘 加火麻仁、郁李仁、厚朴、大黄。

6.硬结节 加莪术、三棱、丹参、龙骨。

7.痘印难消 加丹参、赤芍、红景天、桃仁、红花。

8.女性经前加重 加益母草、赤芍、丹参、香附、郁金。

（三）中成药治疗

1.内服中成药 金花消痤丸、复方珍珠暗疮片、圣威消痤丸、丹参酮胶囊等。

2.外用中成药 如意金黄散、紫金锭、珍黄丸、姜黄消痤擦剂、克痤隐酮凝胶等。

（四）中药外治

中药面膜 大黄、硫黄、金银花、白花蛇舌草、芒硝、蒲公英各等份，打细粉水调成糊状，用一次性面膜蘸药糊，贴敷于患处，30分钟/次，1次/日。

（五）其他治疗

1.穴位埋线疗法 常选肺俞、大杼、三焦俞、胃俞、胆俞、足三里、丰隆、心俞、膈俞、曲池、大椎、陶道等穴位。经前加重者，可加用三阴交、血海、关元俞、气海俞、肝俞等穴位。每次选穴8～10个进行穴位埋线，2周1次。

2.刺络疗法 选大椎、大杼、肺俞、心俞、曲池、合谷、少商等穴位，三棱针点刺放血，3天1次。

3.火针疗法 先以中粗火针分别点刺背部督脉、膀胱经穴位，再针刺腹部任脉和胃经穴位，最后以三头火针刺局部皮损处，清除黑头、脓疱分泌物，排除囊肿内容物。适用于脓疱、硬结、囊肿、粉刺，每周1次。

七、病案实录

病案一：聚合性痤疮（脾虚湿盛，毒邪郁滞证）

秦某某，女，22岁。2019年8月3日初诊。

【主诉】面部反复起皮疹3年，加重1年。

【现病史】3年前，面部起少许小丘疹，食辣羊肉后爆发，皮疹增多、变大、发红，部分有脓头，当地医院诊断为过敏性皮炎，治疗效果不佳（具体药物不详）。1年前，因丘疹复发，被诊所推荐口服强的松，不规范服药1年余，病情加重，皮疹变大、增多，脓头、脓性分泌物多，疼痛难忍，伴头痛、头晕，周身疲乏无力，脘腹胀满，纳呆便溏。现面部布满鲜红色炎性丘疹、脓疱性丘疹、紫红色硬结、黑白头粉刺、少数炎症性囊肿，双颊部多个脓疱融合成巨大脓肿，波及双颊，脓疱溃破，脓汁多而色淡清稀，面色暗垢、油腻，毛孔粗大。舌质淡，舌体胖大，舌苔白腻，脉细。

【西医诊断】聚合性痤疮。

【中医诊断】粉刺（脾虚湿盛，毒邪郁滞证）。

【治法】健脾除湿，益气解毒。

【处方】健脾消痤汤加减。

生黄芪30g、炒山药30g、炒白扁豆30g、炒芡实30g、炒薏苡仁30g、茯苓10g、白花蛇舌草15g、半边莲15g、皂角刺12g、金银花12g、紫花地丁12g、当归9g、赤芍9g、陈皮9g、炙甘草6g。7剂，每日1剂，水煎，早晚饭后分服。

【中药外治方】金银花12g、马齿苋30g、黄柏12g、大黄9g、紫花地丁15g、枯矾9g。水煎取汁，放置冷后，用纱布蘸药汁湿敷面部，2次/日。

【中成药】银苓解毒胶囊：4粒/次，3次/日，口服。

【西药】注射用克林霉素：0.6g，加入生理盐水150ml静脉滴注，每日2次，连续7天。

【中医特色疗法】穴位埋线治疗：选肺俞、三焦俞、脾俞、大杼、关元俞、气海俞、三阴交、足三里、丰隆、大椎等穴位，每次选8～10个，每2周埋线1次。

后用首诊方加减变化连续服用35剂，埋线3次，加中药外敷，皮疹消退，遗留炎症色沉。

半年后随访，面部色沉完全消失，皮肤恢复正常。

病案二：痤疮（湿热毒盛证）

渠某某，男，26岁。2020年6月4日初诊。

【主诉】面部红色丘疹8年，加重5天。

【现病史】8年前，无明显诱因出现面部炎性丘疹，伴红肿、疼痛，自服消炎药后有所好转。此后，每当熬夜、食用辛辣、肥甘食物后即复发，当地诊

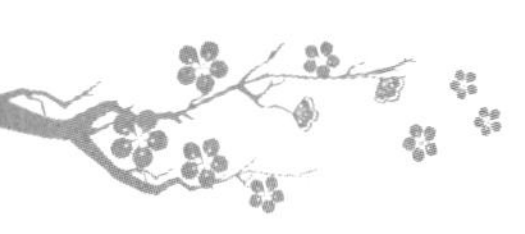

所口服中药可好转，但一直反复发作。5天前，吃烧烤后出现面部丘疹加重，皮疹鲜红，多数脓疱，疼痛。现症见面部泛发炎症性丘疹、脓疱，色鲜红，部分丘疹顶部有米粒至黄豆大小的脓头，双颊及颏下可见暗红色囊肿，按压有波动感，破溃时有脓液流出，面部油腻光亮，毛孔粗大。大便干结，3~7日一行。舌尖红，苔黄腻，脉滑。

【西医诊断】痤疮。

【中医诊断】粉刺（湿热毒盛证）。

【治法】清热利湿，凉血解毒。

【处方】土茯苓汤加减。

土茯苓45g、茵陈15g、栀子10g、黄柏6g、鱼腥草15g、蒲公英15g、连翘15g、白鲜皮10g、苍术10g、大血藤15g、马齿苋15g、赤芍12g、皂角刺10g、金银花15g、紫花地丁15g、豆蔻6g、败酱草30g、山药30g、神曲10g。10剂，每日1剂，水煎，早晚饭后分服。

【中医外治方】大黄30g、赤芍20g、龙胆12g、虎杖15g、紫花地丁30g、白花蛇舌草30g、黄柏12g、五倍子9g、枯矾24g、金银花15g、连翘15g。2剂，打细粉，加少量开水调成糊状，置凉后敷于面部，30分钟后洗净，每日1次。

【中医特色疗法】穴位埋线：大椎、陶道、风门、肺俞、三焦俞、胆俞、膈俞、胃俞、心俞等穴位，每次选穴8个进行穴位埋线，每2周1次，交替进行。

后用首诊方加减变化，连续服用30剂，皮疹消退，遗留淡褐红色色沉。

八、病案品析

【病案一品析】

素体脾虚，脾失健运，湿蕴脾胃，复感毒热外邪，发为粉刺。方中用生黄芪、山药、白扁豆、炒芡实、薏苡仁、茯苓补气，健脾，除湿；白花蛇舌草、半边莲、皂角刺、金银花、紫花地丁清热解毒，消肿排脓；陈皮理气，化痰；当归、赤芍补血，活血，行滞。配合穴位埋线、中药湿敷，内外兼治，疗效颇佳。

【病案二品析】

嗜食肥甘、厚腻之物，湿热内生，发为痤疮。舌尖红，提示心肺有热；苔黄腻、脉滑，提示脾有湿热，故当清热利湿、凉血解毒。方中土茯苓、茵陈清热解毒、利湿；蒲公英、连翘、金银花清热解毒；白鲜皮、苍术清热、燥湿、健脾；皂角刺、金银花清热解毒、散结消肿；脓疱丘疹较多，紫花地丁清热解毒、消散痈肿；栀子、黄柏清三焦湿热；鱼腥草、败酱草、大血藤、赤芍解毒消痈、活血祛瘀、消肿排脓；豆蔻健脾开胃、化湿行气；山药、神曲固护脾胃，以防寒凉伤胃；甘草调和诸药，且能清热解毒。配合中药面膜、穴位埋线，标本兼治，皮疹消退。

【小结】

痤疮临床常见，证候复杂。痤疮的治疗除整体辨证外，亦应重视局部辨证。除《素问·刺热篇》所讲的左颊候肝，右颊候肺，额部候心外，长期临床实践观察发现，耳前或下颌角属肝胆经，口周皮损属脾胃，两颊统属肺。在临证中，可选用柴胡、栀子、牡丹皮清肝经郁热；桑白皮、枇杷叶、黄芩清肺热；黄连清心与脾胃热。皮损用药方面，一般丘疹、结节，可加连翘、蒲公英、赤芍、蜈蚣、浙贝母清热解毒散结；丘脓疱疹、脓疱可加紫花地丁清热解毒消痈。

九、预防调护

每天温水洗脸，清洁皮肤，避免皮损处挤压、搔抓等。不使用含有激素的化妆品、软膏、乳膏等。合理饮食，不吃辛辣、高油、高糖的食物。保持情绪乐观，生活规律，睡眠充足，大便通畅。

（樊瑜鹏）

第二节　脂溢性皮炎

脂溢性皮炎是皮脂溢出部位出现大小不等的淡红色或黄红色斑片，上覆糠秕状鳞屑或油腻性痂屑，可伴不同程度的瘙痒，严重者可泛发全身。多见于青壮年或新生儿，男性多于女性。可归属于中医学“白屑风”“面游风”的范畴。

一、病因病机

西医学对脂溢性皮炎的病因尚不完全明确，认为可能与皮脂腺分泌过多、

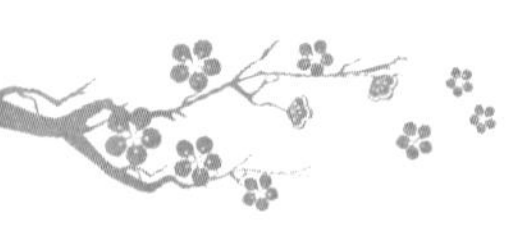

皮肤正常pH值改变、抑菌能力降低、局部引起炎症有关；与B族维生素缺乏、遗传、皮脂分泌过多或/和细菌感染（糠秕马拉色菌、葡萄球菌、链球菌）以及鳞屑、痂皮的致敏作用等有关；与皮肤受到细菌分解出的游离脂肪酸的刺激有关。物理、化学因素的刺激、内分泌功能失调等，对脂溢性皮炎的发生也有一定的影响。

中医学认为，脂溢性皮炎系肺经风热，或饮食伤胃、脾失健运、湿热内盛，或血虚肌肤失养，或外感风热之邪日久，伤及津血导致血燥生风所致。

二、临床表现

皮损多初发于头部，可见毛囊周围红色小丘疹，后可逐渐向面部、耳后、腋部、胸、背、脐部、外阴、腹股沟等部位发展，病损部位扩大、融合成片状红斑，覆糠秕状白屑或油腻性痂屑，可伴不同程度的瘙痒。多为慢性病程，可急性发作。

临床可分为干性型和湿性型：

1.干性型　斑片淡红，可见白色糠秕状鳞屑覆于其上，常在头皮、眉毛可见小片灰白色糠秕状斑片或鳞屑堆叠，搔抓时白屑纷落，可伴毛发干枯、脱落。

2.湿性型　斑片潮红，可见淡黄色油腻性痂屑覆于其上，甚则可见糜烂、渗液，常有臭味。发于头部，可见头皮油脂增多，头发细软、脱落；发于面部，可见前额、眼睑、鼻唇沟黄红色、油腻性痂屑，常伴发毛囊炎。

三、诊断依据

根据临床表现结合病理检查可诊断。

病理表现：急性亚急性者，可见轻度至中度海绵形成，毛囊口角化不全，可见角栓，亦可见银屑病样增生的鳞屑，可在毛囊口顶端观察到含有中性粒细胞的鳞屑痂。真皮血管周围可见少数淋巴细胞及组织细胞浸润。病程转为慢性者，尚可出现明显毛细血管及浅静脉丛血管的扩张。

四、鉴别诊断

1.玫瑰糠疹　主要发生在躯干、四肢近端、颈部，一般不侵犯头部，常有一个较大的前驱斑疹（母斑），皮损呈椭圆形，长轴与皮纹平行。

2.银屑病　红色丘疹、斑块，上覆多层银白色鳞屑，边界清楚，皮损内头发呈束状，常有冬重夏轻的现象，除面部外的其他部位亦有同样损害。

五、西医治疗方法

1.局部治疗　可选用皮质类固醇激素制剂，如氟轻松等（颜面部位慎用）；抗生素，如红霉素、甲硝唑、氯霉素等软膏；抗真菌药物，如酮康唑、二硫化硒、巯氧吡啶锌等制剂；硫黄、水杨酸制剂。

2.系统治疗　维生素B_6、维生素B_{12}和复合维生素B口服；瘙痒明显者，给予抗组胺药；炎症明显时，可短期给予皮质类固醇激素（如强的松）、抗生素（如四环素、红霉素）等口服。

六、中医治疗方案

（一）辨证论治

1.风热津伤证

【症状】面部黄红色斑片，上有细碎鳞屑，头皮弥漫潮红，有大量灰白色糠秕样鳞屑，伴有小丘疹、小脓疱，瘙痒。舌红，苔薄，脉弦或细数。

【治法】疏风清热，生津凉血。

【常用方剂】凉血消风散加减。

【常用药物】浮萍、桑叶、地肤子、白鲜皮、荆芥、防风、龙胆、炒蔓荆子、徐长卿、百合、当归、赤芍、生地黄、玄参、牡丹皮。

2.湿热风邪证

【症状】红斑可见表面糜烂，有黄色油腻性痂皮，伴有腥臭味，伴口苦，纳差，脘腹痞闷，尿赤便结。舌红，苔黄腻，脉弦数或滑数。

【治法】清热利湿，疏风止痒。

【常用方剂】疏风止痒汤、湿热汤加减。

【常用药物】地肤子、白鲜皮、防风、荆芥、炒苍术、茵陈、土茯苓、栀子、黄柏、紫花地丁、蒲公英、金银花、连翘、苦参、炒蒺藜、白花蛇舌草、蛇床子、蝉蜕。

3.血虚风燥证

【症状】皮疹淡红干燥，有糠秕状鳞屑，瘙痒，头发干燥无光泽，常伴脱发。面色无华，头晕乏力，口干、咽干。舌淡红，苔薄白，脉细缓。

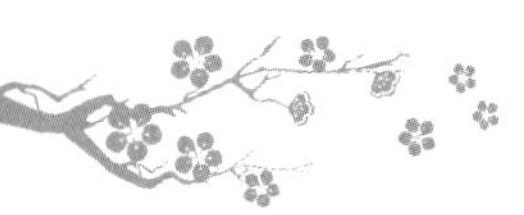

【治法】养血和血，祛风润燥。

【常用方剂】疏风止痒汤、四物汤加减。

【常用药物】荆芥、防风、地肤子、白鲜皮、当归、白芍、川芎、熟地黄、炒蒺藜、何首乌、黄芪、炙甘草。

4.血热风邪证

【症状】皮损猩红灼热，有糠秕状鳞屑，瘙痒；头发枯燥无泽，易脱落；伴见心烦，面赤，口渴喜冷饮。舌质红，苔薄黄，脉弦数。

【治法】凉血润燥，疏风止痒。

【常用方剂】十灰散、消风散加减。

【常用药物】大蓟炭、小蓟炭、牡丹皮炭、黄芩炭、焦栀子、棕榈炭、白茅根、女贞子、墨旱莲、天麻、炒蒺藜、茜草、地肤子、白鲜皮、荆芥、防风。

（二）随症加减

1.口渴，皮疹鲜红　加金银花、连翘、蒲公英、荆芥、防风、蝉蜕、生地黄。

2.糜烂、渗出、流液　加苦参、茯苓、车前子、木通、泽泻。

3.瘙痒明显　加白鲜皮、地肤子、蝉蜕、僵蚕。

4.油腻痂皮　加苍术、白术、泽泻、萆薢、赤小豆。

5.烦躁易怒　加柴胡、珍珠母、黄芩、龙胆。

6.脱发严重　加女贞子、墨旱莲、桑椹、黑芝麻、菟丝子、天麻。

（三）中成药治疗

1.口服中成药　银芩解毒胶囊、清热利湿胶囊、清热祛风颗粒、肿节风分散片、金蝉止痒胶囊、润燥止痒胶囊等。

2.外用中成药　舒肤止痒酊、川百止痒洗剂、硫磺软膏、肤净康洗液等。

（四）中药外治

1.皮损干燥，鳞屑多　火麻仁、黑芝麻、细辛、苍耳子、地肤子各等份，水煎外洗，1～2日1次。

2.斑片潮红　桑叶、浮萍、生地炭、茜草炭、赤芍、薄荷各等份，水煎外洗，1～2日1次。

3.皮脂多、渗液多　白鲜皮、苦参、龙胆、大黄、硫黄各等份，水煎外洗，1～2日1次。

4.头部洗浴方　侧柏叶、白鲜皮、苦参、硫黄、桑叶、大黄，水煎外洗头发，2～3日1次。

（五）其他治疗

1.刺络拔罐 选大椎、风门、曲池、合谷、心俞、三焦俞等穴位刺络拔罐，1周2次。

2.游走罐、闪罐 沿背部膀胱经络游走罐后闪罐。

3.穴位埋线疗法 大椎、大杼、肺俞、胆俞、三焦俞、足三里、血海、丰隆等穴位，每次选3～5个穴位埋线，2周1次，交替进行。

七、病案实录

病案一：脂溢性皮炎（湿热风邪证）

李某，男，34岁。2019年10月18日初诊。

【主诉】头面部油腻、脱屑，伴瘙痒1年余。

【现病史】平素嗜食油腻食物。1年前，开始出现头皮出油多、多屑，伴瘙痒，未予重视。后逐渐发展至面部，出现油腻脱屑，耳后、胸背、大腿内侧出现大小不等上覆皮屑的红色斑疹，伴有不同程度瘙痒，病情时轻时重，就诊于当地诊所，口服、外用药物（具体不详）治疗，效果不明显。现症见头皮皮脂分泌多，头屑多，头发油腻，头皮潮红，多处糜烂、渗液，有黄色油腻性痂皮，伴腥臭味；眉弓、鼻唇沟、耳后等的颜面部及前胸、肩胛间区的胸背部可见淡红色斑片，局部伴浸润，上覆少量糠秕状油腻性鳞屑，病损处可见散在抓痕、血痂。口苦，纳差，脘腹痞闷，瘙痒影响睡眠，小便色黄，大便干。舌红，苔黄腻，脉滑数。

【西医诊断】脂溢性皮炎。

【中医诊断】白屑风（湿热风邪证）。

【治法】清热利湿，疏风止痒。

【处方】疏风止痒汤合湿热汤加减。

地肤子10g、白鲜皮10g、荆芥10g、防风12g、炒苍术10g、茵陈30g、土茯苓30g、栀子10g、黄柏9g、紫花地丁15g、蒲公英15g、金银花10g、连翘10g、炒鸡内金9g、苦参10g、炒蒺藜9g、蛇床子10g、蝉蜕6g。14剂，每日1剂，水煎，早晚饭后分服。

【中药外治方】白鲜皮10g、苦参10g、龙胆10g、大黄10g、硫黄10g。3剂，打细粉，水调外敷，10～15分钟/次，1次/日。

【中成药】

①银苓解毒胶囊：4粒/次，3次/日，口服。

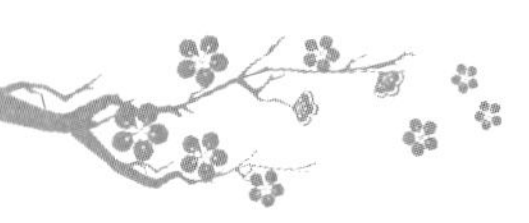

②肿节风分散片：3粒/次，3次/日，口服。

后以首诊方为基本方，根据症状变化进行加减，连续治疗8周后，头皮出油明显改善，头屑及瘙痒完全消退。余无明显不适。

病案二：脂溢性皮炎（风热津伤证）

刘某，女，45岁。2019年10月21日初诊。

【主诉】头屑多，伴头皮瘙痒1年余。

【现病史】1年前，头部开始出现红色斑疹、干性鳞屑，伴轻度瘙痒，自行使用多种去屑洗发水以及口服清热解毒药（具体药物不详），效果不明显，且症状逐渐加重。现症见头面部黄红色斑疹，头部有灰白色糠秕样鳞屑，甚则堆积成片，毛发干枯、无光泽、易脱，可见黄色痂皮，伴面部发红、发干，轻度瘙痒。心烦，口渴喜冷饮，纳眠一般，二便尚可。舌质红，苔薄黄，脉弦数。

【西医诊断】脂溢性皮炎。

【中医诊断】白屑风（风热津伤证）。

【治法】疏风清热，凉血生津。

【处方】凉血消风散加减。

浮萍9g、桑叶9g、地肤子9g、白鲜皮9g、荆芥9g、防风9g、龙胆6g、炒蔓荆子10g、徐长卿10g、土茯苓30g、百合10g、当归10g、赤芍10g、生地黄10g、玄参10g、牡丹皮10g、炒鸡内金9g。14剂，每日1剂，水煎，早晚饭后分服。

【中成药】

①金蝉止痒胶囊：6粒/次，3次/日，口服。

②银苓解毒胶囊：4粒/次，3次/日，口服。

二诊：2019年11月8日。头屑明显减少，已无瘙痒。

【处方】首诊方。14剂，每日1剂，水煎，早晚饭后分服。

后随访，头屑完全消退，临床治愈。

八、病案品析

【病案一品析】

嗜食油腻，酿生湿热，为脂溢性皮炎湿热风邪证，治以清热除湿、祛风止痒。方中地肤子、白鲜皮、荆芥、防风疏风止痒；栀子、茵陈、土茯苓清解湿热，祛除油腻；紫花地丁、蒲公英、金银花、连翘清热解毒；黄柏、苦参清热燥湿，杀虫止痒；炒蒺藜活血祛风；白花蛇舌草清热解毒、散结消肿；蛇床子燥湿祛风、杀虫止痒；蝉蜕疏散风热、透疹止痒；炒苍术燥湿健脾；炒莱菔子、炒鸡内金消食健胃。中药外洗除湿，清热，止痒。内外合治，疗效显著。

【病案二品析】

皮损为黄红色斑疹上覆糠秕状鳞屑，诊断为脂溢性皮炎。患者炎症不明显，皮损见于头部、面部，伴脱发，辨证为风热津伤证，予疏风清热、凉血生津之法。肺在体合皮，其华在毛，方中桑叶、浮萍疏散肺经风热以消除红斑、润泽毛发；地肤子、白鲜皮、荆芥、防风疏风止痒；当归、赤芍、牡丹皮、生地黄、玄参凉血活血、养阴清热；炒神曲、炒鸡内金消食健胃；龙胆、炒蔓荆子、土茯苓、徐长卿疏风清热、利湿止痒；百合、制远志养阴清心安神。药证相符，疗效显著。

【小结】

依据脂溢性皮炎皮损发生部位的不同，结合具体症状，初步判断病情的轻重。症状较轻者，口服药物加外用洗剂，配合饮食、运动等生活习惯的调整，可达治愈；皮损处有油腻性厚痂及渗出者，可伴有腥臭味，中药外洗有助于治愈，埋线疗法疗效显著。脂溢性皮炎急性期以抗菌消炎为主，慢性期重在清热凉血、疏风止痒。

面部皮损或可由头皮蔓延所致，眉毛可因搔抓而稀少，若累及眼睑，可表现为睑缘炎；躯干部有时可见斑片的中央消退、周边环状损害，应注意与玫瑰糠疹鉴别；皮肤褶皱及易摩擦部位可见播散性摩擦红斑，往往呈急性湿疹样改变。

脂溢性皮炎患者皮损处油脂分泌尤其旺盛，清洁皮肤时可使用温水，避免过度清洁破坏皮肤角质层，不利于皮肤的修复。

注重内外同治，外用药物改善局部症状，内服药物改善体质，达到标本同治之目的。

穴位埋线对相应经络有柔和、持久的刺激，有利于疏通气血循环，改善油脂分泌，促进疾病治愈，对于症状较重者治疗效果尤为显著。

九、预防调护

饮食宜清淡，多吃蔬菜水果，限制多脂、多糖饮食，忌食辛辣刺激食物。戒烟戒酒。避免各种化学性、机械性刺激，避免过度清洗，使用低敏度的乳霜保护皮肤。保持身心放松、注意休息、规律作息。皮损部位避免搔抓，以免引起继发性感染。

（高海霞）

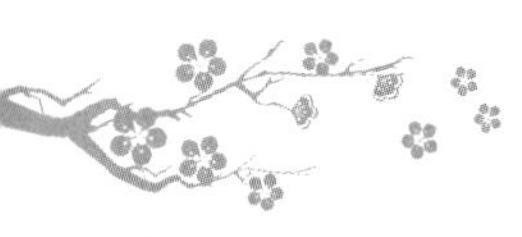

第三节　玫瑰痤疮

玫瑰痤疮是指发生于面部中央的慢性炎症性皮肤病，俗称“酒渣鼻”。临床表现为以鼻为中心的面中部反复潮红，伴有毛细血管扩张和炎性丘疹。中年人多发，女性多于男性，女性以红斑及毛细血管扩张多见，男性更容易形成鼻赘。

一、病因病机

西医学认为，玫瑰痤疮的发生与遗传、神经血管调节异常、毛囊蠕形螨感染、胃肠功能紊乱、皮肤屏障功能障碍等有关。

中医学认为，玫瑰痤疮的发病原因有：

1.肺经风热　肺开窍于鼻，风热由口鼻而入，循肺经发于鼻窍而致玫瑰痤疮。

2.血热郁聚　禀赋血热，烈日照射，复感高温热邪，血热搏击，升腾于颜面而致玫瑰痤疮。

3.热毒火炽　机体阳热，过食辛辣、厚味，饮用烈酒，热蕴化毒，熏蒸于鼻面而致玫瑰痤疮。

4.血瘀痰结　病久血瘀凝滞，痰湿集结，痰瘀交阻，形成赘瘤。

二、临床表现

1.红斑毛细血管扩张型　红斑以鼻为中心，可扩展到双颊、前额、下颏，此期出现的红斑又称为暂时性红斑，可以消退，辛辣、寒冷、高温、精神亢奋可加重，日久变为持续性红斑，红斑上毛细血管扩张呈树枝状。多见于女性。

2.丘疹脓疱型　在红斑期基础上又出现炎性丘疹、脓疱，部分出现深在性炎性结节及囊肿。

3.肥大增生型　长期反复感染，鼻部结缔组织增生，皮脂腺增生、肥大，导致鼻尖部肥大，表面凹凸不平，呈肿瘤样隆起。多见于男性。

4.眼型　部分患者可并发睑缘炎、结膜炎、角膜炎、虹膜炎、角膜溃疡等眼部症状，还可并发痤疮、脂溢性皮炎。

5.特殊类型 肉芽肿性酒渣鼻，又名狼疮样酒渣鼻，除鼻部结节外，双颊、口周均可发生结节。玻压压诊显示黄褐结节。

6.散播性酒渣鼻 除面部皮疹，四肢和其他部位也出现类似皮疹。

三、诊断依据

玫瑰痤疮的诊断需同时满足必备条件和至少一个次要条件。

1.必备条件 面中部（面颊、鼻部、口周）无明显诱因出现阵发性潮红或持久性红斑，并随着温度变化、情绪波动或紫外线照射等加重。排除因外用药物或内服药物等引起皮肤屏障功能受损导致的面部潮红或红斑。

2.次要条件 ①面部皮肤表现出灼热、疼痛、干燥、瘙痒等主观症状；②面部中间可见到微小毛细血管扩张；③面中鼻梁附近可见到丘疹、丘脓疱疹；④可在面中鼻背部见到肥大、增生；⑤眼部症状，如自觉瘙痒、疼痛、视物模糊、异物感。

四、鉴别诊断

1.寻常痤疮 寻常痤疮是一种常见的慢性炎症性毛囊皮脂腺疾病，好发于青春期，多数患者青春期过后皮疹可自然减轻或消退。面部为皮损的多发区域，其次是胸背部、肩部。皮损主要类型有粉刺、炎症性丘疹、脓疱、囊肿、结节、瘢痕，偶有轻微瘙痒，炎症明显时可伴疼痛。

2.面部脂溢性皮炎 是一种慢性丘疹鳞屑性、浅表炎症性皮肤病，皮脂溢出部位（如头面部、躯干部）易发生，可伴有不同程度的瘙痒。典型皮损为油腻性、鳞屑性黄红色斑片。成年人和新生儿多见。

3.面部接触性皮炎 皮肤接触外源性致敏物质后，接触部位以及其他部位发生的一种炎症性反应。皮损有红斑、肿胀、丘疹、水疱及大疱。多有瘙痒、灼热、肿胀、疼痛等自觉症状。

五、西医治疗方法

1.抗生素 可选用红霉素、罗红霉素、多西环素、米诺环素、克拉霉素、阿奇霉素等。

2.抗厌氧菌药物 可选用甲硝唑、替硝唑等。

3.抗疟药物 可选用羟氯喹。

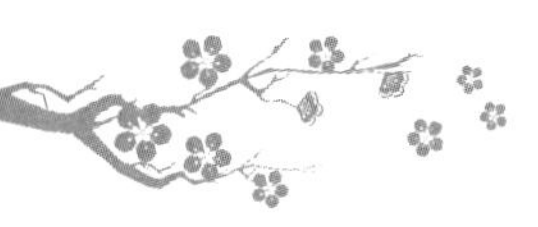

4.维A酸类药物 异维A酸可用于鼻赘的治疗，或丘疹、脓疱常规治疗效果欠佳者。

5.局部治疗 甲硝唑凝胶、替硝唑凝胶、过氧苯甲酰凝胶、夫西地酸乳膏、伊维菌素乳膏、克林霉素擦剂、复方多黏菌素B软膏、壬二酸凝胶、水杨酸等。

6.光电治疗 强脉冲光、脉冲燃料激光可改善红斑，减少皮脂分泌；CO_2激光适用于鼻赘增生。

六、中医治疗方案

（一）辨证论治

1.肺经风热证

【症状】鼻尖发红，双颊阵发潮红，遇热及情绪波动加重，相当于红斑初期。大便干燥，小便灼热、赤色。舌质红，舌苔薄黄，脉浮。

【治法】清肺泻热。

【常用方剂】枇杷清肺饮加减。

【处方】桑白皮、枇杷叶、黄芩、焦栀子、牡丹皮炭、赤芍、生地炭、金银花、连翘、浮萍、桑叶、大青叶、玄参、白扁豆、神曲、炙甘草。

2.血热郁聚证

【症状】相当于持续性红斑期，鼻子、双颊、下颏、前额持续性潮红斑、红斑上毛细血管成树枝状扩张，肿胀，灼热感。烦热口渴，大便干，小便黄。舌质鲜红，舌苔薄黄，脉数。

【治法】清热凉血。

【常用方剂】凉血五花汤加减。

【常用药物】红花、鸡冠花、凌霄花、玫瑰花、野菊花、茜草炭、生地炭、白茅根、牡丹皮炭、紫草、赤芍、百合、金银花、神曲、麦芽、甘草。

3.热毒火炽证

【症状】相当于丘疹脓疱期，鼻及面部红斑上出现红色丘疹及脓疱结节、囊肿，有疼痛感。大便秘结，小便黄赤。舌质红，舌苔黄，脉弦数。

【治法】泻火解毒。

【常用方剂】清瘟败毒饮加减。

【常用药物】水牛角、生地炭、玄参、石膏、黄芩、焦栀子、牡丹皮炭、赤芍、连翘、金银花、蒲公英、紫花地丁、虎杖、藕节炭、谷芽、麦芽、鸡内金、甘草。

4.血瘀痰结证

【症状】相当于鼻赘期，鼻及面颊颜色紫红，增生、肥大，表面凹凸不平，毛孔粗大，皮脂分泌旺盛。舌质暗红，脉涩。

【治法】化瘀软坚。

【常用方剂】通窍活血汤加减。

【常用药物】当归、赤芍、川芎、三棱、莪术、红花、昆布、海藻、夏枯草、生龙骨、生牡蛎、浙贝母、茵陈、土茯苓、白术、白扁豆。

（二）随症加减

1.月经前期加重者 加益母草、香附、当归、川芎、赤芍、郁金。

2.更年期潮热多汗者 加浮小麦、鳖甲、女贞子、墨旱莲、五味子。

3.毛细血管扩张者 加牡丹皮炭、生地炭、藕节炭、茜草炭、水牛角。

4.丘疹、脓疱者 加白花蛇舌草、半边莲、重楼、龙葵、蒲公英。

5.焦虑烦躁不安者 加柴胡、龙胆、佛手、青皮、郁金、合欢花。

6.鼻赘、肉芽肿者 加三棱、莪术、山慈菇、荔枝核、生龙骨、夏枯草。

（三）中成药治疗

1.红斑、丘疹、脓疱期 银芩解毒胶囊、牛黄清火胶囊、牛黄上清片、抑火清肺片、当归龙荟丸、金银花口服液等。

2.鼻赘期 软坚散结胶囊、小金丹、大黄䗪虫丸、血府逐瘀丸等。

（四）中药外治

1.颠倒散 大黄、硫黄，打细粉，水调外用。

2.败毒消炎酊 大黄6 g、芫花1 g、雄黄6 g、虎杖6 g、白矾6 g。将药物以75%酒精60ml浸泡1周后压榨取汁过滤，加入氯霉素1 g、甲硝唑1 g、甘油10ml，再加入蒸溜水，使乙醇浓度为50%，外用，3次/日。

3.中药外敷方 硫黄15g、大枫子15g、百部15g、大黄15g、蛇床子15g、白鲜皮15g、地肤子15g、冰片1g。打细粉，水调外用。

4.如意金黄散 水调外用。

5.冷敷方 桑叶10g、甘草9g，打细粉，加肾上腺素1mg、蒸馏水500ml，冷敷患处。适用于红斑期及丘疹脓疱期。

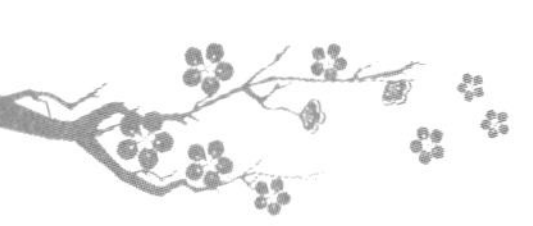

（五）其他治疗

1.梅花针叩刺 无菌操作下，梅花针局部轻叩，使少量出血，可使红斑减轻。

2.火针针刺 鼻赘期使用火针点刺，每周1次，可使肉芽肿缩小。

3.刺络拔罐 选大椎、陶道、大杼、心俞、曲池、关元俞、阴陵泉、合谷等穴位刺络拔罐。

4.穴位埋线 选肺俞、大肠俞、气海俞、心俞、膈俞等穴位埋线。

5.自血疗法 抽自体静脉血3～5ml穴位注射，常用穴位曲池、臂臑、血海、伏兔等。

七、病案实录

病案一：玫瑰痤疮（血热郁滞证）

闫某，女，48岁。1994年6月15日初诊。

【主诉】鼻部红斑丘疹反复1年余。

【现病史】1年前，鼻尖出现发红，不久后，整个鼻头、双颊、下颏也开始发红，遇热及过度寒冷加重，灼热憋胀，喜凉恶热。现症见鼻头、双颊、下颏潮红斑，红斑上散在针帽及绿豆大小红色丘疹。心情烦躁，周身潮热汗出，手足心燥热，口干咽燥，大便干，小便黄。舌质红，舌苔薄黄，脉弦细数。

【西医诊断】玫瑰痤疮（红斑期）。

【中医诊断】酒渣鼻（血热郁滞证）。

【治法】凉血滋阴，清热解郁。

【处方】凉血五花汤加减。

玫瑰花10g、金银花10g、野菊花10g、凌霄花10g、鸡冠花10g、生地炭10g、牡丹皮炭10g、白茅根9g、当归9g、郁金9g、龙胆9g、银柴胡9g、浮小麦30g、女贞子9g、墨旱莲9g、炒山楂9g、炒神曲9g、炒麦芽9g。7剂，每日1剂，水煎，早晚饭后分服。

【中医特色疗法】刺络拔罐：选大椎、肺俞、肝俞、脾俞等穴位刺络拔罐，2次/周。

【外用药】败毒消炎酊：外涂患处，3次/日。

后以首诊方随症加减变化，连续服药21天，外用败毒消炎酊21天，丘疹消退，面部红斑基本消失，鼻尖有轻度潮红。为预防复发，嘱患者每晚外涂败毒消炎酊1次，连续6~12个月。

后随访，未再复发。

病案二：玫瑰痤疮（热毒火炽证）

刘某，女，40岁。2005年5月22日初诊。

【主诉】鼻及面颊发红，起丘疹、脓疱3年。

【现病史】2002年春季，无明显诱因，出现鼻尖发红，起红丘疹、脓疱，后逐渐发展到双面颊、前额、下颏，时有瘙痒、疼痛、灼热，遇热后加重。现症见鼻部、双面颊、前额部、下颏部潮红斑，上有较密集丘疹及粟粒大小脓疱，毛孔粗大，皮脂分泌旺盛。口干口苦，渴喜冷饮，大便干燥，小便短黄赤。舌质鲜红，舌苔黄腻，脉滑数。

【西医诊断】玫瑰痤疮（丘疹脓疱期）。

【中医诊断】酒渣鼻（热毒火炽证）。

【治法】泻火解毒，清热降浊。

【处方】清瘟败毒饮加减。

水牛角30g、地黄炭10g、牡丹皮炭10g、茜草炭10g、白花蛇舌草15g、半边莲12g、皂角刺9g、赤芍9g、黄芩炭9g、焦栀子9g、连翘15g、土茯苓30g、泽泻12g、苍术10g、薏苡仁30g、神曲12g。10剂，每日1剂，水煎，早晚饭后分服。

【外用药】败毒消炎酊：外涂患处，3次/日。

【中医特色疗法】穴位埋线：取肺俞、大肠俞、心俞、三焦俞、气海俞等穴位埋线，2周1次，共2次。

后以上方随症加减变化，连续服药1个月，丘疹、脓疱消失，除鼻尖稍发红外，双颊、前额、下颏红斑均消退。为预防复发，每晚涂抹败毒消炎酊1年，鼻尖红斑也消失。

后随访，连续3年未复发。

八、病案品析

【病案一品析】

中年女性，《黄帝内经·素问》云："女子七七，任脉虚，太冲脉衰少，天癸竭"，肾精已亏，虚火内扰，故潮热盗汗，口干咽燥，大便干，治以五花汤凉血滋阴。方中牡丹皮炭、生地炭、白茅根收敛止血，收缩扩张的血管；柴胡、郁金、龙胆疏肝解郁；女贞子、墨旱莲填精益肾；炒山楂、炒神曲、炒麦芽顾护脾胃。搭配刺络拔罐，清肺热，泻肝热，健脾。酒渣鼻易反复发作，临

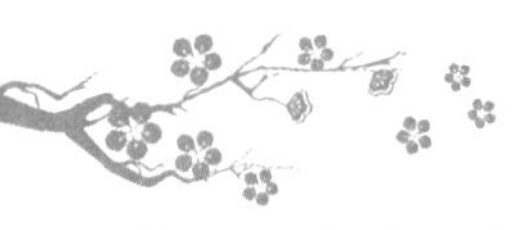

证发现，治愈后再连续外用药物6个月以上，大部分病人可多年不复发。

【病案二品析】

外感毒热邪气，内有湿热之气，两气交杂而发病，方用清瘟败毒散加减泻火解毒。方中皂角刺软坚散结；黄芩炭泻火，收敛止血，消红斑；土茯苓解毒清热，除湿；泽泻、苍术、薏苡仁燥湿健脾；神曲顾护脾胃。穴位埋线清肺热，泻湿热，调冲任。内外合治，共达解毒散结之功。

【小结】

玫瑰痤疮的治疗需从血分和热邪两方面考虑，因病程较长，且影响容貌，患者容易焦虑，疗效不显时容易对治疗失去信心，医者要劝导患者正确认识疾病，保持情绪稳定，心情舒畅。内外合治，疗效更佳。

九、预防调护

注意皮肤护理，避免暴晒、寒冷、强风等环境刺激；合理膳食，避免过量摄入肥甘、厚腻、辛辣刺激食品。选择安全、温和的护肤品。规律作息，保持情绪舒畅。

（史　雁）

第四节　斑　秃

斑秃是一种以短时间内发生的、局限性、非瘢痕性斑片状脱发为主要特征的疾病。中医称“油风”，又名“鬼舐头”。

一、病因病机

西医学对斑秃的发病原因认识尚不完全明确，认为与遗传、环境、情绪、内分泌等因素有关，属于自身免疫相关疾病。

中医学认为，久病导致肾亏、气血不足、脾胃虚弱等属“虚”的因素，使人体毛发得不到濡养，发根空虚，从而导致毛发片状脱落；血热、血瘀、情志、跌扑损伤等属“实”的因素，导致发失所养，毛发成片脱落。

二、临床表现

1.发病年龄 可发生于任何年龄段，以青壮年最为多见。

2.典型表现 突然发生的局限性、数目不等的、炎症性、非瘢痕性脱发，呈圆形或椭圆形，头皮光滑，肉眼可见无炎症、鳞屑等。

3.分期

（1）进展期（活动期）：脱发区边缘轻拉试验阳性，显微镜下表现为远端粗，近端细的感叹号样。

（2）静止期（稳定期）：脱发区边缘的毛发牢固，不易被拔出.

（3）恢复期：脱发区有新长出的细软毛发，逐渐长成正常的毛发。

4.分型 斑片型、网状型、匐行型、反匐行型、弥漫型、全秃、普秃。

5.严重程度分级 脱发面积占比小于头皮总面积1/4的为轻度；脱发面积占比1/4～1/2为中度；脱发面积占比大于1/2为重度斑秃。

三、诊断依据

根据头发呈斑片状脱落、头皮无异常，以及典型临床表现可诊断，必要时配合皮肤镜检查辅助诊断。

四、鉴别诊断

1.拔毛癖 常见于儿童的斑片状脱发，伴有拔毛行为史。不规则的脱发区存在很多牢固的断发端。

2.瘢痕性秃发 头皮受到物理、化学性损害或感染等多种原因引起的局限性、永久性脱发，皮肤镜检查可见毛囊口丢失，头皮萎缩。

3.梅毒性脱发 往往表现为多发的虫蚀状小脱发斑，实验室检查血清梅毒特异性抗体阳性，并可伴有二期梅毒其他皮肤症状。

4.头癣 临床表现为毛发折断，残留发根，脱发区常见鳞屑或癣痂。发病人群多为儿童，实验室检查在断发中可检出真菌。

五、西医治疗方法

1.一般治疗 嘱患者平素避免劳累，积极锻炼，心情愉悦，保持健康的生活方式。严重者可选择佩戴假发。

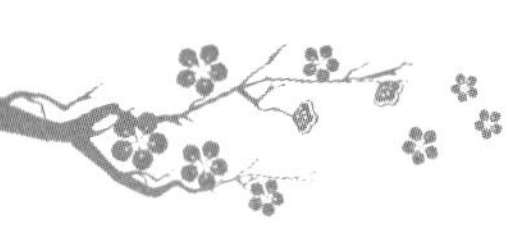

2.外用药物治疗 2%或5%米诺地尔酊（或擦剂）、糖皮质激素软膏外涂，秃发区用复方倍他米松注射液、泼尼松龙、曲安奈德混悬液等糖皮质激素皮损内注射。

3.系统药物治疗 对广泛迅速的脱发，泼尼松片口服、复方倍他米松注射液肌内注射、JAK抑制剂、抗组胺药（如依巴斯汀、非索非那定等）、复方甘草酸苷、免疫调节剂等。

4.其他 UVA、UVB、308准分子光、低能量激光、局部冷冻治疗、PRP等。

六、中医治疗方案

（一）辨证论治

1.血热内风证

【症状】头发突然呈斑片脱落，头皮灼热疼痛，口舌干燥，头痛，头晕，耳鸣，燥热不眠，心中懊恼。舌质红，苔黄，脉数。

【治法】凉血清营，息风生发。

【常用方剂】六味凉血消毒散合神应养真丹加减。

【常用药物】水牛角、熟地黄、牡丹皮、羌活、天麻、桑叶、浮萍、菟丝子、桑椹、墨旱莲、侧柏叶、当归、赤芍、川芎、百合、神曲、鸡内金、甘草。

2.肝郁肾虚证

【症状】头发脱落与情绪有关，烦躁郁闷时脱发加重，平素焦躁失眠，胸胁胀痛，善太息，呕恶，腰膝酸困，头晕耳鸣。舌红，苔薄白，脉弦。

【治法】疏肝解郁，益肾生发。

【常用方剂】逍遥丸合左归丸加减。

【常用药物】当归、赤芍、川芎、柴胡、郁金、白术、茯神、合欢花、菟丝子、山茱萸、女贞子、墨旱莲、枸杞子、熟地黄、怀牛膝、龙胆、山药、甘草。

3.肾虚精亏证

【症状】斑秃反复迁延多年，眉毛、睫毛、胡须、体毛均有脱落，腰脊疼痛，腿膝酸软，头痛，头晕，目眩耳鸣。舌淡红，苔淡白，脉细沉。

【治法】填补肾精，养发生发。

【常用方剂】七宝美髯丹加减。

【常用药物】枸杞子、菟丝子、桑椹、黑芝麻、胡桃肉、熟地黄、怀牛膝、女贞子、墨旱莲、何首乌、夜交藤、柏子仁、当归、赤芍、芡实、山药、茯苓、甘草。

4.气虚血亏证

【症状】斑秃伴神疲乏力，少气懒言，汗出头晕，面色㿠白，心慌心悸、困倦嗜睡。舌质淡红，舌苔白，脉细无力。

【治法】补气养血，荣发生发。

【常用方剂】十全大补汤加味。

【常用药物】黄芪、党参、白术、茯苓、当归、白芍、川芎、熟地黄、桑椹、山茱萸、灵芝、黄精、墨旱莲、女贞子、杜仲、龙眼肉、远志、酸枣仁、甘草。

5.血瘀气滞证

【症状】斑秃经久不愈，长期不变，头皮麻木不仁，头脑胀痛。舌质紫暗，苔白，脉细涩。

【治法】活血行气，疏通发窍。

【常用方剂】二至丸、桃红四物汤加减。

【常用药物】桃仁、红花、当归、赤芍、川芎、熟地黄、香附、郁金、地龙、女贞子、墨旱莲、桑椹、续断、桑寄生、天麻、鸡内金、神曲、甘草。

6.脾胃气虚证

【症状】斑秃缠绵日久，脘腹痞满，纳少便溏。舌淡红，舌体胖大，苔白腻，脉沉细。

【治法】补中益气，培土生发。

【常用方剂】补中益气汤加减。

【常用药物】党参、白术、茯神、黄芪、陈皮、芡实、白扁豆、山药、桑椹、菟丝子、山茱萸、墨旱莲、当归、女贞子、红景天、丹参、炙甘草。

（二）随症加减

1.头皮屑多而痒 加白鲜皮、蝉蜕、刺蒺藜、桑叶、浮萍。

2.头皮发红、疼痛 加升麻、金银花、赤芍、连翘。

3.头皮麻木 加天麻、川芎、钩藤、赤芍。

4.腰膝酸软 加仙茅、桑寄生、淫羊藿、川断。

5.失眠多梦 加龙骨、五味子、合欢藤、石菖蒲。

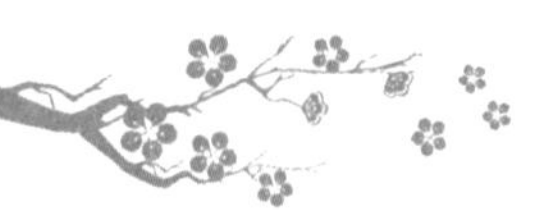

6.心情烦躁，焦虑不安 加郁金、龙胆、香附、柴胡。

7.神疲无力 加太子参、西洋参、黄芪、灵芝、黄精。

8.五心烦热 加鳖甲、青蒿、龟甲、地骨皮、知母、白薇。

9.营养不良 加白芍、当归、熟地黄、山萸肉。

（三）中成药治疗

补肝益肾丸、七宝美髯丸、生发丸、雷公藤多苷片、火把花根片等。

（四）中药外治

生发酊 五倍子15g、桑叶10g、红花12g、骨碎补20g、补骨脂20g、菟丝子10g、墨旱莲20g、生姜15g、赤石脂30g、白鲜皮15g、侧柏叶10g，鲜松针一束切碎，朝天椒10个，加75%酒精300ml，充分浸透后外抹，涂抹前局部按摩，每日2～3次。

（五）其他治疗

1.针灸治疗 斑秃部位毫针采用围针刺法，留针30分钟。

2.灸法 艾条灸脱发部位，直接灸或隔姜灸，隔日1次。

3.梅花针 叩击斑秃部位，每隔3日1次。

4.穴位埋线治疗 选肾俞、三阴交、肝俞、血海、复溜、心俞、膈俞、肺俞等穴位埋线治疗。

七、病案实录

病案一：斑秃（脾胃气虚证）

郭某，男，10岁。2016年6月5日初诊。

【主诉】头发片状脱落2年。

【现病史】2年前，无明显诱因右侧头皮出现钱币大小片状脱发，当地医院诊断为“斑秃”，予局部外擦生姜汁，口服斑秃丸，效果不佳，脱发斑片变大、增多。现症见左右侧头部、枕部、头顶部11处大小不等斑秃，最大者约6cm×5cm，最小者约0.2cm×0.5cm。平素不思饮食，常腹泻。体态羸瘦，面色萎黄，头发干枯。舌质淡红，苔白，脉细。

【西医诊断】斑秃。

【中医诊断】油风（脾胃气虚证）。

【治法】健脾和胃，培土养发。

【处方】补中益气汤合二至丸加减。

党参8g、焦白术9g、茯苓8g、炒山药12g、砂仁4g、鸡内金9g、神曲9g、炒麦芽8g、焦山楂8g、女贞子9g、墨旱莲9g、桑椹9g、山茱萸8g、黄精8g、赤芍6g、川芎6g、炙甘草4g。10剂，每日1剂，水煎，早晚饭后分服。

【中成药】补肝益肾丸：1丸/次，2次/日，口服。

【西药】转移因子胶囊：2粒/次，2次/日，口服。

【其他治疗】斑秃局部308准分子光照射，每周2次；局部按摩后交替外涂鲜辣椒汁和生发酊。

后以首诊方为基本方，随症加减变化，连续服用2个月，斑秃处毛发长出，饮食大增，体重增加，面色红润。

病案二：斑秃（肝郁肾虚证）

史某，女，51岁。2021年1月21日初诊。

【主诉】头发片状脱落3年。

【现病史】3年前，剪发时，被理发师发现枕部有一片状脱发，后恐惧头发脱光，心情烦躁，焦虑不安，失眠噩梦，脱发加重，多方求医，曾经口服强的松片、雷公藤多苷，外用米诺地尔酊，疗效欠佳。现症见头部左右侧、头顶、枕部约18处脱发区，大小不等，约占整个头皮的1/3。纳可，失眠多梦，二便调。舌红，苔薄白，脉弦。

【西医诊断】斑秃。

【中医诊断】油风（肝郁肾虚证）。

【治法】调肝理气，补肾生发。

【处方】逍遥丸合左归丸加减。

当归12g、柴胡9g、郁金9g、远志12g、合欢花9g、龙胆9g、枸杞子12g、菟丝子15g、怀牛膝9g、山茱萸12g、桑椹15g、黑芝麻12g、熟地黄9g、川芎12g、赤芍9g、鸡内金9g、甘草6g。10剂，每日1剂，水煎，早晚饭后分服。

【中成药】

①补肝益肾丸：1丸/次，2次/日，口服。

②珍珠逍遥胶囊：4粒/次，3次/日，口服。

【其他治疗】

①局部封闭：复方倍他米松注射液1ml，加2%利多卡因5ml，斑秃局部封闭，每月1次；封闭2天后外涂生发酊，每天2次，涂抹前按摩10分钟。

②穴位埋线：选肾俞、三阴交、肝俞、血海、胆俞、心俞、膈俞等穴位，

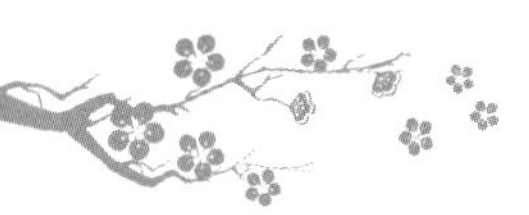

每2周交替埋线1次。

二诊、三诊：以首诊方为基本方，随症加减变化，连续服用50剂；头部局部封闭2次；穴位埋线3次，脱发区基本全部长出毛发，部分毛发比较纤细。

四诊：2021年3月30日。口干舌燥，咽喉疼痛，头脑昏沉，毛发较前变粗、变密。舌红，苔藻黄，脉数。

【辨证】血热内风证。

【治法】凉血清营，息风生发。

【处方】六味凉血消毒散合神应养真丹加减。

水牛角30g、生地黄12g、牡丹皮12g、赤芍12g、当归12g、川芎12g、天麻10g、桑叶9g、菊花12g、黄芩9g、金银花15g、侧柏叶12g、墨旱莲12g、菟丝子9g、桑椹15g、神曲12g、甘草6g。14剂，每日1剂，水煎，早晚饭后分服。

后随访，脱发区新生毛发较前更加浓密，发根增粗；心情愉悦，睡眠良好。

八、病案品析

【病案一品析】

平素纳差，常泄泻，脾胃亏虚，气血生化乏源，毛发失养，发根空虚致片状脱落。治宜健脾和胃，生发养发，方选二至丸合补中益气汤加减。方中党参、焦白术、甘草补气健脾；炒山药、鸡内金、神曲、炒麦芽、焦山楂、砂仁消食开胃、健脾化积；女贞子、墨旱莲、桑椹、山茱萸、黄精、益肾填精，荣发生发。全方顾护脾胃、培土生发。308准分子光局部照射，按摩后外涂鲜辣椒汁、生发酊，激活毛囊，口服补肝益肾丸滋养生发、转移因子胶囊调节免疫，故毛发长出，体重增加，面色红润。

【病案二品析】

患者片状脱发后，长期处于焦虑、恐惧状态，心情烦躁，焦虑不安，失眠噩梦。肝气不舒，情志郁结，郁而化火，血热生风，发失所养而脱落，治宜疏肝理气，补肾生发，方选逍遥丸合左归丸加减。方中当归、柴胡、郁金、远志、合欢花、龙胆疏肝理气、开郁降火；枸杞子、菟丝子、怀牛膝、山茱萸、桑椹、黑芝麻、熟地黄、川芎、赤芍补肾填精、益发生发；鸡内金健胃消食、顾护脾胃；甘草调和诸药。全方共达疏肝理气、补肾生发之功效。四诊时，患者自觉“上火”，改为六味凉血消毒散与神应养真丹加减。方中水牛角、生地黄、牡丹皮、赤芍、当归、川芎、天麻、桑叶、菊花、黄芩、金银花凉血降火；侧柏叶、墨旱莲、菟丝子、桑椹益肾生发；神曲消食顾护脾胃；甘草调和诸药。外加局部封闭、外涂生发酊刺激毛囊生长，穴位埋线疏经通络、促进毛发生长。

【小结】

治疗斑秃，中医药辨证施治具有独特优势。斑秃与肾亏、血瘀、血热、情志不畅、气血不足、脾胃虚弱等因素有关，通过滋肾、养血、凉血、调气、宁血等辨证施治，使气畅血通，肾精充足，荣养于发，兼以按摩、生发酊、针灸、梅花针叩刺等外治疗法，内外合治，疗效显著。本病病程较长，应加强对患者的心理疏导。

九、预防调护

养成良好的生活作息习惯，积极参加体育锻炼，提高自身免疫力。清淡饮食，调畅情志，避免熬夜、劳累等。在治疗过程中保持乐观的心态，配合医师坚持治疗。

（陈亚玲）

第五节　脂溢性脱发

脂溢性脱发是一种进行性毛囊微小化的脱发疾病，伴有头皮油脂分泌增多、脱屑，发于男性称“雄激素性脱发”，发于女性称“女性型脱发”。本病有遗传倾向，青壮年多见，男性居多。根据其发病犹如虫蛀，可归属于中医学“蛀发癣”的范畴。

一、病因病机

西医学认为，脂溢性脱发与遗传有关，毛囊周围炎症、生活压力增大、紧张、焦虑、不良的生活和饮食习惯等因素均可加重症状。男性患病的关键因素为雄激素，易感毛囊中真皮成分细胞内含有特定的Ⅱ型5α还原酶将循环至

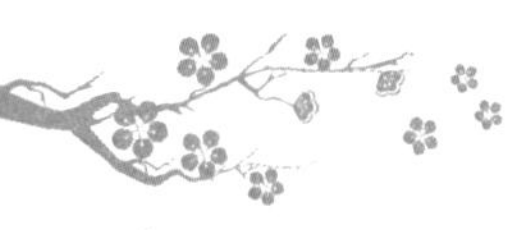

该区域的雄激素睾酮转化为二氢睾酮，通过与细胞内的雄激素受体结合引起一系列反应，使毛囊出现进展性的微型化和脱发，直至秃发。女性患病过程中，雄激素作用尚不清楚，甲状腺素、泌乳素、胰岛素抵抗等非雄激素因素，最终导致毛囊微小化，进而脱发。

中医学认为，平素血热，外感风热之邪引动，或过食辛辣，内外热邪日久耗伤阴血，不能向上濡养毛窍，致毛发干枯脱落；日常学习、工作紧张，睡眠不足，久之暗耗阴血，阴阳失衡，毛发失养而脱落；脾胃虚弱，加之喜食肥甘厚味，运化失常，致使湿热上熏巅顶，发根腐蚀，头发油腻、头屑多，致发根松动、脱落。

二、临床表现

1.好发年龄 多见于青壮年，男性多于女性。

2.好发部位 男性好发于前额与头顶，枕部及颞部的毛发一般不受累；女性好发于头顶部与发际缘之间。

3.皮损特征 男性早期表现为前额、双侧额角和（或）双侧鬓角发际线后移，或顶部进行性脱发，最终使头皮显露。女性表现为头顶部与发际缘之间头发弥漫性稀疏、纤细，前额发际线位置不改变。通常都伴有头皮油脂分泌增多的症状。

三、诊断依据

好发于青壮年，男性多于女性，根据典型的临床表现、拉发实验、皮肤镜检查、实验室检查可诊断。

四、鉴别诊断

1.斑秃 头发呈片状脱落，多数为圆形或不规则形，可发生于任何区域，病变处头皮光亮。

2.女性弥漫性斑秃 弥漫性斑秃，发病较快，拉发实验阳性，可能会出现“感叹号”样发；脂溢性脱发，发病缓慢，拉发实验阴性。

3.女性前额纤维化性秃发 经常发生于绝经期后的女性，前额出现发际线不均匀后退。女性脂溢性脱发发病年龄通常始于青春期，且发际线基本不后退。

五、西医治疗方法

1.非那雄胺片 仅适用于男性，推荐剂量为1mg/次，1次/日，口服。3～6个月后观察效果，用1年或更久。

2.螺内酯片 仅适用于部分女性AGA患者，可减少肾上腺产生睾酮，40～200mg/d，口服。至少服用1年才会有效果。

3.米诺地尔酊（或擦剂） 男性推荐5%浓度，女性推荐2%浓度，1ml/次，2次/日，外涂。6个月后观察效果，需长期使用。

4.其他 毛发移植、自体富血小板血浆、低能量激光治疗等。

六、中医治疗方案

（一）辨证论治

1.肝肾不足证

【症状】病程较长，头顶、前额发际头发稀疏，头皮光亮，伴头晕，耳鸣，眼花，腰膝酸软。舌质淡红，少苔，脉沉细。

【治法】滋补肝肾，养血生发。

【常用方剂】补肾汤加减。

【常用药物】女贞子、墨旱莲、生地黄、熟地黄、桑椹、川芎、菟丝子、桑叶、炒山楂、炒神曲、炒麦芽。

2.血热风燥证

【症状】头发干枯或焦黄，头屑较多，头皮常见散在红疹并伴有瘙痒。舌质红，苔薄黄，脉弦数。

【治法】凉血祛风，养阴护发。

【常用方剂】凉血消风散加减。

【常用药物】生地黄、当归、荆芥、桑叶、蝉蜕、苦参、白蒺藜、生石膏、女贞子、墨旱莲、生甘草。

3.脾胃湿热证

【症状】平素喜食肥甘厚味，头发状如搽油，伴油腻性脱屑。舌质红，苔黄微腻，脉滑数。

【治法】健脾祛湿，清热护发。

【常用方剂】除湿生发汤加减。

【常用药物】土茯苓、黄芩、黄柏、苍术、白鲜皮、地肤子、制何首乌、

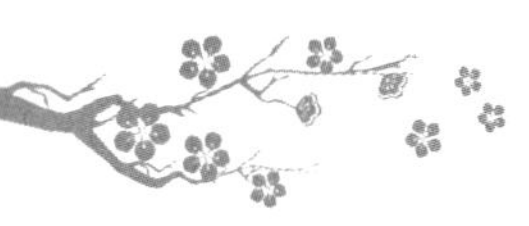

赤石脂、川芎、羌活、虎杖、茵陈、女贞子、墨旱莲、炒山楂、炒神曲、炒麦芽。

（二）中成药治疗

除脂生发胶囊、补肝益肾丸、二术除湿胶囊等。

（三）其他治疗

1.中药外洗 桑叶60g、苦参30g、侧柏叶30g、白鲜皮30g、制首乌30g、桑椹30g，煎水取汁外洗，隔日1次。或研细末加洗发液中外洗。

2.生发酊 成分为丹参、苦参、何首乌、花椒、全蝎等，外喷，按摩头皮，每日1次。

3.梅花针 叩刺，每日1次，10次为1个疗程。

七、病案实录

病案一：脂溢性脱发（血热风燥证）

丁某，男性，39岁。2017年1月20日初诊。

【主诉】脱发1年余。

【现病史】1年前，工作压力增大后出现脱发，伴瘙痒，见少量脱屑，日渐加重。曾自行使用“米诺地尔酊”外搽，未见明显好转。现症见头顶区头发稀疏，毛发枯燥，发根处头皮上覆黄色油腻糠秕状鳞屑。纳可，喜食肥甘厚味，眠可，二便调。舌质偏红，苔薄，稍黄腻，脉细数。

【家族史】父亲有秃顶。

【辅助检查】拉发试验（-）。

【西医诊断】脂溢性脱发。

【中医诊断】蛀发癣（血热风燥湿滞证）。

【治法】凉血祛风，养阴护发。

【处方】凉血消风散加减。

女贞子10g、墨旱莲20g、苦参9g、白蒺藜9g、黑芝麻10g、茯苓30g、泽泻15g、防风12g、川芎10g、制首乌10g、白芍12g、生地黄10g、当归10g。10剂，每日1剂，水煎，早晚饭后分服。

【中药外治方】桑叶30g、苦参15g、侧柏叶15g、白鲜皮15g、制首乌15g、桑椹15g，煎水取汁外洗，1次/日。

【中成药】

①除脂生发胶囊：6粒/次，3次/日，口服。

②生发酊：外喷，按摩头皮，每日1次。

嘱患者避风寒，忌食辛辣、刺激食物，调摄情志，规律起居。

二诊：2017年2月2日。头皮屑明显减少，自觉洗头时脱发减少，头皮瘙痒较前好转，纳食较前好转。

【处方】首诊方加生山楂15g、熟地黄10g。14剂，每日1剂，水煎，早晚饭后分服。

其余治疗方案同首诊。

后以二诊方为基础加减变化治疗3月余，脱发明显减少，头皮屑基本消失，毛发较前变多、粗壮。

病案二：脂溢性脱发（肝肾不足证）

王某，女，45岁。2015年8月17日初诊。

【主诉】脱发2年余。

【现病史】2年前，发现头顶部头发逐渐脱落，伴少许脱屑，偶痒，自用生姜外擦效果不显。后口服养血生发胶囊，未见好转。现症见头顶部毛发脱落、稀疏、细软，油腻，头皮光亮，少许细小皮屑，其间散在少许毳毛。头晕，耳鸣，眼花，腰膝酸软，纳可，眠欠佳，二便尚调。

【家族史】无相关家族史。

【辅助检查】拉发试验（±）；皮肤镜提示女性型脱发。

【西医诊断】脂溢性脱发。

【中医诊断】蛀发癣（肝肾不足证）。

【治法】滋补肝肾，除湿生发。

【处方】自拟补肾汤加减。

女贞子10g、墨旱莲20g、生地黄10g、熟地黄10g、桑椹10g、川芎10g、猪苓15g、茯苓10g、菟丝子15g、桑叶10g、全蝎3g、炒山楂10g、炒神曲10g、炒麦芽10g。14剂，每日1剂，水煎，早晚饭后分服。

嘱患者避风寒，忌食辛辣、刺激食物，调摄情志，规律起居。

二诊：2015年9月3日。可见少许新生毳毛，之前的毳毛颜色变深、变硬，脱发减少。患者需外地出差，口服中药不方便，希望改服中成药。

【中成药】补肝益肾丸：1丸/次，3次/日，口服。

后随访，服用补肝益肾丸3个月后，头发明显增多。

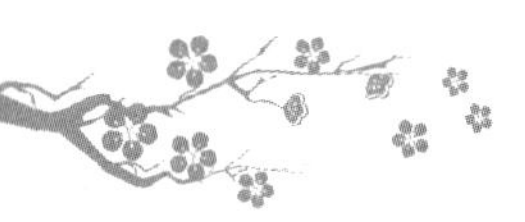

八、病案品析

【病案一品析】

患者青年男性，平素压力大，肝气郁结，肝失疏泄，肝不藏血，发根失养；平素饮食辛辣，再加上外感邪热，肺气失宣，肺主皮毛，故见毛发干涸，发焦脱落，属血热风燥证，方以凉血消风散加减。方中女贞子、墨旱莲滋阴补血，乌须生发；当归、白芍、生地黄、川芎、制首乌、黑芝麻养阴补血，助发生长；防风、川芎载药上行，直达病所；苦参、白蒺藜、土茯苓清热利湿除脂，减少皮脂。全方凉血养血活血，滋阴补血生发。二诊时，头皮屑明显减少，加生山楂、熟地黄消脂养血。3个月后，已有毳毛长出，说明毛根逐渐恢复，后以补肝益肾丸滋补肝肾之源，以养发生发，巩固疗效。

【病案二品析】

肝肾亏虚，阴血不能荣养毛窍，腠理不固，风邪乘虚而入，发失濡养而脱落。方中女贞子、墨旱莲、生地黄、熟地黄、桑椹、川芎、菟丝子滋补肝肾，其中，菟丝子阳中求阴；桑叶、全蝎祛风、搜风、止痒。后因患者出差服药不变，改补肝益肾丸滋补肝肾、养血生发。

【小结】

脂溢性脱发的治疗需要内外兼治，属本虚标实。本虚多与肝肾不足有关，治宜补益肝肾，可予桑椹、补骨脂、何首乌、菟丝子等补肾生发之品，精血同源，补肾的同时，可适当加入当归、白芍、熟地黄等补血之品。标实湿热是脂溢性脱发油脂分泌旺盛的主要原因，治疗中，需辨清是湿重于热、湿热并重、热重于湿哪种类型，并结合三焦辨证，适当加入陈皮、香附等理气化湿药，山药、芡实、白扁豆、太子参等健脾除湿药。脱发严重者，与风邪有关，外风引动内风，故适当加入羌活、防风、僵蚕、全蝎等祛风、搜风之品。

九、预防调护

少食肥甘、厚味之品，控制饮酒、咖啡、浓茶等的摄入。头发洗涤一般以2～3日1次为宜，不宜太勤。平素多食蔬菜、水果，可改善头发的油腻感；多食黑色食物，促进毛发生长。

（陈　战）

第十二章
色素障碍性皮肤病

第一节　白癜风

白癜风是一种常见的色素减退性皮肤病，表现为大小不同、形态各异的白色斑片，边界清楚，可发于任何部位、任何年龄，无明显自觉症状，呈慢性过程，诊断容易，治愈困难。常给病人造成严重的心理负担和精神压力。中医称为“白驳风”，文献中有“白驳”“白皴”“斑白”“斑驳”等名称。

一、病因病机

西医学对白癜风病因的认识尚不完全明确，通过临床、组织病理、病理生理、遗传、生化、免疫等多方面研究，发现可能与自身免疫因素、黑色素细胞自毁、神经化学因子、黑色素细胞生长因子缺乏、微量元素变化等有关。可能是具有遗传素质的个体在多种内外因素的激发下，诱导了免疫功能异常、神经精神及内分泌代谢异常等，从而导致酪氨酸酶系统抑制或黑素细胞的破坏，引起皮肤色素脱失。

中医学认为，白癜风由风邪侵扰、气血失和、脉络瘀阻所致。情志内伤，肝气郁结，气机不畅，致使气血失和，肤失所养而发；素体肝肾不足，精血亏虚，或久病伤及肝肾，复受风邪侵扰，搏于肌肤，血气不和而致；跌打损伤，化学灼伤，或久病入络，络脉瘀阻，毛窍闭塞，肌肤腠理失养而生。

二、临床表现

白癜风多后天发生，任何年龄均可发病，无明显性别差异。可发生于任何部位，但以暴露及摩擦损伤部位（如颜面部、颈部、手背、腕部、前臂及腰

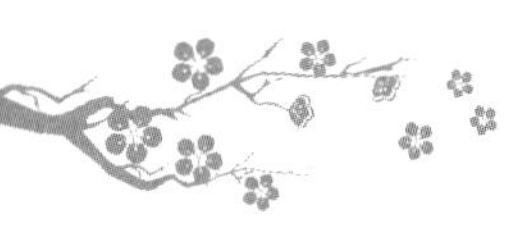

骶部等）多见，口唇、阴唇、龟头、包皮内侧黏膜等亦可累及，部分患者皮损沿神经节段单侧分布，少数患者泛发全身。典型皮损为色素完全脱失斑，大小不等、数目不定、形态各异，中央可见散在的色素岛；皮损上的毛发也可变白；一般无自觉症状；病程慢性迁延，有时可自行好转或消退；部分患者春末夏初病情发展加重，冬季缓解。

1.临床分型

（1）寻常型（非节段型）：包括散发型、泛发型（超体表50%）、面颈型、肢端型、黏膜型。

（2）节段型：沿神经节段分布。

2.分类

（1）完全性白斑：纯白或瓷白，黑色素消失，多巴反应阴性。

（2）不完全性白斑：淡白或粉白，黑色素减少，多巴反应阳性。

3.病期

（1）进行期：白斑不断发展，原有白斑扩大，境界模糊，或有炎性白癜风、三色白癜风、纸屑样白癜风表现。

（2）稳定期：白斑停止发展，境界清楚，边缘色素加深。

三、诊断依据

1.典型皮损　局限性白色斑片，边缘清楚，无自觉症状。

2.组织病理　活动期皮损内黑素细胞密度降低，周围黑素细胞异常增大；后期脱色皮损内无黑素细胞。

3.伍德灯检查　照射下白斑呈现纯白色的荧光，和正常的皮肤黑白分明、界限清晰。

四、鉴别诊断

1.单纯糠疹　好发于面部，皮损为淡白色斑片，上覆少量糠状鳞屑，边界不清，儿童多见。

2.花斑癣　好发于颈部、躯干、腋下，皮损为淡白或淡褐色斑，圆形或卵圆形，边界清楚，上覆细碎鳞屑，真菌镜检阳性。

3.贫血痣　皮损淡白，以手摩擦局部，则周围皮肤发红而白斑不红，多发生在躯干。

五、西医治疗方法

白癜风治疗比较困难，一般采用综合疗法，疗程至少3个月。皮损面积小、发生在曝光部位、病程短者治疗效果较好。

1.糖皮质激素治疗

（1）局部外用糖皮质激素：局限性、早期皮损、面积＜3%体表面积，或10岁以下儿童可局部应用糖皮质激素制剂，每天外用1次，如3个月内未见色素再生，应换用其他方法。

（2）系统使用糖皮质激素：泛发性、进展期皮损可系统应用糖皮质激素，小剂量强的松0.3mg·kg^{-1}d^{-1}，或复方倍他米松注射液1ml肌内注射,1个月1次，用药3个月观察疗效。

2.光疗　308准分子光/激光、UVB、PUVA均可选择使用。

3.自体表皮移植　适用于病变范围较小、病情稳定6个月以上者。

4.其他外用药　氨芥乙醇、钙调磷酸酶抑制剂（他克莫司、吡美莫司等）、维生素D_3衍生物（卡泊三醇、他卡西醇等）。

5.其他疗法　脱色治疗（白斑面积＞95%者）、遮盖疗法（暴露部位皮损）。

六、中医治疗方案

（一）辨证论治

1.风热外感，营卫失和证

【症状】发病急，进展快，白斑呈淡白色、粉白色，边界欠清楚（不完全性），以头面、颈项、双上肢、上半身为重。口干尿赤。舌质红，苔薄黄，脉数。

【治法】清热疏风，凉血清营。

【常用方剂】消风散、清营汤加减。

【常用药物】防风、荆芥、蝉蜕、白蒺藜、豨莶草、生地黄、赤芍、玄参、水牛角、牡丹皮、桑叶、浮萍、羌活、白芷、甘草、神曲、麦芽。

2.湿热蕴阻，络脉不通证

【症状】白斑冬轻夏重，或冬季痊愈，夏季复发，特别是长夏晒太阳感受暑湿则更加严重，入秋后逐渐减轻，到冬季可自行缩小或消退（属于黑色素细

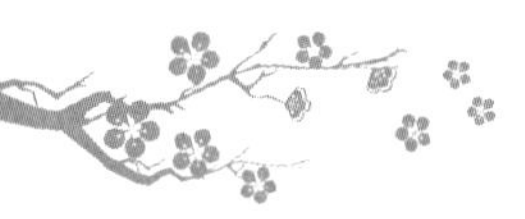

胞自毁)。舌质红，舌苔黄腻，脉滑。

【治法】除湿清热，活血通络。

【常用方剂】藿朴夏苓汤、四妙散加减。

【常用药物】苍术、黄柏、薏苡仁、广藿香、厚朴、土茯苓、白蔻仁、重楼、苦参、猪苓、当归、赤芍、刺蒺藜、泽泻、白鲜皮、生地黄、甘草。

3.气血双亏，肌腠不荣证

【症状】白斑多，不断扩大，平素头晕目眩，精神倦怠，心悸不眠，纳呆腹胀，自汗不断。舌质淡，舌苔白，脉沉细。

【治法】益气养血，补益心脾。

【常用方剂】归脾汤加减。

【常用药物】黄芪、党参、当归、白芍、赤芍、川芎、丹参、白术、龙眼肉、山药、白扁豆、刺蒺藜、自然铜、红景天、香附、厚朴、甘草。

4.肝郁气滞，气血瘀阻证

【症状】白斑多见于胸胁、巅顶、耳周、身体两侧，心情烦闷，抑郁寡欢。舌质红，苔白，脉弦。

【治法】疏肝解郁，柔肝添色。

【常用方剂】逍遥散加减。

【常用药物】当归、白芍、赤芍、川芎、生地黄、丹参、柴胡、郁金、佛手、合欢花、沙苑子、刺蒺藜、女贞子、墨旱莲、黄精、麦芽、六神曲。

5.肝肾亏损，先天不足证

【症状】有白癜风家族史，白斑呈瓷白色，边界清楚，或以二阴白斑为重，经久不退，腰背酸重，下肢乏软，头晕耳鸣。舌质淡，苔白，脉沉细。

【治法】补肝益肾，壮精增色。

【常用方剂】五子衍宗丸加减。

【常用药物】菟丝子、枸杞子、覆盆子、五味子、车前子、女贞子、桑椹子、墨旱莲、黑芝麻、乌梢蛇、黑蚂蚁、白术、茯苓、神曲、甘草。

(二)随症加减

1.神疲乏力　加太子参、白术、茯苓、黄芪。

2.心情烦燥　加当归、郁金、龙胆、佛手、青皮。

3.腰膝酸软　加肉苁蓉、桑寄生、淫羊藿、怀牛膝。

4.经久不愈　加三棱、莪术、红花、桃仁、茜草。

5.头部为重 加天麻、升麻、白芷、羌活、浮萍、蝉蜕、桑叶。

6.上肢为重 加鸡血藤、桑枝、姜黄、络石藤。

7.胸部为主 加柴胡、郁金、瓜蒌、薤白、枳壳、厚朴。

8.下肢为重 加牛膝、木瓜、白茅根、茜草根。

9.腰背为重 加川断、桑寄生、菟丝子、杜仲。

（三）中药外治

1.菟丝子酊 菟丝子10g、大黄10g、乌梅10g、五倍子10g、红花6g、补骨脂15g，加75%酒精100ml浸泡后涂抹于白斑处，每日1次。使用前生姜擦拭皮肤至微微发红。

2.硫黄栀子散 硫黄20g、栀子20g，研细末，用生姜断面蘸药末，擦拭白斑，每日1次。

（四）其他治疗

1.皮损内注射 补骨脂针2ml，白斑部位皮下注射后再照射308准分子光，每周1次。

2.火针 点刺白斑局部后，补骨脂针2ml再行皮下注射，每周1次。

3.自血疗法 抽自血2～5ml，白斑部皮下注射，3日1次，10次1个疗程。

4.梅花针 叩打白斑处，3日1次。

5.艾灸 艾条灸白斑，隔日1次。

七、病案实录

病案一：白癜风（湿热蕴阻，络脉不通证）

周某，男，32岁。2016年3月15日初诊。

【主诉】双耳前起白斑3个月。

【现病史】3个月前，被同事发现双耳前皮肤发白，外院诊断为白癜风。现症见双耳屏前对称性指肚大小色素脱失斑，边界较清楚。平素喜食辛辣食物，嗜烟、酒，二便、饮食、睡眠均正常。舌质红，苔黄腻，脉弦滑。

【辅助检查】伍德灯照射：双耳屏前白斑呈现纯白色的荧光，界限清晰。

【西医诊断】白癜风。

【中医诊断】白驳风（湿热蕴阻，络脉不通证）。

【治法】清热除湿，活血通络。

【处方】四妙散、藿朴夏苓汤加减。

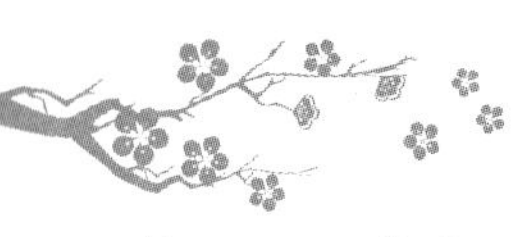

苍术12g、黄柏9g、生薏苡仁30g、龙胆9g、猪苓15g、赤茯苓12g、广藿香9g、厚朴9g、当归9g、赤芍9g、生地黄9g、刺蒺藜12g、重楼9g、土茯苓30g、神曲12g，甘草6g。10剂，每日1剂，水煎，早晚饭后分服。

【中药外治方】菟丝子酊。

菟丝子10g、大黄10g、乌梅10g、五倍子10g、红花6g、补骨脂15g，加75%酒精100ml浸泡后涂抹于白斑处，每日1次。使用前生姜擦拭皮肤至微微发红。

【中医特色疗法】艾灸：局部外涂菟丝子酊后用艾条灸，每日2次，每次20分钟。

后以首诊方加减变化，连续服药1个月，白斑完全消失。

病案二：白癜风（肝郁气滞，气血瘀阻证）

金某，女，46岁。2020年7月2日初诊。

【主诉】面部起白斑2月余。

【现病史】2020年4月，发现面部下颌一片白斑，当地医院以白癜风治疗，效果欠佳，后又到多家医院治疗均不见好转，白斑反而增多，左颊及前额也出现白斑。现症见下颌钱币大小、左颊甲盖大小、前发际2个钱币大小色素脱失斑，呈瓷白色，边界清楚。心烦意乱，焦燥不安，烦闷欲哭，失眠多梦，不思饮食，二便调。舌质红，苔薄白，脉弦。

【辅助检查】伍德灯照射：下颌、左侧面颊、前发际白斑呈现纯白色的荧光，界限清晰。

【西医诊断】白癜风。

【中医诊断】白驳风（肝郁气滞，气血瘀阻证）。

【治法】疏肝解郁，柔肝匀色。

【处方】逍遥散加减。

当归9g、赤芍9g、白芍12g、川芎10g、生地黄9g、郁金12g、柴胡9g、佛手9g、合欢花9g、潼蒺藜15g、女贞子15g、墨旱莲15g、黑芝麻12g、桑椹15g、神曲15g，麦芽12g、甘草6g。14剂，每日1剂，水煎，早晚饭后分服。

【中药外治方】菟丝子酊。

菟丝子10g、大黄10g、乌梅10g、五倍子10g、红花6g、补骨脂15g，加75%酒精100ml浸泡后涂抹于白斑处，每日1次。使用前生姜擦拭皮肤至微微发红。

【西药】0.1%他克莫司软膏：外涂患处，2次/日。

【其他治疗】局部皮下注射补骨脂注射液后照射308准分子光，每周1次。

后以首诊方为基础方，加减变化连续服用45剂，白斑完全消退。

后随访，未复发。

八、病案品析

【病案一品析】

耳屏前是手少阳三焦经、手太阳小肠经、足少阳胆经所过，三阳汇聚之地，加之患者喜食辛辣，三焦湿热积聚，熏蒸皮肤，肤色失匀而发为白斑，湿祛邪除，其病自愈。

【病案二品析】

情志不畅，肝郁气滞，疏泄失常，肌肤失养，治以疏肝解郁，柔肝匀色，方选逍遥散疏肝，理气，解郁。方中郁金、佛手、合欢花加强理气解郁之功，肝肾同源；女贞子、墨旱莲、黑芝麻、桑椹补肾填精，药证相投，疗效满意。

【小结】

白癜风发病与风邪外袭，肝郁气滞，肝肾不足，气血瘀滞关系最为密切。以滋肝补肾，活血通络为治疗大法，佐以疏散风邪，疏肝解郁。实验药理研究发现，补骨脂、白芷、独活、苍术等药物有光感性作用，能激活酪氨酸酶活性，恢复或加速黑色素的生成、转移，而使病变处恢复色素，故在辨证论治的基础上，辅添有光感作用的药物，可提高疗效。

九、预防调护

可进行适当的日光浴及理疗，注意光照的强度和时间，并在正常皮肤上搽避光剂和盖遮挡物，以免晒伤。避免滥用外用药，尤其是刺激性强的药物。保持精神愉快，坚持治疗，树立信心。愈后巩固，防止复发。多食黑木耳、动物肝脏、胡桃仁、黑豆、黑芝麻、豆类制品。避免接触可能引起白癜风的化学物质及药物。

（吴明明）

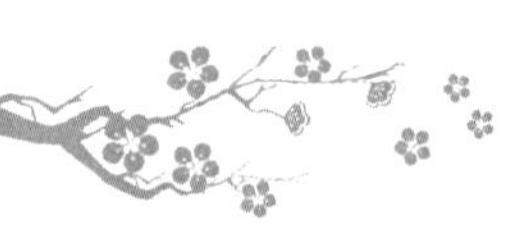

第二节 黄褐斑

黄褐斑是一种面部获得性、色素增加性皮肤病，多发生于频繁暴露于紫外线下肤色较深的女性面部。色斑对称分布，大小不定，形状不规则，边界清楚，无自觉症状，日晒后加重。好发于女性，尤其是孕妇或月经不调的女性。部分患者伴有其他慢性病。一般夏重冬轻，可持续多年，治疗困难，易复发。俗称“蝴蝶斑”“肝斑”“妊娠斑”，可归属于中医学“黧黑斑”“面尘”的范畴。

一、病因病机

西医学对黄褐斑的发病机制尚未完全阐明，认为黄褐斑发病与多种因素相关，如遗传因素、日晒、炎症反应、皮肤屏障受损、口服避孕药、妊娠、内分泌功能紊乱、睡眠障碍、情绪等。另外，甲状腺疾病、肝病等也会诱发或加重黄褐斑。黄褐斑发病机制仍处于探究阶段，从组织病理学的角度看，主要表现在黑素细胞的增多，黑素颗粒的分泌增加，以及局部组织的色素沉着。

中医学认为，黄褐斑与肝、肾、脾关系密切。主要病因病机有：脏腑功能失调导致气血不能上荣于面；长期情志不畅，肝郁气滞，郁久化热，熏蒸于面；脾虚湿蕴，脾胃虚弱，运化失职，生湿化热，熏蒸颜面；肝肾不足，冲任失调，水火不济，导致虚火上炎，发于面部；气血瘀滞，面失所养。

二、临床表现

男女均可发病，尤以青中年女性多见，夏重冬轻，以颧部、额头、鼻背、口周等暴露部位出现淡褐色至深褐色色素沉着斑为特征，边界清晰，无自觉症状，病程不定，慢性病程。

三、诊断依据

1.临床表现 颜面部对称性的黄褐色斑片，边界较清，常无自觉症状。

2.辅助检查 伍德灯及玻片压诊色斑、皮肤共聚焦显微镜检查、皮肤镜检查可协助诊断，必要时行皮肤组织病理检查明确诊断。

四、鉴别诊断

1.雀斑 有家族史，皮损特点为褐色小斑点，分散而不融合。

2.瑞尔氏黑变病 常有长期接触沥青或其他化学物质病史，皮损主要分布在面颈部等暴露部位，呈弥漫性色素沉着，可伴有痤疮样炎症反应。

3.褐青色痣 多发于前额两侧及颧部、鼻根、眼下，既可双侧也可单侧发病，往往青春期13岁以后发病，更年期可自动褪色，颜色可为灰色、灰褐色、褐色、深褐色，不会随季节而变化。

五、西医治疗方法

1.科学防护 避免诱发因素，如紫外线照射、使用劣质化妆品、口服导致性激素水平变化的药物及光敏药物。保持心情愉快、修复皮肤屏障、适当使用美白类护肤品、积极治疗相关慢性病。

2.局部治疗 2%～4%氢醌制剂是脱色治疗的金标准。熊果苷和脱氧熊果苷是天然分离和人工合成的氢醌衍生物；维A酸可增强氢醌的脱色效果。其他皮肤脱色剂还包括曲酸、壬二酸、甘草浸液和维生素C衍生物等。

3.系统用药治疗 常选用维生素C、维生素E、谷胱甘肽、氨甲环酸等。

4.物理疗法 浅表或中度的化学剥脱术、激光治疗（Q开关Nd：YAG激光和Q开关红宝石激光）也可供选择。但应警惕发生炎症后色素增加或减少、瘢痕形成，甚至瘢痕疙瘩的风险。

六、中医治疗方案

（一）辨证论治

1.肝气郁结证

【症状】面部色斑时而颜色变深，时而颜色转浅，月经前加重，平素心情郁闷，易怒，善叹息，乳房发胀。舌偏红，苔薄，脉弦。

【治法】疏肝解郁，调和气血。

【常用方剂】柴胡疏肝散加减。

【常用药物】当归、柴胡、川芎、醋香附、生地黄、熟地黄、白芍、白鲜皮、白芷、僵蚕、玫瑰花、红花、赤芍、枳壳、厚朴、山楂、甘草、珍珠母。

2.气滞血瘀证

【症状】面部皮肤褐色斑片，平素急躁易怒，胸胁胀痛，月经色暗有瘀

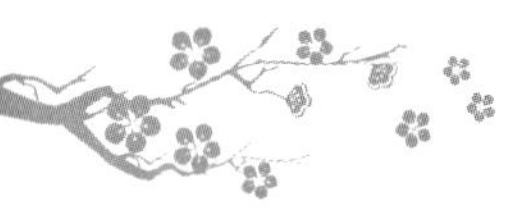

块，经期后错。舌质暗，或有瘀点、瘀斑，苔薄白，脉沉弦。

【治法】疏肝理气，活血化瘀。

【常用方剂】桃红四物汤合活血散瘀汤加减。

【常用药物】当归、三棱、鬼箭羽、苏木、莪术、桃仁、红花、赤芍、白芍、白术、枳实、厚朴、醋香附、柴胡、玫瑰花、覆盆子、女贞子、山楂、珍珠母。

3.气血虚弱证

【症状】面部皮肤暗淡，色斑多为黄褐色，平素少气懒言，倦怠乏力，月经量少。舌淡，苔白，脉细弱。

【治法】益气补血，化瘀消斑。

【常用方剂】黄芪四物汤加减。

【常用药物】黄芪、党参、当归、熟地黄、阿胶、川芎、赤芍、白芍、桃仁、郁金、三七粉、白扁豆、白术、茯苓、玳玳花、香附、柴胡。

4.肾虚血瘀证

【症状】颜面色斑多为黑褐色，可伴有五心烦热，腰膝酸软，眼干耳鸣，眩晕，月经不调。舌淡红，少苔，脉沉细。

【治法】补肝益肾，活血散斑。

【常用方剂】左归丸合二至丸加减。

【常用药物】酒萸肉、菟丝子、肉苁蓉、女贞子、墨旱莲、沙苑子、山药、熟地黄、牡丹皮、白术、红花、桃仁、丹参、益母草、郁金、龙胆、鸡内金。

（二）随症加减

1.肝郁气滞　加青皮、玫瑰花、佛手、香橼、郁金、梅花。

2.心火上炎　加莲子心、竹叶、灯心草、黄芩、甘草梢。

3.肝胆湿热　加龙胆、栀子、白菊花、决明子、青葙子。

4.血虚不容　加黄芪、当归、阿胶、丹参、生地黄、白芍。

5.脾虚湿郁　加西洋参、白术、茯苓、山药、莲子肉。

6.肝肾不足　加女贞子、墨旱莲、覆盆子、山茱萸、菟丝子。

（三）中成药治疗

1.内服中成药　当归养容丸（山西省中医院院内制剂）、珍珠逍遥胶囊、丹栀逍遥丸、六味地黄丸、润伊容胶囊等。

2.外用中成药　丝白祛斑软膏、黄芪玫瑰保湿面膜。

（四）中药外治

1.蜂蜜外敷方 当归、苦杏仁、桃仁、丝瓜络、冬瓜子、制白附子、白及、珍珠母，打细粉，加入适量蜂蜜，每晚涂于皮肤，每次20～30分钟。

2.牛奶外敷方 玫瑰花、菊花、焦山楂、桔梗、益母草、白术、生白芍、白芷、珍珠母，打细粉，加入适量牛奶调敷，每晚涂于皮肤，每次20～30分钟。

（五）西医治疗

1.口服药物 维生素C片、谷胱甘肽片、氨甲环酸片、烟酰胺片。

2.外用药物 左旋维生素C精华液、氨甲环酸精华液、熊果苷精华液。

3.皮肤屏障修复 医学保湿修复霜。

4.水光针治疗 根据黄褐斑面积大小予维生素C注射液0.5～1g加灭菌用水至5～10ml，或注射用还原型谷胱甘肽0.6～1.2g溶于灭菌注射用水5～10ml中，利用水光枪注射于黄褐斑处，每周1次。可交替应用，注射后无菌医用面膜冰敷。

（六）其他治疗

穴位埋线疗法 肝气不舒，选肝俞、胆俞、三阴交、心俞、关元俞等；气滞血瘀，选膈俞、血海、肝俞、气海、关元俞等；气血虚弱，选足三里、血海、脾俞、肺俞、三阴交等；肾虚血瘀，选肾俞、督俞、肝俞、气海俞、关元俞等。每2周1次。

七、病案实录

病案一：黄褐斑（肝气郁结证）

裴某，女，39岁。2021年1月20日初诊。

【主诉】面部褐色斑片1年。

【现病史】1年前，眼角出现淡褐色斑，曾于美容院治疗，效果不佳。现症见双眼角、颧部对称性褐色斑片，边界清楚，压之不褪色。平素心情郁闷，乳房憋胀，两胁窜痛。纳可，眠差，二便调。舌淡，苔薄白腻，脉弦。

【既往史】月经不调，经量偏少，月经周期延长。

【辅助检查】伍德灯显示蓝褐色斑片，边界清楚。

【西医诊断】黄褐斑。

【中医诊断】黧黑斑（肝气郁结证）。

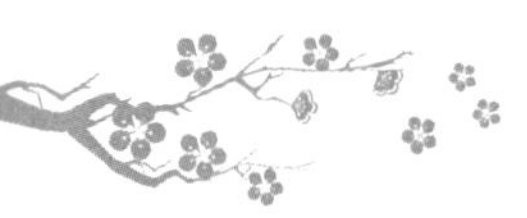

【治法】疏肝解郁，调气活血。

【处方】柴胡疏肝散加减。

当归10g、柴胡6g、川芎10g、醋香附10g、生地黄10g、白芍15g、白鲜皮10g、白芷10g、僵蚕10g、玫瑰花6g、红花6g、赤芍10g、枳壳10g、厚朴10g、山楂10g、甘草6g、珍珠母30g。14剂，每日1剂，水煎，早晚饭后分服。

【中药外治方】玫瑰花9g、菊花9g、焦山楂9g、桔梗9g、益母草9g、白术9g、生白芍9g、白芷9g、珍珠母9g，打细粉，取适量药粉，加入适量牛奶调敷后每晚涂于面部。

【中成药】

①当归养容丸：1丸/次，3次/日，口服。

②珍珠逍遥胶囊：4粒/次，3次/日，口服。

【其他】

（1）注射用还原型谷胱甘肽0.6g溶于灭菌注射用水5ml中，利用水光枪注射于黄褐斑处。

（2）水光针注射1周后，用玫瑰花、菊花、焦山楂、桔梗、益母草、白术、生白芍、白芷、珍珠母各9g，磨细粉加入适量牛奶调敷后每晚涂于面部，白天外涂氨甲环酸精华液。

二诊：2021年2月8日。面部色斑明显变淡，月经量较前增多，舌淡，苔白，脉弦。

【处方】首诊方。14剂，每日1剂，水煎，早晚饭后分服。

【中成药】

①当归养容丸：1丸/次，3次/日，口服。

②珍珠逍遥胶囊：4粒/次，3次/日，口服。

后随访，色斑基本消退。

病案二：黄褐斑（气滞血瘀证）

李某，女，29岁。2018年5月14日初诊。

【主诉】面部暗褐斑2年。

【现病史】2年前，外出旅游回来后发现面部淡褐色斑，之后逐渐增多，近半年加重。在某皮肤病医院口服中药及外用药（具体药物不详），当时色斑有所减淡，之后色斑颜色加深。现面色晦暗，无光泽，面部对称性深褐色斑片，呈蝴蝶状，色斑边界清楚，压之不褪色。心烦易怒，月经量少，痛经，经色紫暗有瘀块。眠一般，小便调，大便溏。舌暗红，苔白腻，脉涩。

【辅助检查】伍德灯检查：灯下可见边界清楚的蓝褐色斑片。

【西医诊断】黄褐斑。

【中医诊断】黄褐斑（气滞血瘀证）。

【治法】疏肝理气，活血化瘀。

【处方】桃红四物汤合活血散瘀汤加减。

当归10g、赤芍10g、莪术9g、鬼箭羽9g、苏木6g、桃仁10g、红花6g、三棱9g、白术10g、茯苓10g、枳壳10g、厚朴10g、香附10g、柴胡12g、玫瑰花12g、覆盆子10g、山楂30g。14剂，每日1剂，水煎，早晚饭后分服。

【中药外治方】当归10g、苦杏仁10g、桃仁10g、川芎12g、丝瓜络10g、冬瓜子15g、制白附子12g、白及12g。3剂，打细粉，取适量药粉加入适量牛奶调敷后每晚涂于面部，每次30分钟。

【中医特色疗法】穴位埋线：选肝俞、脾俞、关元俞、膈俞、血海等穴位埋线，每2周1次。

二诊：2018年6月1日。褐色斑片颜色较前变淡，范围缩小。月经量较前增多，痛经缓解。情绪较前好转。舌淡暗，苔白腻，脉弦。

【处方】首诊方加凌霄花9g、僵蚕9g。14剂，每日1剂，水煎，早晚饭后分服。

【其他】维生素C注射液0.5g，加灭菌用水至5ml，利用水光枪注射于黄褐斑处。

嘱患者首诊外治方继用。

三诊：2018年6月16日。色斑明显减淡，已不甚明显。舌淡红，苔白稍腻，脉弦。

【处方】二诊方。14剂，每日1剂，水煎，早晚饭后分服。

【中药外治方】当归10g、苦杏仁10g、桃仁10g、川芎12g、丝瓜络10g、冬瓜子15g、制白附子12g、白及12g。3剂，打细粉，取适量药粉加入适量牛奶调敷后每晚涂于面部，每次30分钟。

四诊：2018年7月2日。面部仅留小片淡斑，社交距离已不显。

【中成药】当归养容丸：1丸/次，3次/日，口服。

【其他】注射用还原型谷胱甘肽0.6g溶于灭菌注射用水5ml中，利用水光枪注射于黄褐斑处。

后随访，未复发。

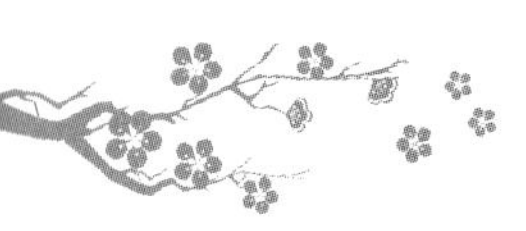

八、病案品析

【病案一品析】

黄褐斑虽然表现在外，但究其根源仍归于内，尤其和肝脏关系密切，故多称“肝斑”。黄褐斑的发病和情志关系密切，忧则气郁，思则气结，忧伤脾，郁伤肝，肝属木，木性条达，肝喜条达而恶抑郁，患者平素心情郁闷，常常忧虑，日久导致肝郁气滞，血脉瘀滞，不通则痛，故肝经循行部位出现窜痛，乳房憋胀，甚则月经量少，周期延长。日久气血不能上荣于面部肌肤或气郁化热，熏蒸于面部而成色斑。柴胡疏肝散为理气剂，疏肝行气解郁，活血通络止痛。方中柴胡疏肝解郁；香附疏肝，理气，止痛；当归、生地黄、白芍养血滋阴，柔肝；川芎活血行气；玫瑰花、红花、赤芍凉血活血；枳壳、厚朴、山楂行气消滞，共增行气活血之功；白鲜皮、白芷、僵蚕祛风解表，活血止痒；白芷、僵蚕还可通络；珍珠母入心肝经，平肝潜阳，解毒生肌。全方使肝气条达，气血调和，气血荣养于面部，从而消除色斑。

【病案二品析】

紫外线照射是黄褐斑发病的主要原因之一，紫外线可诱发或加重黄褐斑。患者外出旅游后发现面部淡褐色斑，和长时间在户外紫外线照射有关，之后逐渐加重。患者平素性格急躁易怒，情志不畅导致肝气郁结，久之形成血瘀于肌肤，肝郁气滞化火灼伤阴血导致面部肌肤失于濡养，从而发斑。治疗选用桃红四物汤合活血散瘀汤疏肝理气，活血化瘀，通络消斑。加用质轻花类药引药上行于面部，如玫瑰花，既可疏肝解郁，又可祛斑美颜。“外治之理，即内治之理，所异者法耳”，取肝俞、脾俞、关元俞、膈俞、血海穴位埋线有调和肝脾，活血调经的功效，使气血调和，经络疏通。当归、苦杏仁、桃仁、川芎、丝瓜络、冬瓜子、白附子、白及等药物打细粉，用牛奶、蜂蜜等调敷作为面膜外敷，可直达病所，起到活血化瘀，润肤养颜，美白淡斑的功效。

【小结】

黄褐斑女性好发。女子以肝为先天之本，经、带、胎、产都以血用。现代女性生活、工作压力大，情志不畅导致肝气郁结，久之形成血瘀于肌肤，或肝郁气滞化火灼伤阴血导致面部肌肤失于濡养，从而发斑。肝郁、气滞、血瘀是黄褐斑发病的重要原因，故临床中应重视活血化瘀，舒肝理气，其中，活血化瘀疗法贯穿于黄褐斑的治疗始终。临证发现，重视心理疏导，配合情志疗法，可获得较好的治疗效果。

九、预防调护

（1）避免长时间日晒，做好防晒，外出时避免阳光直射。

（2）保护皮肤屏障，不过度清洁，不乱用劣质护肤品及化妆品。

（3）服用可能引起激素水平变化的药物及光敏性药物时，做好防晒。

（4）保持心情舒畅，情绪稳定。保证充足睡眠，不熬夜。多食用富含维生素C及维生素E的蔬菜、水果。

（关　霄）

第三节　黑变病

黑变病是指发生在以面部为主的灰褐色色素沉着疾病。可归属于中医学“黧黑斑”的范畴。

一、病因病机

西医学认为，黑变病病因复杂，发病机制尚不完全清楚，可能与接触光敏物质有关，如煤焦油及其衍生物，其中，含有蒽、菲、萘类化合物有显著的光敏性作用。某些化妆品中的香料、防腐剂、乳化剂引起皮肤过敏，产生炎症反应后导致色素沉着。黑变病还可能与营养不良、维生素缺乏，以及性腺、垂体、肾上腺皮质功能紊乱有关。

中医学认为，情志不畅，肝气郁而化热，灼伤阴血，气血失和，瘀滞生斑；肝肾不足，水火不济，虚火上炎，燥结成斑；饮食不节，损伤脾胃，脾失健运，湿浊内生，熏蒸面部成斑；冲任失调，运行不畅，面失所养而成斑。黑变病与肝、脾、肾三脏关系密切。

二、临床表现

黑变病可发生于任何年龄段，但成年女性多发。常发于面部，从颧颞部逐渐波及前额、颊、耳后、颈部两侧和其他暴露部位。也可见于摩擦部位，如腋前线和脐部。皮损为灰紫色、紫褐色、蓝灰黑色，弥漫性或境界不清的斑片，色素斑中心呈网状结构，边缘的毛孔周围有小色素斑点。

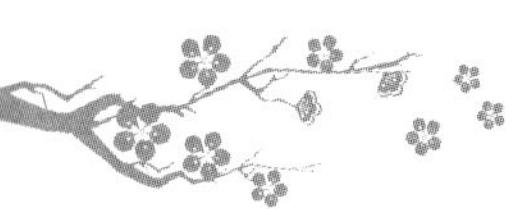

三、诊断依据

依据典型症状可诊断。

1.炎症期 局部可见充血性红斑，伴或不伴有少量糠秕状脱屑，可有轻微瘙痒。

2.色素沉着期 红斑消退后，出现网状或斑片状色素沉着，似“粉尘样”外观，多伴有毛周角化及毛细血管扩张。

3.萎缩期 可见与色素沉着部位一致的轻度凹陷性萎缩。

四、鉴别诊断

1.黄褐斑 常发生于中青年女性，皮损多对称分布于颧部、颊部、额部，似蝴蝶形，也可扩散累及全面部，皮损呈现边界清、大小不一的黄褐色或深褐色斑片，多于紫外线照射有关，春夏重，秋冬轻。

2. Civatte皮肤异色病 红褐色或青铜色斑中夹杂轻度萎缩淡白点而呈网状，伴有明显的毛细血管扩张，常对称分布于面颊部和颈侧，以及耳后暴露部位。

五、西医治疗方法

1.炎症期 外用糖皮质激素治疗，必要时可口服小剂量糖皮质激素控制炎症期病变。

2.色素沉着期 可静脉注射维生素C或硫代硫酸钠，口服复合维生素C、氨甲环酸，皮损处可外用3%氢醌霜、防晒霜、复方熊果苷乳膏等。

六、中医治疗方案

（一）辨证论治

1.肝郁气滞证

【症状】弥漫分布灰黑色斑，粉尘样外观，伴有情绪抑郁，胸胁胀满，急躁易怒，口苦咽干。舌质红，苔薄，脉弦。

【治法】疏肝理气，活血化瘀消斑。

【常用方剂】柴胡疏肝散或逍遥散加减。

【常用药物】当归、赤芍、白芍、柴胡、茯苓、白术、甘草、薄荷、枳壳、半夏、郁金、桃仁、红花。

2.脾虚湿盛证

【症状】灰黑色色素沉着斑弥漫分布于面部，状如尘土附着，伴神疲乏力，胸闷纳呆。舌淡胖，有齿痕，脉细濡。

【治法】健脾，除湿，消斑。

【常用方剂】参苓白术散加减。

【常用药物】党参、白术、茯苓、甘草、白扁豆、陈皮、山药、砂仁、薏苡仁、桔梗、山楂、当归等。

3.气滞血瘀证

【症状】斑色灰黑或黑褐色，面色晦暗无光泽，爪甲青紫，口唇紫黑。月经血块多，色暗，经期后错。舌质暗，有瘀斑，脉涩。

【治法】理气活血，化瘀消斑。

【常用方剂】活血散瘀汤加减。

【常用药物】桃仁、红花、当归、生地黄、川芎、白芍、白僵蚕、白菊花、柴胡、香附、珍珠母、香橼。

4.肝肾不足证

【症状】色斑呈现黑蓝灰色，病程日久，或伴有慢性疾病，可伴有头晕耳鸣，腰膝酸软，烦热盗汗。舌质红，少苔，脉细。

【治法】补益肝肾，滋阴消斑。

【常用方剂】知柏地黄丸或右归丸加减。

【常用药物】生地黄、山药、山茱萸、牡丹皮、茯苓、泽泻、知母、黄柏、丹参、白僵蚕、菟丝子、杜仲、淫羊藿、当归。

（二）随症加减

1.黑斑基底潮红 加羚羊角、玳瑁、凌霄花、鸡冠花、金银花。

2.奇痒难忍 加白僵蚕、蝉蜕、蛇蜕、白附子。

3.黑斑以头面为主 加升麻、天麻、白菊花、浮萍、钩藤、木蝴蝶、蝉蜕。

4.躯干黑斑 加白术、茯苓、陈皮、山药。

（三）中成药治疗

当归养容丸、珍珠逍遥胶囊、疏肝解郁胶囊、加味逍遥丸、六味地黄丸、血府逐瘀丸、蛭芎胶囊、芦荟珍珠胶囊、润伊容胶囊等。

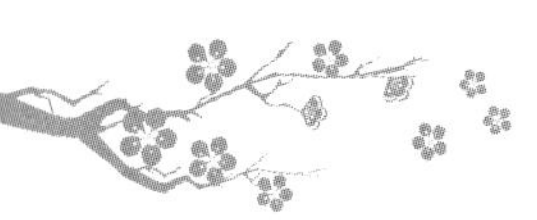

（四）中药外治

1.炎症期潮红、瘙痒 桑叶、浮萍、薄荷各等份，水煎外敷。

2.色素沉着期 桃仁、当归、益母草各等份，水煎外敷。

3.中药面膜 益母草、白及、白蔹、桃仁、白茯苓各等份，打细粉，酸奶调成糊状，外涂于黑斑处。

（五）其他治疗

1.维生素C注射液 0.5～2ml，用水光针注射仪器注射于黑斑部位，7～10天1次。

2.注射用还原型谷胱甘肽 600～1200mg，加注射用水5～10ml，用水光针注射于黑斑部位，7～10天1次。

七、病案实录

病案一：黑变病（肝郁气滞血瘀证）

夏某，女，39岁。2020年7月2日初诊。

【主诉】面颈部灰黑色色素斑2年，加重1个月。

【现病史】2年前，无明显诱因颧部出现淡黑色斑片，随后逐渐扩散至整个面部，未予重视，未规律治疗。1个月前，黑色色素斑逐渐发展至颈部，颜色加重。现症见面部、颈部弥漫分布灰黑色斑片，平铺皮肤，粉尘样外观，压之不褪色，无明显自觉症状。平素急躁易怒，胸胁胀痛，纳可，大便干，小便正常。舌质紫暗，苔白，脉涩。

【西医诊断】黑变病。

【中医诊断】黧黑斑（肝郁气滞血瘀证）。

【治法】理气疏肝，活血化瘀淡斑。

【处方】活血散瘀汤合逍遥散加减。

桃仁10g、红花6g、当归10g、生地黄10g、川芎6g、白芍12g、白僵蚕10g、白菊花9g、柴胡6g、香附6g、茯苓10g、白术10g、甘草6g、薄荷6g、枳壳10g。14剂，每日1剂，水煎，早晚饭后分服。

【中药外治方】益母草、白及、白蔹、桃仁、白茯苓各等份，打细粉，取适量药粉用酸奶调成糊状，外涂于黑斑处，每次15～20分钟，1次/日。

【西药】3%氢醌霜：2次/日，外用。

嘱患者做好防晒。

二诊：2020年7月17日。面部、颈部颜色变淡，黑斑面积较前有所缩小。

颈部黑斑颜色浅，花斑样，中央可见正常肤色。胸胁胀痛减轻。舌质暗，有瘀斑，脉涩。

【处方】桃仁10g、红花6g、当归10g、生地黄10g、川芎6g、白芍12g、白僵蚕10g、白菊花9g、柴胡6g、香附6g、茯苓10g、白术10g、甘草6g。14剂，每日1剂，水煎，早晚饭后分服。

【中药外治方】益母草、白及、白蔹、桃仁、白茯苓各等份，打细粉，取适量药粉用酸奶调成糊状，外涂于黑斑处，每次15～20分钟，1次/日。

【西药】3%氢醌霜：2次/日，外用。

三诊：2020年8月18日。面部灰黑色斑淡化明显，面积减小。患者因需出差，服用汤剂不便，希望改服中成药。

【中成药】当归养容丸：1丸/次，2次/日，口服。

后随访，面颈部颜色较前变淡，患者满意。

病案二：黑变病（脾虚湿盛证）

王某，女，42岁。2020年5月12日初诊。

【主诉】面部灰黑色色素斑1个月。

【现病史】1个月前，无明显诱因面部出现灰黑色色素斑片，自行外用美白护肤品，未见明显效果。现症见：面部灰黑色色素沉着，呈弥漫分布于面部，呈网状色素沉着，状如尘土附着，压之不褪色，面部无自觉症状，伴疲乏无力，胸闷纳呆。舌淡，苔白，有齿痕，脉濡。

【西医诊断】黑变病。

【中医诊断】黧黑斑（脾虚湿盛证）。

【治法】健脾除湿，活血祛瘀消斑。

【处方】参苓白术散加减。

党参15g、白术12g、茯苓15g、甘草3g、白扁豆30g、陈皮12g、山药30g、砂仁6g、薏苡仁30g、桔梗6g、桃仁12g、红花6g。14剂，每日1剂，水煎，早晚饭后分服。

嘱患者日常生活中做好防晒。

二诊：2020年5月27日。面部黑斑颜色明显变淡。精神好，纳可，睡眠欠佳。

【处方】首诊方加茯神15g、夜交藤15g。14剂，每日1剂，水煎，早晚饭后分服。

三诊：2020年6月14日。面部灰黑色色素沉着斑进一步变淡，部分区域可见基本正常的肤色。

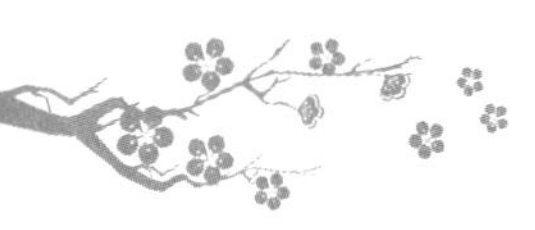

【中成药】当归养容丸：1丸/次，2次/日，口服。

后随访，黑斑变淡，患者表示满意。

八、病案品析

【病案一品析】

疏肝理气，活血化瘀淡斑是黑变病肝郁气滞血瘀证的治疗思路。肝气郁滞，气血不能上荣于面部，需疏肝理气，气行则血行，血行方可上荣于面，面部得血濡养，则可淡斑养颜。血瘀日久，需活血化瘀，以助血行，瘀去新生，濡养皮肤，则可改善面色。中药外治方中白色药物的选用，系采用中医学“取类比象”“以白治黑”的原理，达到淡化色素的效果。

【病案二品析】

患者平素脾虚，不能运化水谷，气血乏源，不能濡养肌肤，导致面色不华，失去光泽。脾虚不能运化水湿，酿生痰湿，痰浊、湿气上熏面部，致面部晦暗，色斑。故黑变病脾虚湿盛证，治疗以健脾除湿为主，配合活血化瘀淡斑。健脾以运化水谷，气血生化有源，润泽肌肤，改善肤色；健脾以除痰湿晦浊之气，浊气去则清气生，面色荣。桃仁、红花等活血化瘀药，起到活血散瘀，淡斑消斑的作用。

【小结】

黑变病的治疗需注重辨证论治，脾虚则健脾祛湿，肝肾虚则滋补肝肾，气滞则疏肝理气，注重机体的整体性，并在辨证论治的基础上加以活血化瘀消斑之品，强调治疗中活血化瘀淡斑的重要性。在用药方面，多以轻浮中药为主，药性轻浮则引经走上；淡化黑色色素的药物，多使用白色中药，以白治黑，取类比象。病程日久，注重补益肾阴、肾阳，宣降肺气。肾色为黑，肺色为白，调理肺肾，对黑变病也有一定的疗效。

九、预防调护

早发现、早治疗防止病情发展。寻找病因，发现可疑致敏物质、化学物品等及时避免使用。应选择具有国家安全资质批准的正规护肤品，切忌乱用、滥用。日常生活中注意防晒。

（潘翠翠）

第十三章 其他皮肤病

第一节　硬皮病

硬皮病是一种以皮肤和内脏组织胶原纤维进行性硬化为特征的结缔组织病。特点是早期皮肤肿胀、硬化，后期发生萎缩。可分为局限性和系统性两种类型。前者损害局限于皮肤；后者除皮肤外，还常累及肺、胃、肠、心、肾等内脏器官。女性多见，慢性病程。可归属于中医学“皮痹”的范畴。

一、病因病机

西医学对硬皮病的病因认识尚不完全清楚，局限性硬皮病可能与外伤或感染有关；系统性硬皮病可能与自身免疫、血管病变和胶原合成异常有关。患者血清中可检测到多种自身抗体，发病机制可能是在致病因子作用下真皮及内脏器官成纤维细胞活化，合成过多胶原，导致皮肤或内脏器官的纤维化。

中医学认为，硬皮病系风寒湿邪侵袭，脾肾阳虚，气血失和所致。气血不足，卫外不固，腠理不密，风寒、湿邪乘虚侵入，以致经络阻隔，气血凝滞而成本病；脾肾阳虚，阴寒内盛，寒湿凝滞，痹阻经络，血瘀经脉而为病。

二、临床表现

1.局限性硬皮病　慢性起病，无明显自觉症状，一般不伴全身症状，预后较好。分为斑状、带状、点状三种类型。

（1）斑状损害（斑状硬皮病、硬斑病）：较常见，可发生于身体各处，皮损单发或多发，初起为淡红色略带水肿之斑块，境界清楚，以后逐渐硬化，表面光亮呈蜡样光泽，久之局部发生萎缩，呈羊皮纸样，表面色素加深或色素脱失，其上毛发脱落，干燥无汗。

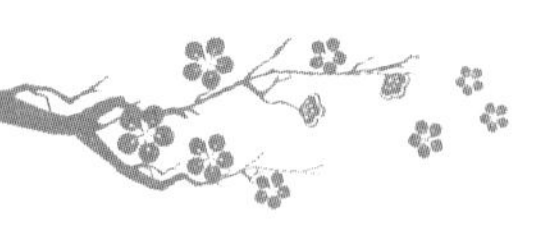

（2）带状、线状损害（带状、线状硬皮病）：好发于前额、四肢，皮损呈带状、刀砍状硬化萎缩凹陷，其上头发脱落。

（3）点状损害：少见，好发于躯干部，为多个白色或象牙色圆形斑点，质硬，后期质变软。

2.系统性硬皮病 临床分为肢端型和弥漫型。

（1）肢端型：约占系统性硬皮病的95%左右，病程较缓慢，预后相对较好，90%的患者有雷诺现象。皮损特点：早期皮肤肿胀，有紧绷感，逐渐至皮肤硬化，表面光滑，不易捏起；后期皮肤及皮下组织、肌肉萎缩；局部出汗减少或无汗，毛发脱落及皮脂缺乏。骨关节及肌肉损害：关节疼痛、肿胀、僵硬；肌无力、肌痛，晚期可出现肌肉萎缩；骨质吸收可出现指、趾变短，牙齿松动等。内脏损害：消化道受累可出现吞咽困难、呼吸系统受累可出现肺间质纤维化、心脏受累可出现心功能异常、肾脏受累可出现高血压、蛋白尿等。

（2）弥漫型：开始即为全身弥漫性硬化，无雷诺现象及肢端硬化，占系统性皮痹的5%，进展迅速，可出现全身皮肤和内脏硬化，预后差。

（3）CREST综合征：肢端型的一种特殊类型，临床表现为皮肤钙化、雷诺现象、食管功能异常、肢端硬化和毛细血管扩张。

三、诊断依据

1.典型皮损 局限性皮肤浮肿硬化，病变活动期周围有淡红色晕；系统性表现为雷诺现象，手指肿胀、僵硬，假面具脸，结合全身症状诊断。

2.实验室检查 多种自身抗体阳性，抗核抗体（ANA）多为核仁型；抗Scl-70抗体特异性强，可作为系统性硬皮病的标志抗体；抗着丝点抗体为CREST综合征的标志抗体；伴发雷诺现象者，常可检出抗U_1RNP抗体；γ球蛋白升高、冷球蛋白阳性、类风湿因子阳性等免疫学异常；还可有贫血、红细胞沉降率测定增快等。

3.组织病理检查 早期真皮血管周围以淋巴细胞为主的炎症细胞浸润，胶原纤维肿胀、均质化；后期胶原纤维增生、肥厚，排列致密，真皮和皮下组织小血管内膜增生，管腔变窄甚至闭塞，管壁增厚，毛囊、汗腺和皮脂腺减少或消失。

四、鉴别诊断

1.硬化萎缩性苔藓 为白色发亮扁平丘疹，大小不一，群集成片，互相不融合，表面有毛囊性黑色角质栓，逐渐出现皮肤萎缩。需与局限性硬皮病鉴别。

2.皮肌炎 皮肤红斑、水肿，以眼眶周围紫红斑为特征，四肢近端肌痛，肌无力，无皮肤硬化，部分患者伴恶性肿瘤。需与系统性硬皮病鉴别。

五、西医治疗方法

1.内服药物治疗 糖皮质激素早期使用有肯定疗效，能改善关节症状，减轻皮肤水肿、硬化，以及全身症状，一般用泼尼松片20～40mg/日，病情控制后递减；D-青霉胺、秋水仙碱对减轻皮肤硬化、缓解动脉痉挛有一定的疗效；雷诺现象明显者，可选低分子右旋糖酐、血管扩张剂、抗栓酶、前列腺素E等。

2.外用药物治疗 局限性硬皮病早期患者可外用糖皮质激素，亦可皮损内注射；手指溃疡需局部清创、油纱布包扎，可同时外用抗生素等；伴疼痛的钙化结节可行外科切除。

六、中医治疗方案

（一）辨证论治

1.气血不足，寒凝瘀阻证

【症状】皮肤肿胀绷紧、麻木、颜色苍白，面部浮肿发紧，肤温低，皮肤变硬，皮纹消失、不易提起，手指形如腊肠，面具脸，鹰嘴鼻，口唇变薄，张口困难，关节疼痛，形寒怕冷。舌淡苔白，脉沉细紧。

【治法】益气补血，温阳散寒，活血通络。

【常用方剂】四物汤、阳和汤加减。

【常用药物】熟地黄、黄芪、川芎、当归、白芥子、白芍、麻黄、桂枝、鹿角胶、姜炭、鸡血藤、丹参等。

2.肝肾不足，脉络瘀阻证

【症状】皮肤及皮下肌肉明显萎缩，紧贴于骨，皮纹消失，毛发脱落，色素弥漫加深，毛细血管扩张等，伴腰膝酸软，失眠多梦。舌暗红，苔少，脉沉细数。

【治法】补益肝肾，祛瘀通络。

【常用方剂】六味地黄丸、桃红四物汤加减。

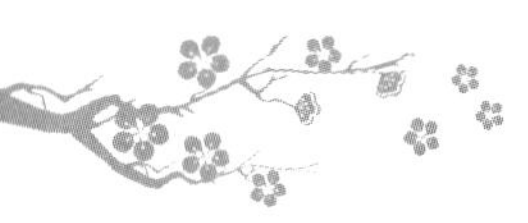

【常用药物】熟地黄、山萸肉、山药、牡丹皮、茯苓、泽泻、桃仁、红花、鸡血藤、益母草、生地黄、甘草等。

3.脾肾阳虚，寒凝血瘀证

【症状】皮肤肌肉变硬、萎缩，毳毛脱落，皮纹消失，呈羊皮纸外观，面色㿠白，形寒肢冷，腰酸腿软，神疲乏力，腹满便溏，小便清长。舌质淡红，舌苔白，脉沉细。

【治法】温补脾肾，壮阳通络。

【常用方剂】脾肾两助丸、右归饮加减。

【常用药物】黄芪、白术、川芎、熟地黄、杜仲、补骨脂、锁阳、郁金、陈皮、半夏、川牛膝、当归、土鳖虫、枸杞子、附子、肉桂、山药、菟丝子、鹿角胶等。

（二）随症加减

1.失眠者 加酸枣仁、珍珠母、茯神。

2.风湿盛者 加威灵仙、秦艽、羌活。

3.脾虚湿困者 加白扁豆、薏苡仁、山药。

4.食积不化者 加山楂、神曲、麦芽。

5.气郁者 加香橼、枳壳、川芎。

6.大便秘结者 加生地黄、熟大黄、枳实。

7.阴虚火旺者 加地骨皮、银柴胡、知母。

（三）中成药治疗

1.口服中成药 蛭芎胶囊、血府逐瘀丸、补中益气丸、阳和丸、雷公藤多苷片、火把花根片等。

2.静点中成药 红花注射液、疏血通注射液、丹参川芎嗪注射液、参芎葡萄糖注射液等。

（四）中药外治

中药熏洗 透骨伸筋散（山西省中医院院内制剂），水煎取汁，热溻或熏洗患处，早晚各1次，每次20～30分钟。

（五）其他治疗

1.药酒按摩 云南白药或红花60g、白酒250ml，浸泡7天后，取药酒按摩患处。

2.针刺疗法 取穴：①曲池、血海、足三里、三阴交、中脘、阳池、关元；②大椎、命门、肾俞、脾俞、中脘、膏肓；③神阙、关元、气海、阳池、肺俞。三组穴位交替针刺，每日1次。

3.灸法 局限性皮痹取皮损区；系统性皮痹取上述针刺疗法穴位，用艾条悬灸，或隔药饼灸、隔姜片灸，每日1次。

4.推拿 以手太阴肺经和足太阳膀胱经为主，以及皮损部位的经络，循经按摩、点穴，每日1次。

七、病案实录

病案一：局限性硬皮病（肝肾不足，脉络瘀阻证）

刘某，女，36岁。2020年7月12日初诊。

【主诉】头皮、耳前皮肤发硬3年。

【现病史】3年前，头皮、耳前无明显诱因出现散在红斑，无明显不适，无关节疼痛，后皮损逐渐变硬。外院病理检查提示局限性硬皮病。实验室检查：ANA阴性，抗SS-A阳性，抗ds-DNA阴性，曾口服甲泼尼龙片3个月（具体剂量不详），疗效不显。现症见头皮、耳前散在多处黄豆到蚕豆大小不一暗红斑，质地偏硬，表皮萎缩，其上头发减少。伴脱发明显，腰酸乏力，月经不调，痛经，时有胸闷不适，夜眠差。舌暗红，少苔，脉细数。

【西医诊断】局限性硬皮病。

【中医诊断】皮痹（肝肾不足，脉络瘀阻证）。

【治法】补益肝肾，活血通络。

【处方】六味地黄丸、桃红四物汤加减。

熟地黄10g、山茱萸15g、山药10g、牡丹皮12g、茯苓10g、泽泻10g、桃仁10g、红花6g、鸡血藤15g、巴戟天12g、淫羊藿10g、黄芪30g、甘草6g。14剂，每日1剂，水煎，早晚饭后分服。

【中成药】补肝益肾丸：1丸/次，3次/日，口服。

【中医特色疗法】灸法：局限性皮痹取皮损区，用艾条悬灸，每日1次。

二诊：2020年7月28日。皮损同前，脱发减少，睡眠好转，腰酸改善，大便干结，小便可。舌暗红，少苔，脉细数。患者就诊不便，希望带药1个月。

【处方】首诊方去黄芪，加枳壳10g。28剂，每日1剂，水煎，早晚饭后分服。

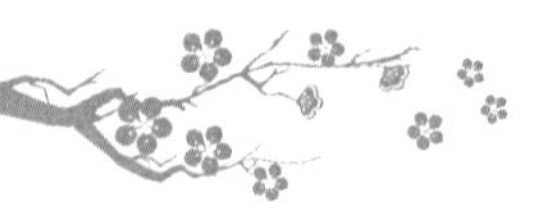

【中成药】补肝益肾丸：1丸/次，3次/日，口服。

【中医特色疗法】灸法：局限性皮痹取皮损区，用艾条悬灸，每日1次。

三诊：2020年9月6日。皮损较前变软，紧绷感减轻，基本无脱发，无胸闷不适。月经规律，纳眠可，二便调。患者就诊不便，希望带药1个月。

【处方】二诊方。28剂，每日1剂，水煎，早晚饭后分服。

后以二诊方为基础方加减变化，陆续服药至2021年5月6日，头皮皮损基本恢复，脱发改善，耳前皮损触之稍硬，无萎缩。

病案二：系统性硬皮病（气血不足，寒凝血瘀证）

孙某，男，61岁。2019年8月6日初诊。

【主诉】全身皮肤发硬、紧绷5年。

【现病史】5年前，外院确诊系统性硬皮病，服用激素及免疫抑制剂治疗3年，病情稍好转。近期口服泼尼松片10mg/日。现症见面部、前胸、双上肢、腹部皮肤发硬、紧绷，不易提起。精神萎靡，畏寒肢冷，疲倦乏力。舌淡暗，苔白厚腻，脉沉细。

【西医诊断】系统性硬皮病。

【中医诊断】皮痹（气血不足，寒凝血瘀证）。

【治法】补益气血，温阳散寒，活血通络。

【处方】阳和汤、当归补血汤加减。

黄芪30g、熟地黄12g、鹿角胶10g、姜炭6g、麻黄6g、桂枝10g、防风10g、三棱9g、莪术9g、鸡血藤15g、白芍10g、川芎10g、当归10g、川牛膝15g、威灵仙15g、葛根15g、甘草6g。28剂，每日1剂，水煎，早晚饭后分服。

【西药】泼尼松片：10mg/日，口服。

【中成药】益髓生血胶囊（山西省中医院院内制剂）：4粒/次，3次/日，口服。

【中医特色疗法】灸法：局限性皮痹取皮损区，用艾条悬灸，每日1次。

二诊：2019年8月29日。畏寒肢冷明显缓解，精神改善，纳眠可。上肢及腹部皮肤较前变软，大便干，时有反酸。患者就诊不便，要求带药1个月。

【处方】首诊方加生地黄15g、枳实10g、煅瓦楞子15g。28剂，每日1剂，水煎早晚饭后分服。

【西药】泼尼松片：10mg/日，口服。

【中成药】益髓生血胶囊：4粒/次，3次/日，口服。

【中医特色疗法】灸法：局限性皮痹取皮损区，用艾条悬灸，每日1次。

三诊：2019年10月18日。面部、前胸皮损逐渐变软。

【处方】二诊方。28剂，每日1剂，水煎早晚饭后分服。

【西药】泼尼松片：7.5mg/日，口服。

【中成药】益髓生血胶囊：4粒/次，3次/日，口服。

【中医特色疗法】灸法：局限性皮痹取皮损区，用艾条悬灸，每日1次。

四诊：2020年2月17日。面部、前胸、双上肢、腹部皮损变软。

【处方】二诊方。28剂，每日1剂，水煎早晚饭后分服。

【西药】泼尼松片：5mg/日，口服。

【中成药】益髓生血胶囊：4粒/次，3次/日，口服。

【中医特色疗法】灸法：局限性皮痹取皮损区，用艾条悬灸，每日1次。

五诊：2020年6月12日。皮损基本痊愈，皮肤质软，无紧绷感。

【处方】二诊方。28剂，每日1剂，水煎早晚饭后分服。

【中成药】益髓生血胶囊：4粒/次，3次/日，口服。

【中医特色疗法】灸法：局限性皮痹取皮损区，用艾条悬灸，每日1次。

后随访，皮损痊愈，未复发。

八、病案品析

【病案一品析】

本案患者诊断为局限性硬皮病，皮损出现萎缩，根据临床表现及舌脉，辨证为肝肾不足，瘀血阻络，故治疗选用六味地黄丸加减补益肝肾，桃红四物汤加减活血通络，增强肾气功能，鼓舞全身脏腑的同时活血散瘀，使肾阳得温，皮寒得除，气血通调。

【病案二品析】

本案患者诊断为系统性硬皮病，以硬斑为主要皮损，根据症状及舌脉，病机为气血亏虚，寒凝血瘀，阻滞脉络，肌肤失养，故治疗予当归补血汤、阳和汤加减，使气血得补，肌肤得养而获效。

【小结】

硬皮病的病机为肝肾不足，气血两虚，寒凝血瘀，痹阻脉络，而致皮肤经脉失养。本病肝肾不足，气血亏虚为本，寒凝血瘀为标，总属本虚标实，处方用药着重补气养血，补益肝肾，活血通络。病情较重时，适当配合西药控制

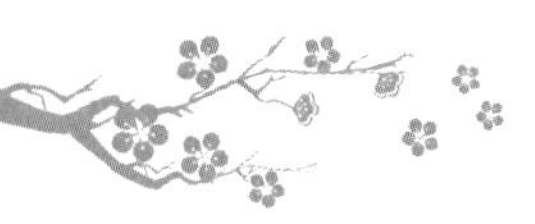

症状，稳定后继续中药维持巩固，中西医结合，相辅相成。

九、预防调护

防寒保暖，忌居湿冷之处。严禁吸烟，避免外伤。加强营养，进食高蛋白、高维生素、易消化的食物，忌食寒凉之品。劳逸结合，加强手指和关节的功能锻炼，病情严重者应卧床休息。

（吴明明）

第二节　天疱疮与大疱性类天疱疮

天疱疮是一种慢性的以表皮内水疱为主要特点，并伴黏膜损害的自身免疫性疾病。发病年龄为40～60岁。组织病理为表皮内棘细胞松解。临床特点为疱壁薄，呈松弛性大疱，尼氏征阳性，其水疱极易擦破，擦破后形成糜烂，较难愈合。

大疱性类天疱疮是一种好发于老年人的大疱性皮肤病，组织学特点是表皮下水疱。临床特点为疱壁较厚，不易破裂，尼氏征阴性。

天疱疮、大疱性类天疱疮可归属于中医学“天疱疮”“火赤疮”的范畴。

一、病因病机

西医学认为，天疱疮的发病机制为抗桥粒芯糖蛋白（desmoglein，Dsg）抗体致表皮细胞间的连接结构破坏，导致临床出现水疱、大疱。水疱在表皮中位置的多样性可用Dsg补偿理论解释。

大疱性类天疱疮的主要抗原为BPAg1又称BP230；BPAg2，又称BP180，位于基底细胞半桥粒附着处，刺激免疫系统产生抗基底膜抗体，简称抗BP230抗体、抗BP180抗体，主要有IgG，在补体参与下破坏了基底膜，发生水疱。

中医学认为，本病的发生多系患者脾虚而水湿停留，加之心经有热，郁久化火，水湿与火热互结，外蕴皮肤而发病。湿热郁久化燥，灼津耗气，故疾病发展后期气阴两伤。湿是本病发生、发展的主要因素，病机有血热湿盛、外感湿热、脾虚湿困、阴伤湿留、阳虚湿泛等。

二、临床表现

1.寻常型天疱疮 占天疱疮的70%，中年人多发，无性别差异。大疱可发生于全身各处，以头面、颈、胸背、腋下、腹股沟多见，水疱豌豆至鸡蛋大小，形态不规则，有圆形和椭圆形等。水疱在外观正常皮肤发生，疱壁薄而松弛，易破裂，形成糜烂面，尼氏征阳性。累及口腔黏膜，常见于上颚、颊、咽前弓黏膜。

2.增殖型天疱疮 水疱好发于皮肤皱褶部位，如腋下、乳房下、腹股沟、外阴、肛门、脐窝、鼻唇沟、口腔。初期损害为薄皮水疱，破溃后在糜烂面上出现乳头状肉芽增生，感染后有异味。

3.落叶型天疱疮 外观正常皮肤上发生大疱，疱壁极薄，水疱迅速破裂，形成潮红、湿润性糜烂面，上有黄褐色痂皮，痂皮中心附着，边缘游离，如落叶状。多发于头面、胸背，可波及全身，类似剥脱性皮炎，可伴有脱发、甲营养不良，口腔极少累及。

4.红斑型天疱疮 水疱壁极薄，极易破裂，形成红斑性糜烂面，尼氏征阳性。多发于头面、胸背、腋下、腹股沟等部位，面部常见于前额、鼻、双颊、耳廓，成蝶形分布，与盘状红斑狼疮、系统性红斑狼疮相似。

5.疱疹样天疱疮 水疱约绿豆和豌豆大小，排列成环状，虽然为表皮内水疱，但疱壁紧张，非松弛性水疱，尼氏征阳性。水疱内有嗜酸性粒细胞浸润，糜烂面为小片状，多见于胸、背、腹部位。

6.大疱性类天疱疮 发病多为老年人。皮损特点为正常皮肤出现红斑，或红斑上出现水疱、大疱，蚕豆大到鸽蛋大。有些患者开始的表现是泛发性红斑、瘙痒，而后出现水疱，常被误诊为多形红斑或药疹。水疱壁较厚，不易擦破，尼氏征为阴性。少数累及口腔起水疱。大多发病缓慢，常反复发作，此起彼伏。

三、诊断依据

1.天疱疮 中年人多见，皮肤上出现松弛水疱、大疱，疱壁易破，黏膜糜烂或出现水疱，尼氏征阳性。组织病理为表皮内有棘层细胞松解，水疱为表皮内水疱。水疱基底涂片后可发现天疱疮细胞。用直接免疫荧光检查后发现棘细胞间有IgA、IgG、IgM或C3沉积；间接免疫荧光检查血清中有抗表皮棘细胞间

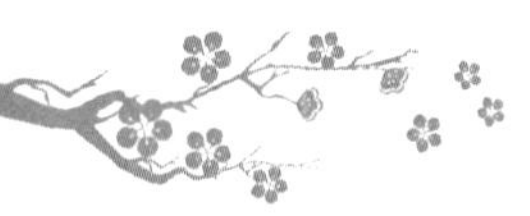

物质的特异抗体（天疱疮抗体）。

2. 大疱性类天疱疮　好发于中老年人，好发部位为四肢屈侧、腋下、腹部、腹股沟，皮损表现为出现张力较大水疱，疱液清亮或血性，疱壁较厚，尼氏征（–），破溃后很快愈合，较少累及黏膜。组织病理为表皮下水疱，免疫荧光检查为基底膜带IgG、补体C3沉积，血清中出现抗基底膜IgG抗体等。

四、鉴别诊断

1. 多形红斑　皮损特点为靶性损害，虹膜状水肿红斑、水疱、黏膜受损，部分重症可见大疱，发病人群多为年轻人，发病急，可伴发热、咽痛、头痛、关节痛等。

2. 疱疹样皮炎　发病人群多为青壮年，好发于躯干、腰背，水疱呈环状排列，伴风团、皮疹，疱液较清，尼氏征阴性。多无发热，黏膜症状较轻，常伴有谷胶敏感性肠病。

3. 大疱性表皮松解症　出生后或1岁后发病，发病部位为头部、躯干、手足肘膝关节，水疱松弛，破后留有瘢痕，尼氏征阴性。无发热，无明显瘙痒，很少伴有黏膜症状。

4. 线状IgA大疱性皮病　水疱呈弧形，一般不对称分布，免疫荧光示基底膜带为线状IgA沉积。

五、西医治疗方法

1. 系统治疗　尽早应用足够初始剂量糖皮质激素，尽快控制病情；配合使用免疫抑制剂，如硫唑嘌呤、吗替麦考酚酯、甲氨蝶呤、环孢素等。

使用糖皮质激素与免疫抑制剂治疗后效果不佳者，可给予免疫球蛋白、生物制剂利妥昔单抗（天疱疮）、度普利尤单抗（大疱性类天疱疮）治疗。

2. 局部治疗　对泛发皮损者用1：8000高锰酸钾溶液或1：1000苯扎溴铵清洗创面，保持创面清洁，防止感染。感染性皮损可使用抗生素。伴有口腔黏膜损害者，可用漱口液含漱，外用激素软膏。平常注意护理，防止继发感染。

3. 其他　血浆置换、免疫吸附疗法，以及体外光化学疗法，也都有一定的疗效。

六、中医治疗方案

（一）辨证论治

1.血热湿盛证

【症状】突然发病，水疱迅速增多、迅速扩大，容易溃破，疱液黄稠，疱面鲜红、糜烂、潮湿。身热头痛，口干口苦，口舌起水疱、溃烂疼痛，大便秘结，小便黄赤。舌质鲜红，苔薄黄，脉数。

【治法】清营凉血，清热利湿。

【常用方剂】六味凉血消毒散、三仁汤加减。

【常用药物】水牛角、生地黄、牡丹皮、赤芍、当归、甘草、滑石、青黛、薏苡仁、白蔻仁、厚朴、通草、猪苓、竹叶、芡实、白茅根、茯苓、煅瓦楞子、赤石脂。

2.湿热蕴阻证

【症状】全身大疱溃破，溃烂面大而鲜红，糜烂渗液淋漓，结黄厚痂，口舌生疮，疼痛不能进食，身热不扬，口干不欲饮，大便溏稀，小便黄赤。舌质红，苔黄厚腻，脉滑。

【治法】清热利湿敛疮。

【常用方剂】萆薢渗湿汤加减。

【常用药物】萆薢、薏苡仁、赤茯苓、黄柏、牡丹皮、泽泻、滑石、通草、茵陈、土茯苓、白扁豆、山药、芡实、白鲜皮、苦参、海螵蛸、煅瓦楞子、炙甘草。

3.脾虚湿困证

【症状】皮肤、口腔反复起水疱、溃烂，不思饮食，神疲乏力，腹胀便溏。舌质淡红，苔白腻，脉沉细。

【治法】健脾益气，除湿敛疮。

【常用方剂】参苓白术散加减。

【常用药物】党参、黄芪、白术、茯苓、山药、芡实、白扁豆、薏苡仁、陈皮、枳壳、莲子肉、白及、煅龙骨、煅瓦楞子、乳香、莲子心、竹叶、甘草。

4.阴亏湿滞证

【症状】水疱反复发作，迁延多年，溃破、糜烂、渗液，口干唇燥，口舌生疮，肌肤干燥，腰膝酸软，五心烦热。舌质红，苔少，脉沉细。

【治法】养阴利湿。

【常用方剂】六味地黄汤、猪苓汤加减。

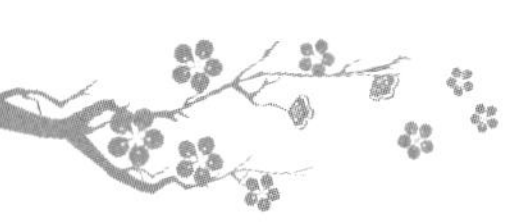

【常用药物】山茱萸、熟地黄、山药、麦冬、西洋参、猪苓、茯苓、泽泻、滑石、甘草、五味子、苍术、薏苡仁、芡实、赤小豆、鳖甲。

5.阳虚湿泛证

【症状】身起水疱，口舌溃烂，迁延多年，形寒肢冷，腰酸腿困，脘腹冷痛。舌质淡红，舌苔白，脉沉迟。

【治法】温阳化湿。

【常用方剂】真武汤加减。

【常用药物】制附子、肉桂、黄芪、白术、茯苓、生姜皮、猪苓、淫羊藿、仙茅、骨碎补、芡实、山药、煅瓦楞子、珍珠母、炙甘草。

（二）随症加减

1.疱液黄稠 加苍术、黄柏、黄芩、薏苡仁、滑石。

2.疱液清稀 加白术、山药、芡实、莲子肉、茯苓。

3.糜烂严重 加珍珠母、花蕊石、煅龙骨、赤石脂。

4.瘙痒严重 加苦参、刺蒺藜、白鲜皮、地肤子、天麻。

5.高热不退 加羚羊角、玳瑁、水牛角、知母、生石膏。

6.创面感染 加金银花、蒲公英、马齿苋、败酱草。

7.经久不愈 加黄芪、人参、西洋参、酒萸肉、黑枸杞。

（三）中成药治疗

清热利湿胶囊、二术除湿胶囊、四妙丸、补中益气丸、参苓白术散、灵芝益气胶囊、龙胆泻肝丸、灵芝分散片、雷公藤多苷片、火把花根片等。

（四）中药外治

皮肤创面应保持干燥，防止感染。水疱未破、较小时，可用青黛散调成糊状后皮损处外敷。水疱较大，未破时，需要抽取疱液，促进皮损恢复愈合。渗液较多，有明显糜烂时，可用黄柏、地榆、马齿苋等水煎取汁湿敷，或龙葵、五倍子、甘草等水煎后取浓汁湿敷，然后外用紫草油、青黛散。鳞屑结痂较厚者，可外涂湿毒膏。伴口舌黏膜破溃或糜烂者，可选用养阴生肌锡类散、珍珠粉、珠黄散，外吹或外涂患处。大面积糜烂者，按Ⅱ度烧伤方式处理，谨防感染。

七、病案实录

病案一：寻常型天疱疮（脾虚湿困证）

张某，男，53岁。2018年5月13日初诊。

【主诉】口腔溃烂、疼痛，皮肤起水疱，瘙痒4年。

【现病史】4年前，口腔起疱，很快破裂，疼痛影响进食。逐渐前胸、后背、颈部、双上肢、腋下相继出现水疱，水疱容易破裂。外院行病理诊断为寻常型天疱疮，予强的松、雷公藤、氨苯砜等口服，水疱消失，但停药则复发，反复发作4年。现症见胸背、双上肢、右腋下大小不等多处糜烂面，表面褐色结痂皮，尼氏征阳性，口腔右颊和上颚可见糜烂面。平素纳差腹胀，便溏，精神疲惫。舌质淡红，舌体胖大，苔白厚腻，脉沉。

【辅助检查】血常规、尿常规、肝肾功能未见明显异常。血钾3.2mmol/L。

【西医诊断】寻常型天疱疮。

【中医诊断】火赤疮（脾虚湿困证）。

【治法】健脾益气，运湿敛疮。

【处方】参苓白术散加减。

太子参10g、黄芪15g、白术20g、炒山药20g、炒白扁豆20g、薏苡仁30g、炒芡实20g、茯苓15g、枳壳9g、厚朴9g、陈皮9g、煅龙骨30g、煅瓦楞子15g、锦灯笼9g、生地黄9g、甘草6g。7剂，每日1剂，水煎，早晚饭后分服。

【中药外治方】

1.漱口方 金银花10g、细辛3g、儿茶10g，开水浸泡后漱口。糜烂面喷锡类散。

2.疮面外敷方 黄柏30g、马齿苋30g、金银花15g、枯矾20g、地肤子15g、苦参15g，水煎取汁外敷疮面，每次20分钟，敷后涂紫草油。

【西药】

①泼尼松片：50mg/次，每早上8点顿服。根据病情逐渐减量。

②氯化钾缓释片：0.5g/次，2次/日，口服。

③碳酸钙D_3咀嚼片：1片/次，2次/日，口服。

后以上法治疗1个月，水疱消失，口腔糜烂面愈合，纳食正常，精神好转。

二诊：2018年6月15日。自觉“上火”，口干口渴，手心发热，腰背酸痛，时有腹胀、便溏。

【辨证】阴虚脾湿证。

【治法】养阴，健脾，利湿。

【处方】六味地黄汤合参苓白术散加减。

西洋参10g、山茱萸9g、炒山药15g、女贞子10g、墨旱莲10g、麦冬10g、

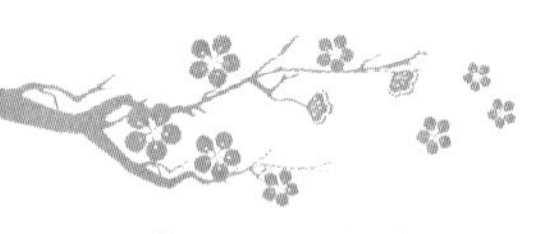

炒白术15g、炒山药15g、芡实15g、胡黄连6g、龟甲15g、炙甘草6g。14剂，每日1剂，水煎，早晚饭后分服。

后以首诊方随症加减变化，服药1年，并停用激素药物，疾病痊愈，随访2年未复发。

病案二：大疱性类天疱疮（湿热蕴阻证）

马某，男，48岁。2018年5月13日初诊。

【主诉】胸背起水疱，口腔溃烂3个月。

【现病史】3个月前，无明显诱因，发现胸部起水疱，瘙痒，当地医院以"过敏性皮炎"治疗，效果欠佳，后背部及口腔也出现水疱，口腔水疱溃破疼痛，进食时痛剧。外院病理检查诊断为大疱性类天疱疮。现症见胸背多处糜烂面及大小不等水疱，最小约蚕豆大，最大约鸽蛋大小，疱壁厚而紧张，疱液饱满，尼氏征阴性。口腔上颚可见糜烂面。口干口苦，大便秘结，小便黄赤。舌质红，苔黄腻，脉滑数。

【辅助检查】血常规、尿常规、肝肾功能未见明显异常。血钾3.4mmol/L。

【西医诊断】大疱性类天疱疮。

【中医诊断】火赤疮（湿热蕴阻证）

【治法】清热利湿，化浊敛疮。

【处方】萆薢渗湿汤加减。

萆薢10g、薏苡仁30g、茯苓10g、滑石20g、甘草6g、茵陈15g、黄柏9g、赤芍9g、牡丹皮9g、白鲜皮9g、苦参9g、锦灯笼12g、莲子心6g、黄连5g、神曲15g、鸡内金9g。14剂，每日1剂，水煎，早晚饭后分服。

【西药】

①康复新液：漱口，并湿敷皮肤糜烂面。

②泼尼松片：30mg/次，早上8点顿服。

③氯化钾缓释片：0.5g/次，2次/日，口服。

④碳酸钙D_3咀嚼片：2片/次，1次/日，口服。

二诊：2018年6月10日。部分水疱消失，溃疡愈合，现感腹胀，不思饮食。

【辨证】脾虚湿困证。

【治法】健脾益气，除湿敛疮。

【处方】参苓白术散加减。

白术12g、茯苓12g、山药15g、白扁豆15g、莲子肉10g、陈皮9g、枳壳

9g、厚朴9g、莱菔子12g、薏苡仁20g、芡实15g、黄芩9g、甘草6g。14剂，每日1剂，水煎，早晚饭后分服。

后以首诊方加减变化服用1个月，水疱消失，溃疡愈合。泼尼松片6个月以后减停，后随访，病情未复发。

八、病案品析

【病案一品析】

素体脾虚，湿蕴于内，心火妄动，火热之邪侵犯皮肤及上扰口舌侵犯口腔黏膜而成此病，治以健脾除湿，予参苓白术散加减。方中易原方滋补的党参为健脾益气、生津润肺的太子参；黄芪补气固表；煅龙骨、煅瓦楞子敛疮生肌；生地黄滋阴养血；枳壳、厚朴、陈皮宽中理气除湿；锦灯笼清热解毒，利咽。金银花、细辛、儿茶，开水浸泡后漱口，以及中药水煎后外敷疮面，可清热解毒，止痛生肌。配合锡类散，对口腔溃疡及糜烂面愈合有较好效果。皮损处涂紫草油清热解毒，凉血消斑，促进疮面愈合。糖皮质激素为治疗本病的首选药物。确诊本病后应根据皮损及疾病严重程度尽早使用足量糖皮质激素，尽快控制病情。因患者长期使用糖皮质激素会有骨质疏松及低钾血症的副作用，现精神疲惫，查电解质钾偏低，予钙片、氯化钾缓释片对症治疗，病情缓解后缓慢规律减药，直至停药。

【病案二品析】

根据患者的症状及舌脉辨证为大疱性类天疱疮之湿热蕴阻证，治以清热利湿，化浊敛疮，方选萆薢渗湿汤加减。患者用药28天，部分水疱消失，溃疡愈合，泼尼松片减至20mg，根据症状，辨为脾虚湿困证，方以参苓白术散加减，并用康复新液漱口，外用于皮肤糜烂面养阴生肌，促进疮面愈合。糖皮质激素是治疗本病的首选药物，一般选用中小剂量，待病情稳定或缓解后缓慢减量。

【小结】

天疱疮与大疱性类天疱疮是一种自身免疫性疾病，为重型皮肤病，西医治疗主要使用皮质类固醇激素及免疫抑制剂。临证发现，联合中医治疗可提高患者治愈率和生存质量，降低复发率及不良反应。根据患者个体情况制定个体化方案，口服中药改善脾运化功能，调理脾胃并使人体恢复正气，提高免疫力。在确诊本病后，应根据皮损及严重程度尽早应用足够初始剂量糖皮质激素，达到尽快控制病情。待病情稳定或缓解后缓慢减量，不能快速减药或停

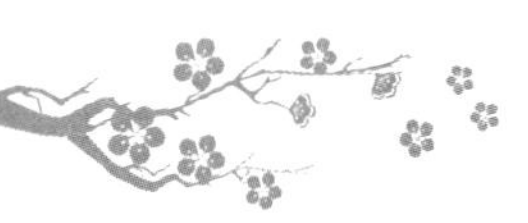

药。口服钙片、氯化钾缓释片及保护胃黏膜的药物，预防激素副作用。

九、预防调护

低盐、高蛋白饮食。临床中，长期应用糖皮质激素、免疫抑制剂者，应监测血压、血糖、电解质，并预防感染、消化道不适、骨质疏松。

（关　霄）

第三节　激素依赖性皮炎

激素依赖性皮炎是由于长期、反复外用糖皮质激素制剂或含有皮质类固醇激素的化妆品，而导致的皮肤反复出现潮红、丘疹、萎缩变薄、毛细血管扩张、脱屑、痤疮样及酒渣鼻样皮疹等，伴有灼热、瘙痒、干燥、紧绷等症状的急、慢性炎症性皮肤病。具有多形态损害、对糖皮质激素依赖、反复发作等特点，严重影响患者的容貌及身心健康。本病可发生于任何年龄，以中青年女性为多见，其中，城市女性较多见，夏季症状严重。可归属于中医学“药毒”的范畴。

一、病因病机

西医学认为，激素依赖性皮炎是因反复外用糖皮质激素制剂，使角质形成细胞增殖与分化受抑制而致功能异常，直接导致角质层数较前减少，色素减退，可见色素脱失斑，同时糖皮质激素参与激活黑素细胞再生，可见色素沉着斑；真皮胶原的消失，致使皮肤表面的血管显露；皮脂腺增生，堵塞出口，痤疮样皮疹或原有痤疮症状加重；抑制免疫，诱发诸多炎症反应，使毛囊发生感染和原发毛囊炎加重；使用激素制剂并未消除疾病的病因，但具有强大的抗炎特性，且抑制免疫，停用后反射性引起原有疾病加重，而发生炎性水肿，皮肤发红，伴有烧灼感、不适感和急性的脓疱疹等反跳现象。

中医学认为，激素依赖性皮炎与风热、津伤、肝风、血热有关。属长期误用激素助阳化热，耗热伤津。面部为诸阳之会，风为阳邪，易袭阳位，故面部皮肤病与风邪密切相关。长期外用激素软膏，药物毒性滞留于面部，风邪与毒邪结合致病，郁而化热，浸淫于血管，肝藏血，血热引动肝风，出现面目鲜红、色素沉着、痤疮、灼热、瘙痒等。

二、临床表现

1.症状 多见于面部，皮肤潮红、灼热、疼痛、干燥、脱屑、紧绷感，瘙痒，遇热加重，遇冷减轻。

2.体征 皮肤反复发生鲜红色斑、局部肿胀、皮薄光亮、毛细血管扩张；丘疹、毛囊炎性脓疱；色素沉着或减退；干裂脱屑、粗糙，甚至程度不同的萎缩。

3.其他 出现明显的激素依赖现象，局部用药后病情迅速改善，一旦停药，2～5天可发生比以前更严重的激素反跳性皮炎，甚至诱发细菌、真菌感染，再次使用激素后症状缓解。

三、诊断依据

1.接触史 有在特定部位外用激素制剂史（超过1个月），并形成依赖性（强效制剂尤甚）。

2.激素依赖性症状及反跳现象 原发皮肤病已消退，用药部位皮纹消失、表面光滑，出现明显色斑，颜色鲜红，对物理、化学刺激敏感，停药后发病，症状明显加重，皮肤肿胀、发红、灼热、可伴有瘙痒，重复用药后症状减轻。

3.典型的皮肤损害 皮肤变薄、潮红，伴毛细血管扩张；痤疮样皮炎：粉刺、丘疹、脓疱等；色素沉着；皮肤老化，干燥、脱屑、粗糙、萎缩；毳毛变粗变长。

4.自觉症状 自觉灼热、瘙痒、疼痛、紧绷感。

四、鉴别诊断

1.痤疮 皮疹在颜面、胸背和肩胛多见，对称分布。可见黑、白头粉刺，炎性丘疹、脓疱，甚则囊肿、结节，愈后留有瘢痕。鉴别可依据用药史及临床表现。

2.酒渣鼻 多见于中年人，皮损以面部中央区为主，早期表现为红斑、丘疹、脓疱及结节，后期可见毛细血管扩张、增生等。

3.接触性皮炎 皮损常限于接触部位，边界清，以红斑、水肿、水疱、渗

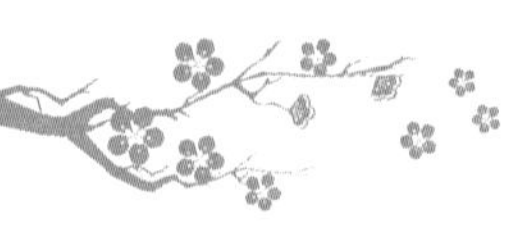

出为主，有瘙痒、烧灼感。有接触史，去除病因后愈合较快，复发与接触史密切相关。而激素依赖性皮炎有明显反跳现象。

4.脂溢性皮炎　好发于成年人及新生儿，多见于头面、胸背等皮脂溢出部位。皮损为带油腻鳞屑的黄红色斑片或斑丘疹，可有渗液，或被覆灰白糠秕鳞屑的干性红斑，可有轻重不等的瘙痒。油脂分泌旺盛与外用激素史相鉴别。

五、西医治疗方法

1.局部治疗

（1）激素减量疗法：为减轻患者停药后的强烈反应，采用包括由强效激素制剂改用弱效激素制剂、由高浓度激素制剂改为低浓度激素制剂、逐渐延长使用间隔、减少使用频次等方法。

（2）激素替代治疗：在治疗原发疾病的基础上能有效避免激素反跳，常用药物有钙调磷酸酶抑制剂，如他克莫司软膏；非甾体抗炎药，如氟芬那酸丁酯软膏等。

（3）保湿剂：为加速恢复受损的皮肤屏障，选医学护肤品、凡士林等。

（4）外用抗炎、抗感染的药物，如克林霉素甲硝唑擦剂、甲硝唑凝胶等。

2.系统治疗　抗菌药，如多西环素；抗炎药，如羟氯喹、阿司匹林、雷公藤多苷等；抗组胺药，如氯雷他定、依巴斯汀等。

六、中医治疗方案

（一）辨证论治

1.风热蕴肤证

【症状】面部皮肤轻度潮红，丘疹，伴瘙痒、轻微灼热，心烦，口干，小便微黄。舌红，苔薄黄，脉浮数。

【治法】疏风，清热，止痒。

【常用方剂】桑菊饮、枇杷清肺饮加减。

【常用药物】薄荷、浮萍、桑叶、炒牛蒡子、芦根、栀子、白鲜皮、地肤子、生地黄、牡丹皮、赤芍、连翘、炒蔓荆子、桑白皮、枇杷叶、炒神曲。

2.风热津伤证

【症状】面部皮肤红斑、丘疹，粗糙、干裂脱屑，伴灼热、痒痛，口干咽痛，纳差，大便干，小便色黄。舌红，苔黄燥，脉数。

【治法】疏风清热，养阴生津。

【常用方剂】桑菊饮合养阴清肺汤加减。

【常用药物】六月雪、桑叶、浮萍、白蒺藜、天麻、水牛角、金银花炭、连翘、地黄炭、玄参、天冬、沙参、女贞子、墨旱莲、莱菔子、鸡内金、甘草、薄荷。

3.肝风内热证

【症状】皮肤发红、灼热、瘙痒，表面粗糙，上覆糠秕样鳞屑，紧绷感，麻木感，面热目赤，心烦，口干，失眠。舌红，少苔，脉弦细数。

【治法】平肝息风，清热凉血。

【常用方剂】天麻钩藤饮、凉血消风散加减。

【常用药物】天麻、钩藤、白菊花、炒蒺藜、桑叶、牡丹皮炭、赤芍、连翘、金银花、黄芩炭、柴胡、当归、白鲜皮、地肤子、蝉蜕、百合、炒神曲。

4.血热毒邪证

【症状】长期外用激素膏，突然停用后，出现皮肤鲜红或紫红、脓疱，高度肿胀，自觉瘙痒，灼热感明显，常伴心烦，口渴不欲饮，大便干结。舌红绛，苔少或镜面舌，脉数。

【治法】凉血清热，解毒息风。

【常用方剂】犀角地黄汤合十灰散加减。

【常用药物】水牛角、生地炭、牡丹皮炭、赤芍、玄参、大青叶、金银花、连翘、黄芩炭、焦栀子、白茅根、天麻、炒蒺藜、茜草炭、白鲜皮、荆芥、炒鸡内金。

（二）随症加减

1.风热 加荆芥、防风、蝉蜕、僵蚕、牛蒡子。

2.火热 加石膏、天竺黄、寒水石、知母。

3.血热 加牡丹皮、生地黄。

4.毒热 加野菊花、蒲公英、大青叶、板蓝根、生甘草。

5.湿热 加苦参、白鲜皮、地肤子、蛇床子。

6.瘙痒甚者 加刺蒺藜、地肤子、防风、荆芥、蝉蜕。

7.瘀热重、斑色紫 加丹参、紫草、红花、当归、赤芍。

8.气虚甚者 加西洋参、黄芪、白术、茯苓。

9.后期余热退，中气虚者 加党参、茯苓、白术、陈皮。

10.后期热退肾亏者 加黄精、灵芝、覆盆子、墨旱莲、女贞子、桑椹。

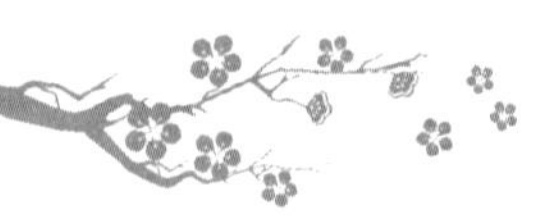

(三)其他治疗

1.冰敷 停用一切激素膏，局部冰敷，每日1～2次，每次20～30分钟，连续1～2个月。

2.药物冷敷 桑叶10g、甘草10g、细辛3g，打细粉。取适量药粉和肾上腺素1mg、蒸馏水300ml混合均匀成糊状，冷藏后，局部冷敷，每日1～2次，7天用完。

3.润肤修复剂 冰敷或冷敷后，外用紫草油、甘草油、蛋黄油、橄榄油、芝麻油、甘油等。

4.游走罐 选双侧膀胱经游走罐，每周1～2次。

5.刺络拔罐 选背部大椎、风门、肺俞、心俞、膈俞点刺后，拔罐治疗，每周1～2次。

七、病案实录

病案一：激素依赖性皮炎(血热毒邪证)

邓某，女，36岁。2019年09月20日初诊。

【主诉】面部红斑、灼热刺痒2年。

【现病史】2年前，外出旅游后，面部出现红斑，灼热、瘙痒。自行购买“皮炎平膏”外用后，瘙痒症状得到缓解。此后，每当面部遇热后，均会出现红斑、灼热刺痒，患者均用此药膏涂抹。后来，面部红斑、刺痒症状发作越来越频繁，症状越来越严重，自觉离不开“皮炎平膏”，现每天用2次，面部依然瘙痒，起红斑。1天前，进食羊肉后整个面部出现紫红色斑片、高度肿胀，眼睛肿胀明显，睁眼受限，皮温高，伴有灼热、刺痒。纳可，眠欠佳，大便尚可，小便黄。舌红，苔少，脉洪数。

【西医诊断】激素依赖性皮炎。

【中医诊断】药毒(血热毒邪证)。

【处置】嘱患者停用激素软膏，并告知停用药物后可能出现皮疹反弹加重，一定坚持停用激素，嘱其在停药期间自觉灼热、瘙痒，即可冰敷患处，2～5次/日，如干燥难忍，可抹芝麻油、橄榄油润肤，随着皮肤自我修复，症状减轻。

二诊：2019年10月21日。患者冰敷1个月后，面部浮肿、红斑大有减轻，时有灼热、刺痒、轻微疼痛，伴心烦。大便干结，小便黄。舌红，苔少，脉数。

【辨证】血热毒邪证。

【治法】清热凉血，解毒疏风，止痒。

【处方】犀角地黄汤合十灰散加减。

水牛角15g、生地炭12g、牡丹皮炭10g、玄参10g、大蓟15g、焦栀子6g、棕榈炭10g、黄芩炭10g、茜草10g、白茅根15g、白蒺藜12g、白鲜皮10g、地肤子10g、防风6g、女贞子10g、墨旱莲10g、天麻12g、莱菔子9g、鸡内金9g。14剂，每日1剂，水煎，早晚饭后分服。

【中成药】

①金蝉止痒胶囊：6粒/次，3次/日，口服。

②凉血消银丸：1丸/次，3次/日，口服。

③清热祛风颗粒：1袋/次，3次/日，口服。

【中医特色疗法】

①游走罐：选背部双侧膀胱经走罐以疏风清热。

②刺络拔罐：选背部大椎、心俞、肺俞刺络拔罐，留罐10分钟。

三诊：2019年11月10日。灼热感消失，刺痒明显好转，红斑较前改善，肿胀消退。纳眠可，二便尚调。舌红，苔薄白，脉弦滑。

【处方】二诊方。14剂，每日1剂，水煎，早晚饭后分服。

【中成药】

①金蝉止痒胶囊：6粒/次，3次/日，口服。

②凉血消银丸：1丸/次，3次/日，口服。

③清热祛风颗粒：1袋/次，3次/日，口服。

【中医特色疗法】

①游走罐：选背部双侧膀胱经走罐以疏风清热。

②刺络拔罐：选背部大椎、心俞、肺俞刺络拔罐，留罐10分钟。

后以三诊方为基础方加减变化，服用3周后，灼热、刺痒感消失，红斑基本消退，皮肤基本恢复正常。

病案二：激素依赖性皮炎（风热津伤证）

秦某，女，45岁。2017年9月10日初诊。

【主诉】面部红斑、灼热痒痛3年。

【现病史】3年前，因“颜面过敏性皮炎”自行于面部使用“丁酸氢化可的松乳膏”，效果明显，后间断反复使用，停药后面部出现潮红、肿胀、灼热感，瘙痒明显，再次使用“丁酸氢化可的松乳膏”症状可缓解，停药后皮疹较前更重，伴发炎性丘疹、脓疱，后交替使用丁酸氢化可的松乳膏、复方酮康唑软膏、

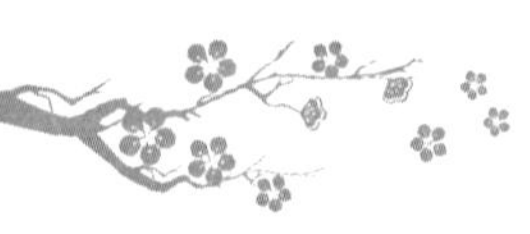

地奈德乳膏。现症见面部皮肤变薄，全面部潮红斑、肿胀，干燥脱屑，伴有丘疹、脓疱、毛细血管扩张。舌红，苔黄燥，脉数。

【西医诊断】激素依赖性皮炎。

【中医诊断】药物毒(风热津伤证)。

【处置】嘱患者停用丁酸氢化可的松乳膏、地奈德乳膏、复方酮康唑软膏等药物，告知停用药物后可能出现现有皮疹加重、反弹现象，嘱其在停药期间可多次冰敷患处，如干燥难忍，可抹香油、橄榄油滋润皮肤。

二诊：2017年10月12日。冰敷1个月后，额部、双侧面颊红斑、丘疹，干燥、表面细小鳞屑，灼热感、瘙痒，伴口干咽痛。纳差，眠可，大便干，小便色黄。舌红，苔黄燥，脉数。

【辨证】风热津伤证。

【治法】疏风清热，养阴生津。

【处方】桑菊饮、养阴清肺汤加减。

桑叶10g、浮萍10g、百合15g、白蒺藜9g、天麻12g、水牛角30g、金银花10g、连翘10g、黄芩10g、生地黄10g、玄参10g、天冬10g、沙参10g、女贞子10g、墨旱莲10g、牡丹皮炭10g、莱菔子10g、鸡内金9g、甘草6g、薄荷6g、六月雪12g。10剂，每日1剂，水煎，早晚饭后分服。

【中成药】清热祛风颗粒：1袋/次，3次/日，口服。

【西药】枸地氯雷他定胶囊：8.8mg/次，1次/日，口服。

【中医特色疗法】

①游走罐：选背部双侧膀胱经以疏风清热。

②刺络拔罐：选背部大椎、心俞、肺俞刺络拔罐，留罐10分钟。

③中药湿敷：桑叶10g、甘草10g、细辛3g，打细粉。取适量药粉和肾上腺素1mg、蒸馏水300ml混合均匀成糊状，冷藏后，局部冷敷，每日1～2次。

④甘草油涂擦：自觉干燥、紧绷不适时酌情外用。

治疗1周后，红斑、丘疹、鳞屑，灼热感，瘙痒，口干，咽痛明显好转。后以二诊方为基础方加减变化，服用35剂后，瘙痒消失，红斑消退，皮肤基本恢复正常。

八、病案品析

【病案一品析】

面部斑疹色紫红，灼热、刺痒，辨为血热风邪证，治以清热凉血、解毒疏风止痒。方中水牛角、生地炭、大蓟、玄参凉血止血、祛瘀解毒、利尿消肿；气盛火旺则血上溢，焦栀子引上部邪热从下焦随小便而去；棕榈炭收敛止血；牡丹皮炭、黄芩炭凉血，活血，祛瘀；茜草化瘀，凉血，止血；蒺藜、白茅根清热凉血；白鲜皮、地肤子、防风疏风止痒；女贞子、墨旱莲养阴；天麻平抑肝阳，祛风通络；炒莱菔子、炒鸡内金消食健胃。金蝉止痒胶囊清热疏风，解毒止痒；凉血消银丸凉血清热，滋阴解毒；清热祛风颗粒祛风除湿，养阴清热。游走罐、刺络拔罐激发经气、疏通经络，改善血液循环。内外合治，共奏疏风、泻热、解毒之功。

【病案二品析】

面部斑疹色红、鳞屑，灼热，痒痛，口干咽痛，辨为风热津伤证，治以疏风清热，养阴生津。方中桑叶、浮萍疏风清热、清肝明目；黄芩、百合清肺热；白蒺藜活血祛风；天麻平抑肝阳，祛风通络；生地黄、玄参、水牛角、牡丹皮炭清热凉血；金银花、连翘清热解毒；天冬、沙参、女贞子、墨旱莲滋养肺肾；莱菔子、鸡内金消食健胃；甘草解毒、调和诸药；薄荷疏散风热。清热祛风颗粒祛风除湿、养阴清热。枸地氯雷他定胶囊抗过敏，止痒。

【小结】

对激素依赖性皮炎患者的科学宣教非常重要。告知患者激素类药物的副作用，在选择合适的激素药膏的前提下，面部连续应用不能超过1周，肢体连续应用不超过4周。也可以选择非激素药膏，如他克莫司软膏、克立硼罗软膏等。

激素依赖性皮炎一般停用激素15天左右是皮肤反应最强烈时候，20天以后逐渐缓解，30天后激素基本可代谢完毕，皮肤自我修复受损，症状可自行缓解，在停用激素期间，一定树立患者战胜痛苦的信心。停用激素1个月内皮肤炎症反应特别强烈，冰敷是缓解症状的有效方法，可减少炎症反应，收缩血管，减退红斑，减轻灼热感，消除肿胀，降低神经敏感性，有止痒、止痛的作用。中药局部冷敷清热疏风，解毒止痒。肾上腺素收缩皮肤血管，抗炎抗过敏，可缓解潮红斑，消肿。

九、预防调护

忌食辛辣、刺激食物，如葱、姜、蒜、酒，以及其他容易引起过敏的食物，如羊肉、鱼、虾等。多吃蔬菜、水果。避免热水洗脸、蒸桑拿浴、面部按摩，注意防晒。避免滥用和误用激素制品，以及不正规的化妆品，可选用医学护肤品。

（高海霞）

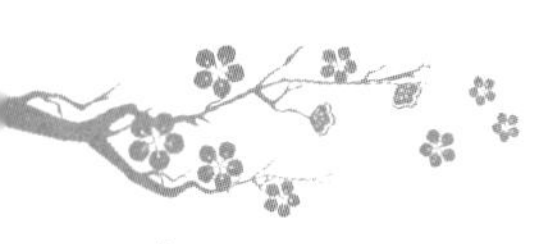

第四节　成人硬肿病

成人硬肿病是一种自身免疫性结缔组织疾病，表现为皮肤弥漫性非指凹性水肿性硬化，亦可叫做“Buschke硬肿病”，常发于颈、背部。多数患者在数月至数年后可自发消退，其中一些不能痊愈。

可归属于中医学“冷流肿”的范畴，《诸病源候论·肿病诸候》记载：“流肿，凡有两候，有热有冷。冷肿者，其痛隐隐然沉深，着臂髆，在背上则肿起，凭凭然而急痛”。

一、病因病机

西医学对成人硬肿病的病因认识尚不完全清楚。成人硬肿病属结缔组织病，由真皮中酸性黏多糖的大量累积和胶原纤维束的增厚导致皮肤角化增生，触之紧绷感、坚实感。研究认为，成人硬肿病是由感染（链球菌属多见），以及各种原因所致的发热、中毒、外伤或内分泌疾病诱发所引起的一种自身免疫过程。

中医学认为，成人硬肿病的病因病机为平素身体虚弱，寒邪侵袭机体，卫外失于固摄，寒邪凝滞经络，痹阻肌肤；后天失养，脾胃运化水湿功能减弱，湿气渐聚成痰，生成痰湿；痰浊凝滞，阻滞气血经脉运行，血液运行受阻而致瘀血内生；瘀血日久，阻碍气机，气不布津，津液聚积而成痰浊；痰浊与瘀血互化互生是发病的关键。

二、临床表现

1.临床分型　Ⅰ型为呼吸道感染等引起的良性自限型，约占55%；Ⅱ型为无前驱感染症状，起病隐匿，病程慢性的发展型，约占25%；Ⅲ型为伴有糖尿病的糖尿病型，又名“糖尿病性硬肿病”，约占20%。

2.临床特点　好发于颈部、肩部及背部上方，严重者可累及面部及舌部，导致睁眼、发音及咀嚼困难。几乎不累及手足；皮损为局限性的皮肤硬结，非指凹性肿胀，偶伴色素沉着或红斑，边界欠清，呈对称性、较均一的木质状斑块，皮肤多不能捏起，表皮可有橘皮样或蜡样外观。部分会发生系统性疾病，如心包、胸腔、腹腔积液，或肝脾大、心衰等。

三、诊断依据

1.临床表现 颈部、肩部皮肤突然出现肿硬而有坚实感，按之无凹陷，病变区域的皮肤纹理光滑，皮温触之凉感，界限不清。

2.实验室检查 Ⅰ型可有抗链球菌溶血素O滴度升高；Ⅱ型可有高丙种球蛋白血症；Ⅲ型可有血糖指标异常。

3.组织病理特点 表皮大致正常或轻度变薄，真皮层明显增厚，胶原纤维增生，胶原束间隔增宽。阿新蓝染色呈阳性，胶原纤维间蓝染黏蛋白沉积。

四、鉴别诊断

1.系统性硬皮病 皮肤表现最初发病主要在面部和远端肢体，可伴有雷诺现象。皮肤颜色增深或杂以色素减退，初期皮肤呈非可凹性肿胀；硬化期间，皮肤见蜡质光泽并变硬、增厚；后期可见皮肤、肌肉萎缩，可累及骨关节、肌肉及内脏。免疫学检查及皮肤活检可进一步鉴别。

2.皮肌炎 主要表现为皮肤红斑，眼睑上的紫红色水肿斑。皮肤红斑上可见色素沉着和脱色素改变，但也可伴有肌痛和肌肉无力。可伴有肌酶升高。

五、西医治疗方法

确切的治疗方案目前仍在探索中。治疗方法有免疫抑制剂（环孢素、环磷酰胺）、静脉注射用人免疫球蛋白（IVIG）、静脉输注青霉素、糖皮质激素等；电离子束照射；PUVA浴；放疗等。

六、中医治疗方案

（一）辨证论治

1.寒凝证

【症状】皮肤呈淡褐色或苍白僵硬肿块，表面光滑，颈部多见，也可发展至背部。平素怕冷，但饮喜热。舌质淡暗，苔白，脉沉细或沉缓。

【治法】温经散寒，化痰通络。

【常用方剂】当归四逆汤加减。

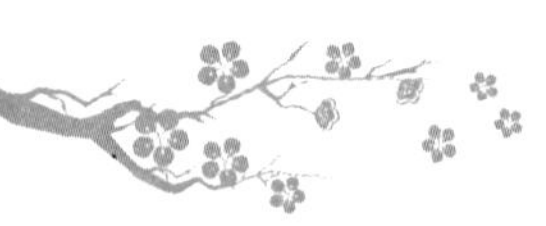

【常用药物】当归、赤芍、炮姜、桂枝、麻黄、细辛、玄参、煅瓦楞子、昆布、夏枯草、乌梢蛇、淫羊藿、巴戟天、片姜黄、五灵脂。

2.痰湿证

【症状】皮肤硬肿而僵，呈淡褐色或正常皮色，皮肤纹理消失，头身困重，或伴胸脘痞闷。纳可，眠可，大便黏，小便可。舌暗，舌体胖大，苔白腻，脉濡滑。

【治法】活血散结，除湿化痰。

【常用方剂】海藻玉壶汤加减。

【常用药物】海藻、昆布、牡蛎、半夏、茯苓、陈皮、麸炒枳壳、姜厚朴、盐橘核、醋三棱、醋莪术、紫苏梗、煅磁石、龙骨。

3.血瘀证

【症状】皮肤呈淡褐色僵硬肿块，表面光滑，多见于颈部，可发展至背部、面部；或见面色晦暗不明，唇色较暗。舌暗红或见瘀点、瘀斑，苔薄白，脉细涩。

【治法】活血软坚，化瘀通络。

【常用方剂】桃红四物汤加减。

【常用药物】当归、生地黄、赤芍、川芎、桃仁、红花、片姜黄、煅瓦楞子、海蛤壳、桂枝、香附、郁金、通草、木通、路路通。

4.脾虚证

【症状】皮肤萎黄有紧绷感，伴僵硬肿块，可首发于颈部，渐渐蔓延至背部、面部，或兼见时有腹胀、腹痛，饮食不适后加重，疲乏无力，大便溏泄。舌淡胖或边有齿痕，苔薄白，脉沉细。

【治法】健脾益气，消痰活血。

【常用方剂】四君子汤加减。

【常用药物】党参、白术、山药、芡实、茯苓、麸炒枳壳、浙贝母、牡蛎、山慈菇、烫水蛭、景天三七、醋乳香、醋鳖甲、龙骨、磁石、荔枝核。

（二）中成药治疗

软坚散结胶囊、灵芝益气胶囊、小金丸等。

（三）中药外治

芒硝、海蛤壳、当归、鸡血藤、片姜黄、桃仁各等份，水煎取汁外敷，每日1次。

（四）其他治疗

1.**火针** 局部火针针刺，每周1次。

2.**艾灸** 局部艾灸治疗，隔日1次。

七、病案实录

病案一：成人硬肿病（血瘀痰凝证）

赵某，男，25岁。2020年5月29日初诊。

【主诉】后颈部一肿物伴憋胀感2个月。

【现病史】2个月前，无明显诱因自觉后颈部肿胀并伴有憋胀感，触之坚实，未予重视及治疗。肿块表面光滑，同正常皮色，自觉颈部僵硬，渐渐蔓延至背部。现症见后颈部位肿块，颜色同正常皮色，外观与血管神经性水肿相似，触摸坚实性肿块，边界不清。头身困重，纳可，眠差，大便干，小便可。舌暗，苔白腻，脉细涩。

【辅助检查】血常规、尿常规未见明显异常。

【西医诊断】成人硬肿病。

【中医诊断】冷流肿（血瘀痰凝证）。

【治法】活血软坚，除湿化痰。

【处方】桃红四物汤、海藻玉壶汤加减。

桃仁10g、红花10g、当归10g、赤芍10g、川芎10g、三棱9g、莪术10g、浙贝母10g、夏枯草15g、海藻10g、昆布10g、清半夏6g、煅牡蛎30g、煅龙骨30g、荔枝核10g、炒橘核10g、香附10g、炒鸡内金10g、生白术12g。14剂，每日1剂，水煎，早晚饭后分服。

【中成药】软坚散结胶囊：4粒/次，3次/日，口服。

【西药】复方丙酸氯倍他索乳膏：2次/日，外用。

【中医特色疗法】火针：局部点刺，每周1次。

二诊：2020年6月16日。颈部不适感减轻，时有胃脘部胀满不适，精神倦怠乏力，睡眠转好。大便干，小便可。舌暗，苔白，脉细涩。

【处方】桃仁9g、红花6g、当归10g、川芎10g、赤芍9g、三棱9g、莪术9g、鬼箭羽9g、苏木9g、荔枝核10g、炒橘核10g、牡丹皮10g、鸡血藤10g、山药30g、炒白扁豆15g、路路通10g、香附10g、黄芪10g。14剂，每日1剂，水煎，早晚饭后分服。

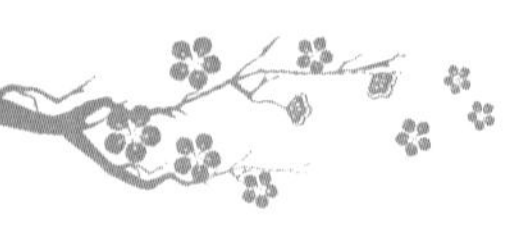

【中成药】软坚散结胶囊：4粒/次，3次/日，口服。

【西药】复方丙酸氯倍他索乳膏：2次/日，外用。

【中医特色疗法】火针：局部点刺，每周1次。

三诊：2020年7月10日。颈部肿块较前进一步消退，坚实感缓解明显，精神较前好转，胃脘部胀满感消失。纳眠可，二便调。舌暗，苔白，脉细涩。

【处方】二诊方。7剂，每日1剂，水煎，早晚饭后分服。

1个月后电话随访，颈部肿块已消退，皮肤僵硬感明显减轻。

病案二：成人硬肿病（血瘀证兼感风热）

刘某，男，26岁。2021年11月22日初诊。

【主诉】额部及颞部皮肤肿胀感3个月。

【现病史】3个月前，无明显诱因额部及颞部皮肤出现肿胀，自觉发硬，期间多方诊治，病情未见缓解。皮肤硬肿，表面光滑，呈暗红色；表情缺失，呈假面具状。现症见额部及颞部肿块，色暗红，表面光滑，触摸有坚实性，边界不清。咽喉肿痛，纳可，烦躁失眠，大便黏，小便可。舌暗红，苔白，脉浮数。

【辅助检查】血常规、尿常规未见明显异常。

【西医诊断】成人硬肿病。

【中医诊断】冷流肿（血瘀证兼感风热）。

【治法】活血化瘀，清热解毒。

【处方】桃红四物汤加减。

桃仁10g、当归10g、川芎10g、赤芍10g、红花6g、醋香附10g、醋莪术10g、醋三棱10g、煅磁石30g、煅赭石30g、贯众15g、马齿苋30g、大青叶15g、板蓝根15g、炒莱菔子10g、炒鸡内金9g。14剂，每日1剂，水煎，早晚饭后分服。

【中成药】软坚散结胶囊：4粒/次，3次/日，口服。

【西药】复方丙酸氯倍他索乳膏：2次/日，外用。

【中医特色疗法】火针：局部点刺，每周1次。

二诊：2021年12月10日。患者皮肤肿胀、硬感有所减轻，面部表情较前恢复，皮肤颜色暗红，头、身略酸重。口苦，纳可，眠可，大便黏，小便可。舌暗红，苔白腻，脉滑。

【处方】首诊方去贯众、马齿苋、大青叶、板蓝根，加海藻10g、昆布10g、半夏10g、茯苓10g、陈皮10g、橘核10g。14剂，每日1剂，水煎，早晚饭后分服。

【中成药】软坚散结胶囊：4粒/次，3次/日，口服。

【西药】复方丙酸氯倍他索乳膏：2次/日，外用。

【中医特色疗法】火针：局部点刺，每周1次。

三诊：2022年1月12日。硬肿基本消退，纳可，入睡较困难，二便正常。舌暗，苔白略腻，脉滑。

【处方】二诊方。14剂，每日1剂，水煎，早晚饭后分服。

1个月后电话随访，除后颈、面部略有僵硬感，肿块已消退。

八、病案品析

【病案一品析】

成人硬肿病系痰浊与瘀血相互作用而致病。《诸病源候论》曰："诸痰者，此由血脉壅塞，饮水积聚而不消散，故成痰也"，说明痰浊凝滞，阻碍血行，血行不畅而成瘀，痰浊、瘀血既可互生，亦可转化，故成人硬肿病应以活血通络，化痰软坚为主要治法。初诊予海藻、昆布、浙贝母、夏枯草、清半夏、煅牡蛎、煅龙骨、荔枝核、炒橘核化痰消肿，软坚散结；当归、赤芍、川芎活血调血；三棱、莪术破血祛瘀，使痰消瘀除，气血通畅而肿硬渐消。后期考虑脾虚则易生痰湿，故活血消痰的同时少佐健脾之品以顾护脾胃。结合火针疗法，血脉得温，运行通畅，则肿硬自消。

【病案二品析】

本病初起，瘀血与痰浊内阻为本，外感风热之邪为标，宜标本兼治，活血软坚与清热解毒共用。初诊予桃仁、红花、醋莪术、醋三棱活血化瘀；当归、赤芍、川芎、醋香附活血行气、调畅气血，以助活血之功；辅以贯众、马齿苋、大青叶、板蓝根清热解毒；待外邪已解，继予桃红四物汤养血活血，养血而不留瘀，合用海藻玉壶汤之海藻、昆布、半夏、茯苓、莱菔子化痰，软坚，散结；血瘀、痰浊易阻滞气机，酌加陈皮、橘核理气散结；脾胃为后天之本，少佐健脾之品。

【小结】

古语云"百病皆由痰作祟，怪病从痰治"。成人硬肿病的发生多因机体虚弱，风、寒、湿邪气入侵，凝滞经络，血脉痹阻，津液运行不畅，以致痰湿内生，阻滞于肌肤而出现硬肿。《血证论》曰"须知痰水之壅，由瘀血使然，但去瘀血，则痰水自消"，故本病的发生与痰瘀相兼密切相关，因此始终以活血化瘀，软坚

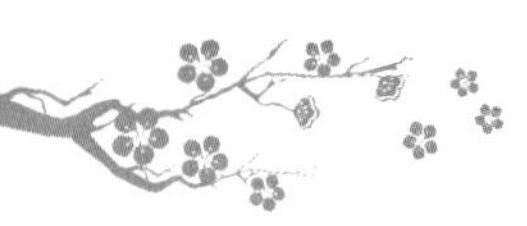

散结为治疗大法；脾为生痰之源，脾虚则易生痰湿，故需调养后天之本，顾护脾胃；痰湿、瘀血凝滞易阻碍气机，故应少佐理气散结之品，气行则血亦行。血瘀者，可酌加当归、川芎、三棱、莪术、红景天等活血化瘀药物；痰湿凝滞者，可酌加海藻、昆布、荔枝核、橘核等化痰散结类药物；寒邪凝滞者，可酌加炮姜、桂枝、细辛、麻黄等温经散寒类药物；脾虚者，可加用四君子汤。同时结合中医外治之火针疗法温阳通络，加强活血化瘀之功，则疗效更著。

九、预防调护

预防感染，加强原发病的控制及治疗。注意饮食平衡，适当运动，保持心情愉悦，增强机体免疫力。

（宋佳丽）

第五节　连续性肢端皮炎

连续性肢端皮炎是一种慢性、复发性、无菌脓疱为主要特征，好发于指趾末端的皮肤病，又名“肢端脓疱病”“匐性皮炎”。目前被认为是脓疱型银屑病的一种类型。可归属于中医学“瘑疮”的范畴。

一、病因病机

西医学认为，连续性肢端皮炎的发生与内分泌因素、神经因素、感染、免疫功能异常有关。

中医学认为，瘑疮生于手足最不易治。手足为人体最外端，六淫邪气最易侵袭，邪郁化热、化毒，留恋肢端，浸淫腐蚀，溃烂成疳；脾运化水谷精微达四肢末端，脾虚失运，四肢末端失养；或脾虚湿滞，郁久化热，湿热泛滥于肢端，淫蚀成疳；邪留不去，日久耗血伤精，肝肾亏损，伤及筋骨，肢端失养，呈现指趾末端肌肉萎缩、骨萎缩、末端残缺。

二、临床表现

本病多发于中年人，女性多于男性，青少年少见。初发于指（趾）远端

（手指较脚趾好发），外伤常为诱发因素。初发时，皮损位于指（趾）甲两侧皮肤，类似甲沟炎，初期为光泽性红斑，而后在红斑上出现脓疱，脓疱干枯、结痂，形成皮屑，剥除皮屑呈现糜烂面，也可以是鲜红斑，不久在原处又发生新脓疱，并不断向周围扩散，此起彼伏，缠绵不断；初发于一侧，而后波及它侧，可侵犯整个手指及脚趾，也可波及手背及足背，一般不超越腕（踝）关节。可有灼热或灼痛感，病久可见皮下组织萎缩，指（趾）变尖细，或末节缺失，骨骼有脱钙、骨萎缩、骨纤维化等异常改变。甲受累可见甲板失去光泽，甲床上出现脓疱，甲纵横沟脊，或者甲呈现灰白、污秽、严重脱落；黏膜损害可侵犯舌、口腔、鼻腔、尿道、外阴等处，表现为红斑、脓疱、白色假膜、阴囊舌，自觉灼热疼痛。泛发性多先有指（趾）红斑脓疱，逐渐在四肢、躯干、外阴、颈部、头面发生对称性红斑，表面有密集脓疱，有灼热感，趾（指）原发病灶可持续存在，个别患者可发生红皮病，最后因并发症而死亡，在皮疹的同时可有或之前有黏膜损害。

病理表现为表皮角化不全，棘层肥厚，皮突延伸，颗粒层形成Kogoj氏海绵脓疱，疱内含有大量嗜中性粒细胞，真皮乳头水肿，血管周围单核细胞、嗜中性粒细胞、淋巴细胞浸润。

三、诊断依据

指（趾）部外伤后发病。反复出现水疱、脓疱、糜烂，有灼痛、灼热、轻度瘙痒。一般侵犯指、趾、手背、足背，有时可波及全身。可有黏膜损害。慢性经过，对治疗抵抗。

四、鉴别诊断

1.泛发型脓疱型银屑病　常有银屑病病史及寻常型银屑病损害，或家属有银屑病史，Kogoj海绵样脓疱周围有银屑病的病理改变。

2.疱疹样脓疱病　女性多见，尤其在妊娠期，血钙常降低。

3.角层下脓疱性皮病　脓疱疱液澄清，下部浑浊，无全身症状或黏膜损害，为角层下脓疱。

五、西医治疗方法

1.外用药局部治疗　局部外用煤焦油，各种糖皮质激素软膏，或抗生素与

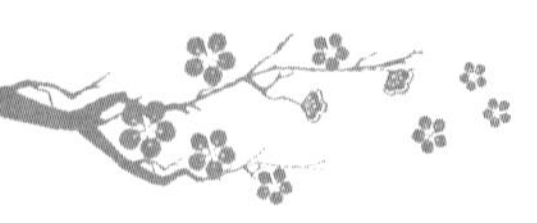

糖皮质激素并用，维生素D_3衍生物（如卡泊三醇膏、卡泊三醇倍他米松软膏），钙调磷酸酶抑制剂（如他克莫司软膏、吡美莫司软膏）等。

2.系统用药治疗 抗生素（如米诺环素、多西环素）抗感染；维生素A类（如阿维A）；免疫调节剂（如胸腺肽、薄芝糖肽、转移因子等）；激素（如泼尼松）治疗；生物制剂（如依那西普、阿达木单抗、英夫利西单抗等）。

六、中医治疗方案

（一）辨证论治

1.脾胃湿热证

【症状】指（趾）末端鲜红斑，反复起脓疱，脓液色黄黏腻。口干苦，大便秘结，小便黄赤。舌质红，舌苔黄腻，脉弦滑。

【治法】清热利湿，泻火解毒。

【常用方剂】四妙散、五味消毒饮加减。

【常用药物】苍术、黄柏、薏苡仁、茵陈、土茯苓、金银花、连翘、野菊花、蒲公英、紫花地丁、白花蛇舌草、半边莲、大血藤、炒山楂、炒神曲、炒麦芽、甘草。

2.脾失健运证

【症状】指（趾）末端暗红斑，漫肿，有多数脓疱，憋胀不适，疱液清稀。神疲乏力，腹胀纳呆。舌质淡红，舌体胖大，脉沉细。

【治法】健脾益气，运湿化浊。

【常用方剂】参苓白术散加减。

【常用药物】人参、黄芪、白术、茯苓、陈皮、山药、白扁豆、桂枝、芡实、萆薢、当归、大血藤、忍冬藤、炙甘草。

3.肾精亏损证

【症状】指（趾）末端萎缩纤细，光泽红斑，脓疱，甲变形，甲污秽。身体羸瘦，腰酸膝软，五心烦热。舌体瘦，舌质红，苔少，脉沉细。

【治法】补肾填精，滋阴降火。

【常用方剂】大补阴丸、左归丸加减。

【常用药物】知母、黄柏、龟甲、熟地黄、山萸肉、枸杞子、菟丝子、鹿角胶、山药、白扁豆、芡实、灵芝、黄精、甘草。

4.血热毒炽证

【症状】指（趾）末端焮红肿胀，多数脓疱，烧灼样疼、放电样疼，难以忍受。口干口渴，口鼻生疮，或全身多处起红斑、脓疱。舌质鲜红，脉数。

【治法】凉血清营，泻火解毒。

【常用方剂】犀角地黄汤、黄连解毒汤加减。

【常用药物】水牛角、玳瑁、生地黄、赤芍、牡丹皮、黄连、黄芩、黄柏、栀子、甘草、金银花、连翘、炒山楂、炒神曲、炒麦芽。

（二）随症加减

1.病在手拇指（手太阴肺经） 加升麻、桔梗、六月雪、猫爪草、鱼腥草。

2.病在手食指（手阳明大肠经） 加寒水石、大黄、白头翁、秦皮、土茯苓。

3.病在手中指（手厥阴心包经） 加莲子心、竹叶、灯心草、锦灯笼、半边莲、半枝莲。

4.病在手无名指（手少阳三焦经） 加黄芩、黄连、黄柏、栀子、蛇莓。

5.病在手小指（手少阴心经、手太阳小肠经） 加黄连、栀子、甘草、白花蛇舌草。

6.病在足拇指外侧（足厥阴肝经） 加当归、赤芍、川芎、丹参、柴胡、郁金。

7.病在足拇指内侧（足太阴脾经） 加党参、黄芪、白术、山药、白扁豆、芡实。

8.病在足次趾（足阳明胃经） 加石膏、知母、天竺黄、金银花、连翘、肿节风。

9.病在足第四趾（足少阳胆经） 加龙胆、栀子、青皮、佛手、香附。

10.病在足小趾（足太阳膀胱经） 加葛根、芦根、防风、荆芥、羌活。

11.病在足掌（足少阴肾经） 加山茱萸、女贞子、黄精、灵芝、菟丝子。

（三）中成药治疗

1.内服中成药 牛黄清火胶囊、金银花口服液、连翘败毒丸、六神丸、灵芝益气胶囊等。

2.外用中成药 如意金黄散、紫金锭、青鹏软膏、紫草油、麝香痔疮膏、金银花液、珍黄丸等。

（四）中药外治

1.中医外敷方 瓜蒌10g、车前子10g、金银花10g、甘草10g。水煎外敷，然后予蛋黄油、甘草银花油外涂。

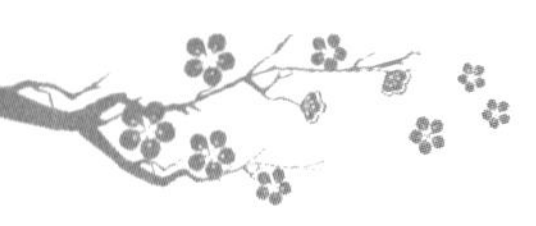

2. 中药封包　金银花、蒲公英、白鲜皮、花蕊石、龙胆、煅龙骨各等份，打细粉，麻油或水调和外涂于患处，用1～2层纱布包裹后，然后再用保鲜膜封包。

（五）其他治疗

1. 穴位埋线　选肺俞、脾俞、肝俞、肾俞、心俞、三焦俞、天枢、足三里、梁丘等穴位埋线治疗。

2. 穴位放血　选大椎、陶道、心俞、委中等穴位放血。

3. 自血疗法　抽患者自体静脉血5ml，注射于曲池、血海、足三里、伏兔等穴位中。

4. 穴位注射　薄芝糖肽注射液2ml，分别注射于肺俞、肾俞、脾俞、风市等穴位中的2个穴位。

七、病案实录

病案一：连续性肢端皮炎（血热毒炽证）

刘某，女，36岁。2019年8月19日初诊。

【主诉】双手指起脓疱8个月。

【现病史】2019年初，发现右小指甲周发红起脓疱，当地医院诊断为甲沟炎，予外用百多邦软膏，口服阿莫西林胶囊后好转，不久又复发，右中指也发现同样损害，以同样方法治疗未见好转，并逐渐发展至双手所有手指红肿起脓疱，灼热疼痛，外院诊断连续性肢端皮炎。现症见双手指甲周及末端皮肤光泽性红斑，红斑上大小不等脓疱，部分可见糜烂面和黄色痂皮。平素易起疖肿，口干口苦，口有异味。纳眠尚可，大便秘结，2～3日1次，小便赤黄。舌质鲜红，苔黄，脉数。

【西医诊断】连续性肢端皮炎。

【中医诊断】瘖疮（血热毒炽证）。

【治法】凉血清营，泻火解毒。

【处方】犀角地黄汤、黄连解毒汤加减。

水牛角30g、赤芍12g、牡丹皮10g、生地黄12g、玄参10g、黄连6g、黄芩9g、栀子6g、白花蛇舌草15g、半边莲15g、大青叶12g、大血藤10g、忍冬藤15g、黄芪30g、神曲12g、麦芽12g、炙甘草6g。14剂，每日1剂，水煎，早晚饭后分服。

【西药】

①雷公藤多苷片：20mg/次，2次/日，口服。

②注射用胸腺肽：60mg/次，1次/日，静脉滴注。

③他克莫司软膏、丙酸氟替卡松乳膏：局部交替外涂，2次/日。

【中医特色疗法】穴位埋线：心俞、脾俞、足三里、三焦俞、梁丘、三阴交、胆俞、肺俞等穴位，每次选6个穴位埋线，2周1次，交替应用。

二诊：2019年8月31日。红肿、脓疱有明显好转，现自觉胃脘胀满，消化不佳。舌偏红，苔薄腻，脉滑。

【辨证】脾失健运证。

【治法】健脾益气，运湿化浊。

【处方】参苓白术散、五味消毒饮加减。

黄芪30g、白术12g、枳壳12g、茯苓10g、炒白扁豆15g、金银花12g、连翘12g、大血藤15g、天葵子12g、当归10g、赤芍12g、鬼箭羽12g、炙甘草6g。14剂，每日1剂，水煎，早晚饭后分服。

后以二诊方随症加减，服用30余剂后，双手皮疹基本消退，余无明显不适。

病案二：连续性肢端皮炎（肾精亏损证）

宫某，女，45岁。2020年8月19日初诊。

【主诉】双手指起脓疱4个月。

【现病史】4月前，左手小指甲周发红起脓疱，自行外用百多邦软膏，口服罗红霉素胶囊后好转，不久后复发，累及右手，以同样方法治疗未见好转，并逐渐发展至双手所有手指红肿起脓疱，灼热疼痛。现症见双手指甲周及末端皮肤光泽性红斑，指末端萎缩纤细，光泽红斑，脓疱，甲变形，甲污秽。身体羸瘦，腰酸膝软，五心烦热，纳眠可，二便调。舌体瘦，舌质红，苔少，脉沉细。

【西医诊断】连续性肢端皮炎。

【中医诊断】疳疮（肾精亏损证）。

【治法】补肾填精，滋阴降火。

【处方】大补阴丸、左归丸加减。

知母10g、黄柏12g、龟甲10g、熟地黄10g、山萸肉12g、枸杞子10g、菟丝子10g、鹿角胶10g、山药10g、白扁豆10g、芡实10g、灵芝12g、黄精10g、甘草6g。10剂，每日1剂，水煎，早晚饭后分服。

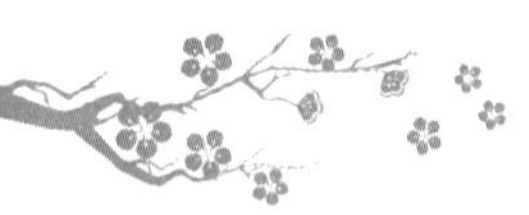

【西药】

①雷公藤多苷片：20mg/次，2次/日，口服。

②注射用胸腺肽：60mg/次，1次/日，静脉滴注。

③他克莫司软膏、丙酸氟替卡松乳膏：局部交替外涂，2次/日。

【中医特色疗法】穴位埋线：脾俞、肝俞、肾俞、心俞、三阴交、阳陵泉、太溪、复溜等穴位，每次选6个穴位埋线，2周1次，交替应用。

后以首诊方为基础方随症加减，连续服用45剂后，红肿、脓疱均大有好转，双手皮疹基本消退，疗效满意。

八、病案品析

【病案一品析】

青年女性，慢性病程，既往身多起疖肿，口干口苦，大便秘结，小便黄赤，结合局部皮损的表现，辨为血热毒盛证，方以犀角地黄汤合黄连解毒汤加减。考虑女子以血为本，方中重用水牛角清热凉血和营，赤芍、牡丹皮凉血和血；皮损位于肢体末端，配伍大血藤、忍冬藤活血舒筋通络，同时引药直达病所；在一派清热解毒药中配伍黄芪、神曲、麦芽固护中焦，攻补兼施，清热解毒的同时不至于伤及正气。待皮损好转，缓则治本，以参苓白术散合五味消毒饮培补中焦，固护正气，使“五脏元真通畅，人即安和”。

【病案二品析】

中年女性，急性发病。身体羸瘦，腰酸膝软，五心烦热，舌体瘦为肝肾阴虚的表现，局部指末端萎缩纤细，光泽红斑为肝肾阴虚，不能荣养四肢之故，方选大补阴丸合左归丸加减补肾填精。在原方基础上加灵芝、黄精大补元气，以滋先天，白扁豆、芡实补脾祛湿，以滋后天，同时使全方滋补肝肾而不致壅滞。

【小结】

连续性肢端皮炎治疗较为棘手。该病多发于四肢末端，与脾胃有关，胃的功能是受纳、腐熟、消化水谷，脾的功能是运化水谷精微物质达四肢末梢，因此脾胃同主肌肉、四肢。连续性肢端皮炎急性发作期常常表现为胃热湿蕴，湿热互结，湿热化毒积留四肢末端，应以清胃，运湿，泻火，解毒治之；中期多脾虚失运，湿邪郁滞四肢末端，应以健脾运湿，补中益气治之；后期由脾及肾，脾肾两虚，表现为肌肉萎缩、甲萎缩、骨萎缩，应补脾益肾治之。

九、预防调护

寻找及根除感染灶，避免感染，注意预防感冒、咽炎、扁桃体炎。忌食辛辣、腥膻发物，戒烟酒，多食新鲜蔬菜和水果。避免过度紧张、劳累，生活规律，情绪稳定，忌热水烫洗。

（孙瑞晗）

第六节　颜面播散性粟粒性狼疮

颜面播散性粟粒性狼疮是一种少见的以红褐色丘疹、结节为基本损害的慢性炎症性皮肤病，又称毛囊性粟粒性狼疮、颜面播散性结核病等，愈后易形成凹陷性瘢痕，反复迁延，经久难愈。

一、病因病机

西医学认为，颜面播散性粟粒性狼疮是一种毛囊皮脂腺的坏死性肉芽肿样反应，病因及发病机制尚不完全明确，以往曾认为本病是一种经血行播散的皮肤结核，是寻常性狼疮的一种变型或结核疹，随着研究的深入，目前已经排除本病和结核的相关性，也有学者认为本病可能是对异物的变应性肉芽肿反应或与自身免疫系统的异常有关。

中医学对本病的论述较少，名中医赵炳南认为本病多因身体虚弱，气血不足，外感毒邪，湿痰凝滞血脉而成。

二、临床表现

颜面播散性粟粒性狼疮多见于青壮年，男性发病率高于女性。在颜面部呈对称性分布，轻者仅在眼周出现皮损，重者可累及鼻两侧、双侧面颊，甚至波及全脸。除面部外，颈、肩、四肢也可受累，但不常见。皮疹初期呈鲜红色，日久呈红褐色，圆形或半丘状皮疹，粟米至绿豆大小，散在分布，质地柔软，表面光滑，呈半透明状，中央有黄褐色脓疱，玻片压之可见苹果酱色，下眼睑处多个皮疹融合成堤状，愈后遗留萎缩性瘢痕。

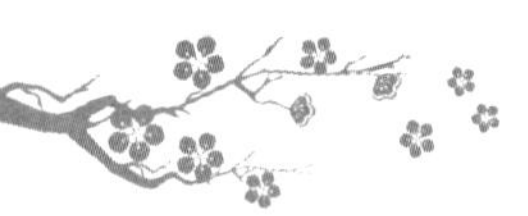

三、诊断依据

成年人面部出现对称性红色结节，无明显症状，结合组织病理学检查可做出诊断。

组织病理学检查：真皮中下层干酪样坏死较明显，常见结核性浸润，胶原纤维、弹力纤维变性、消失，表皮继发性改变，可见空泡变性的棘细胞，基底细胞内色素增加。

四、鉴别诊断

1.寻常痤疮 有多种形态的皮疹，以粉刺为主要特点。

2.酒渣鼻 面中部潮红、充血，可有毛细血管扩张的表现，毛囊开口扩大，晚期出现鼻赘。

3.结节性硬化病 面中部多发性丘疹、结节，无明显自觉症状，皮疹孤立不融合，质地柔软，常伴智力不足及癫痫。

五、西医治疗方法

1.系统用药 多选用糖皮质激素、氨苯砜、四环素、维A酸等。

2.局部外用药 可选用糖皮质激素、钙调磷酸酶抑制剂。

六、中医治疗方案

（一）辨证论治

1.肝胆郁热证

【症状】眼周围反复起丘疹，色泽鲜红，光滑，顶尖黄褐色脓疱。口干口苦，面红耳赤，大便干，小便黄。舌质红，舌苔黄，脉弦。

【治法】清肝泻胆。

【常用方剂】泻青丸加减。

【常用药物】当归、川芎、赤芍、玄参、生地黄、龙胆、栀子、黄芩、防风、金银花、菊花、决明子、夏枯草、半夏、橘核、神曲、麦芽、甘草。

2.热炽火毒证

【症状】全面部鲜红色皮疹，密集成片，多数黄褐色脓疱，红肿灼热。口苦咽干，大便秘结，小便黄赤。舌质鲜红，苔黄，脉数。

【治法】清热解毒。

【常用方剂】五味消毒饮加减。

【常用药物】金银花、连翘、蒲公英、紫花地丁、紫背天葵子、野菊花、当归、赤芍、莪术、三棱、夏枯草、浙贝母、海藻、水牛角。

3.血瘀痰聚证

【症状】皮疹反复发作，色泽暗红，质地坚实，多个皮疹融合成堤状，或融合成斑块。舌质暗红，苔白腻，脉滑。

【治法】化瘀散结，涤痰软坚。

【常用方剂】桃红四物汤、海藻玉壶汤加减。

【常用药物】桃仁、红花、当归、赤芍、川芎、莪术、海藻、昆布、陈皮、青皮、土茯苓、半夏、土贝母、连翘、半边莲、白术、芡实。

4.气虚余毒证

【症状】皮疹经久不愈，色泽暗红，有多处萎缩性瘢痕。面色无华，神疲乏力。舌质淡红，舌苔白，脉细。

【治法】益气扶正，清解余毒。

【常用方剂】扶正消毒散加减。

【常用药物】黄芪、党参、当归、白术、山药、佛手、枳壳、金银花、连翘、野菊花、蒲公英、紫花地丁、莪术、龙骨、牡蛎、夏枯草、甘草。

（二）随症加减

1.眼周为重　加青葙子、白菊花、龙胆、夏枯草。

2.鼻周为重　加黄芩、百合、枇杷叶、桑白皮。

3.口周为重　加广藿香、栀子、石膏、知母。

4.脓疱多　加白花蛇舌草、连翘、虎杖、半边莲。

5.脓疱融合成块　加海藻、莪术、牡蛎、海蛤壳。

（三）中成药治疗

1.内服中成药　牛黄清火胶囊、金银花口服液、连翘败毒丸、金花消痤丸等。

2.外用中成药　紫金锭、如意金黄散、六神丸、珍黄丸等。

（四）其他治疗

1.穴位埋线　选肺俞、脾俞、胃俞、胆俞、肝俞等穴位埋线，2周1次。

2.穴位放血　选印堂、迎香、承浆、曲池、尺泽、大杼等穴位放血，每周

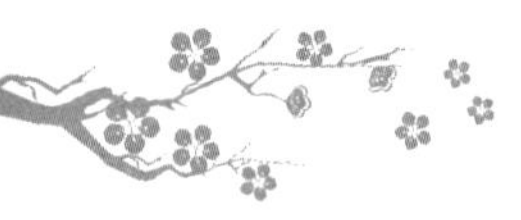

2次。

3.火针局部点刺 火针点刺皮损中央，每周1次。

七、病案实录

病案一：颜面播散性粟粒性狼疮（血瘀痰聚证）

温某，女，51岁。2020年4月1日初诊。

【主诉】面部起红色丘疹3年。

【现病史】3年前，无明显诱因眼周出现红色丘疹，逐渐蔓延至双颊、前额、口周。外院诊断为颜面粟粒性狼疮，予羟氯喹口服，丁酸氢化可的松乳膏外用，时轻时重，反复发作至今。现症见前额、双侧眼睑、双颊、口周密集孤立的暗红色、半球状丘疹，表面光滑，部分顶尖有黄褐色脓头，玻片压之有苹果酱色，皮疹中部呈萎缩性瘢痕。纳眠可，二便调。舌质暗红，舌苔黄腻，脉滑。

【西医诊断】颜面播散性粟粒性狼疮。

【中医诊断】颜面雀啄形血风疮（血瘀痰聚证）。

【治法】活血化瘀，祛痰软坚。

【处方】桃红四物汤、海藻玉壶汤加减。

当归9g、赤芍10g、桃仁9g、红花6g、莪术12g、香附9g、土贝母12g、海藻12g、昆布10g、夏枯草12g、金银花15g、连翘15g、白花蛇舌草15g、神曲15g、鸡内金12g。14剂，每日1剂，水煎，早晚饭后分服。

患者服药后好转，自行在当地医院按首诊方抓药继服14剂。

二诊：2020年5月2日。皮疹明显好转，自觉胃脘不适，乏力，汗出。舌质淡红，苔白，脉细。

【辨证】气虚余毒证。

【治法】益气扶正，清解余毒。

【处方】扶正消毒散加减。

黄芪30g、白术15g、白扁豆15g、炒山药15g、龙葵12g、金银花12g、蒲公英12g、紫花地丁15g、煅牡蛎30g、煅龙骨30g、橘核12g、当归9g、莪术9g、三棱9g、红景天9g。14剂，每日1剂，水煎，早晚饭后分服。

后以二诊方随症加减变化，服用30剂，皮疹完全消退。

病案二：颜面播散性粟粒性狼疮（火毒热炽证）

刘某，男，45岁。2020年7月1日初诊。

【主诉】面部起皮疹半年。

【现病史】半年前，无明显诱因前额及眼周出现皮疹，饮酒后皮疹爆发全脸，当地医院以痤疮治疗，口服多西环素，外用百多邦软膏，无明显效果。后于某三甲医院诊断为颜面播散性粟粒性狼疮，口服羟氯喹、维A脂胶囊治疗，效果欠佳。现症见前额、双眼周、双颊、口周、下颏绿豆至黄豆大小、密集孤立、鲜红色丘疹，呈半球形，顶尖有黄色脓疱，部分融合成斑块。口干口苦，口中有异味，咽痛咽干。大便干，3天1次，小便色黄。舌质鲜红，苔黄，脉数。

【西医诊断】颜面播散性粟粒性狼疮。

【中医诊断】颜面雀啄形血风疮（火毒热炽证）。

【治法】清热解毒，活血软坚。

【处方】五味消毒饮加减。

金银花15g、连翘15g、野菊花10g、白花蛇舌草15g、龙葵15g、水牛角30g、玄参10g、牡丹皮10g、赤芍12g、莪术10g、夏枯草10g、土贝母9g、神曲12g。14剂，每日1剂，水煎，早晚饭后分服。

二诊：2020年7月23日。大部分皮疹消退，颜色转为暗红色，下眼睑及前额仍有融合性斑块。口干口苦、咽痛减轻。自觉火气比以前大减。舌质暗红，苔白腻，脉滑。

【辨证】血瘀痰聚证。

【治法】化瘀散结，涤痰软坚。

【处方】桃红四物汤、海藻玉壶汤加减。

当归12g、赤芍10g、红花6g、桃仁10g、莪术9g、三棱9g、荔枝核12g、半夏6g、土贝母9g、海藻12g、煅瓦楞子15g、大血藤15g、紫背天葵15g、炒山楂9g、炒神曲9g、炒麦芽9g。10剂，每日1剂，水煎，早晚饭后分服。

后以二诊方为基础方随症加减变化，服用20剂后，皮疹消退，遗留凹陷萎缩瘢痕。

八、病案品析

【病案一品析】

患者病史较长，皮疹反复发作，色泽暗红，质地坚实，多个皮疹融合成堤状，或融合成斑块，舌质暗红，舌苔白腻，脉滑，四诊合参，辨为血瘀痰聚证，治以化瘀散结，涤痰软坚，方选桃红四物汤、海藻玉壶汤加减。二诊时，

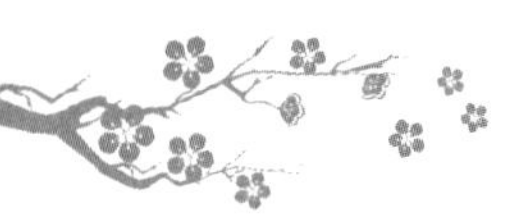

皮疹明显好转，自觉胃脘不适，乏力，汗出，舌质淡红，舌苔白，脉细，辨为气虚余毒证，治以益气扶正，清解余毒，方选扶正消毒散加减。颜面播散性粟粒性狼疮为发生于面部的慢性炎症性皮肤病，易误诊为寻常痤疮、玫瑰痤疮等面部红斑丘疹性皮肤病，往往数年难愈。在辨证施治的基础上，酌情加活血软坚之品，往往可取得较好疗效。

【病案二品析】

患者初诊时，火毒热炽证候明显，先投以清热泻火解毒之剂，待火热证候消减，皮损颜色转暗，皮疹以融合性斑块为主，继投活血化瘀、软坚散结之剂，随症加减，疹退病愈。

【小结】

颜面播散性粟粒性狼疮临床较少见，多发生于面部，亦可发生于身体其他部位。本病有一定的自限性，部分患者可逐渐自行缓解，后期常遗留萎缩性瘢痕。治疗比较困难，不同患者治疗效果差异性较大。中医辨证论治凸显出一定的优势，坚持一段时期的治疗往往能使皮疹完全消退，取得比较理想的临床疗效。

九、预防调护

注意防晒，夏日应特别注意避免阳光直接照射，外出时应戴遮阳帽或撑遮阳伞，也可外涂防晒霜。减少寒冷刺激，冬季注意保暖，对面部等暴露部位应予以适当防护。避免系统使用易于诱发本病的药物，皮损处忌外用刺激性药物。避免刺激性食物，如辛辣、烟酒等。注意加强营养，多进食富含维生素的蔬菜、水果。适当活动，避免劳累，劳逸结合。

（丁小媛）

第七节　掌跖脓疱病

掌跖脓疱病是一种少见的慢性皮肤病，特征为手掌和足底的复发性脓疱，同时可伴有红斑、鳞屑、瘙痒、烧灼感和疼痛。好发年龄在30～60岁，女性多于男性。病程常迁延加重。可归属于中医学“白疕”的范畴。

一、病因病机

西医学认为，掌跖脓疱病的病因不明，多与感染、金属过敏、遗传因素、免疫异常、自主神经功能紊乱等有关。

中医学认为，感受外界火热毒邪，客于手足肌肤，燔灼腠理；脾湿内蕴，郁久化热，湿热相搏，外发于四肢末梢；脾虚失于健运，湿邪困阻四肢，外溢于手足；病久伤阴，津亏液少，手足肌肤失养，湿热毒邪滞留；迁延日久，肾精亏损，无以滋脾，脾虚湿淫泛于掌跖而致本病。

二、临床表现

掌跖脓疱病好发于掌部和足底。手部常出现在大鱼际、小鱼际、掌心，严重者可扩展到整个手指掌面；足部多见于足弓、足跟，严重者可扩展到整个足底。病情轻时见于一侧手足，严重时对称发生，并波及手足背、小腿以及上肢，少数患者全身发疹。皮疹初为红斑基础上的水疱，后变为深在性脓疱，约针帽大小，为无菌性。1～2周脓疱干涸，形成厚鳞屑。反复发作，时轻时重，约24%合并银屑病，自觉瘙痒、灼热、憋胀。并发症包括甲状腺功能亢进或减退、糖尿病倾向，可伴有不同类型的关节病（如胸锁关节受累、脓疱性关节骨炎等）。

三、诊断依据

根据发病特点、典型皮损，结合病理报告，皮肤镜提示表皮内脓疱，慢性病程，可以诊断。

四、鉴别诊断

1.局限型连续性肢端皮炎 脓疱常初发于指（趾）末端，或甲周的无菌性脓疱，逐渐向近端扩展，常伴沟纹舌，表皮内海绵样脓疱，多有轻度外伤感染史。

2.脓疱性细菌疹 为过敏反应，好发于指（趾）中部，后蔓延全掌、足跖。发病前常有外伤感染史，去除感染灶后脓疱可消失。

五、西医治疗方法

1.外用药局部治疗 首选超强效糖皮质激素软膏封包治疗，其次选用维A

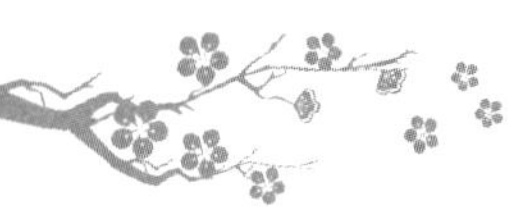

酸乳膏、焦油类软膏、他卡西醇软膏、卡泊三醇软膏外用。

2. 系统用药治疗 首选口服维A酸类药物（阿维A、阿维A酯）。环孢素胶囊、甲氨蝶呤片、雷公藤多苷片、盐酸多西环素肠溶胶囊为二线治疗。

3. 其他治疗 光化学疗法是本病的一线治疗方案，包括PUVA、UVB、308准分子光等。

4. 生物制剂治疗 可选择依那西普、英夫利西单抗、阿达木单抗、乌司奴单抗、古塞奇尤单抗、司库奇尤单抗等。

六、中医治疗方案

（一）辨证论治

1. 毒盛炽盛证

【症状】突然发病，手掌、足底潮红肿胀，成批脓疱发生，肿胀痒痛，伴发热、头痛、咽痛。舌质鲜红，苔薄黄，脉数。

【治法】清热解毒，泻火凉血。

【常用方剂】普济消毒饮加减。

【常用药物】连翘、金银花、板蓝根、牛蒡子、黄芩、黄连、玄参、僵蚕、蝉蜕、水牛角、牡丹皮、赤芍、生地黄、皂角刺、炒白扁豆、炒山药、炙甘草。

2. 湿热蕴盛证

【症状】手足泛发性水疱，快速形成脓疱，脓疱溃破、糜烂、渗脓液，伴瘙痒疼痛，发热倦怠，胸闷腹胀，大便干或溏稀。舌质红，苔黄腻，脉濡数。

【治法】清热利湿，化浊解毒。

【常用方剂】甘露消毒丹、二妙散加减。

【常用药物】苍术、黄柏、薏苡仁、白蔻仁、广藿香、茵陈、滑石、萆薢、金银花、连翘、射干、牡丹皮、赤芍、浙贝母、黄芩、薄荷、神曲、麦芽、甘草。

3. 脾虚湿盛证

【症状】掌跖反复起脓疱，多年不愈，体倦嗜睡，脘腹痞满，不思饮食，腹痛、腹泻，小便清。舌质淡红，苔白腻，脉细沉。

【治法】健脾运湿，益气和中。

【常用方剂】六君子汤加减。

【常用药物】太子参、白术、茯苓、陈皮、薏苡仁、芡实、山药、白扁豆、当归、川芎、败酱草、白花蛇舌草、鸡血藤、皂角刺、乳香、煅龙骨、甘草。

4.津伤风燥证

【症状】手足脓疱干涸，皮肤角化肥厚，干燥皲裂，脱厚皮屑，自觉瘙痒，唇干舌燥，口渴喜饮，大便秘结，小便黄。舌质红，苔少，脉细。

【治法】甘寒生津，润燥息风。

【常用方剂】沙参麦冬汤加减。

【常用药物】沙参、麦冬、生地黄、玄参、玉竹、天花粉、白扁豆、山药、莲子、芡实、黄精、灵芝、当归、白芍、乌梢蛇、僵蚕、防风、甘草。

5.肾亏湿滞证

【症状】手足起脓疱，反复迁延，多年不愈，伴腰膝酸困，头晕眼花，精神倦怠，四肢沉重，手足肿胀。舌质淡红，苔白，脉沉细。

【治法】补肾固本，温阳化湿。

【常用方剂】济生肾气丸加减。

【常用药物】山茱萸、熟地黄、女贞子、覆盆子、怀牛膝、山药、泽泻、茯苓、车前子、桂枝、白术、没药、红景天、络石藤、全蝎、甘草。

（二）随症加减

1.瘙痒 加蝉蜕、白鲜皮、苦参、刺蒺藜、全蝎。

2.脓疱多 加皂角刺、浙贝母、黄芪。

3.潮红严重 加生地炭、牡丹皮炭、玳瑁、水牛角。

4.糜烂、渗液 加煅龙骨、煅瓦楞子、海螵蛸、赤石脂。

5.反复发作 加沙苑子、覆盆子、黄精、灵芝、黄芪。

（三）中成药治疗

凉血消银丸、养血消银丸、清热祛风颗粒、清热利湿胶囊、二术除湿胶囊、复方青黛丸、消银颗粒、丹青胶囊、郁金银屑片等。

（四）中药外治

1.发作期脓疱多 石榴皮15g、苦参15g、枯矾15g、蛇床子15g、苍耳子15g，水煎取汁湿敷，每日1～2次。

2.缓解期，脓疱干涸，皮肤角化、肥厚 地肤子15g、蛇床子15g、车前子15g、五倍子15g、瓜蒌15g、桃仁15g，水煎取汁外敷，每日1～2次。

（五）其他治疗

1.穴位埋线治疗 肺俞、脾俞、膈俞、三焦俞、天枢、足三里、三阴交、

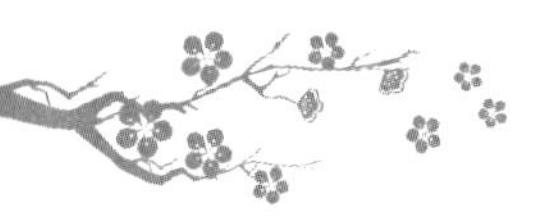

丰隆、血海、曲池等穴位，每次选5组穴位进行埋线治疗，每2周1次，交替进行。

2.穴位自血疗法 抽静脉血5ml，分2个穴位注射，隔日1次，多选曲池、足三里、血海、三阴交等穴位交替进行。

3.局部艾灸 艾条灸局部，用于虚寒性患者，每日1次。

4.火针治疗 火针刺局部，用于脓疱较多者，每周1次。

七、病案实录

病案一：掌跖脓疱病（毒热炽盛证）

刘某，女，33岁。2022年6月19日初诊。

【主诉】双手足起脓疱1个月，加重半个月。

【现病史】1个月前，右手掌起脓疱，自行挑破涂酒精后好转。半个月前，感冒发烧，咽痛，双手、双足突然发红，起密集脓疱，憋胀痒痛，手足灼热，口干咽痛，头痛，身热，大便秘结，小便黄。现症见双手大小鱼际、掌心、指掌面，潮红、肿胀面有针帽大密集脓疱，双足跟、足弓内侧及右拇趾内缘潮红斑上粟粒大小密集脓疱。舌质鲜红，苔黄，脉数。

【西医诊断】掌跖脓疱病。

【中医诊断】白疕（毒热炽盛证）。

【治法】清热解毒，泻火凉血。

【处方】普济消毒饮加减。

金银花12g、连翘15g、板蓝根10g、大青叶10g、水牛角15g、生地黄10g、玄参10g、牡丹皮10g、马勃9g、升麻6g、蝉蜕6g、牛蒡子9g、神曲12g、鸡内金9g、甘草6g。14剂，每日1剂，水煎，早晚饭后分服。

【中药外治方】苍耳子15g、马齿苋15g、石榴皮15g、枯矾15g、蒲公英15g、儿茶15g，水煎取汁外敷，每日1～2次。

【西药】

①0.1%他克莫司软膏：适量，2次/日，外用。

②司库奇尤单抗注射液：150mg/次，1次/2周，皮下注射。

【其他治疗】局部308准分子光照射，2次/周。

二诊：2022年7月6日。脓疱减少，红斑减轻。

【处方】首诊方。14剂，每日1剂，水煎，早晚饭后分服。

三诊：2022年7月23日。皮疹进一步好转。不思饮食，脘腹胀满，舌偏红，苔厚腻。

【辨证】脾虚湿盛。

【治法】健脾运湿，解毒消斑。

【处方】党参12g、白术15g、茯苓12g、砂仁6g、白扁豆15g、芡实15g、煅瓦楞子15g、枳壳10g、厚朴10g、白鲜皮9g、僵蚕9g、白花蛇舌草12g。14剂，每日1剂，水煎，早晚饭后分服。

四诊：2022年8月8日。皮疹大部分已退。余无明显不适。

【处方】三诊方。14剂，每日1剂，水煎，早晚饭后分服。

后随访，皮疹完全消退。

病案二：掌跖脓疱病（脾虚湿滞证）

张某，女，68岁。2021年4月19日初诊。

【主诉】双手起脓疱3个月。

【现病史】3个月前，左手掌发现脓疱，逐渐发展至右手掌及指腹，瘙痒。现症见双手大小鱼际、掌心、右手食指腹、左手中指及无名指腹粟粒样深在脓疱。腹胀纳差，胃脘怕凉，神疲乏力，大便溏，2~3次/日，小便可，舌质淡，苔白腻，脉细沉。

【西医诊断】掌跖脓疱病。

【中医诊断】白疕（脾虚湿滞证）。

【治法】健脾运湿。

【处方】六君子汤加减。

太子参15g、炒白术15g、炒山药15g、炒白扁豆15g、芡实15g、黄芪15g、枳壳9g、厚朴9g、煅瓦楞子15g、白鲜皮9g、地肤子9g、防风6g、荆芥9g、赤芍9g、炙甘草6g。14剂，每日1剂，水煎，早晚饭后分服。

【中成药】二术除湿胶囊：4粒/次，3次/日，口服。

【西药】

①0.1%他克莫司软膏：适量，2次/日，外用。

②注射用重组人Ⅱ型肿瘤坏死因子受体-抗体融合蛋白：25mg/次，2次/周，皮下注射。

【中医特色疗法】局部及足三里穴位艾灸，1次/日。

【其他治疗】局部308准分子光照射，2次/周。

后以首诊方为基础方加减变化服药1个月。（此处诊次略去）

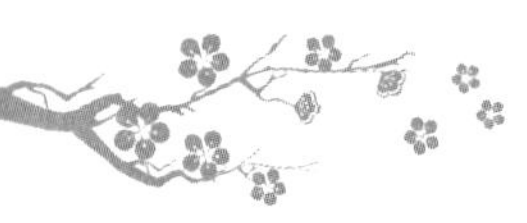

二诊：2021年6月7日。脓疱基本消退。疲乏无力，腹胀，胃凉，纳差均改善。自觉腰酸，下肢发冷。舌质淡红，脉沉细。

【辨证】肾虚湿滞证。

【治法】补肾固本，温阳化湿。

【处方】济生肾气丸加减。

山茱萸12g、覆盆子12g、熟地黄9g、怀牛膝9g、炒山药15g、炒白扁豆15g、芡实15g、茯苓10g、泽泻9g、赤芍9g、桂枝9g、白术9g、鸡内金9g、甘草6g。14剂，每日1剂，水煎，早晚饭后分服。

后以二诊方为基础方加减变化，服药90剂，皮疹消退。

八、病案品析

【病案一品析】

37岁女性，因感冒发烧出现双手、双足突然发红，起密集脓疱，憋胀痒痛，手足灼热，伴口干咽痛，头痛身热，大便秘结，小便黄，可见一派热象；观其皮损为潮红，肿胀上有针帽大密集脓疱；结合舌质鲜红，苔黄，脉数，系毒盛肉腐成脓，辨为毒热炽盛证，内服普济消毒饮清热解毒凉血，同时生物制剂靶向治疗，中西结合，疗效显著。后期患者脓疱减少，红斑减轻，出现不思饮食，脘腹胀满，有正虚邪恋之象，故以参苓白术散加减以健脾运湿，扶正固本，防止复发。

【病案二品析】

老年女性，3个月前左手掌发现脓疱，逐渐发展至右手掌及指腹，瘙痒，腹胀，纳差，胃脘怕凉，神疲乏力，可见脾阳虚之象。查体双手大小鱼际、掌心、右手食指腹、左手中指及无名指腹粟粒大小深在性脓疱，结合舌质淡红，舌苔白腻，脉细沉，辨为脾虚湿滞证，治以六君子汤健脾除湿，配合靶向治疗，皮疹明显消退。后期患者疲乏无力、腹胀、胃凉、纳差均改善，出现腰酸，下肢发冷，舌质淡红，脉沉细，结合患者年龄，辨为肾亏湿滞证，方以济生肾气丸加减调治，收效颇佳。

【小结】

掌跖脓疱病的临床治疗类似于银屑病的临床治疗，强调未病先防，嘱咐患者在秋冬及冬春季节交替之时，特别注意预防感冒、咽炎、扁桃体炎，本病易因此而诱发。掌跖脓疱病治疗周期长，需加强医患沟通，提高患者治疗的信心。

九、预防调护

注意预防感冒及外伤感染，本病常因此诱发。若有咽炎、扁桃体炎，需及时治疗。对反复发作的扁桃体炎合并扁桃体肿大诱发本病者，可考虑手术摘除。饮食有节，禁食辛辣、刺激食物，海鲜、羊肉等腥膻发物，平素戒烟酒，多食新鲜蔬菜和水果，少食肥甘厚味。规律作息，加强锻炼，调畅情志，避免过度紧张劳累。合理外治，进行期忌热水烫洗，不宜外用刺激性药物。皮肤保湿，可缓解掌跖脓疱病的不适感，推荐患者皮损及周围涂抹温和无味的保湿霜，每日数次。避免接触刺激物，避免赤手使用洗涤剂或肥皂，必要时戴好手套。

（李承平）

第八节　皮肤淀粉样变

皮肤淀粉样变是指淀粉样蛋白在皮肤组织内部的异常沉积，特征性改变为皮肤损害和真皮内淀粉样蛋白沉积。只沉积于皮肤组织内又叫局限性皮肤淀粉样变，可分为原发性皮肤淀粉样变病和继发性皮肤淀粉样变病。沉积于机体各系统器官组织，则称为系统性淀粉样变病。

一、病因病机

西医学对皮肤淀粉样变的确切病因尚不完全清楚，多认为是遗传基因加诱发因素导致淀粉样蛋白沉积于皮肤组织，其多来源于表皮细胞，是角质细胞受损后，形成纤维素样变形，伴随着细胞凋亡，演变成淀粉样蛋白，沉积于真皮乳头内。

皮肤淀粉样变在中医古籍中没有对应病名，可参考“顽癣”辨证治疗。脏腑功能失调，气血运行不畅，血瘀气滞，代谢产物及糟粕滞留肌肤而致本病。总体病机以风邪侵犯肌肤为主。

二、临床表现

根据皮损的不同表现，可分为以下几种临床类型：

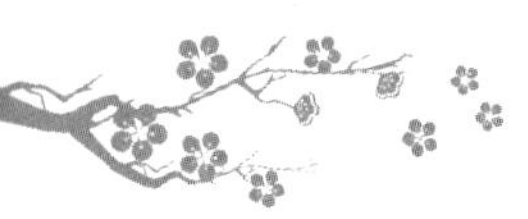

1.苔藓样皮肤淀粉样变病 最常见的类型，中年人群好发，男性多于女性。对称分布，多发于双小腿胫前、大腿外侧、上肢外侧、踝、足背、胸背部、龟头等部位。初期约为针帽大小，呈黄褐色或褐色，孤立不融合，逐渐增大到高粱米或黄豆大小，质地坚实，表面角化过度而粗糙，有少许皮屑，部分皮疹表面有蜡样光泽，后期皮疹密集成片，或沿皮纹排列成念珠状，或多个皮疹融合成斑块。自觉剧烈瘙痒。

2.斑块样皮肤淀粉样变病 中年女性多见。背部、肩胛间、四肢伸侧、胸背部多发。米粒大小褐色皮疹融合成边界不清的、色素沉着的斑片。部分融合后成网状斑片或波纹状斑片。自觉瘙痒较轻，或没有痒感。

3.双相性皮肤淀粉样变病 同时具有苔藓样淀粉样变和斑块样淀粉样变的表现。

4.皮肤异色样淀粉样变病 为常染色体显性遗传病，男性多发，分为成年型和幼年型。成年型主要发于颈、肩、四肢，也可发于躯干、臀部，皮肤萎缩、色素沉着、色素脱失白斑、毛细血管扩张，并伴有苔藓样皮疹。幼年型出生即可发病，一直到青春期，局部表现为皮肤异色症，整体有光敏感，皮肤起水疱、大疱，掌跖角化，身材矮小的表现。

5.结节性皮肤淀粉样变病 又称肿胀性皮肤淀粉样变、淀粉样瘤，为皮肤淀粉样变的一个特殊类型，病程缓慢，皮损多表现在面部、躯干部、四肢部、外阴部，一个或多个，淡红色或黄褐色的坚实结节或斑块，结节常有出血，并呈现紫红色，当退行时结节表面出现萎缩松弛，类似斑状萎缩，或大疱样外观。长期良性经过，部分转变成副蛋白血症（浆细胞增殖）和系统性皮肤淀粉样变。

6.肛门、骶骨部皮肤淀粉样变病 多见于老年人群，男性多于女性，与局部皮肤摩擦、压迫有关。皮损见于肛门、骶骨部位，对称分布，为角化肥厚污褐色斑块皮疹，以肛门为中心，向四周呈放射状分布，呈条纹状色素沉着。

7.摩擦样皮肤淀粉样变病 搔抓摩擦处皮肤呈褐色丘疹或斑块，排列呈波纹状，伴色素沉着。

8.大疱性皮肤淀粉样变病 除典型皮疹外，有水疱、大疱发生，几乎都有系统性淀粉样变病。

9.继发性皮肤淀粉样变病 原有的皮肤病灶中出现了淀粉样物质的沉积，可引起这些现象的疾病有脂溢性角化、结节性痒疹、湿疹、特应性皮炎、日光性角化、神经性皮炎等，因搔抓引发淀粉样蛋白沉积，病理组织检查可被发现真皮乳头区淡红色、均质无结构团块，刚果红染色后镜下呈红色，龙胆紫染色后镜下呈紫红色。

三、诊断依据

根据典型临床表现，以及病理检查真皮内淀粉样蛋白沉积可诊断。

四、鉴别诊断

1.湿疹 表现为对称性的、多形性的皮损，瘙痒表现明显，抓破渗出，日久皮肤局部可增生、肥厚。需要与皮肤淀粉样变根据病史和病理表现进行鉴别。

2.银屑病 特征性表现为红斑表面有鳞屑覆盖，刮除后会看到薄膜现象，点状出血，并且有同形反应。

五、西医治疗方法

临床中，多以对症治疗为主。

1.局部治疗 激素药膏、维A酸类药物、钙调磷酸酶抑制剂、辣椒素、薄荷醇、局部注射、维生素D_3衍生物。

2.系统治疗 抗组胺药、维A酸类药物、免疫抑制剂、抗抑郁药等。

3.物理疗法 化学剥脱（果酸、水杨酸）、光化学治疗、激光治疗。

4.外科治疗 磨削术、刮除术等。

六、中医治疗方案

（一）辨证论治

1.血热风邪证

【症状】皮疹初发，瘙痒剧烈，抓后皮肤泛红，遇热痒甚。口干咽燥，大便秘结，小便黄赤。舌质鲜红，苔黄，脉数。

【治法】凉血疏风，软坚止痒。

【常用方剂】凉血消风散加减。

【常用药物】生石膏、知母、防风、荆芥、蝉蜕、僵蚕、苦参、薄荷、刺蒺藜、当归、生地黄、赤芍、川芎、香附、夏枯草、半夏、鸡内金、神曲、炙甘草。

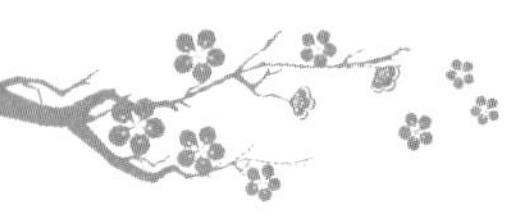

2.血瘀风邪证

【症状】紫褐色斑块皮疹，坚实粗糙，经久不愈，瘙痒不止，舌质暗红，有瘀斑，苔薄白，脉涩。

【治法】活血软坚，祛风止痒。

【常用方剂】永安止痒汤加减。

【常用药物】当归、赤芍、桃仁、红花、三棱、莪术、地龙、水蛭、麻黄、僵蚕、防风、荆芥、薄荷、白鲜皮、地肤子、珍珠母、生龙骨、白术、神曲、炙甘草。

3.痰聚风邪证

【症状】质地坚实性皮疹，密集成片，或融合成斑块，瘙痒剧烈，难以忍受，伴有痰多，脘腹满闷。舌质淡红，苔白厚腻，脉滑。

【治法】燥湿祛痰，软坚祛风。

【常用方剂】全虫方加减。

【常用药物】全蝎、乌梢蛇、白僵蚕、皂角刺、皂角、半夏、昆布、海藻、浙贝母、当归、赤芍、青皮、陈皮、威灵仙、刺蒺藜、神曲、麦芽。

4.血虚风邪证

【症状】皮疹色泽多为灰白或肤色，灰暗欠光泽，干燥肥厚，瘙痒剧烈。面色苍白无华，头晕乏力，肢体困倦。舌质淡红，苔薄白，脉沉细。

【治法】养血软坚，祛风止痒。

【常用方剂】当归饮子加减。

【常用药物】黄芪、当归、白芍、川芎、丹参、熟地黄、黑芝麻、荆芥、防风、白鲜皮、刺蒺藜、僵蚕、蝉蜕、海蛤壳、煅瓦楞子、生龙骨。

5.脾肾亏虚证

【症状】皮疹泛发，或融合成片，经久难愈，瘙痒不止。体态消瘦，腰膝酸软，神疲乏力，纳呆便溏。舌质淡红，苔白，脉细沉。

【治法】温肾健脾，软坚止痒。

【常用方剂】脾肾两助丸加减。

【常用药物】党参、黄芪、白术、茯苓、当归、川芎、赤芍、酒萸肉、杜仲、锁阳、肉苁蓉、枸杞子、半夏、浙贝母、郁金、石菖蒲、乌梢蛇、防风。

（二）随症加减

1.瘙痒甚　加苦参、地肤子、白鲜皮、荆芥、防风、刺蒺藜。

2.坚实结块　加三棱、莪术、水蛭、夏枯草、龙骨。

3.奇痒难忍 加乌梢蛇、全蝎、蜈蚣、地龙、蝉蜕。

4.四肢部位皮损严重 加鸡血藤、丝瓜络、络石藤、橘络、地龙。

5.外阴部位皮损严重 加当归、柴胡、女贞子、怀牛膝。

6.背部皮损严重 加路路通、王不留行、葛根、通草。

（三）中成药治疗

清热祛风颗粒、清热利湿胶囊、二术除湿胶囊、软坚散结胶囊、润燥止痒胶囊、金蝉止痒胶囊等。

（四）中药外治

1.燥湿止痒方 透骨草、苍耳子、路路通、白鲜皮、石榴皮、五倍子各等份，水煎熏洗，1次/日。

2.活血止痒方 桃仁、川芎、当归、川椒、苦参、苦杏仁各等份，水煎熏洗，1次/日。

3.祛风止痒方 防风、荆芥、桑叶、浮萍、藁本、钩藤各等份，水煎熏洗，1次/日。

（五）其他治疗

1.梅花针疗法 局部叩打，3日1次。需要注意皮肤针具严格消毒。

2.艾灸疗法 艾条灸局部，每日1次，每次20～30分钟。

3.火针疗法 火针点刺结节、斑块，每周1次。

4.埋线疗法 瘙痒，选风门、心俞、风市、承山等穴位；结节坚实，选膈俞、三焦俞、肝俞、胆俞等穴位；迁延难愈，病程绵长，疾病反复，选脾俞、肾俞、足三里、血海、三阴交等穴位；皮损发于外阴，选气海俞、关元、中极、肝俞、肾俞等穴位。

5.火罐疗法 局部刺络放血、走罐、拔罐、闪罐交替使用，隔日1次。

七、病案实录

病案一：皮肤淀粉样变病（血瘀风邪证）

连某，男，49岁。2016年6月18日初诊。

【主诉】双上肢起褐色丘疹，伴瘙痒5年余。

【现病史】5年前，双前臂起皮色丘疹，后逐渐延及双上臂，皮疹密集成片，逐渐皮肤发黑、粗糙，奇痒难忍，外院诊断为“皮肤淀粉样变”，口服抗

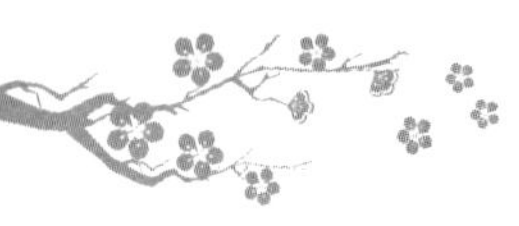

过敏药，外用多种激素软膏，效果欠佳。现症见双上肢大片皮肤粗糙、肥厚、色素沉着，灰褐色米粒及绿豆大小皮疹密集成片，质地坚实，表面粗糙角化。舌质暗红，有瘀斑，苔薄少，脉沉迟。

【既往史】高血压病史6年。

【辅助检查】病理检查：取皮损部位病检，提示真皮内淀粉样蛋白沉积。

【西医诊断】皮肤淀粉样变病。

【中医诊断】顽癣（血瘀风邪证）。

【治法】活血软坚，润燥祛风。

【处方】永安止痒汤加减。

荆芥9g、防风9g、僵蚕12g、蝉蜕6g、刺蒺藜9g、当归9g、生地黄12g、赤芍10g、玄参12g、地龙9g、三棱9g、莪术9g、浙贝母12g、生龙骨30g、珍珠母30g、鸡内金10g、炙甘草6g。14剂，每日1剂，水煎，早晚饭后分服。

【中药外治方】五倍子20g、当归20g、桃仁20g、苦杏仁20g、川芎10g、川椒30g、苦参30g，水煎1000ml，外洗患处，每日2次。

【西药】

①复方醋酸氟氢松酊、维A酸乳膏、尿素维E乳膏：中药洗后交替外涂。

②曲安奈德新霉素贴：每晚洗干净药膏后外贴。

后以首诊方原方抓药继服14剂。（此处诊次略去）

二诊：2016年7月19日。皮疹渐平，色素减轻，仍痒甚。自觉脘腹满闷，不咳但痰多。舌质暗红，苔白腻，脉沉。

【辨证】痰聚风邪证。

【治法】燥湿祛痰，软坚祛风。

【处方】全虫方合二陈汤加减。

全蝎4g、乌梢蛇9g、僵蚕9g、半夏6g、陈皮12g、茯苓15g、浙贝母9g、昆布9g、海藻9g、当归10g、赤芍12g、川芎9g、莪术9g、夏枯草15g、白鲜皮12g、神曲12g、麦芽9g。10剂，每日1剂，水煎，早晚饭后分服。

后以二诊方为基础方加减变化，服用30剂，皮疹消退，痒感消失，色素沉着较前减轻，疗效满意。

病案二：皮肤淀粉样变（痰聚风邪证）

蔡某，男性，68岁。2019年12月10日初诊。

【主诉】双下肢起丘疹，伴瘙痒10年余。

【现病史】10年前，无明显诱因双下肢出现大片皮疹，剧烈瘙痒，皮肤粗糙，高低不平。当地医院诊断为“皮肤淀粉样变”，给予抗过敏药口服，药膏外用（具体药物不详），效果不显。现症见双下肢大片粟粒样、角化型圆形丘疹，表面粗糙。平素痰多，二便正常。舌淡红，苔白厚腻，脉滑。

【辅助检查】病理检查：皮损部位皮肤组织里有淀粉样物质异常沉积。

【西医诊断】皮肤淀粉样变。

【中医诊断】顽癣（痰聚风邪证）。

【治法】燥湿涤痰，软坚祛风。

【处方】全虫方加减。

全蝎4g、乌梢蛇9g、白僵蚕9g、半夏6g、昆布9g、海藻9g、浙贝母9g、当归10g、赤芍12g、青皮9g、陈皮9g、威灵仙9g、刺蒺藜9g、神曲10g、麦芽10g。14剂，每日1剂，水煎，早晚饭后分服。

【中药外洗方】透骨草15g、苍耳子15g、路路通15g、白鲜皮15g、石榴皮15g、五倍子15g。每日1剂，水煎取汁1000ml，外洗患处，早晚各1次。

【西药】丙酸氟替卡松乳膏、尿素维E乳膏：中药外洗后交替外用。

【其他】皮损局部游走罐、拔罐、刺络放血。

后首诊方继服14剂（此处诊次略去）。

二诊：2020年1月12日。皮疹瘙痒减轻，较初诊时稍有变平。舌质暗红，苔薄少，脉弦涩。

【辨证】血瘀风邪证。

【治法】活血软坚，润燥祛风。

【处方】永安止痒汤加减。

荆芥9g、防风9g、僵蚕12g、蝉蜕6g、刺蒺藜9g、当归9g、生地黄12g、赤芍10g、玄参12g、地龙9g、三棱9g、莪术9g、浙贝母12g、生龙骨30g、珍珠母30g、鸡内金9g、炙甘草6g。14剂，每日1剂，水煎，早晚饭后分服。

【西药】丙酸氟替卡松乳膏、维E尿素乳膏：中药外洗后交替外用。

【其他】皮损局部游走罐、拔罐、刺络放血。

1个月后随访，皮疹大部分消退，瘙痒明显改善，疗效满意。

八、病案品析

【病案一品析】

中年男性，皮肤起皮疹后长期瘙抓，脏腑功能失调，气血运行不畅，血瘀气滞，代谢产物及糟粕滞留肌肤，致使皮肤表面粗糙角化，日久则血瘀阻

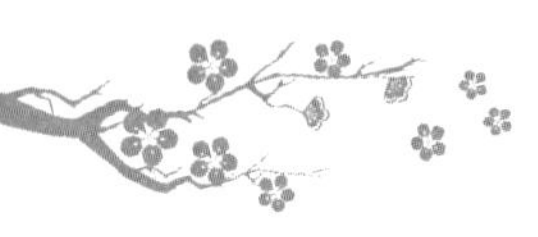

络，辨为血瘀风邪证，治以永安止痒汤加减活血散风止痒。复诊时脘腹满闷，不咳痰多，故用陈皮、茯苓、浙贝母、海藻、昆布、莪术、夏枯草消痰，软坚，散结；白鲜皮祛风止痒；神曲、麦芽顾护脾胃。

【病案二品析】

素有痰湿内扰，风邪客于肌肤，气血运行失调，凝于皮肤，肌络失和而发病。发病日久，病程反复，治以全虫方燥湿涤痰，软坚祛风；外治方滋润皮肤，通络祛湿。复诊时，以永安止痒汤加减祛风活血、利湿止痒，加三棱、莪术、浙贝母软坚散结。内外合治，疗效显著。

【小结】

皮肤淀粉样变患者患病日久，多治疗信心不足，且又因剧烈瘙痒心情烦躁，需医者及时疏导患者焦虑情绪。治疗时，内服汤剂以搜风止痒，软坚散结为主，结合中药外治及西药膏剂。中西结合，内外合治，可得良效。

九、预防调护

日常做好皮肤保湿工作。避免食用辛辣、刺激食物。注意个人卫生，保持皮肤清洁。不能反复搔抓患处，不过度搓洗患处。

（史　雁）